Neuenschwander/Cina (Hrsg.)
Handbuch Palliativmedizin

Verlag Hans Huber
Programmbereich Medizin

HUBER

Hans Neuenschwander · Christoph Cina
Herausgeber

Handbuch Palliativmedizin

3., vollständig überarbeitete Auflage

Mit Unterstützung von:

krebsliga schweiz
ligue suisse contre le cancer
lega svizzera contro il cancro

palliative ch
gemeinsam + kompetent
ensemble + compétent
insieme + con competenza

Verlag Hans Huber

Dieses Buch erscheint in Zusammenarbeit mit Krebsliga Schweiz und palliative.ch, die auch die Herausgabe einer französischen und einer italienischen Ausgabe finanziell unterstützt haben.

Lektorat: Dr. Klaus Reinhardt
Herstellung: Daniel Berger
Bearbeitung: Susanne Beyersdorf, Freiburg
Umschlagfoto: Jürgen Georg
Umschlaggestaltung: Claude Borer, Basel
Druckvorstufe: punktgenau GmbH, Bühl
Druck und buchbinderische Verarbeitung: Findir, s.r.o., Český Těšín
Printed in Czech Republic

Bibliografische Information der Deutschen Nationalbibliothek
Die Deutsche Nationalbibliothek verzeichnet diese Publikation in der Deutschen Nationalbibliografie; detaillierte bibliografische Daten sind im Internet über http://dnb.d-nb.de abrufbar.

Anregungen und Zuschriften bitte an:
Verlag Hans Huber
Lektorat Medizin
Länggass-Strasse 76
CH-3000 Bern 9
Tel: 0041 (0)31 300 4500
verlag@hanshuber.com
www.verlag-hanshuber.com

1. und 2. Auflage herausgegeben von der Krebsliga Schweiz
1. Nachdruck 2016 der 3. Auflage 2015

(E-Book-ISBN [PDF] 978-3-456-95274-1)
ISBN 978-3-456-85274-4

Inhalt

Teil 1: Einführung

Teil 2: Symptome

Teil 3: Besondere Situationen in der Palliativmedizin

Teil 4: Arbeitsweisen in der Palliativmedizin

Anhänge

Teil 1:
Einführung

1. Gedanken zur Palliativmedizin

Hans Neuenschwander, Christoph Cina

> *«Unser Leben als denkende, erlebende und handelnde Wesen ist zerbrechlich und stets gefährdet – von außen und von innen. Die Lebensform der Würde ist der Versuch, diese Gefährdung in Schach zu halten. Es gilt, unser stets gefährdetes Leben selbstbewusst zu bestehen.»* (Peter Bieri: Eine Art zu Leben)

Die moderne Medizin ist darauf ausgerichtet, Krankheiten zu vermeiden, zu heilen und den Tod zu verhindern. Dementsprechend fokussieren sich die Ausbildung und die Forschung vorwiegend auf diese Ziele. Die Erfolge sind nicht von der Hand zu weisen; die Lebenserwartung hat in den letzten 60 Jahren ungefähr um 20 Jahre zugenommen. Das ist enorm. Allerdings beruht ein großer Teil dieser Lebensverlängerung nicht nur auf den bahnbrechenden Fortschritten der modernen Reparatur-Medizin, sondern auch auf der Verbesserung der Lebensumstände (Ernährung, Hygiene, Gesundheitsbewusstsein und entsprechendes Verhalten, Unfallvorbeugung usw.). Tatsächlich werden heute Krankheiten, vor allem in den ersten Lebensjahrzehnten, geheilt. Parallel dazu beobachten wir eine Umwandlung von akuten Erkrankungen in chronische Krankheitszustände. Damit ist die Palliativmedizin immer aktueller geworden. Ein erheblicher Teil des wachsenden Bedarfs und der zunehmenden Bedürfnisse der Palliativmedizin können paradoxerweise als nicht erwünschtes und vor allem nicht geplantes Nebenprodukt des Erfolgs der modernen Medizin betrachtet werden. Aldous Huxley (1894–1963) sagte es in visionärer Art schon vor über 60 Jahren so: «Die moderne Medizin hat so große Fortschritte gemacht, dass es fast keine gesunden Menschen gibt.»

Die «neuen chronisch Kranken» haben nicht nur den Wunsch, an ihrer Krankheit nicht unmittelbar zu sterben, sondern dann auch mit der Krankheit eine bestmögliche Lebensqualität zu bewahren. Palliativmedizin als neu erwachter Anspruch wurde deshalb nach Jahren des Schattendaseins auf die Agenden der Politik (Nationale Strategie in Palliative Care 2010–2012–2015, Nationales Krebsprogramm II 2012–15) und der Aus- und Weiterbildungsprogramme gesetzt. Auch im Bereich Forschung (NFP 67, Nationale Forschungsplattformen Palliative Care) ist ein großer Nachholbedarf erkannt.

Noch oft hört man den Einwand: Palliativmedizin ist nichts Neues, das haben wir immer und alle (auch) gemacht, das gehört intrinsisch zu unserem Berufsverständnis und zu unserem Rüstzeug an Haltung, Wissen und Fähigkeiten. Diese Aussage bildet sich in der täglichen Praxis immer weniger deutlich ab. Das mag verschiedene Gründe haben. Sicher spielt eine Rolle, dass vor allem in urbanen Gebieten (und andere gibt es in der Schweiz nur noch wenige) der Hausarzt auch bei weit fortgeschrittener Krankheit, und vor allem bei der laufend zunehmenden Polymorbidität in fragilem Alter, durch eine Gruppe (aber nicht ein Team) mehrerer Krankheits- und Organspezialisten ersetzt wird. Dabei will jeder sicher das Beste – für die Krankheit oder das Organ seiner Zuständigkeit, was sich mit dem Besten für den Patienten nicht unbedingt decken muss. Ein zweiter Grund könnte sein, dass im Zeitalter der «Lösbarkeit aller Probleme» Sterben aus den Optionen gefallen ist, sowohl für den Arzt als auch für den Betroffenen. Ein Hauptgrund ist aber die Tatsache, dass die Palliativmedizin in den letzten 20 Jahren namhafte Fortschritte gemacht hat, welche bis auf den Tag in Vor- und Nachdiplomausbildung nicht gebührend vermittelt werden. Unter anderem diese Lücke soll das vorliegende Buch schließen helfen.

Es gibt viele Definitionsversuche von Palliativmedizin, was an sich schon heißt, dass es keinen befriedigenden gibt. Drum ist es einfacher und vielleicht auch sinnvoll, zu sagen, was mit Palliativmedizin *nicht* gemeint ist, um ein paar Mythen auszuräumen:

- **Nicht nur am Ende**: Die Spitzenmedizin erlebt den Misserfolg ihrer Spitzenleistung manchmal als Niederlage: Sie verliert dann das Interesse. Das sollte eigentlich nicht passieren, wenn das Interesse nicht auf die Krankheit, sondern auf den Patienten und seine Bedürfnisse fokussiert wird. Dieser Gedanke gilt nicht nur für die Onkologie, sondern für eine ganze Reihe anderer Spezialitäten, welche in den letzten Jahrzehnten Durchbrüche erzielt haben (Kardiologie, Transplantationsmedizin u.a.). So beschränkt sich der Bedarf an Palliativmedizin nicht auf die Onkologie, und ebenso wenig auf die Phase des Lebensendes, sondern auf alle Gebiete, in denen akute in chronische Krankheiten umgewandelt werden. Sie befasst sich deshalb nicht mit bestimmten Krankheiten, sondern mit Menschen (und deren Bedürfnissen) in bestimmten, symptomatischen Phasen ihrer chronischen und/oder weit fortgeschrittenen Krankheit. Sie ist fächerübergreifend.
- **Nicht nur Morphium**: Schmerz ist fast immer die Motivation, ein palliativmedizinisches Konsilium anzufordern. Meistens ist aber dieses Symptom nicht das wichtigste Problem. Viel häufiger besteht eine komplexe und in-

stabile Polysymptomatik. Oft stellt es sich auch heraus, dass die Stolpersteine auch bei existenziellen oder psychosozialen und kulturellen Fragen liegen, bei Schwierigkeiten im Umgang mit nichtlösbaren Problemen, bei der Entwicklung von realistischen Erwartungen oder in Momenten der konsensuellen Entscheidungsfindung.

- **Nicht nur Krebs:** Palliative Care steht für alle chronischen degenerativen nichtheilbaren Krankheiten zur Verfügung (neurologische Leiden, chronische Lungenkrankheiten, chronische Herzinsuffizienz und viele andere). Zunehmend wird uns die Besinnung der Integration von Palliativmedizin und Geriatrie/Polymorbidität beschäftigen. Die Herausforderungen, vor allem auch in den Entscheidungsprozessen, sind hier oft komplexer als bei Tumorleiden.
- **Nicht nur der Arzt:** Palliativmedizin pflegt den umgreifenden multi- und interprofessionellen Ansatz. Das ist manchmal anstrengend, aber unter dem Strich gewinnbringend. Ein ganzes Team (Arzt, Sozialarbeit, Pflege, Psychologie, Seelsorge usw.) zieht am gleichen Strick und wenn möglich in die gleiche Richtung. Deshalb gilt es ja politisch als unkorrekt, von Palliativmedizin zu reden. Der heute akzeptierte Ausdruck heißt Palliative Care (man kann ihn mögen oder nicht, aber wir sind immer noch auf der Suche nach einem besseren). Je nachdem, in welcher Dimension sich ein Leiden in einem bestimmten Moment schwerpunktmäßig äußert, wird sich der Lead im Lauf einer Lebens- und Krankengeschichte vielleicht ändern.

Wir leben in einer 24-Stunden-Gesellschaft. Das Leben ist schnell geworden. Und trotzdem haben wir damit keine Zeit gewonnen. Zeit ist nicht gewinnbar, höchstens verlierbar.

In der Situation der fortgeschrittenen Krankheit, wenn man sozusagen «nichts mehr tun kann», bietet der tiefere palliative Gedanke noch einmal, oder auch endlich, die Chance, die verbleibende Lebenszeit zu dezelerieren und ihr dadurch Qualität zu geben. Und gerade hier liegt einer der Schwerpunkte der Palliative Care: Ein Erkennungssymbol für die moderne Kardiologie ist der Pacemaker, für die Orthopädie das Sulzer-Gelenk, für die Onkologie die Chemotherapie, für die Radiotherapie der Linac. Gleichzeitig sind diese Symbole auch im Tarifsystem abgebildet.

Für die Palliative Care ist ein wesentliches Erkennungsmerkmal die *Zeit*. Betreuen heißt doch auch, jemandem etwas geben, wovon er wenig hat, und wir Betreuenden wahrscheinlich mehr. Zeit also. Zeit ist teuer und schlechter fakturierbar als ein PET-Scan oder eine technisch aufwendige Therapie. Aber – wenn professionell mit entsprechendem Wissen und Fähigkeiten eingesetzt – ist die Zeit sehr wirksam und relativ untoxisch.

Die schwierigsten Momente in einer Patientenkarriere, für den Betroffenen und für den Arzt, eben häufig auch ein «Betroffener», sind diejenigen, in denen eine wegweisende Entscheidung ansteht. Für den Onkologen zum Beispiel geht das irgendwann einher mit der Notwendigkeit zur Akzeptanz der Therapieresistenz der Tumorkrankheit. Als Palliativmediziner darf man von einem Onkologen selbstverständlich erwarten, dass er alle kurativen Möglichkeiten kennt und anbieten kann. Noch wichtiger ist aber, dass er den natürlichen Verlauf einer Krankheit kennt und dieses Wissen in seine Überlegungen einbezieht. Das Problem ist, dass es natürliche Verläufe fast nicht mehr gibt, sodass es zunehmend schwierig wird, sie zu kennen. Die bald einmal uferlose Ausweitung der diagnostischen und therapeutischen Möglichkeiten bringt zwar Fortschritt, aber dadurch sind wir der Notwendigkeit zum Treffen von Entscheidungen immer weniger exponiert. Dies führt zu einem zunehmenden Verlust an Entscheidungsfähigkeit, Entscheidungswillen und Entscheidungskraft. Wir laufen Gefahr, anstehende Entscheidungen an «noch eine Untersuchung, noch ein Konsilium, noch ein Tumorboard und noch eine Therapie» zu delegieren, und beschneiden damit möglicherweise die Zeit des Patienten, die er noch hätte, um sich eben auf etwas Anderes oder mehr auf die Gegenwart (und vielleicht auch auf die Vergangenheit, seine Biografie) zu konzentrieren, als auf eine nicht mehr realistische Zukunft.

Das heißt aber nicht, dass die Palliative Care sequenziell am allerletzten Ende an eine Patientengeschichte angefügt und den «Spezialisten» delegiert werden soll, sondern dass sie die so genannte kurative Phase kontaminieren und als Gedankengut und Haltung zum Beispiel in jede multidisziplinäre Sitzung während der ganzen Krankheitsphase einfließen möge. Es gibt heute genügend Evidenz für die Verbesserung der Lebensqualität und vielleicht sogar auch von Lebensquantität (welche halt für viele Menschen auch ein Teil der Qualität ist) beim Einsatz von Palliative Care ab Diagnose.

Palliative Care soll das Bemühen von uns allen sein, den letzten Lebensabschnitt des Patienten vorausschauend und mit vereinten Kräften mitzugestalten, seine Autonomie zu stärken und die Würde des Menschen in seiner Vulnerabilität zu schützen.

Dieses Handbuch soll dazu einen kleinen Beitrag leisten.

2. Gebrauchsanweisung

Hans Neuenschwander, Christoph Cina

In der Einführung zur Erstausgabe (2000) dieses Buches stand unter anderem:

> *«Die Palliativmedizin hat im letzten Jahrzehnt wichtige Fortschritte gemacht und viele therapeutische Ziele erreicht. Trotz dieser erfreulichen Entwicklung geht es Patienten mit fortgeschrittenen symptomatischen Leiden generell nicht entsprechend besser als vor 20 Jahren. Das vorhandene Wissen ist offenbar nicht bekannt oder wird nicht umgesetzt.»*

In der Zweitausgabe von 2005 wurde ergänzt:

> *«Seither hat sich Vieles bewegt und einiges verändert. Es sind viele Baustellen eröffnet und zum Teil auch zu einem nennenswerten Abschluss gebracht worden:*
>
> - *Die Schweizerische Gesellschaft für Palliative Medizin, Pflege und Begleitung (SGPMPB) hat ihre Mitgliederzahl verdoppelt; sie ist sichtbar geworden durch das Freiburger Manifest*[1]*, engagiert sich öffentlich in der Diskussion zu Themen der Ausbildung (universitär, postuniversitär), der Gesundheitspolitik (Ist- und Sollzustand-Erhebungen, Allokation von Ressourcen), der Ethik (Sterbehilfedebatte), um nur einige zu nennen.*
> - *Auf große Resonanz stieß die Palliativmedizin auch bei der Schweizerischen Akademie der Medizinischen Wissenschaften (SAMW). Entsprechende ethische Richtlinien der SAMW werden demnächst veröffentlicht.*
>
> *Nach mühsamem Ringen hält Palliativmedizin an akademischen Ausbildungsstätten Einzug mit der Schaffung eines Lehrstuhls an den Universitäten Lausanne und Genf. Wo stehen wir also heute? Trotz aller Aktivitäten: Wir wissen es nicht wirklich. Wir wissen vor allem nicht, ob es den Patientinnen und Patienten heute besser geht.»*

---

1 Eychmüller S, Porchet F, Stiefel F, von Wyss M. Das Freiburger Manifest: Eine nationale Strategie für die Entwicklung von Palliative Care in der Schweiz. Schweizerische Gesellschaft für Palliative Medizin, Pflege und Begleitung: 2001

In den letzten Jahren hat der «Palliativ-Zug» auch in der Schweiz Fahrt aufgenommen. Dank unermüdlichem Lobbying von palliative ch und nicht zuletzt auf zunehmenden Druck der Öffentlichkeit und der Standesorganisationen steht Palliative Care weit oben auf der Agenda der nationalen Gesundheitspolitik. 2010 wurde die Nationale Strategie Palliative Care initiiert und bis 2015 verlängert. Unter diesem Druck haben viele Kantone regionale Konzepte unterstützt. Natürlich werden die Angebote heterogen bleiben; aber heterogen sind auch Bedarf und Bedürfnisse, sodass es gar nicht schlecht ist, wenn in Kantonen oder Regionen die Programme aufgrund des föderalistischen Denkens in unserem Land maßgeschneidert werden.

Immerhin werden entscheidende Dinge wie Richtlinien für die Institutionen, Lehre und Forschung in ihren Grundlagen vom Bund vorgeschlagen und national koordiniert.

Palliative Care ist, wenn auch noch in unterschiedlichem Ausmaß, an den Fakultäten Pflichtfach geworden und wird auch geprüft. Parallel zu diesem Buch wurden die national vereinheitlichten Palliative-Care-Skripten für das Medizinstudium verfasst. Diese Texte wurden mit den Inhalten dieses Buches, in der Absicht der Kontinuitätswahrung von Vor- und Nachdiplomausbildung, abgeglichen. Die Angebote an Weiter- und Fortbildungen, meistens multiprofessionell, sind in den meisten Zentren und Regionen mannigfaltig und werden sehr rege benutzt. Dank der Vorgaben von «swiss educ» (Sektion Ausbildung von palliative ch) hat die Qualität dieser Lehrgänge in den letzten Jahren, trotz einer bleibenden Heterogenität mächtig aufgeholt.

Die Entwicklung der Forschung gestaltet sich schwieriger. Viele Palliativmediziner der ersten Stunde waren mit Pionierarbeit voll ausgelastet, oft auch überlastet und schafften es kaum, viel Zeit in die Forschung zu investieren, weshalb sich diese Dimension nur ungenügend entwickelte. Hier ist ein erfreulicher Umbruch unterwegs, unterstützt von einer Tendenz zur Akademisierung (in vernünftigem Rahmen) und von Einrichtungen wie dem Nationalfonds (NFP 67) und der SAMW, welche beide Forschungsgelder für Palliative Care ausgeschrieben haben.

90 % aller Menschen in der Schweiz sterben an einer chronisch evolutiven Krankheit. Während des Verlaufs nehmen in aller Regel die palliativen Bedürfnisse zu, unter gleichzeitiger Abnahme der kurativen Möglichkeiten. Das heißt aber nicht, dass alle diese Menschen als Palliativpatienten von einem Spezialisten in Palliativmedizin betreut werden müssen. Nach dem Modell der nationalen Strategie des BAG (http://www.bag.admin.ch/themen/gesundheitspolitik/13764/13768/13785/index.html?lang=de) brauchen nur 20 % der Patienten

im Verlauf ihrer Krankheit, aufgrund von komplexen Problemen oder einer massiven Instabilität, spezialisierte Palliative Care.

Das Buch richtet sich an den Arzt, der die «restlichen» 80 % Patienten betreut. Es gibt ihm die notwendigen Kenntnisse dazu und hilft ihm andererseits auch, zu erkennen, in welcher Situation der Beizug des Spezialisten sinnvoll wäre (Triage).

Das Handbuch richtet sich an:

- niedergelassene Ärzte, die Personen mit fortgeschrittenen und symptomatischen Krankheiten zu Hause oder in Hospizen betreuen
- Spitalärzte für den Gebrauch im klinischen Alltag
- Chefärzte als Grundlage für ein Blaubuch
- Ausbildende als Grundlage für einen gemeinsamen Standard, der die Kontinuität von Spitin- zu Spitexsituationen erleichtert.

Die Palliativmedizin legt Wert auf Multi- und Interdisziplinarität. So auch dieses Buch. Zwar sind Ärzte das primäre Zielpublikum. Der Text legt jedoch – auch zwischen den Zeilen – wiederholt nahe, die ärztliche Arbeit mit anderen Berufsgruppen abzusprechen und zu koordinieren. Die Erfahrung mit den Erstausgaben hat gezeigt, dass das Handbuch auch von Pflegefachpersonen rege genutzt wird. Insbesondere im Spitexbereich ist es mitunter Katalysator für fachliche Diskussionen zwischen Pflegefachkräften und Hausarzt. Die Texte nehmen auf dieses Bedürfnis Rücksicht. Sie weisen auf die Grenzen der ärztlichen, vor allem pharmakologischen Maßnahmen hin, in der Hoffnung, dass wir Ärzte uns schon vor dem Erreichen des Endes unseres Lateins umschauen, mit wem aus anderen Fachbereichen wir denn da noch am gleichen Strick in die gleiche Richtung ziehen könnten. Das bedingt, dass die verschiedenen Berufsgruppen ihre Möglichkeiten und Grenzen untereinander kennen und austauschen.

Die Kapitel sind aufgeteilt nach

- Symptomen und Symptomkontrolle
- Fachgebieten (wie Neurologie, Pädiatrie usw.)
- Rollen in der Betreuung (Hausarzt, Pflege, Sozialarbeit usw.)
- organisatorischen Fragen
- Aus- und Weiterbildung, Selbstpflege.

Heutzutage geziemt es sich, sich auf evidenzbasiertes Wissen zu berufen. In der Palliativmedizin gibt es nicht viele Erkenntnisse, deren «Wahrheit» durch hochgradige Evidenz belegt ist. Andrerseits sind auch Erfahrungswerte «Evidenz». Sie teilen sich aber nicht selten die Grauzonen mit an sich falschen Gewohnheiten, welche durch fortdauernde Wiederholungen zur «Wahrheit» gemacht werden («Das haben wir immer schon so gemacht» oder «Das haben wir noch nie so gemacht»). Die Autoren waren angehalten, dieser Falle Rechnung zu tragen. Aber ebenso sind die Leser angehalten, eine kritische Brille aufzusetzen (wie sie wahrscheinlich jeder medizinischen Lektüre gut anstehen würde). Immerhin dürfen Sie erwarten, dass in den Kapiteln, welche sich mit Symptomkontrolle befassen, die entsprechende Literatur gesichtet wurde. Außerdem stützen sich die Inhalte auch auf die sog. Bigorio-Empfehlungen, also auf Konsensuspapiere, die der Evidenz, wo vorhanden, Rechnung tragen oder expertenkontrolliert verfasst wurden (http://www.palliative.ch/de/fachbereich/arbeitsgruppen-standards/best-practice/).

Kapitel, die sich mit Fragen der Organisation, der Ausbildung oder der Berufsrollen befassen, weisen ein paar Überschneidungen oder gar Widersprüche untereinander auf. Sie können auch Aussagen enthalten, die sich nicht komplett decken. Das ist bewusst so, weil es hier auch um Erfahrungswerte geht, welche je nach Autor/Herkunft unterschiedlich sind. Es geht dabei darum, mit Bespielen zu maßgeschneiderten Programmen anzuregen, ohne das Rad neu erfinden zu müssen.

Leitfäden der Palliativmedizin sind häufig aus institutionsinternen Blaubüchern entstanden und entsprechend lokal geprägt. Das neue Handbuch für Palliativmedizin trägt den schweizerischen Verhältnissen Rechnung. Es steht im Einklang mit der Medizin, wie sie an den nationalen universitären und postuniversitären Ausbildungsstätten gelehrt wird. Es nimmt bei den Therapievorschlägen auf die in der Schweiz erhältlichen und üblichen Medikamente Rücksicht.

Die Autorinnen und Autoren stammen aus allen sprachlichen und geografischen Landesteilen. Damit wird unter anderem bezweckt, dass die meisten Leser den einen oder anderen Autor persönlich kennen und ihn (das ist erwünscht) bei konkreten Fragen am Krankenbett persönlich suchen (s. Autorenverzeichnis). Die Texte sind dadurch vielfältiger, aber auch uneinheitlicher geworden. So weit wie möglich sind die Kapitel jedoch nach der gleichen Struktur aufgebaut.

Das Handbuch vermittelt Empfehlungen, die pragmatische Entscheidungen erlauben und erleichtern. Es soll dazu beitragen, das Risiko von Maßnahmen, die mehr schaden als nützen, zu senken. In diesem Sinn ist es ein Arbeitsinstrument für die ärztliche Rocktasche, aus der es hoffentlich oft hervorgezogen werden wird.

Die wenigen Literaturangaben am Ende der einzelnen Kapitel beziehen sich auf Texte, welche zur Vertiefung nützlich sein können. Hier und dort, bei wichtigeren Arbeiten, werden auch Quellen angegeben. Für eine Vollständigkeit wird aber nicht gebürgt, um dem Buch nicht einen wissenschaftlichen Anstrich zu geben, den es ausdrücklich nicht für sich in Anspruch nimmt. Viel mehr ist es ein Text aus der Praxis für die Praxis.

Wir Mediziner sind aufgrund unserer universitären und postuniversitären Ausbildung vor allem auf Handeln getrimmt, sei es in diagnostischer oder therapeutischer Hinsicht. Die Qualität der Palliativmedizin spiegelt sich aber nicht ausschließlich in therapeutischen Maßnahmen wider, sondern auch im kontinuierlichen Messen, Beurteilen und Reflektieren, manchmal im Behandeln, manchmal im Verzichten.

Sie sind deshalb eingeladen, vor dem Handeln eine Denkpause einzuschalten und anhand der folgenden vier Punkte eine Analyse der Patientensituation vorzunehmen:

1. **Beurteilen eines oder mehrerer Symptome in Bezug auf**
   - Ursache und Entstehung
   - Ausprägung (Quantität).
2. **Bedeutung in Bezug auf**
   - physische Einschränkung
   - psychische Belastung
   - soziale Beeinträchtigung
   - Funktionsverlust
   - existenzielle Ängste und Sorgen.
3. **Beurteilung der Ressourcen:**
   - Ressourcen können patientenbezogen sein. Darunter fällt zum Beispiel das Vermeiden oder Verändern von Aktivitäten, die ein Symptom auslösen oder chronifizieren können.
   - Ressourcen bestehen im Familien- und Freundeskreis, im sozialen Netz.
   - Ressourcen sind alles, was die lokale medizinische Versorgung personell und strukturell offeriert.
   - Eine wichtige Ressource ist aber auch die Zeit – die Zeit des Patienten (ist es sinnvoll, bei einem Menschen mit einer Überlebensprognose von 6 Wochen eine kausale Schmerztherapie mit einer Wirkungslatenz von 2 Monaten einzuleiten?). Dies zwingt uns zu prognostischen Überlegungen. Auch wenn die heute verfügbaren prognostischen Kriterien eine beschränkte Aussagekraft haben, müssen wir uns dauernd be-

mühen, die vermutete Lebenserwartung in die Entscheidungsprozesse einzubringen.

4. **Erwartungen:**
   - Ein Patient kann nur realistische Erwartungen entwickeln, wenn er über seine Situation und über die therapeutischen Möglichkeiten umfassend informiert ist. Konflikte können vermieden werden, wenn wir darauf achten, dass die Erwartungen von Patienten, Familienangehörigen und vom Behandlungsteam besprochen, verhandelt und gegenseitig angepasst werden.
   - Es lohnt sich, mit dem Patienten und dem Behandlungsteam Ziele und Zwischenziele bezüglich Symptomkontrolle und Rehabilitation zu formulieren. Auch dies erfordert offene Gespräche und Informationsaustausch.

3. Symptomkontrolle

Hans Neuenschwander, Christoph Cina

Ein *Symptom* (syn = zusammen, piptein = fallen) ist eine Begebenheit, die auf einen krankhaften Prozess hinweist. Generell verstehen wir unter einem Symptom eine subjektive Wahrnehmung. Wir grenzen es im klinischen Alltag vom «*Zeichen*», einem objektivierbaren Befund, ab, auch wenn manchmal die Übergänge von einem zum anderen fließend sind.

Die Symptomkontrolle ist nur ein Teil der Palliative Care. Allerdings ein wichtiger. Er kommt den meisten Menschen auch zuerst in den Sinn, wenn sie Palliative Care definieren sollen («keine Schmerzen haben ...»). Wer dieses Buch gekauft und aufgeschlagen hat, also Sie, lieber Leser, hat es meistens primär gemacht, um sich konkret über Symptomkontrolle kundig zu tun. Der Teil mit konkreten Tipps und Tricks über «Wie macht man das schon wieder?» und noch viel mehr «Wie vermeide ich Fehler, wenn ich das und das machen will?» soll deshalb auch nicht zu kurz kommen (Kap. 4–18). In diesem Zusammenhang lohnen sich ein paar grundsätzliche Überlegungen.

Was ist ein Symptom, wie entsteht es?

Am Beispiel des Symptoms Atemnot zeigt sich, wie schwierig und gewunden die Definitionen daherkommen. So beschreibt die American Thoracic Society Dyspnoe als eine

> «*subjektive Erfahrung von Atembeschwerden, die qualitativ unterschiedliche Empfindungen wechselnder Intensität beinhaltet. Dieses Erleben leitet sich aus dem Zusammenwirken von mehreren physiologischen, psychologischen, sozialen und Umwelt-Faktoren ab und kann weitere physiologische Reaktionen und Verhaltens-Reaktionen hervorrufen.*» (Schön et al. 2008)

Das Wichtigste an dieser Definition ist das Wort «subjektiv». Dieses Wort impliziert auch die relative Schwierigkeit, die Atemnot zu «objektivieren» und zu messen (vgl. Abschnitt «Assessment»).

Entstehung

Jede Schematisierung tut der Komplexität eines Vorgangs in der Natur Gewalt an. So auch die folgende vereinfachende Beschreibung, welche aber zu Verständnis- und Didaktikzwecken hilfreich sein kann. Ein Symptom ist ein Konstrukt (**Abb. 3-1**) (Neuenschwander et al. 1997).

Es wird durch eine pathologische Veränderung an einem bestimmten Ort, zum Beispiel in einem Organ, oder durch einen bestimmten pathophysiologischen Vorgang produziert *(Produktion)*. Bei der Atemnot könnte das zum Beispiel ein Pleuraerguss oder ein Asthma sein, beim Schmerz eine Knochenmetastase in einem Wirbelkörper. Nicht selten, besonders bei einer fortgeschrittenen Krankheit oder im Rahmen der Polymorbidität des älteren Menschen, sind mehrere ätiologische Ursachen gleichzeitig vorhanden.

Der Betroffene nimmt die Folgen dieser Störung wahr *(Perzeption)*. Dabei sind, vielleicht im Gegensatz zur Atemnot, die Mechanismen der zentralen Schmerzverarbeitung recht gut bekannt. Die Perzeption kann moduliert werden, zum Beispiel durch Endorphine oder durch exogen zugeführte Opiate.

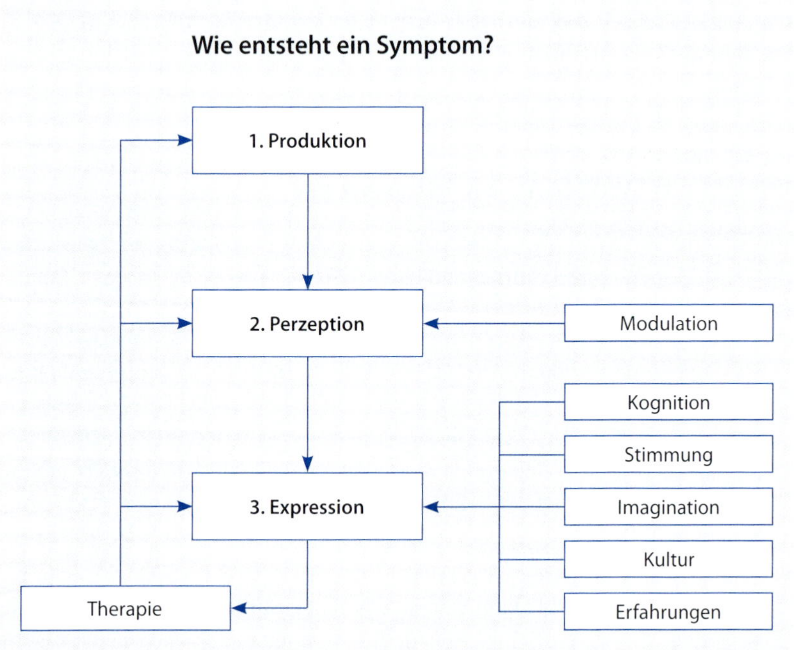

Abbildung 3-1: Symptomkonstrukt.

Als außenstehende Beobachter können wir die *Produktion* und die *Perzeption* nicht direkt «sehen». Wir werden nur die *Expression*, also das, was der Betroffene mitteilt oder ausdrückt, erfassen können. Bei ursprünglich identischer Ursache können 2 Patienten komplett unterschiedliche *Expressionen* haben, weil neben der erwähnten Modulation auf Wahrnehmungsstufe auch eine Reihe von zusätzlichen Faktoren, wie zum Beispiel der Bewusstseinszustand, kulturelle Faktoren, der Gemütszustand, eine Rolle spielen. Sehr wichtig dabei sind frühere Erfahrungen in ähnlichen Situationen und vor allem die patienteneigene Vorstellung über Ursachen und mögliche Konsequenzen des Schmerzes oder der Atemnot. So wird ein Patient, welcher am Morgen mit Rückenschmerz aufwacht, nachdem er tags zuvor seit langem wieder einmal auf der Langlaufloipe war, anders exprimieren als einer, der neuerdings Rückenschmerzen hat und weiß, dass «das Prostatakarzinom bei seinem Vater 20 Jahre vorher genau so begonnen hatte». Deshalb ist es bei der Atemnot wie beim Schmerz: Atemnot resp. Schmerz ist «das, was der Patient sagt».

Das Schema des Symptomkonstrukts veranschaulicht vereinfacht, dass die Symptomkontrolle durch therapeutische Bemühungen auf einer oder mehreren Ebenen (der Produktion, der Perzeption und der Expression) angegangen werden kann. Beispielhaft könnte das bei der Wirbelkörpermetastase heißen:

- Bestrahlung der Metastase (Ebene Produktion)
- Schmerzmittel, spez. Opiate (Ebene Modulation)
- korrekte empathische Kommunikation, Counseling (Expression).

Das «laute und das leise» Symptom

Es gibt Symptome, die offensichtlich oder sogar offen-sichtlich sind. Schmerzen zum Beispiel werden von Patienten fast immer spontan rapportiert. Andere wiederum werden kaum mitgeteilt oder wahrgenommen. Asthenie (s. Kap. 6) zum Beispiel wird oft nicht primär oder erst auf gezielte Nachfrage erwähnt («stummes oder leises Symptom»), oder sie wird praktisch als der Krankheit innewohnender obligater Zustand angenommen und stillschweigend akzeptiert, nicht hinterfragt und, manchmal auch deshalb, trotz beschränkter, aber vorhandener Möglichkeiten, nicht behandelt. Atemnot ist meistens nicht ein stummes Symptom. Es wird vom Patienten fast immer spontan erwähnt. Wegen seiner Multidimensionalität ist es oft auch für Außenstehende über Begleitsymptome (Angst, Müdigkeit usw.) und -zeichen (Tachypnoe, oberflächliche Atmung usw.) sicht- und spürbar. Gerade Tachypnoe ist aber bei Atemnot nicht obligatorisch.

Das ansteckende Symptom

Es gibt Symptome, welche «beim Patienten bleiben». So habe ich als Betreuer oder Angehöriger in der Regel nicht Schmerzen, wenn die betreute Person Schmerzen hat. Und auch mein Appetit verschwindet nicht einfach, nur weil der Patient nichts mehr essen mag. Angst wiederum ist ein Symptom, welches leicht übertragbar ist. Ein sehr ansteckendes Symptom ist die Atemnot, vor allem, wenn sie von einer Tachypnoe und von Erstickungsgefühl begleitet wird. Als Betreuer tendieren wir dann selber zur Hyperventilation, entwickeln Begleitsymptome wie Angst, Agitiertheit und Hyperaktivität. Letztere kann als Ausdruck unserer eigenen Angstabwehr auftreten. Sie beeinträchtigt unsere Effizienz als Betreuer und Therapeut. Gegen diese «Ansteckung» kann man sich «impfen», durch Training der entsprechenden Stresssituation, durch Verstehen und Erklären (uns und ihm), was abläuft. Wenn wir ruhig Blut bewahren, bewahren wir auch ruhigere Atmung, die wir dann rückübertragen.

Das geteilte und transformierte Symptom

Es gibt Symptome, die im Betreuenden ein anderes Symptom auslösen. Das wird in vielen Fällen in der Sprache sicht-/hörbar: Beispiel: «Mein Vater isst mir nicht mehr!» (s. u.).

Bedeutung eines Symptoms

Jedes Symptom hat neben seiner Belastung auch eine intrinsische individuelle Bedeutung für den Betroffenen. Meist hat dies etwas mit Verlust oder Angst vor Verlust zu tun. Bewegungsfreiheit einschränkende Symptome wie Schmerzen oder Atemnot signalisieren dem Patienten, dass er auf Dinge, die ihm lieb sind, unter Umständen verzichten muss, dass er Pläne für seine Zukunft revidieren muss. Andere wie zum Beispiel Störungen in der Geschmacksempfindung bedeuten einen Verlust von Lebensfreuden, in diesem Fall von Gaumenfreuden.

Die Dyspnoe führt meistens zu einer massiven Reduktion der Funktion und der Selbstständigkeit, oder zu einer Furcht davor.

Dyspnoe ist ein Symptom, das sehr häufig zu Recht mit einer eindeutigen Progression der Grundkrankheit assoziiert wird. Außerdem ist es das einzige Symptom, welches evidenzbasiert im Verlauf der Krankheit bei Progression tendenziell immer zunimmt (Currow et al. 2010).

Symptom und Sprache

Die **Sprache** verrät die spezielle Bedeutung und manchmal Symbolik, die der Patient, die Angehörigen oder wir Betreuenden selbst einem bestimmten Symptom zuordnen:

- «Ich halte den Schmerz nicht aus» oder «Ich sterbe vor Schmerz».
- «Das Jucken macht mich noch verrückt!»
- «Mein Vater isst mir nicht mehr». (*Er* hat also keinen Appettit, aber *ich* fürchte, dass er stirbt, wenn er nicht isst.)

  Besonders eindrücklich ist die Bedeutung der Ausdrucksweise bei Atemnot:
- «Mir stockt der Atem», «Ich habe einen kurzen Atem», «Es hat mir den Atem verschlagen», «Der letzte Atemzug». Aber auch: «Hier herrscht dicke Luft».

Atem heißt auf lateinisch Spiritus oder auch Anima! Auf Italienisch sagt man zum Beispiel: «il paziente è spirato», was so viel heißt wie, er ist gestorben, oder «Mit dem letzten Atemzug ist die Seele von ihm gegangen» oder «Er hat die Seele ausgehaucht».

Assessment

Oft wird bezweifelt, ob man Symptome, im Gegensatz zu Zeichen, überhaupt messen kann (und messen soll).

Messen heißt vergleichen. Verglichen wird mit einem Standard, zum Beispiel beim Bestimmen eines Längenmaßes mit dem Meter oder eines Preises mit dem Franken. In der Medizin sind die Vergleichsparameter häufig konventionierte Normalwerte, wie etwa beim Blutdruck, beim Blutzucker oder bei der Körpertemperatur. Beim «Messen» (Vergleichen) eines Symptoms wie dem Schmerz oder der Atemnot wird der Vergleichsparameter durch die Erfahrung des Patienten bestimmt. Der Patient ist seine eigene Kontrolle. Deshalb ist der Satz: Schmerz ist, was der Patient sagt, richtig (s. u.). Die «subjektive Empfindung» ist nicht zwangsläufig durch einen objektivierbaren Befund belegbar.

Es gibt eine Reihe von detaillierten und entsprechend komplizierten Messinstrumenten. Auch ein noch so umfassendes Instrument wird derart komplexe Phänomene wie Atemnot, Schmerz, Angst oder Depression nie getreu abbilden. Die Symptomatik bei Patienten in der Palliative Care ist praktisch immer multidimensional. Deshalb empfiehlt es sich, ein multidimensionales Tool zu gebrauchen, welches aber einfach genug ist, dass es von allen Beteiligten nach einfacher Instruktion gebraucht werden kann und deshalb auch als Dokument für den Informationsaustausch infrage kommt, weil dadurch «alle die gleiche Sprache sprechen». Der Kompromiss zwischen umfassend und einfach (und für den Patienten zumutbar) muss ein Tool wählen, das sich für die Beurteilung des Verlaufs und die Kontrolle einer therapeutischen Maßnahme eignet. Die Anstrengung durch das Messen selbst soll nicht zur zusätzlichen Belastung werden. In der palliativen Situation eines fortgeschrittenen Tumorleidens empfiehlt es sich, die Beurteilung der Symptome in ein multidimensionales Assessmentsystem einzubetten wie das ESAS (The Edmonton Symptom Assessment System) (s. Anhang 1) (Bruera et al. 1991).

Therapeutische Überlegungen

Der Verlauf und das Wechselspiel zwischen ursächlichen und rein symptomatischen therapeutischen Maßnahmen lässt sich schematisch visualisieren (**Abb. 3-2**).

In der Regel tritt ein Symptom einer chronischen evolutiven Krankheit nicht von einem Moment auf den anderen auf. Es kündigt sich an. Und auch wenn es relativ akut auftritt, lässt es sich aufgrund der Kenntnis des natürlichen Krankheitsverlaufs und einer entsprechenden qualitativen Prognosestellung voraussehen. Je früher ein Symptom «diagnostiziert» oder «erwartet» wird, desto wahrscheinlicher sind vernünftige ursächliche Behandlungsoptionen. Beim Symptom Atemnot könnte das zum Beispiel die Punktion oder Drainage eines Pleuraergusses sein oder die Desobstruktion einer Bronchialstenose mittels Bestrahlung oder endoluminaler Lasertherapie. Wir nennen dies im symptombezogenen Bereich «Treatment». Umgekehrt ist bei fortgeschrittener Symptomatik eine ursächliche Intervention vielleicht nicht mehr

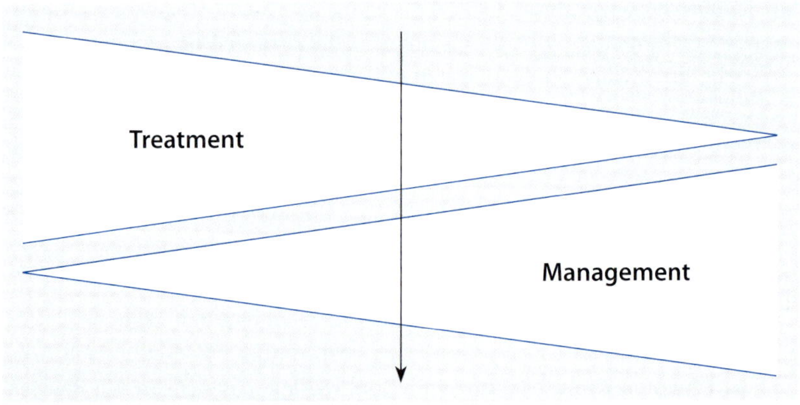

Abbildung 3-2: Die kausale Maßnahme (Treatment) und symptomorientierte Behandlung (Management) erfolgen nicht sequenziell, sondern kombiniert und ergänzend.

möglich oder nicht sinnvoll. Der Schwerpunkt liegt dann weniger im Bestreben, die unmittelbare Ursache eines Symptoms zu beheben, sondern vor allem darin, dieses erträglich zu machen. Bei der Atemnot könnte das eine geeignete Lagerung, Anxiolyse, aber auch Verabreichung von Opiaten oder in speziellen Fällen Sauerstoff sein. Wir nennen dies «Management».

Bei vielen Symptomen ist die Behandlung ein sich ergänzendes Zusammenspiel zwischen Treatment und Management. Bei schweren oder akut auftretenden Symptomen (Beispiel Atemnot) ist es entscheidend, von Anfang an, auch überbrückend, sofort «Management»-Maßnahmen zu treffen, weil die Wirkung einer «Treatment»-Maßnahme u. U. nicht sofort greift (Beispiel: «bei Pleuraerguss mit Atemnot nicht nur Drainage, sondern auch Morphium», «bei Lungenödem nicht nur Lasix, sondern sofort auch Morphium») (**Abb. 3-3**).

Aufgrund der Kenntnisse des natürlichen Verlaufs einer Krankheit können wir in der Regel abschätzen, ob eine Symptomatik früher oder später auftreten wird und ob sie auf die Lebensqualität des Betroffenen und der Betroffenen wahrscheinlich eine einschneidende Wirkung haben wird. Der Patient kann darauf mit Sorgfalt, ohne Panikmache, vorbereitet werden, damit etwas für ihn nicht Unerwartetes eintritt und er schon weiß, was er tun kann, welche vorher erlernten Maßnahmen er abrufen kann (Identifikation und Implementierung eigener Ressourcen).

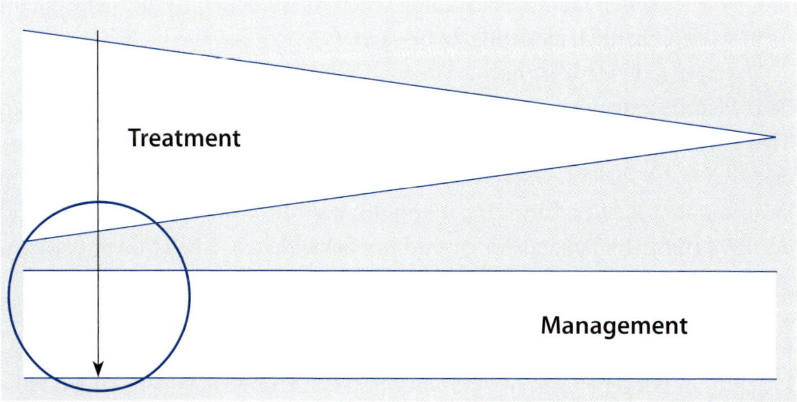

Abbildung 3-3: Bei der akut auftretenden Atemnot muss die Management-Maßnahme von Anfang an voll eingesetzt werden.

Wie steht es um die Evidenz?

«Das haben wir schon immer so gemacht.» Dieser Leitsatz wird zwar nicht mehr ausgesprochen, nicht einmal gedacht, aber in der Palliative Care, wie in der Medizin allgemein, oft umgesetzt. Dabei wissen wir Vieles nicht. Aber wir glauben es zu wissen und applizieren dieses «Wissen». Es wird dadurch zur Gewohnheit und zum Wissen ohne Anführungszeichen. Diese Kritik versucht die evidenzbasierte Medizin (EBM) aufzunehmen, mit zweischneidigem Erfolg: Sie suggeriert, dass nur wirksam ist, was Evidenz hat. Das greift aber zu kurz. Etwas kann auch wirksam sein, wenn der Beweis dafür (noch) nicht erbracht ist; aber es gibt eben keine hochgradige Evidenz dafür. Viele therapeutische Maßnahmen werden aus diesen Grauzonen heraus gerechtfertigt. Wir werden deshalb auch aufgrund von jahrzehntelanger Gewohnheit und persönlicher Erfahrung Behandlungen verschreiben, **aber wir werden sie immer wieder kritisch hinterfragen und den Nutzen und Schaden gegeneinander im Einzelfall abwägen.** Das ist ein Aufruf zum Mut für die Überwindung von zementierten Gewohnheiten (Ben-Aharon et al. 2008).

Nicht selten beobachten wir in unserem Alltag Situationen, bei denen es durchaus gerechtfertigt sein kann, nichts zu unternehmen bzw. eine Behandlung zu unterlassen.

In der Palliative Care werden viele Therapien, je nach Setting weit über 50 %, nach den Prinzipien des «Off-Label-Use» verschrieben. Definitionsgemäß handelt es sich dabei um eine Anwendung eines gebrauchsfertigen Medikaments außerhalb der zugelassenen Indikation, Dosierung oder Population (Atkinson et al. 1999) (vgl. Kap. 23).

Bei begleitenden nichtpharmakologischen Maßnahmen ist die Wirkung oft nicht wissenschaftlich eindeutig zu belegen.

Die strenge Evidenz ist nachgewiesen, wenn die Maßnahme («das Verum») dem Placebo oder der Kontrolle signifikant überlegen ist. Bei ergänzenden Therapien ist es aber häufig praktisch unmöglich, ein Placebo so anzuwenden, dass weder der Patient, geschweige denn der Therapeut, das Verum nicht vom Falsum unterscheiden kann. Dazu kommt, dass diese Maßnahmen, aufgrund der Erwartung des Behandelnden und des Behandelten, einen hohen Placebo- und oft einen kleinen Nocebo-Effekt haben.

Es scheint uns deshalb wichtig, diejenigen begleitenden Ressourcen und Maßnahmen auszuschöpfen, die das individuelle Setting (Spital, Home-Care-Programm, Pflegeinstitution usw.) anbieten kann, ohne dabei aus einem Hilflosigkeitsgefühl heraus in einen Hyperaktivismus zu verfallen. Auf jeden Fall sollen die Maßnahmen untereinander abgestimmt werden.

Zum «Verschreiben»: Meistens wissen die Berufsgruppen voneinander nicht wirklich, was sie zu bieten haben. So wird es schwierig, die beste Therapiewahl zu treffen. Der Arzt versteht zum Beispiel wenig von den verschiedenen Indikationen der Physiotherapie. Es sei ihm deshalb empfohlen, nicht «Physiotherapie» zu verschreiben, sondern dem Physiotherapeuten die Probleme und die Betreuungsziele des Patienten zu unterbreiten und ihn zu fragen, was er dem Patienten aufgrund dieser Information bieten könnte. Der erwartete Behandlungseffekt sollte dann aber auch spezifisch in Bezug auf diese Ziele evaluiert werden.

Advance Care Planning

Advance Care Planning (vgl. Kap. 24) ist ein Prozess der Reflexion, Diskussion und Kommunikation zur Planung der zukünftigen Behandlung des Patienten in einer Situation, in der es nicht mehr möglich ist, für sich selbst eine therapeutische Entscheidung zu treffen. Dieser Prozess sollte die grundlegenden Prinzipien der Würde, der Selbstbestimmung und der Vermeidung des Leidens beinhalten. In diesem Sinne muss eine Respektierung der persönlichen Werte und Überzeugungen sowie der Lebensziele im Vordergrund stehen. Besonders bei Patienten, welche im Verlauf ihrer Krankheit zum Beispiel in Bezug auf Atemnot symptomatisch werden könnten, ist es wichtig, mit denselben und deren Umfeld zu erörtern, welche Maßnahmen überhaupt infrage kommen und wer sich allenfalls dazu äußern könnte. Dies trägt dazu bei, dass Ängste und Unsicherheiten schon lange im Voraus im Sinne des Patienten und dessen Umfeld gründlich diskutiert werden, sodass eine klare Vereinbarung, im Zeichen der Selbstbestimmung, für eventuell oder sogar wahrscheinlich zu erwartende Situationen gemacht werden kann.

Literatur

Atkinson CV, Kirkham SR. Unlicensed uses for medication in a palliative care unit. Palliat Med 1999; 13: 145–152

Ben-Aharon I et al. Interventions for Alleviating Cancer-Related Dyspnea: A Systematic Review. J Clin Oncol 2008; 26: 2396–2404

Bruera E, Kuehn N, Miller MJ, Selmser P et al. The Edmonton Symptom Assessment System (ESAS): A simple method for the assessment of palliative care patients. J Palliat Care 1991; 7 (2): 6–9

Currow DC, Smith J, Davidson PM, Newton PJ, Agar MR, Abernethy AP. Do the trajectories of dyspnea differ in prevalence and intensity by diagnosis at the end of life? A consecutive cohort study. J Pain Symptom Manage 2010; 39 (4): 680–690

Neuenschwander H, Bruera E, Cavalli F. Matching the clinical function and symptom status with the expectation of patients with advanced cancer, their families, and health care workers. Support Care Cancer 1997; 5 (3): 252–6

Teil 2:
Symptome

4. Psychiatrische Aspekte

Michael Saraga, Friedrich Stiefel

Verwirrtheitszustände

Die Prävalenz von Verwirrtheitszuständen nimmt mit Fortschreiten der Krankheit zu und erreicht 80 % in den letzten 48 Stunden vor dem Ableben.

Verwirrtheitszustände sind für den Patienten, die Angehörigen sowie das Pflegepersonal eine qualvolle, häufig traumatisierende Erfahrung und müssen deshalb behandelt werden.

Verwirrtheitszustände können mit Vigilanzstörungen einhergehen, die manchmal von der Umgebung unbemerkt bleiben, und die kognitiven Symptome (Gedächtnis, Orientierung, Wahrnehmungsstörungen) sind nicht immer gleich erkennbar, da die Patienten dazu neigen, sie herunterzuspielen und nicht darüber zu sprechen. Das gleichzeitige Auftreten von affektiven Symptomen (z.B. Angstzustände, Scham, Gefühl der Hilflosigkeit), Störungen des Denkvermögens (unrealistische Beurteilung von Situationen, paranoide Vorstellungen), Motivationsverlust mit sozialem Rückzug, einer Umkehr des Schlaf-Wach-Rhythmus und von Sprechstörungen können das Erstellen der Diagnose zusätzlich erschweren.

Verwirrtheitszustände erschweren das Erkennen und die Behandlung anderer Symptome; deshalb ist eine aktive Diagnose wichtig.

Verwirrtheitszustände: Definition und Diagnose

- Störungen der Vigilanz (z.B. Somnolenz), der Orientierung (Zeit, Raum, Situation), der Aufmerksamkeit und des Gedächtnisses (z.B. Mühe beim Lesen oder Unfähigkeit, ein Gespräch zu führen, ohne dabei den Faden zu verlieren)
- Störungen der sinnlichen Wahrnehmung (Geräusche oder Objekte werden nicht wiedererkannt, Sinnestäuschungen, zönästhetische, akustische oder optische Halluzinationen)
- Die Störungen treten innert Stunden oder Tagen auf; ihre Stärke schwankt typischerweise, wobei es auch zu Perioden kommen kann, in denen sie vollständig zurückgehen.

- Nach dem klinischen Krankheitsbild lassen sich drei Typen von Verwirrtheitszuständen unterscheiden: hypoalert/hypoaktiv, hyperalert/hyperaktiv sowie gemischt. Bei hyperaktiven Verwirrtheitszuständen ist die Diagnose einfach, bei hypoaktiven Zuständen (die häufiger auftreten) muss aktiv nach den Hauptsymptomen gesucht werden.

Pathophysiologie

Am Auftreten von Verwirrtheitszuständen sind meist mehrere Faktoren beteiligt und es ist oft schwierig, eine genaue Ursache festzulegen. Verschiedene ätiologische Faktoren treten gemeinsam auf; jeder von ihnen muss identifiziert und nach Möglichkeit behandelt werden:

- metabolische und Elektrolytstörungen, Dehydratation
- Infektionen, Sepsis, Hyperthermie
- Anticholinergika, Psychopharmaka (besonders Benzodiazepine und ähnliche Arzneistoffe), Kortikosteroide, Opiate
- Entzugssyndrom (Alkohol, Benzodiazepine)
- Gehirnläsionen (Schlaganfall, Metastasen, Infektionen)
- Schmerzzustände, Harnverhaltung, Verstopfung
- Schlafmangel, Reizarmut (Isolation, Bettlägerigkeit, Immobilisation) oder Reizüberfluss (laute und unruhige Umgebung, Wechsel des Pflegepersonals), sensorische Störungen (Sehen, Hören)
- Störung der Vitalfunktionen (Herz, Nieren, Leber, Lunge). Ein hohes Lebensalter und bestehende Demenz stellen Risikofaktoren dar.

Behandlung

Ätiologische Behandlung

Suchen Sie nach den potenziellen Ursachen des Verwirrtheitszustands und leiten Sie nach Möglichkeit die Behandlung ein:

- Anamnese (Substanzmissbrauch, Demenz)
- klinische Untersuchung (neurologischer Status, Anzeichen von Infektionsherden, Anzeichen von Opiatintoxikation, Dehydratation, Harnverhaltung)
- metabolische und Elektrolytstörungen
- Temperaturkurve
- Bestandsaufnahme der medikamentösen Behandlung (Änderungen)
- Laboruntersuchungen, transkutane Oxymetrie
- ggf. Untersuchung mithilfe bildgebender Verfahren.

Symptomatische Behandlung

Ungeachtet der Möglichkeit, die Ätiologie zu identifizieren und zu behandeln, sind in jedem Fall begleitende Maßnahmen zu treffen, um den Verwirrtheitszustand zu lindern oder ganz zu beenden:

- Stellen Sie dem Patienten regelmäßig Anhaltspunkte zur Verfügung (Uhrzeit, Ort, Grund der Spitaleinlieferung, Ursache und Folgen des Verwirrtheitszustands).
- Vermeiden Sie nach Möglichkeit Wechsel des Pflegepersonals, informieren Sie den Patienten und die Angehörigen.
- Flüssigkeitszufuhr, Schlafhygiene, Bereitstellung von Brillen und Hörgeräten.
- Regulieren Sie die Zahl der Besuche, um einen Reizüberfluss oder eine Reizarmut zu vermeiden.
- Mobilisation des Patienten (fördert den Schlaf und den Schlaf-Wach-Rhythmus).

Medikamentöse Behandlung

Falls die obgenannten Maßnahmen nicht wirken:

- Haloperidol (Haldol®) 0,5 bis 2 mg p.o./s.c. 2 bis 3 × täglich; 1 mg pro Stunde als Reserve (bis zu 10 mg täglich). Bei Vorliegen einer akuten Dystonie: Injektion einer Ampulle Biperiden (Akineton®) i.v. Nach Rückgang des Verwirrtheitszustands progressive Dosisreduzierung über mehrere Tage.
- Unter den «atypischen» Neuroleptika sind die Arzneistoffe mit schwach anticholinerger Wirkung vorzuziehen, etwa Risperidon (Risperdal®) 0,5 mg p.o. 2 × täglich.
- Im Falle ausgeprägter oder ständiger Agitiertheit: zusätzliche Gabe von 3 bis 6 mg Levomepromazin (Nozinan®) täglich in Tropfenform oder in schweren Fällen 0,5 bis 2 mg Lorazepam (Temesta®) peroral 3 × täglich (mit dem Risiko, den Verwirrtheitszustand zu verschlimmern); die Dosierungen sind gemäß der Entwicklung der Symptome anzupassen.
- Im Fall von schwerem psychischem Stress, starker Agitiertheit oder ungenügender Wirksamkeit der obgenannten Arzneimittel: Sedierung mit Midazolam s.c. (1 mg bis maximal 4 mg pro Stunde in kontinuierlicher Infusion – s. auch Kap. 19).

Prognose

Verwirrtheitszustände sind üblicherweise mit oder ohne Behandlung reversibel, allerdings kann eine Behandlung ihre Dauer verkürzen. Die Symptome werden in vielen Fällen nach 2 Tagen schwächer. Es können jedoch Residualsymptome bestehen bleiben.

Bemerkungen

Nicht zu verwechseln mit Verwirrtheitszuständen:

- Demenz: tritt innert mehrerer Monate oder Jahre auf und geht nicht mit Vigilanzstörungen einher (Demenzpatienten sind allerdings für Verwirrtheitszustände anfällig)
- vor allem mit kognitiven Störungen einhergehende Depression (Pseudodemenz), Depression als Begleiterkrankung einer Demenz: keine Vigilanzstörungen, Symptome weniger schwankend
- Angstzustände mit Auswirkungen auf die Kognition: Orientierung üblicherweise intakt, keine Störungen des Denkvermögens und der Vigilanz
- schmerzbedingte Agitiertheit: prinzipiell keine Störung der höheren Gehirnfunktionen (allerdings können sich Schmerzen und Verwirrtheitszustand gegenseitig verstärken)
- Agitiertheit aufgrund einer schweren Hypoxämie

Literatur

Caraceni A, Grassi L (eds.). Delirium: acute confusional states in palliative medicine. 2nd ed. Oxford University Press, 2011

Michaud L, Burnand B, Stiefel F. Taking care of the terminally ill cancer patient: delirium as a symptom of terminal disease. Annals of Oncology 2004; 15 (Supplement 4): 199–203

Leonard M, Agar M, Mason C, Lawlor P. Delirium issues in palliative care settings. Journal of Psychosomatic Research 2008; 65: 289–298

http://www.palliative.ch/fileadmin/user_upload/palliative/fachwelt/E_Standards/E_12_4_Bigorio_delir__fr.pdf

Depression

Patienten, die an Depressionen leiden, neigen dazu, sich nicht mitzuteilen (verminderter Antrieb, sozialer Rückzug, Gefühl der Unzulänglichkeit, Scham), und müssen gezielt über ihr Befinden befragt werden. Symptome, nach denen zu suchen ist:

- **Affektive Symptome:** Traurigkeit, Angstzustände, Hoffnungslosigkeit, Gefühl der Hilflosigkeit, vermindertes Selbstwertgefühl, Schuldgefühle, Freudlosigkeit, Selbstmordgedanken.
- **Kognitive Symptome:** Konzentrations- und Gedächtnisstörungen; Schwierigkeiten, Entscheidungen zu treffen (Ambivalenz).
- **Somatische Symptome:** Appetitverlust, Gewichtsverlust oder -zunahme, Fatigue, Verstopfung, verringerte Libido, Insomnie oder Hypersomnie, frühzeitiges Aufwachen am Morgen, psychomotorische Verlangsamung oder Agitiertheit, Energieverlust, Asthenie, manchmal Verschlechterung der Symptome am Morgen.

- **Soziale Auswirkungen:** mangelnde Initiative, Demotivation und Interesselosigkeit, sozialer Rückzug, Schwierigkeiten, gewohnte Tätigkeit weiterzuführen, oder mit neuen Herausforderungen umzugehen.

Die obgenannten somatischen Symptome sind häufig auch aufgrund der Allgemeinerkrankung erklärbar und eignen sich folglich nicht immer zur Diagnose der Depression.

Freud-, Interesse- und Hoffnungslosigkeit sowie das Gefühl der Hilflosigkeit sind indes **aufschlussreiche Hinweise für die Diagnose**. Der Patient leidet und kommt sich verändert vor. Wird der depressive Zustand nicht erkannt, so nimmt die Unterstützung durch die Angehörigen und das Pflegepersonal infolge der ausbleibenden Verbesserung ab, was wiederum zu Resignation, Gleichgültigkeit und Gereiztheit führt.

Bei Patienten im fortgeschrittenen Stadium einer Erkrankung sind Depressionen keinesfalls «normal». Im Laufe ihrer Krankheit leiden etwa 20% der Patienten unter Depressionen. Dieses schwerwiegende psychische Leiden stellt für das gesamte Umfeld eine Belastung dar.

Im palliativmedizinischen Zusammenhang ist Depression schwierig zu diagnostizieren; dessen ungeachtet ist bei Vorliegen entsprechender Hinweise eine pragmatische Herangehensweise zu empfehlen: Sollte der Patient es wünschen, so ist die Verschreibung eines Antidepressivums gerechtfertigt, wobei die klinische Reaktion genau zu beobachten ist.

Ätiologie und prädisponierende Faktoren

Depression gilt als eine Krankheit, die auf verschiedene Faktoren zurückzuführen ist; sie kann mit der Allgemeinerkrankung und dem Zustand am Lebensende in Zusammenhang stehen oder davon unabhängig sein:

- Familienanamnese, Eigenanamnese (Depression, bipolare Störung, Abhängigkeit von Alkohol oder anderen Substanzen, Trauma in der Vergangenheit)
- Erschöpfung der persönlichen Ressourcen (Krankheitsanfälle, Unsicherheit, mangelnde Unterstützung)
- finanzielle Probleme, Verlust des Arbeitsplatzes, Tod eines Angehörigen, Scheidung, soziale Isolation, qualvolle Behandlungen oder entstellende Eingriffe
- Arzneistoffe (Interferone, Steroide, Betablocker), Strahlentherapie am Gehirn
- metabolische (Hyperkalzämie) oder endokrine (Hypothyreose) Störungen, paraneoplastisches Syndrom
- chronische Schmerzen oder andere chronische Symptome

- Gehirnmetastasen oder andere Gehirnläsionen
- Zytokinfreisetzungssyndrom.

Behandlung

Nach Ausschluss somatischer Ursachen werden Depressionen durch Gesprächstherapie und Antidepressiva behandelt. SSRI, SNRI, Mirtazapin und Bupropion sind aufgrund ihrer geringen und nur temporären Nebenwirkungen die Mittel erster Wahl. Ihr um 2–4 Wochen verzögerter Wirkeintritt kann allerdings die vorübergehende Gabe von Benzodiazepinen, etwa Alprazolam (Xanax retard®), erfordern, um die Beschwerden zu lindern. Je nach Allgemeinzustand und Gewicht des Patienten muss die Dosierung der nachstehenden Antidepressiva angepasst werden (mit der halben Dosis beginnen, unter der für somatisch gesunde Patienten empfohlenen Dosis bleiben).

Antidepressive Arzneistoffe

Die Dosierungen gelten für somatisch gesunde Personen. Bei Palliativpatienten wird empfohlen, vorsichtigerweise erst mit niedrigeren Dosierungen zu beginnen und zu behandeln.

- Citalopram (Seropram®) 20 mg täglich
- Fluvoxamin (Floxyfral®) 100 bis 150 mg (Anfangsdosis 50 mg)
- Paroxetin (Deroxat® – auch als Sirup) 20 mg
- Sertralin (Gladem®, Zoloft®) 100 bis 150 mg (Anfangsdosis 50 mg)
- Venlafaxin (Efexor®) 75 bis 150 mg (Anfangsdosis 37,5 mg)
- Duloxetin (Cymbalta®) 60 bis 120 mg abends (Anfangsdosis 30 mg)
- Mirtazapin (Remeron®) 15 mg (einschlaffördernd) bis 30 mg
- Bupropion (Wellbutrin®) 150 bis 450 mg (Anfangsdosis 150 mg)
- Methylphenidat (Ritalin®) 5 bis 10 mg morgens und mittags. Es handelt sich um ein Amphetamin, dessen Wirkung nach 1–2 Tagen eintritt; es ist indiziert bei Energiemangel, Apathie und Fatigue, falls die verbleibende Lebenszeit stark begrenzt ist und ein Warten auf die Wirkung üblicher Antidepressiva nicht gerechtfertigt ist.

Prognose

Depressionen sprechen im Allgemeinen nach 2–4 Wochen auf die Behandlung an. In manchen Fällen ist es nötig, auf ein Antidepressivum einer anderen Klasse zurückzugreifen. Im Falle eines ausbleibenden Ansprechens auf die Behandlung oder einer komplexen Situation (bipolare Störung, Substanzabhängigkeit oder -missbrauch, Persönlichkeitsstörung als Begleiterkrankung) ist eine psychiatrische Konsultation oder Behandlung indiziert.

Bemerkungen

Nicht zu verwechseln mit Depressionen:

- Verwirrtheitszustände: schwankende Symptome, plötzliches Auftreten, Störung der Vigilanz, der Orientierung und der Aufmerksamkeit
- Anpassungsstörung mit depressiver Verstimmung: Symptome weniger ausgeprägt und weniger zahlreich, Hoffnung ist in gewissem Ausmaß vorhanden, keine Selbstentwertung oder Schuldgefühle, auslösender Stressfaktor identifizierbar
- beginnende Demenz: vorwiegend kognitive Symptome, Orientierungsstörungen (Vervollständigung der Anamnese durch Befragung der Angehörigen kann die Diagnose erleichtern)
- Trauer und Stress: Symptome, die von den Begleitumständen abhängig sind und abwechselnd mit Phasen ausgeglichener Stimmung auftreten (Trauer) oder nur einige Stunden oder Tage anhalten (Stress)
- Asthenie und Fatigue: hauptsächlich somatische Symptome, der psychische Zustand ist die Folge des körperlichen Befindens, psychische Symptome sind weniger ausgeprägt und weniger zahlreich
- Zytokinfreisetzungssyndrom oder paraneoplastisches Syndrom
- Selbstmordgedanken: Sie treten bei Depression häufig auf, sind aber nicht gleichbedeutend damit und können selbst ohne begleitende psychische Störung vorkommen, besonders bei schwerkranken Patienten (infolge des Kontrollverlusts, des körperlichen oder psychischen Leids, des Verlassenheitsgefühls usw.).

Literatur

Brenne E, Lodge JH, Kaasa S, Heitzer E, Knudsen AK, Wasteson E. On behalf of the European Palliative Care Research Collaborative: Depressed patients with incurable cancer: Which depressive symptoms do they experience? Palliative and Supportive Care 2013; 1: 1–11

Stagno D, Stiefel F, Rousselle I, Guex P. Diagnostic et traitement de la dépression chez les patients souffrant de cancer. Revue Médicale Suisse 2005; 350–353

Stiefel F. Depression und Verwirrtheit bei Krebs. Im Focus Onkologie 2004; 11: 51–54

Voellinger R et al. Major depressive disorder in the general hospital: Adaptation of clinical practice guidelines. General Hospital Psychiatry 2003; 25: 185–193

Angstzustände

Angstzustände treten häufig im Rahmen von Anpassungsstörungen auf, die auf belastende Umstände zurückzuführen sind: existenzielle Bedrohung, Konflikte, soziale Probleme, Krankheit usw. Diese Anpassungsstörungen sind durch eine ängstliche Stimmung gekennzeichnet, welche Aktivität und interindividuelle Beziehungen des Patienten beeinträchtigt, jedoch weniger stark ausgeprägt ist als bei Depressionen oder bei spezifischen Angststörungen (Panikstörung, generalisierte Angststörung, Phobie, posttraumatische Belastungsstörung); Letztere sind seltener und bestehen häufig schon vorher.

Wenn der Patient nicht von seinen Ängsten spricht, kann man sie mithilfe ihrer Sekundärmanifestationen erkennen, z. B. psychomotorische Agitiertheit, vegetative Symptome (Schwitzen, Zittern, Mundtrockenheit, Übelkeit), kognitive Störungen (Konzentrationsschwierigkeiten), wenig spezifische körperliche Symptome (Engegefühl in der Brust oder Globusgefühl, flache Atmung, Schwindel, Schwächeanfälle, Schmerzen, Muskelverspannung) oder diffuse Klagen über den psychischen Zustand. Die Angstzustände können sich manchmal nur in Beziehungsstörungen und ungewöhnlichem Verhalten äußern: häufiges Rufen des Pflegepersonals in der Nacht, dringender Bewegungszwang, Reizbarkeit, Neigung, viel zu sprechen und sich dabei in Einzelheiten zu verlieren (detailreiche Logorrhoe), Wiederholen derselben Fragen und Klagen, «aufdringliches» Beziehungsverhalten.

Ätiologie

Angstzustände können eine normale Phase im Prozess der Anpassung an die Krankheit sein. Man unterteilt die klinisch signifikanten Ängste, die sich auf Verfassung und Beziehungen des Patienten auswirken, in primäre Angststörungen (treten im Rahmen psychiatrischer Erkrankungen auf: Anpassungsstörung, spezifische Angststörung, Depression) und sekundäre Angststörungen, die mit folgenden Faktoren zusammenhängen können:

- Verwirrtheitszustand, Demenz
- Entzugssyndrom (Alkohol, Benzodiazepine)
- Schmerzen, Dyspnoe, Harnverhaltung, Verstopfung und andere somatische Beschwerden
- existenzielle Bedrohung, spirituelle Krise
- Arzneistoffnebenwirkungen (Kortikosteroide, Theophyllin, Methylphenidat)
- widersprüchliche ärztliche Informationen
- Beziehungsabbruch oder -konflikt
- Gehirnläsionen, Hypoxämie, metabolische Störungen (Hypoglykämie, Hypo- oder Hyperkalzämie), endokrine Störungen (Hypothyreose), Herzkrankheiten (Angina pectoris), Sepsis.

Behandlung

Da Angst ein Alarmzeichen ist, das auf eine potenzielle Gefahr hinweist, müssen die zugrunde liegenden Ursachen erforscht werden; sie ist kontraproduktiv, wenn sie zu stark ist und den Patienten lähmt. Vor Beginn einer Behandlung ist zu klären, ob es sich nicht um eine sekundäre Angststörung handelt, im Falle einer primären Angststörung muss das Krankheitsbild genau definiert werden. Eine symptomatische Behandlung ist bei primärer Angststörung oder bei Ängsten indiziert, die für den Patienten nur schwer erträglich sind. Angstzustände, die mit einer Anpassungsstörung einhergehen, werden mit Benzodiazepinen und/oder verstärkter Unterstützung behandelt; spezifische Angststörungen werden mit Benzodiazepinen und/oder serotonergen Antidepressiva (SSRI, SNRI) behandelt, deren Wirkung nach einigen Wochen eintritt.

Bei allen Formen von Angstzuständen muss die Behandlung auf Gesprächen (Informieren, Unterstützen, dem Patienten die Möglichkeit geben, sich mitzuteilen), nonverbalen Maßnahmen (Entspannungsübungen, Massagen) und eventuell auf angstlösenden Arzneistoffen aufbauen:

- Lorazepam (Temesta®) 0,5 bis 2 mg 3 × täglich oder Alprazolam (Xanax®) 0,25 bis 1 mg 1 bis 2 × täglich (oder in Retard-Form 0,5 bis 1 mg 1 bis 2 × täglich)
- Levomepromazin (Nozinan®) 3 bis 6 mg peroral 3 × täglich oder Titration mit Tropfen.

Prognose

Sowohl auf medikamentöse als auch auf nichtmedikamentöse Behandlung sprechen Angstzustände gut an. Es darf also nicht sein, dass Patienten an lähmender Angst leiden.

Bemerkungen

Nicht zu verwechseln mit Angstzuständen:

- Depression mit ängstlicher Agitiertheit (gleichzeitiges Vorhandensein depressiver Symptome)
- psychomotorische Unruhe (dringender Bewegungsdrang) infolge Neuroleptika-Gabe
- Verwirrtheitszustände (Kognitions- und Vigilanzstörungen)
- beginnende Demenz (Gedächtnisstörungen in der Anamnese)
- akute Stressreaktionen (bestehen nur einige Stunden oder Tage)
- Trauer (Stimmungswechsel, Aktivität und soziale Beziehungen nur mäßig gestört).

Literatur

Jackson KC, Lipman AG. Drug therapy for anxiety in palliative care. Cochrane Database Syst Rev 2004; 1: CD004596

Pautex S, Toni V, Bossert P, Hilleret H, Ducloux D, Forestier J, Cabotte E, Philippin Y, Guisado H, Vogt-Ferrier F. Anxiété dans le cadre de soins palliatifs. Rev Méd Suisse 2006; 1; 2 (85): 2478–2487

Razavi D, Stiefel F. Common Psychiatric Disorders in Cancer Patients, I: Adjustment Disorders and Depression. Supportive Care in Cancer 1994; 2: 223–232

Stiefel F. Angst und terminale Tumorerkrankung. Schweizerische Rundschau für Medizin (PRAXIS) 1993; 82: 41–44

http://www.palliative.ch/fileadmin/user_upload/palliative/fachwelt/E_Standards/Bigorio_2011_FR.pdf

Schlafstörungen

Ein- und Durchschlafschwierigkeiten, unzureichende Schlafdauer, schlechte Schlafqualität und frühzeitiges Aufwachen am Morgen gelten als Schlafstörungen, sofern sie zu Fatigue, Energie- und Konzentrationsmangel oder zu erhöhter Reizbarkeit führen. Wird der Schlaf als unbefriedigend beschrieben, ohne dass sich dies tagsüber negativ auswirkt, so sollte nicht auf das Vorhandensein einer signifikanten Schlafstörung geschlossen werden. In der Palliativpflege treten sie bei 23 bis 70 % der Patienten auf, wobei der zweite Wert (70 %) auf einer Studie beruht, in der aktiv nach Schlafstörungen gesucht wurde.

Ätiologie

Schlafstörungen können dem Auftreten der somatischen Krankheit vorangehen oder durch psychische Beschwerden (Depression, Verwirrtheits- oder Angstzustand), Arzneistoffe (Steroide, Opiate), ein Entwöhnungssyndrom (Alkohol, Benzodiazepine), somatische Störungen (Dyspnoe, Schmerzen) sowie eine ungewohnte oder laute Umgebung ausgelöst werden.

Behandlung

- Beurteilen Sie, inwieweit sich der Schlafmangel negativ auf den Alltag des Patienten auswirkt.
- Erstellen Sie eine vollständige Anamnese über den Schlaf des Patienten und die Faktoren, welche eine allfällige Störung auslösen.
- Beachten Sie den Zusammenhang zwischen Schlafstörung, Allgemeinerkrankung und psychologischem Zustand des Patienten.
- Versuchen Sie, die Symptome zu lindern, besonders die Schmerzen.
- Identifizieren und behandeln Sie allfällige psychiatrische Störungen (Angststörung, Depression).

- Erläutern Sie dem Patienten die Sinnhaftigkeit von Regeln zur Schlafhygiene und geben Sie ihm schriftliche Anweisungen (s. u.).
- Benützen Sie einfache Methoden der kognitiven Verhaltenstherapie (s. u.).
- Ziehen Sie eine medikamentöse Behandlung in Betracht, falls diese Maßnahmen ohne Ergebnis bleiben.

Ziel der Schlafhygieneberatung ist, den Zusammenhang zwischen Schlaf und Bett wiederherzustellen und den Patienten von der Befürchtung, nicht schlafen zu können, zu befreien, da diese ihn wach hält. Nachstehend sind einige gebräuchliche Maßnahmen zur Schlafhygiene und einfache verhaltenstherapeutische Methoden zusammengefasst.

Schlafhygienemaßnahmen, Ratschläge an den Patienten

- Betreiben Sie körperliche Betätigung, meiden Sie bis zu 2 Stunden vor dem Einschlafen stimulierende Beschäftigung.
- Nehmen Sie bestimmte Rituale an (immer gleichbleibende Abfolge von Gewohnheiten) und machen Sie vor dem Hinlegen Entspannungsübungen.
- Meiden Sie 3 Stunden vor dem Hinlegen zu reichhaltige Mahlzeiten, Rauchen, Kaffee und Alkohol.
- Stellen Sie eine günstige Umgebung (Bett, Temperatur, Ruhe usw.) her.
- Das Zubettgehen und Aufstehen soll zu regelmäßigen Zeitpunkten erfolgen (ungeachtet der Schlafdauer und -qualität).
- Vermeiden Sie, im Bett zu lesen und im Falle längerer nächtlicher Wachphasen liegen zu bleiben.

Methoden der kognitiven Verhaltenstherapie, Ratschläge an den Patienten

- Gehen Sie nur zu Bett, wenn Sie auch müde sind, das Bett soll nur dem Schlafen dienen. Stehen Sie bei Einschlafschwierigkeiten auf und gehen Sie erst wieder zu Bett, wenn Sie Müdigkeit verspüren (schlafen Sie nach 10 Minuten noch immer nicht ein, beginnen Sie wieder von Neuem, bis Sie müde sind, und das nötigenfalls auch mehrere Male).
- Konzentrieren Sie sich vor dem Einschlafen auf angenehme und beruhigende Bilder und Erinnerungen (Visualisierung).
- Spannen Sie vor dem Einschlafen verschiedene Muskeln an und entspannen Sie sie wieder (progressive Muskelentspannung).
- Verminderung der Schlafdauer: Passen Sie die Zeit, die Sie im Bett verbringen, an die effektive Schlafdauer an und verlängern Sie diese Zeit pro Nacht um 15 Minuten, sobald Sie mindestens 90 % der vorgesehenen Zeit schlafen.

Medikamentöse Behandlung

- Lorazepam (Temesta®) 1 mg oder Oxazepam (Seresta®) 15 mg
- Zolpidem (Stilnox®) 5 mg
- Mirtazapin (Remeron®) 15 mg
- Levopromazin (Nozinan®) 12,5 mg

Bemerkungen

Die somatische Behandlung von Schlafstörungen beruht auf dem biopsychosozialen Modell, das psychosoziale und Beziehungsaspekte vereint; das Verschreiben von Schlafmitteln als alleinige Maßnahme ist nicht ausreichend.

Literatur

Hajjar RR. Sleep disturbance in palliative care. Clin Geriatr Med 2008 Feb; 24 (1): 83–91, vii

Hugel H et al. The prevalence, key causes and management of insomnia in palliative care patients. J Pain Symptom Manage 2004; 27 (4): 316–321

Stiefel F, Stagno D. Management of insomnia in patients with chronic pain conditions. CNS Drugs 2004; 18 (5): 285–296

Psychopharmaka

Für Palliativpatienten (besonders bei Nieren- und Leberinsuffizienz) wird empfohlen, mit Anfangsdosen zu beginnen, die der Hälfte der für körperlich Gesunde üblichen Dosierung entsprechen, doppelt so lange Intervalle bei der Dosissteigerung einzuhalten und um ein Drittel unterhalb der Maximaldosis zu bleiben.

Neuroleptika

Sedative Neuroleptika wie Levomepromazin (Nozinan®) können bei Angstzuständen und Agitiertheit angewandt werden, antipsychotische Neuroleptika wie Haloperidol (Haldol®) hingegen sind bei Halluzinationen und Verwirrtheitszuständen indiziert.

Die Wirkungen und Nebenwirkungen sedativer Neuroleptika beruhen vor allem auf deren anticholinergen und antihistaminergen Eigenschaften, die orthostatische Hypotonie, eine Verringerung der Peristaltik, kognitive Störungen und Verwirrtheitszustände auslösen können. Die Wirkungen und Nebenwirkungen antipsychotischer Neuroleptika gehen auf ihre antidopaminergen Eigenschaften zurück, die akute Dystonie, Sitzunruhe und Muskelsteifheit verursachen können. Haloperidol hat eine kurze Halbwertszeit, bringt keine aktiven Metaboliten hervor und zeigt relativ geringe Wirkung auf Herz und Kreislauf.

Die neuen, atypischen Neuroleptika wie Risperidon oder Olanzapin haben geringere extrapyramidale Wirkungen, ihre Anwendung in der Palliativmedizin wurde bis anhin allerdings nur wenig erforscht. Bekannt ist, dass sie bei älteren Patienten mit erhöhtem Schlaganfallrisiko in Zusammenhang stehen, besonders im Falle zerebrovaskulärer Ereignisse in der Vergangenheit.

Dosierungsbeispiele: s. S. 35

Antidepressiva

Die Klasse der Antidepressiva umfasst alle Arzneistoffe, die gegen Depressionen wirksam sind. Serotoninerge Moleküle (SSRI, trizyklische, SNRI) wirken überdies gegen spezifische Angststörungen; noradrenerge Moleküle (SNRI, trizyklische) haben einen analgetischen Effekt (besonders bei neurogenen Schmerzen). Trizyklische Antidepressiva und Monoaminooxidase-Hemmer gelten aufgrund ihrer Nebenwirkungen nicht als Mittel der ersten Wahl. Antidepressiva sind regelmäßig einzunehmen, entfalten nach 2–4 Wochen ihre Wirkung und müssen beim Absetzen schrittweise reduziert werden, um das Auftreten eines Entzugssyndroms zu vermeiden (Schwindel, Zittern, Übelkeit, Kopfschmerzen). Paroxetin ist als Sirup verfügbar (Deroxat®). Psychostimulanzien (Amphetamine) wie Methylphenidat (Ritalin®) wirken innert einiger Tage und können gegen Depressionen, Fatigue und durch Opiate ausgelöste Sedierung verschrieben werden; bei ausgeprägten Angstzuständen, Herzleiden, Agitiertheit und hyperaktiven Verwirrtheitszuständen sind sie kontraindiziert. Es kann zu Gewöhnung und bei abruptem Absetzen zu Entzugssymptomen kommen.

Dosierungsbeispiele: s. S. 38

Benzodiazepine

Benzodiazepine werden als Schlafmittel und Anxiolytika eingesetzt. Aufgrund ihrer unerwünschten Wirkungen (Gedächtnisstörungen, Risiko von Verwirrtheitszuständen, Sedierung und Sturzrisiko) müssen sie mit Vorsicht verschrieben werden. Es werden Benzodiazepine mit mittlerer Halbwertszeit und ohne aktive Metaboliten bevorzugt, etwa Oxazepam, Lorazepam oder Alprazolam. Lorazepam ist zudem in Form von Expidet-Tabletten und Injektionsampullen erhältlich. Alprazolam ist in Retardform verfügbar.

Zolpidem (Stilnox®) und Zopiclon (Imovane®) sind mit den Benzodiazepinen verwandte Hypnotika und weisen ähnliche Nebenwirkungen auf. Buspiron (Buspar®) ist ein Anxiolytikum mit Retardwirkung, das nicht zur Klasse der Benzodiazepine gehört.

Dosierungsbeispiele: s. S. 41

Literatur

Berney A, Stiefel F, Mazzocato C, Buclin T. Psychopharmacology in supportive care of cancer: a review for the clinician. III. Antidepressants. Supportive Care in Cancer 2000; Vol. 8 (4): 278–86

Buclin T, Mazzocato C, Berney A, Stiefel F. Psychopharmacology in supportive care of cancer: a review for the clinician. IV. Other psychotropic agents. Supportive Care in Cancer 2001; 9: 213–222

Mazzocato C, Stiefel F, Buclin T, Berney A. Psychopharmacology in supportive care of cancer: a review for the clinician. II. Neuroleptics. Supportive Care in Cancer 2000; 8: 89–97

Stiefel F, Berney A, Mazzocato C. Psychopharmacology in supportive care of cancer: a review for the clinician. I. Benzodiazepines. Supportive Care in Cancer 1999; 7: 379–385

Tamborello LP, Kels LH, Footer DL, Catapano LA. Psychopharmacological Treatment for Palliative Care Patients. Psychiatric Annals 2012; 42 (4): 142–146

Kommunikation

Die Gesprächsführung ist an jeden Fall individuell anzupassen, gleichwohl ist es angebracht, an dieser Stelle einige allgemeine Überlegungen anzuführen. Mit Schwerkranken zu kommunizieren besteht nicht nur darin, rein medizinische Informationen zu übermitteln, wie es etwa bei akuten, aber heilbaren Krankheiten der Fall sein kann. Vielmehr geht es darum herauszufinden, was der Patient empfindet und welche Bedürfnisse er hat, um so eine umfassende Betreuung zu gewährleisten. Patientenzentrierte Kommunikation bedeutet, zu versuchen, das, was der Patient durchlebt, auf körperlicher, seelischer, sozialer und psychischer Ebene zu verstehen.

Häufig werden Fragen über Empfindungen und Erfahrungen des Patienten vermieden, um die Privatsphäre nicht zu verletzen, sich den allfälligen Zeitaufwand zu ersparen oder um Themen, die auch für den Pflegenden angstbesetzt sind, auszuweichen. Die Patienten schätzen es jedoch, sich über ihr Befinden auszutauschen, und profitieren davon.

Es wird von den Pflegenden nicht erwartet, etwas Bestimmtes zu tun oder zu sagen, sondern vielmehr dass sie versuchen, den Patienten zu verstehen und ihn in Phasen der Trauer oder des Leids nicht alleinlassen.

Allgemeines zur Gesprächsführung

- **Umgebung**: Wählen Sie einen ruhigen, ungestörten Ort aus, der zum Inhalt des Gesprächs passend erscheint, und bereiten Sie sich je nach Gesprächspartner und Thema auf die Art des Gesprächs vor. Die Rahmenbedingungen üben einen nicht zu vernachlässigenden Einfluss auf den Ablauf des Gesprächs aus.

- **Informationsaustausch**: Ermöglichen Sie es dem Patienten durch offene Fragestellung, seine Gedanken und Gefühle zu äußern. Beziehen Sie nach Einwilligung des Patienten die Partnerin oder den Partner ein (die Patienten können nicht immer den ganzen Inhalt des Gesprächs im Gedächtnis behalten). Objektive medizinische Informationen, die den Möglichkeiten, Bedürfnissen und Hoffnungen des Patienten Rechnung tragen, können unbegründete Befürchtungen ausräumen.
- **Fragen:** Stellen Sie zu Beginn des Gesprächs offene und gezielte Fragen, um Hinweise auf Depressionssymptome, Selbstmordgedanken, Substanzmissbrauch, Copingstrategien, den familiären und beruflichen Hintergrund oder die Vorstellungen des Patienten über seine Krankheit zu erhalten.
- **Beziehung:** Die Beziehung zu den Ärzten und Pflegenden kann ein Klima der Sicherheit ermöglichen, sodass der Patient, Vertrauen und Kraft schöpft. Da die Qualität der Beziehung auch von deren Dauer abhängt, können schwierige Themen vielleicht nicht gleich zu Beginn angesprochen werden. Dem Patienten muss deshalb die Möglichkeit gegeben werden, sich im Rahmen wiederholter Gespräche zu äußern.
- **Emotionen und Empathie**: Der Zugang zu den Gefühlen und Emotionen des Patienten, die er häufig nonverbal zum Ausdruck bringt, sollte über Fragen erfolgen; Ziel ist, die Berechtigung dieser Gefühle zu vermitteln und ihre Ursachen zu verstehen. Frühzeitig oder auf unrealistische Weise Zuversicht geben, «wieder aufrichten», übertriebenen Optimismus verbreiten, «positiv sein» oder «verharmlosen»: All dies sind Haltungen, die den Patienten isolieren («sozialer Tod»).
- **Abwehrmechanismen:** Abwehrmechanismen wie die teilweise Verleugnung des Problems schützen den Patienten vor allzu qualvollen Emotionen, erhalten sein psychisches Gleichgewicht und sind nur selten problematisch (das kann allerdings der Fall sein, wenn der Patient nutzbringende Behandlungen verweigert).
- **Impliziter und expliziter Inhalt**: Sprechen Sie unklare Situationen direkt an («Ich weiß nicht, ob Sie möchten, dass ich noch ein wenig bleibe, oder ob Sie lieber allein sein wollen»).
- **Themenwechsel:** Im Laufe des Gesprächs kann es zu häufigen Themenwechseln kommen; es ist zielführend, auf diese Übergänge explizit hinzuweisen, besonders bei psychisch instabilen oder verwirrten Patienten («Wir haben gerade über eine Situation gesprochen, die für Sie schwierig ist, und ich verstehe, warum Sie manchmal etwas angespannt und nervös sind; sind Sie damit einverstanden, dass wir jetzt noch die Ergebnisse Ihrer Blutuntersuchungen besprechen?»).

- **Persönliche Vorstellungen der Pflegenden:** Die eigenen vorgefassten Meinungen sollten überdacht werden; durch die Haltung: «Hätte ich eine Krebserkrankung, wäre ich auch depressiv, da lässt sich sowieso nichts mehr machen» beispielsweise wird jedes Gespräch über das, was der Patient durchlebt, unmöglich.
- **Persönliche Schwierigkeiten der Pflegenden:** Gespräche, die hauptsächlich nur medizinische Aspekte zum Gegenstand haben, ein Delegieren der Verantwortung, Vermeidungsverhalten gegenüber dem Patienten (Intervalle zwischen den Konsultationen, Vermeiden des Zimmers usw.) können Ausdruck der Ängste oder der Verbitterung der Pflegenden sein; die Erlebnisse und Erfahrungen der Pflegenden müssen berücksichtigt werden, damit sie bewältigt werden können. Aussprachen mit den Kollegen und die regelmäßige Teilnahme an Supervisionssitzungen bieten die Möglichkeit, die eigenen Schwierigkeiten zu mindern.

Beispiele von Fragen an den Patienten

- Die Patienten haben ihre eigenen Vorstellungen über Ursache, Behandlung und Prognose ihrer Krankheit. Stellen auch Sie Ihre eigenen Überlegungen diesbezüglich an und möchten Sie mit mir darüber sprechen?
- In letzter Zeit machen Sie mir einen beunruhigten und angespannten Eindruck. Würde es Ihnen vielleicht helfen, mir zu erzählen, wie Sie sich fühlen, und gemeinsam mit mir nach Möglichkeiten zu suchen, Sie zu erleichtern?
- In schwierigen Situationen fällt es den Patienten oft schwer, über ihre Emotionen und Gefühle der Verzweiflung und Angst zu sprechen. Ich weiß also, dass es schwer sein kann, sich zu öffnen, aber wenn Sie mir erzählen würden, wie Sie sich fühlen, kann ich Ihnen vielleicht helfen.

Literatur

Fallowfield L. Giving sad and bad news. Lancet 1993; 341: 476–478

Guex P, Stiefel F, Rousselle I. La communication: un élément central en cancérologie. Revue Francophone de Psycho-Oncologie 2002; 1–2: 43–46

Stiefel F. Umgang mit Angst – Gespräche mit Kranken. Im Focus Onkologie 2004; 10: 47–49

Surbone A, Zwitter M, Rajer M, Stiefel R. New Challenges in Communication with Cancer Patients. Springer Verlag, 2013

Kontakt zu den Angehörigen

Häufig belastet der Zustand des Patienten die Angehörigen stark und kann auch bei ihnen Angst, Depression oder Schlafstörungen auslösen. Angehörigenbegleitung bedeutet, für sie da zu sein und sie zu ermutigen, im Falle größerer Probleme ihrerseits Hilfe zu suchen. Die Angehörigen äußern oft den Wunsch, in die Begleitung des Kranken eingebunden zu werden und daran teilzuhaben. Sofern der Patient einwilligt, sollte diesem Anliegen entsprochen werden; sie können im Übrigen auf vielfältige Weise an der Pflege und den Entscheidungen mitwirken. Durch das Gespräch mit den Angehörigen können zudem Hinweise auf das Familiensystem gewonnen werden (Funktions- und Kommunikationsweise der Familie, Rollenverteilung, Verbundenheit jedes Einzelnen mit dem Patienten usw.), um zeitgerecht eingreifen zu können, falls sich eine negative Dynamik entwickelt.

Rollen in der Familie

Haben sich die Rollen des Patienten und der verschiedenen Familienmitglieder infolge der Krankheit geändert? Wie ging das vor sich? Wie werden diese Veränderungen erlebt? Waren sie Gegenstand von Diskussionen? Werden sie von allen Familienmitgliedern mitgetragen? So kann es etwa vorkommen, dass die Partnerin/der Partner Pflichten oder Aufgaben übernimmt, die ursprünglich dem Patienten zufielen: Dies kann sich für manche Familienmitglieder oder für den Patienten als schwierig erweisen, und es ist somit möglicherweise sinnvoll, diese Veränderungen anzusprechen und zu überdenken.

Familienhierarchie

Im Zuge einer schweren Krankheit kann sich die Familienhierarchie wandeln: So können sich die erwachsen gewordenen Kinder veranlasst sehen, eine bestimmendere Rolle einzunehmen. Es ist nicht Ziel des Gesprächs, ein Urteil über diese Veränderungen zu fällen, sondern sie einzuschätzen, die positiven oder negativen Folgen auf die Familiendynamik zu verstehen und allfällige Blockaden und wiederkehrende Konflikte zu identifizieren.

Familienzusammenhalt

Der Zusammenhalt, die subjektiv empfundene Nähe zwischen den einzelnen Familienmitgliedern, kann sich im Lauf der Krankheit ebenfalls verändern. Im Allgemeinen verstärkt sich der Zusammenhalt bei einer schweren Erkrankung: Die Familienmitglieder kommen sich näher und unterstützen sich gegenseitig. Im Rahmen des Gesprächs mit der Familie kann man erfahren, wie sich dieser

Zusammenhalt entwickelt und welche Gefühle und Erwartungen die verschiedenen Familienmitglieder haben. Auch hier geht es nicht darum, ein Urteil zu fällen, sondern den Familienmitgliedern die Möglichkeit zu geben, sich mitzuteilen, und nötigenfalls die Entwicklung des Familienzusammenhalts zu fördern.

Engagement der Familie

Die Veränderung der Rollenverteilung, der Hierarchie und des Zusammenhalts in der Familie können zur Folge haben, dass sich die Angehörigen oder der Patient selbst übertrieben engagieren oder vermehrt zurückziehen. Dabei besteht das Risiko, dass sich eine negative Dynamik entwickelt: Beispielsweise kann sich der Patient von seiner Familie abhängig machen und die bedingungslose Unterstützung der Angehörigen erwarten, die sich besonders verantwortlich fühlen; die übertriebene Fürsorge bestätigt den Patienten in seiner passiven Haltung, wodurch die Gefahr besteht, dass die Angehörigen erschöpft werden und den Patienten nicht mehr umsorgen können. Ein Rückzug hingegen zeigt sich durch ein Herunterspielen und Verleugnen der Bedürfnisse des Patienten, sei es durch die Angehörigen, sei es durch den Patienten selbst, der sich unabhängiger darstellt, als er es tatsächlich ist. Hier besteht das Risiko, dass der Patient sich erschöpft und die Familienmitglieder dies zu spät merken. Beim Gespräch über Rollen, Hierarchie und Familienzusammenhalt können diese Problemsituationen erkannt und angegangen werden.

Literatur

Guex P, Célis-Gennart M, Stiefel F. Cancer et Famille. Dans: Vannotti M, Célis-Gennart M (eds.). Malades et Familles – Penser la souffrance dans une perspective de la complexité. Médecine et Hygiène 2002

King DA, Quill T. Working with families in palliative care: one size does not fit all. J Palliat Med 2006; 9 (3): 704–715

Oliviere D, Monroe B et al. Good practice in palliative care. A psychosocial perspective. Ashgate, 1998

5. Schmerzen

Steffen Eychmüller

Das multidimensionale Schmerzkonzept

Stellen Sie sich vor: Sie leiden an einem fortgeschrittenen malignen Lymphom und spüren am Morgen beim Aufwachen in der rechten Leiste einen stechenden Schmerz, der auch nach Umlagerung nicht verschwindet. An dieser Stelle hatten Sie bisher keinerlei Beschwerden, bei der letzten onkologischen Kontrolle hieß es, dass «alles im Griff sei». Der morgendliche Schmerz hat massive Folgen: Sie beginnen, die schmerzhafte Region abzutasten, und sind sich nicht sicher, ob Sie eine leichte Schwellung verspüren, die Ihnen bisher nicht aufgefallen war. Sie verlassen das Bett und stellen beim Umkleiden fest, dass die linke und rechte Seite in der Leiste nicht symmetrisch aussehen. Beim Frühstück besprechen Sie Ihre neue Sorge nicht mit Ihrem Ehepartner, da Sie diesen nicht zusätzlich beunruhigen wollen nach all den emotionalen Wellen in den letzten Monaten. Sie gehen zur Arbeit, versuchen, sich abzulenken, und trotzdem kehren die Gedanken immer wieder zu diesem Schmerz zurück, den Sie bei genauerer Beobachtung bzw. beim Hineinfühlen in sich selbst nun permanent, zwar in abgeschwächter, aber doch in deutlich wahrnehmbarer Form spüren. Bis zur Mittagszeit sind Sie kaum in der Lage, sich voll auf Ihren beruflichen Alltag zu konzentrieren und Sie entschließen sich, Ihren Hausarzt wegen der zunehmenden Angst um ein neu aufflammendes Tumorgeschehen aufzusuchen.

In dieser Situation spiegelt sich sehr Vieles von dem wider, was über die Pathophysiologie, aber auch über die systemischen Zusammenhänge bei persistierenden (früher: chronischen) Schmerzen bekannt ist. Neben dem sog. multidimensionalen Schmerzkonzept (nach Ahles 1983, Breitbart 2007) mit den vier Hauptbereichen Nozizeption, Kognition, Emotion und soziales Umfeld stellen heute weitere wichtige Phänomene wie die Schmerzsensibilisierung die Pfeiler für ein modernes Schmerzverständnis dar (**Abb. 5-1**).

Ein wesentlicher dieser Pfeiler ist die **Rolle der Angst bei der Schmerzwahrnehmung.** Christopher Brown (2008) publizierte einen viel beachteten Artikel in der Zeitschrift Pain zur Schmerzmodulation durch Erwartungen und Unsicherheit und konnte klare Zusammenhänge zwischen Angst und Unsicherheit und im Weiteren dann zwischen Unsicherheit und Schmerzintensität feststel-

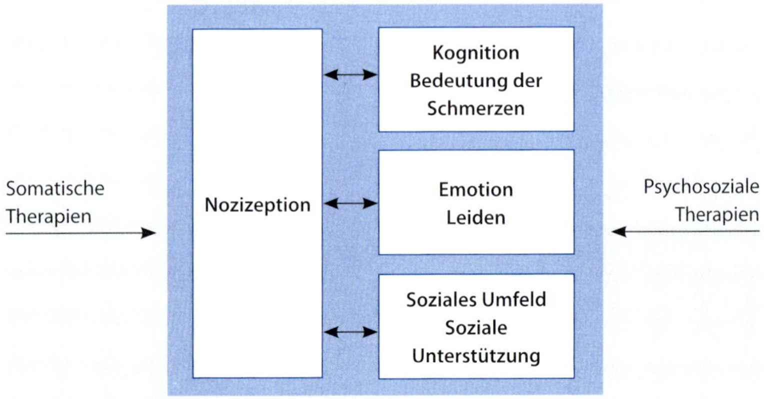

Abbildung 5-1: Multidimensionales Schmerzkonzept.

len. Dies korrespondiert sehr gut mit der lange bekannten Erkenntnis, dass die Angst oft deutlich mehr invalidisiert als der Schmerz selbst (Francis Keefe 2001: «Fear is more disabling than pain»). Die Rolle und das Ausmaß der Angst sind bei Schmerzbehandlungen in der Palliative Care ganz besonders zu beachten.

Ein weiterer Pfeiler ist die Kenntnis der engen Verbindung zwischen **Schmerz, Angst, aber auch der Depression und der Schlafstörung**. Diese unheilvollen Zusammenhänge stützen sich auf wesentliche Erkenntnisse der Neuropsychologie im Rahmen der sog. Schmerzmatrix (Zieglgänsberger 2009).

Salutogenese in der Schmerzbehandlung

Neben dem eher defizitorientierten Schmerzverständnis haben sich in den letzten Jahren aber auch hoffnungsvolle Erkenntnisse, insbesondere bei der Bewältigung der Schmerzsituationen, herauskristallisiert. Den eher «biologisch sinnlosen» Mechanismen der peripheren und *zentralen Sensibilisierung* bei persistierenden Schmerzen (Nebenbemerkung: Diese Mechanismen beginnen teilweise schon Stunden nach einer ersten Schmerzepisode!) hat unser Gehirn im Rahmen der neuronalen Plastizität (Woolf 1983) auch Hoffnungsvolles entgegenzusetzen. Diese Mechanismen werden heute unter den Schlagwörtern **Neuroenhancement oder auch Relearning** propagiert und basieren auf hervorragenden neuropsychologischen und neurophysiologischen Erkenntnissen (Dodt et al. 2007). Die Mechanismen des Neuroenhancements bzw. des Relearnings weisen nun in eine Richtung, die die **Konzepte der Salutogenese** für die

Schmerzbewältigung wirksam werden lassen. Den Umgang mit den Schmerzen, d.h. die Auswirkung des Schmerzes auf unser Denken, Fühlen und Handeln, können wir teilweise selbst beeinflussen. Das hat wenig mit purem Positivismus zu tun, sondern folgt z.B. auch den Erkenntnissen des Stressmanagements.

Beispiele hierfür sind die systematische Nutzung von Relaxation bis hin zur Selbsthypnose, die bewusste Ablenkung durch soziale Kontakte oder aktive Imagination oder das Training zur schrittweisen Umlenkung der Aufmerksamkeit und damit Desensibilisierung (vgl. Fakir). Es ist klar, dass all diese Maßnahmen in der Palliative Care immer im Kontext einer existenziell bedrohlichen und sehr vulnerablen Situation gesehen und die Erwartungen entsprechend angepasst werden müssen.

Weitere wesentliche therapeutische Impulse auf ähnlicher Grundlage kommen in den letzten Jahren aus den Bereichen der Komplementärmedizin, Impulse, die zunehmend Bedeutung auch in der Schulmedizin finden. Achtsamkeit oder noch konkreter die Vorgehensweisen der sog. achtsamkeitsbasierten Stressreduktion (Mindfulness-Based Stress Reduction, MBSR) entwickeln sich auf der Grundlage der neurophysiologischen Erkenntnisse zu wesentlichen Pfeilern einer selbstgesteuerten Schmerzbehandlung oder in größerem Umfang zu wesentlichen Stützen der sog. multimodalen Schmerzprogramme.

Diese Erkenntnisse sind sehr wesentlich für die **Erfassung der aktuellen Schmerzsituation**. Hierzu gehören folgende Fragen (nach Nicholas 2003):

- Wer ist diese Person?
- Was sind ihre Stressoren/Ängste?
- Wie interferiert der Schmerz mit dem aktuellen Leben?
- Welche Haupteinflussfaktoren gibt es?
- Was kann die Person selbst zur Beeinflussung tun?
- Was möchte/erhofft die Person von uns?

Bei dieser Erfassung geht es also darum, die Möglichkeit der Selbstwirksamkeit der betroffenen Person ebenso zu evaluieren wie ihre teilweise vielfältigen Ängste und Sorgen, wie sie in der eingangs erwähnten Geschichte beispielhaft spürbar werden.

Wie wichtig diese Erfassung ist, zeigen verschiedene Studien zur Wirksamkeit der Schmerztherapie bei schwerkranken bzw. sterbenden Patienten (u.a. Miettinen 1998). Wesentliche Faktoren für Erfolglosigkeit der Schmerztherapie waren hierbei Gefühle der Hilflosigkeit, ungenügendes Selbstmanagement des Patienten beim Gebrauch der Analgetika, ungenügende Information der Angehörigen, wenig Kommunikation mit Fachpersonen und Team sowie unbefriedigende Betreuung von Grundbedürfnissen.

Persistierender Schmerz und das «Total-Pain»-Konzept

Die Multidimensionalität von Schmerzen ist in der Palliative Care bekannt unter dem Titel des sog. «**Total Pain**», eines Konzepts, welches C. Saunders formuliert hatte, um die Dimensionen der Gesamterfahrung des Schmerzes mit körperlichen, emotionalen, sozialen und spirituellen Anteilen zu beschreiben (Saunders et al. 1993). Sinnvollerweise erweitert man dieses Total-Pain-Konzept mit einer weiteren Idee von C. Saunders, der sog. Unit of Care. Dies bedeutet, dass die Schmerzen und die damit verbundenen Auswirkungen nicht nur den Patienten, sondern auch die Angehörigen und die Behandler betreffen. Angst ist – wie oben gezeigt – hierbei ein besonders virulenter Faktor, der die Schmerzsituation bei Schwerkranken zunehmend beherrschen kann und der leider durch alleinige analgetische Medikation nicht entscheidend beeinflusst wird.

Ein wesentlicher Unterschied des sog. Total Pains im Vergleich zum persistierenden Schmerz (früher chronischer Schmerz) ergibt sich durch besonders erschwerende Faktoren für den Betroffenen: Bei weit fortgeschrittenen Leiden sind die kognitiven Fähigkeiten häufig herabgesetzt und die Kommunikationsfähigkeit ist eingeschränkt. Die körperliche Schwäche als Hauptsymptom im Rahmen der Fatigue lässt oft nur wenig aktives Coping zu, existenzielle Ängste mischen sich in die alltagsfixierten Ängste, der Stress der Angehörigen verstärkt sich durch viele unerledigte Geschäfte. Häufig steht nur noch sehr wenig Zeit für die Planung eines längerfristigen Vorgehens bzw. Nutzung sog. saluto-

Fazit 1

Die Erfassung der individuellen Bedeutung des Schmerzes für den Betroffenen, insbesondere der damit verbundenen Ängste und Sorgen, ist essenziell für die Definition des weiteren Vorgehens und der therapeutischen Möglichkeiten bei Schmerzen in der Palliative Care. Das Konzept des Total Pain wird heute durch sehr viele neue Forschungsergebnisse aus der Neurophysiologie und -psychologie im Umfeld des persistierenden Schmerzes/chronischen Schmerzes gestützt. Wesentliche Behandlungspfeiler, wie wir sie vom multimodalen Schmerzmanagement kennen, können in der Palliative Care nur eingeschränkt zur Anwendung kommen. Eine möglichst hohe Kompetenz des und der Betroffenen (Patient und Umfeld) im Umgang mit den Schmerzen gehört neben der medikamentösen Schmerztherapie auf jeden Fall zum «State of the Art».

genetischer Prinzipien zur Verfügung. Entsprechende Strategien, unter Einschluss von psychotherapeutischen Maßnahmen, klingen auch für die Ohren der Betroffenen oft wie blanker Hohn und können vom Konzept nicht ohne weitere Reflexion und Anpassung in die Praxis übernommen werden.

Grundlagen der Schmerzdefinition und Schmerzbehandlung

Schmerzassessment

Für die Wahl der therapeutischen Maßnahmen hat sich neben der genauen Erfassung der verschiedenen Dimensionen des Schmerzes eine Einteilung nach Schmerzdiagnosen gemäß dem beteiligten sensorischen System als sinnvoll erwiesen. Die wesentliche Unterscheidung liegt hierbei im nozizeptiven und neuropathischen Schmerz (**Tab. 5-1**).

Nozizeptive Schmerzen

- Somatisch:
  - kontinuierlich oder intermittierend
  - oft nagend, bohrend
  - gelegentlich krampfartig
  - präzis lokalisiert
  - Mechanismus: Nozizeptive Rezeptoren werden angeregt, beispielsweise durch direkten Gewebeschaden (z. B. Fraktur, aber auch durch Knochenmetastasen).

Tabelle 5-1: Einteilung der Schmerzdiagnosen.

Die Schmerzdiagnose	
nozizeptiv-somatisch > lokal, umschrieben, Druck, Ziehen, Bohren	Haut Knochen Muskeln
nozizeptiv-viszeral	Brust und Bauchorgane
neuropathisch > brennend, einschießend	Nerven/Plexus
Für alle Kategorien: Unterteilung in > Ruheschmerz > inzidentaler Schmerz	 bewegungsabhängig oder lageabhängig

- Viszeral (Eingeweideschmerz):
  - konstant
  - bohrend, drückend, krampfartig
  - in der Regel schlecht lokalisiert, gelegentlich übertragen (in das zugehörige Dermatom) oder ausstrahlend
  - Mechanismus: Nozizeptive Rezeptoren werden angeregt, beispielsweise durch intraabdominelle Metastasen oder Lebermetastasen.

Neuropathische Schmerzen

- Dysästhetische Schmerzen (Deafferenzierung), z. B. postherpetische Neuralgie:
  - konstantes Brennen
  - manchmal ausstrahlend.
- Neuralgische Schmerzen, z. B. Trigeminusneuralgie, Plexusinfiltration durch Tumor:
  - plötzlich elektrisierende Brennschmerzen
  - scharf einschießende Schmerzen.

Insbesondere nozizeptive Schmerzen können zum Beispiel durch bestimmte Bewegungen oder Körperlagen ausgelöst/verstärkt werden. Wir sprechen dann von **inzidentalem Schmerz.**

Gemäß dieser Aufteilung ergibt sich auch eine **Stratifizierung der medikamentösen Maßnahmen**, wobei deutlich wird, dass insbesondere der neuropathische Schmerz für viele medikamentöse Maßnahmen nur schwer zugänglich ist. Dies liegt überwiegend daran, dass die pathophysiologischen Mechanismen bei der Genese des neuropathischen Schmerzes sehr stark den Mechanismen der Schmerzsensibilisierung (peripher und zentral) ähneln, welche aufgrund der multiplen Mechanismen einer monofaktoriellen, d. h. Single-Drug-Therapie nur wenig zugänglich sind.

Beachte

In der Palliative Care, insbesondere bei progredienten Krebsleiden, liegt sehr häufig eine Mischform aus nozizeptiven und neuropathischen Schmerzanteilen vor (typisches Beispiel Wirbelkörper- und Plexusinfiltration). Dies macht ein mehrstufiges, aber auch multidimensionales Therapieschema notwendig.

Systematik der Schmerzerfassung: die 7 Dimensionen

Geläufig sind bei der Anamnese dieser Dimension die Erfassung von:

- zeitlichem Ablauf
- Lokalisation
- Schmerzqualität
- Intensität
- Begleitzeichen
- auslösenden Umständen (insbesondere Beeinflussung durch Bewegung bzw. Ruhe)
- intensivierenden und lindernden Faktoren.

Messung der Schmerzintensität

Die Angaben des Patienten sind die wichtigste Informationsquelle bei der Schmerzerfassung. Das gebräuchlichste Instrument ist die VAS (Visual Analogue Scale, visuelle Analogskala). Aber auch numerische und verbale Skalen sind nützlich. Worte, Finger und andere Methoden sind ebenfalls Wege, um Schmerzintensitäten zu messen (**Abb. 5-2**).

Bei lange bestehenden Schmerzen zeigt die Messung der Schmerzintensität oft eine Verschiebung der Schmerzschwelle: Auf der VAS-Skala werden z.B. selten oder nie Intensitäten unter «5» angegeben. Dies ist ein Indikator für das

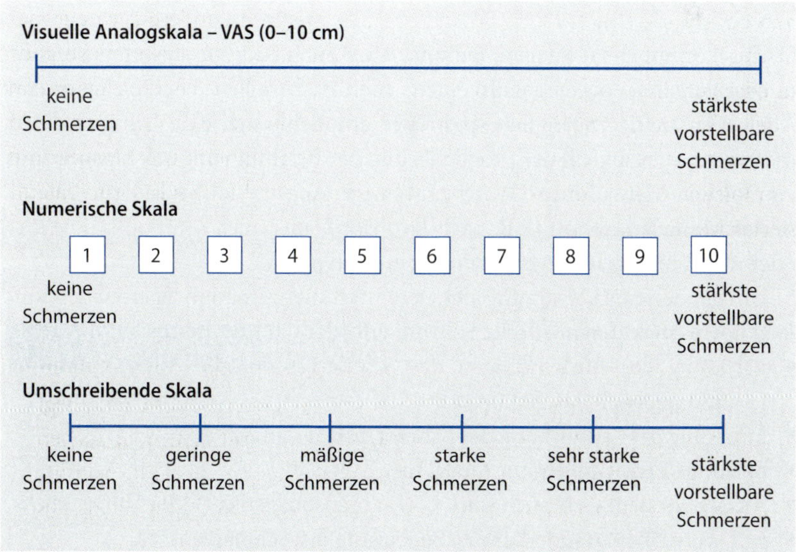

Abbildung 5-2: Schmerzmessinstrumente.

Ausmaß der Sensibilisierung des Schmerzleidens im Rahmen der neuronalen Plastizität. Es ist wenig sinnvoll, bei diesen Patienten die Evaluation der Behandlung nur aufgrund des Verlaufs der Intensität zu machen. Hilfreicher ist in dieser Situation, das individuell akzeptable Schmerzniveau zu bestimmen und vor allem auch den Verlauf der wichtigsten Auswirkungen zu evaluieren, also z. B. Schlaf, Stimmung oder Anzahl sozialer Kontakte, Funktionszustand im weitesten Sinne.

Bei kognitiv eingeschränkten Patienten ist die Bestimmung der Schmerzintensität oft nur als Fremdeinschätzung möglich. Hierfür gut validierte Messinstrumente sind z. B. die ECPA oder DoloPlus für den französischen und italienischen Sprachgebrauch (s. Anhang 4).

Auch ein Schmerzverlaufsblatt kann verwendet werden (s. Anhang 3).

Die Auswirkungen der Schmerzen

Die Auswirkungen des Schmerzes auf den **muskulären/statischen Bereich** werden gezielt erfragt und untersucht:

- Veränderung der Bewegungsabläufe
- Schmerzverstärkung
- Schonhaltung
- Muskelverkürzung
- Asymmetrie
- Atrophie usw.

Häufig kommt es zu lokalen, teilweise aber auch zu generalisierten Verspannungszuständen, die ebenfalls einem monofaktoriellen Therapieansatz mit Analgetika wenig zugänglich sind. Hier empfiehlt sich eine besondere Aufmerksamkeit bezüglich der Möglichkeiten der Beeinflussung des Muskeltonus, von lokalen Maßnahmen (Wärme, Massage, Anästhesie) bis hin zu generalisierter Muskelrelaxation (z. B. nach Jacobson), aber auch Akupunktur, Wickel oder weitere Entspannungsverfahren (inkl. Hypnose).

Um ein besseres Verständnis der Gesamtschmerzsituation zu erreichen, sind folgende **weitere diagnostische Schritte** erforderlich bzw. hilfreich:

- Erfassung der Auswirkungen des Schmerzes auf die Alltagsfunktionen (ADL) (vgl. Nicholas 2003, s. o.)
- Erfassung der Auswirkung des Schmerzes auf den Schlaf
- bisherige Erfahrungen mit Analgetika
- Ängste vor dem Gebrauch stark wirksamer Analgetika («Morphinmythos»)
- ggf. kulturelle Besonderheiten (Bedeutung der Schmerzen)
- spirituelle Aspekte (Stressoren, möglicherweise aber auch Ressourcen)

- bisherige Selbsthilfemaßnahmen und deren Auswirkung
- bildgebende Maßnahmen (häufig MRI wegen Beurteilung von Weichteilkomponenten).

Beachte

Wesentlich bei der Diagnostik der aktuellen Schmerzsituation ist die genaue **Erfassung der Erwartungen** des Betroffenen und der Umgebung. Dies betrifft insbesondere die Erwartung an eine medikamentöse Therapie, die häufig idealisiert wird. Um eine wirksame Schmerztherapie etablieren zu können, empfiehlt es sich, im Vorfeld der Behandlung 3 Stufen der Wirksamkeit der Analgetika zu definieren bzw. dann auch zu evaluieren:

- Schmerzreduktion bei Nacht/während des Schlafes
- Schmerzreduktion in Ruhe tagsüber
- Schmerzreduktion bei Bewegung/bestimmten Alltagsfunktionen.

Schmerztherapie und Sucht

Die Angst vor einer Sucht beim Einsatz von Opioiden ist seitens der Patienten und der Ärzte immer wieder Grund für die Zurückhaltung bei der Verschreibung dieser Medikamente auch bei weit fortgeschrittenen Leiden. Die Entstehung einer Sucht ist jedoch bei einem progredienten (Tumor-)Leiden sehr selten. Dies trifft auch auf neurodegenerative Leiden zu. Andererseits ist die Vorgeschichte einer Drogen-, Alkohol- oder Medikamentenabhängigkeit ein prognostisch ungünstiger Faktor für das medikamentöse Management von Schmerzen und muss anamnestisch aktiv gesucht werden (CAGE-Test, s. Anhang 5). Trotz allem: In der Palliative Care mit meist limitierter Lebenszeit ist die Suchtfrage im Gegensatz zum Einsatz potenziell suchterzeugender Medikamente bei persistierenden Schmerzen weniger prominent. «Ein wenig Euphorie sei durchaus gestattet», kann man in dieser Situation auch als Meinung vertreten.

«Sicherheitsanforderungen» beim Beginn einer Opioidtherapie

In der Praxis ist es manchmal nicht einfach, eine Toleranzentwicklung der Opioidtherapie von einer Sucht oder einer progredienten Schmerzursache, die einer stetigen Erhöhung der Opioiddosis bedarf, zu unterscheiden. Prinzipiell ist es so, dass das Ausmaß der wegen Suchtbedenken ungenügenden Schmerztherapie dasjenige der tatsächlichen Suchtentwicklung bei weitem übersteigt. Potenzielles Suchtverhalten ist Teil der Persönlichkeitsstruktur, wahrscheinlich größtenteils genetisch determiniert («Nicht das Medikament selbst macht süchtig.»).

Ob Suchtpersönlichkeit oder nicht, beim Beginn einer Opioidtherapie sollten/müssen Patienten auf folgende Punkte hingewiesen werden:

- Aufklärung bez. Nebenwirkungen wie Müdigkeit, Schwindel, Verwirrung, Verzögerung von Reflexen, verschlechterte Koordination.
- Diese Nebenwirkungen haben zur Folge, dass das Führen von Fahrzeugen während einer Einstellungsphase (in der Regel bis zu 7 Tagen nach Erreichen einer stabilen Tagesdosis) nicht empfohlen wird.
- Selbstevaluation: Die Patienten werden instruiert, anhand eines Schmerztagebuchs ihre Schmerzstärke in Abhängigkeit der Medikamenteneinnahme auf einer VAS-Skala von 0–10 zu monitorisieren.
- Es ist geklärt, dass nur *eine* medizinische Fachperson die notwendigen Rezepte ausstellt.
- In der Anamnese werden Hinweise auf Suchtverhalten oder Suchterkrankung gezielt erörtert.
- Der Patient erhält eine Telefonnummer, die 24 Std. erreichbar ist für den Fall von dringenden Fragen/Intoxikation. Dies wird auch dem Umfeld mitgeteilt.
- Bei ambulanter Einstellung erfolgt ein erstes Feedback an den Verschreiber, u. U. per Telefon oder per E-Mail über die Erfahrungen während der ersten 24 Std. des Gebrauchs. Die Festlegung weiterer Zeitpunkte des Feedbacks erfolgt aufgrund dieser Erfahrungen.
- Zwischen dem Verschreiber und dem Patienten werden klare «Outcomes», d. h. realistische Ziele der Behandlung, mit Opioiden definiert und diese regelmäßig (spätestens nach einer Woche) ausgewertet. Es ist hilfreich und empfohlen, dass sich hierunter Aktivitäten des täglichen Lebens mit guter Messbarkeit befinden.

Hilfe zur Selbsthilfe

Ziel ist es, dass Patienten und Angehörige Schmerzexazerbationen in einem ersten Schritt selbst behandeln bzw. auf eine Veränderung der Schmerzen reagieren können. Hierfür sollen sie in der Schmerzbeobachtung und den Grundlagen der Behandlung (inkl. wichtigste Kenntnisse zu den Schmerzmedikamenten) geschult werden (s. u., z. B. Morphin). Dies vermindert meist die Angst vor Hilflosigkeit, aber auch unrealistische Erwartungen an Einzelmaßnahmen.

Bei der Verlaufsevaluation besonders wichtig sind:

- Wirkungseintritt und Dauer der Schmerzlinderung nach Einnahme regulärer Dosen und von Reservedosen
- Schmerzqualitäten und -lokalisationen, die nicht auf die Behandlung reagieren (weitere Abklärung und Beurteilung beteiligter Faktoren, die einer anderen Intervention bedürfen, z. B. Angstreduktion)
- Auftreten neuer Schmerzlokalisationen oder -qualitäten.

Grundlagen der medikamentösen Schmerztherapie

1986 wurde von der WHO das inzwischen auch für andere Schmerzarten anerkannte WHO-Stufenschema für Krebsschmerzen entwickelt. Es gibt viele Diskussionen darüber, ob dieses Stufenschema heute noch volle Gültigkeit haben kann, insbesondere auch im Bereich der Palliative Care. Dieses Stufenschema unterscheidet zwischen leichten, mittelstarken und starken Schmerzmitteln gemäß **Abb. 5-3.**

Neben der Aufteilung in Wirksamkeitsstufen empfiehlt die WHO folgende Prinzipien der Behandlung:

- by the ladder (gemäß der Stufenleiter)
- by the clock (fixe Zeiten der Verabreichung gemäß Wirkdauer der Medikamente)
- by the mouth (überwiegend orale Verabreichung)
- by the individual (Verordnung von Reservemedikamenten für Durchbruchschmerzen).

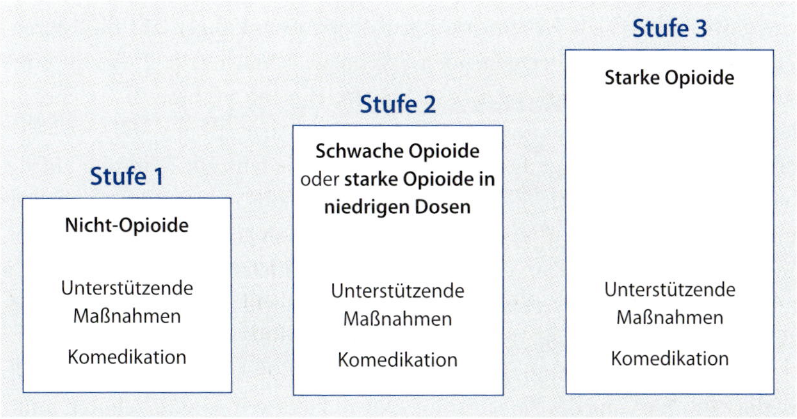

Abbildung 5-3: WHO-Stufenschema.

Als didaktisches Gerüst kann dieses Schema auch heute noch als Grundlage angesehen werden. Insbesondere durch die Erkenntnisse der frühen Sensibilisierung von Schmerzen bereits Stunden nach Auftreten eines Schmerzreizes mit möglicherweise katastrophalen Folgen wird heute nicht nur in der postoperativen Schmerzbehandlung, sondern auch in der Palliative Care ein Einsatz der Analgetika nach dem Motto «nicht kleckern, sondern klotzen bei neu aufgetretenen starken Schmerzen» befürwortet. Ganz wesentlich ist hierbei eine hervorragende Patienteninformation zur Steigerung der Selbstwirksamkeit bzw. des Selbstmonitorings durch den Patienten.

Schmerzmittel WHO-Stufe 1

In dieser Stufe finden sich Nicht-Opioide und damit Analgetika, die zusätzlich auch entzündungshemmend und/oder fiebersenkend wirken. Typische Beispiele sind Paracetamol, Acetylsalicylsäure, Metamizol, aber auch nichtsteroidale Antirheumatika wie Diclofenac oder Ibuprofen.

Möglicherweise limitierend für all diese Medikamente ist, dass sie lediglich an 1–2 Stellen der umfangreichen Entzündungskaskade von den Phospholipiden zu den Prostaglandinen und von dort über viele weitere Stufen und Mechanismen bis zur Mastzelldegranulation und Kapillardilatation einwirken. Dies bedeutet für die klinische Praxis, dass **nur ein sehr frühzeitiger Einsatz**, bspw. bei der Kompression eines Rückenmarknervs im Rahmen einer Diskusprotrusion, pathophysiologisch Sinn macht, deutlich weniger aber, wenn bereits ein ausgeprägtes lokales Ödem und volle Aktivierung aller beteiligten Mediatoren stattgefunden haben.

Bei der Schmerz- und Entzündungshemmung durch nichtsteroidale Antiphlogistika hat die Suche nach dem sog. «guten» Medikament ohne wesentliche gastrointestinalen Nebenwirkungen oder Auswirkungen auf die Nierenfunktion leider keine überzeugenden Ergebnisse erbracht. Die Probleme einer selektiven Hemmung des sog. Cox-2-Enzyms (Cyclooxygenase-2), welches allein für die antiinflammatorische Wirkung eines Analgetikums hilfreich wäre, hat zu viele anderweitige Probleme, wie bspw. die fehlende Wirkung auf die hämostatische Funktion (Thrombozytenaggregation), oder andere nicht primär erwartete Nebenwirkungen (hepatisch, kardiologisch) mit sich gebracht. Aus diesem Grund ist klar, dass insbesondere nichtsteroidale Antirheumatika nur kurzzeitig, d.h. über max. 1–2 Wochen, oder allenfalls intermittierend (rezidivierend für einige Tage) klinisch eingesetzt werden sollten.

Das Thema der Hemmung des Cox-2-Coenzyms betrifft auch die weiterhin wenig klare Wirkung des Paracetamol. Obwohl weltweit seit Jahrzehnten milliardenfach verkauft und im Einsatz, bleibt die Wirkungsweise weiterhin im

Nebel. Klinisch fanden sich durchaus Hinweise für eine Cox-2-Hemmung (Henz et al. 2008), andererseits werden auch zentrale Mechanismen des Paracetamols, bspw. im Rahmen des Cannabinoid-Systems, diskutiert.

Schmerzmittel WHO-Stufe 2

Diese Stufe wurde immer wieder revidiert, und dies wird auch in der Zukunft so sein. Fanden sich früher sog. schwache Opioide, d.h. morphinähnliche Stoffe, die teilweise zu stark wirksamen metabolisiert werden (bspw. Codein zu Morphin), so werden heute auch niedrige Dosierungen stark wirksamer Opioide in dieser Stufe subsumiert, wobei die Definition «niedrig» sehr unscharf ist.

In dieser Gruppe finden sich Analgetika vom Typ Tramadol oder Tapentadol als Vertreter einer Medikamentengruppe, die mit verschiedenen Rezeptoren interagiert, was teilweise auch ein gutes Ansprechen bei gemischten nozizeptiven-neuropathischen Schmerzen (aber auch überraschende zentrale Nebenwirkungen) erklärt. Weitere Medikamente wie Pethidin, Codein oder auch Tilidin sind heute einerseits wegen der Abususgefahr, andererseits aber auch wegen der Dosislimitierung infolge relevanter Nebenwirkungen klinisch weniger im Einsatz.

In der Palliative Care gibt es keine klaren Guidelines für den Einsatz dieser Medikamente. In den Empfehlungen der EAPC zum Opioidgebrauch in der Palliative Care (Caraceni et al. 2012) wird die Stufe 2 dann empfohlen, wenn Stufe-1-Medikamente nicht mehr erfolgreich sind, und dann in Kombination beider Stufen. Hier werden ebenfalls bereits niedrige Dosen von Stufe-3-Opioiden anstelle von Tramadol oder Codein empfohlen.

Beispiele für eine Medikation der Stufe 1 oder 2:

- Paracetamol (500 bis 1000 mg p.o.) alle 6 Stunden und 500 mg in Reserve bei Schmerzdurchbrüchen (Maximaldosis 4000 mg/24 h), kontraindiziert bei Leberschädigung.
- Codein (30 bis 60 mg p.o.) alle 4 Stunden regelmäßig und dieselbe Dosis in Reserve, maximal stündlich bei Schmerzdurchbrüchen, als Antitussivum im Handel: Codein Knoll®, als Mischpräparat mit Paracetamol: Co-Dafalgan®.
- Dihydrocodein (20 mg p.o.) alle 4 Stunden regelmäßig und dieselbe Dosis in Reserve, maximal stündlich bei Schmerzdurchbrüchen. Oder retardiertes Präparat (60 mg) alle 12 Stunden regelmäßig und nichtretardiertes Präparat wie oben als Reserve, in der Schweiz als Antitussivum im Handel: Paracodin®-Tropfen 1 %, Codicontin® ret. Tbl. 60 mg und in Mischpräparaten (bspw. Resyl Plus®).

Co-Analgetika

Insbesondere im Bereich der neuropathischen Schmerzen wurden über die letzten Jahrzehnte verschiedene Versuche mit sog. Co-Analgetika unternommen. Wesentliche Stoffklassen sind die Antidepressiva, Antikonvulsiva und Kortikosteroide. Hierzu fehlen überwiegend große randomisierte Studien. Dies gilt ganz besonders für den Einsatz bei weit fortgeschrittenen Leiden, nicht nur bei Tumorleiden, sondern auch bei fortgeschrittenen neurodegenerativen Erkrankungen.

Bei den Antidepressiva wird häufig Amitriptylin in niedriger Dosierung (bspw. 10–25 mg), teilweise evidenzbasiert, eingesetzt, bei den Antikonvulsiva Carbamazepin, Gabapentin oder Pregabalin. Bei Letzterem wird zusätzlich zur neuropathischen analgetischen Wirkung auch noch eine angstmindernde Wirkung diskutiert und beobachtet. Bei den Kortikosteroiden findet als universaler «Joker» in der Palliative Care häufig Dexamethason Einsatz, um insbesondere Schwellungszustände oder Schmerzen aufgrund von Neurokompressionen zu verbessern.

Tabelle 5-2: In der Palliativmedizin gebräuchliche adjuvante Analgetika.

Medikament	Indikation	Bemerkungen	Initiale Dosis	Wirksamer Dosisbereich
Kortikosteroide (KS)	Skelett-, viszerale und neuropathische Schmerzen	Vermindern Ödeme z. B. bei Hirndruck, Rückenmarkskompression. Häufige Nebenwirkungen bei länger dauernder Verwendung, minimale wirksame Dosis suchen und gezielt bezüglich Nebenwirkungen überwachen	Empirisch Dexamethason 4–8 mg[1] 1- bis 2-mal täglich p. o. oder s. c., dann rasch reduzieren bzw. ausschleichen	Empirisch Nach Beginn der KS Reduktion der Dosis bis zur kleinsten noch wirksamen Dosis
Trizyklische Antidepressiva	Neuropathische Schmerzen (dysästhetisch)	Analgetischer Effekt kann schon nach 24–72 Stunden bemerkbar sein. Am meisten Erfahrung existiert mit Amitriptylin. Die adjuvante analgetische Wirkung von SSRI ist schlecht dokumentiert	Amitriptylin 10–25 mg p. o. am Abend (ein Versuch von 7–10 Tagen mit genauer Überwachung der Nebenwirkungen kann nötig sein)	Amitriptylin 25–75 mg p. o. am Abend

Medikament	Indikation	Bemerkungen	Initiale Dosis	Wirksamer Dosisbereich
Antikonvulsiva	Neuropathische Schmerzen	Blutbildkontrollen! Vorsicht bei gleichzeitiger knochenmarkstoxischer Tumortherapie	Carbamazepin 100 mg p.o. 2-mal	Carbamazepin langsam bis 400 mg 8-stündlich steigern
			Phenytoin 100 mg p.o. 8-stündlich Gabapentin[2] Start 100 mg	Phenytoin 100 mg p.o. 8-stündlich Gabapentin bis 3600 mg steigerbar
			Pregabalin (registriert für diabet. Neuropathie und Zosterneuralgie, Überlegenheit gegenüber Carbamazepin und Gabapentin nicht bewiesen)	Pregabalin bis 450 mg steigerbar
	Muskelspasmen	Antikonvulsive Benzodiazepine ohne gesicherte analgetische Wirkung, bei Muskelspasmen häufig eingesetzt		
Bisphosphonate	Knochenschmerzen (als Analgetikum off-label); Indikationen: tumorbedingte Hyperkalzämie; Knochenmetastasen; multiples Myelom	Verminderung des Frakturrisikos. Nur für Patienten mit Lebenserwartung ≥ 2–3 Monate	S. Kapitel 10 Zoledronat (Zometa®) 4 mg Pamidronat (Aredia®) 30–90 mg (vgl. Kompendium) Ibandronat (Bonviva®) 2–4 mg (vgl. Herstellerangaben)	

1 Dexamethason: Die wirksame und tolerierte Dosis ist individuell. In Einzelfällen können auch sehr hohe Anfangsdosen (20–40 mg) indiziert sein, die dann allerdings nur kurz, d. h. wenige Tage eingesetzt werden.

2 Antikonvulsiva, insbesondere Gabapentin, haben einen interindividuellen Schwelleneffekt. Gute Verträglichkeit vorausgesetzt, muss die Dosis daher u. U. hochgesteigert werden, bis die Wirkung eintritt, resp. die Unwirksamkeit erwiesen ist.

Mit Ausnahme von Kortikosteroiden können die erwähnten Co-Analgetika nicht parenteral verabreicht werden. Dies wird bei Schluckstörungen zu einem limitierenden Faktor.

Bisphosphonate

In der Onkologie ist die Verabreichung von Bisphosphonaten sowohl für die Indikation Schmerzreduktion, insbesondere bei Knochenschmerzen, aber auch zur Verminderung von Spontanfrakturen (pathologische Frakturen) sowie bei Hyperkalzämie (s. Kap. 18) verbreitet. Verschiedene randomisierte Studien ergeben ein eher heterogenes Bild von klinischem Benefit im Vergleich zu Aufwand und Nebenwirkungen. Allgemein kann erwähnt werden, dass der analgetische Nutzen von Bisphosphonaten deutlich früher eintritt (teilweise bereits nach wenigen Tagen) im Vergleich zur frakturminimierenden Wirkung. Somit ist insbesondere bei der Anwendung in der Palliative Care die sekundär-präventive Indikation der Frakturverminderung eher selten im Vordergrund. Diesbezüglich wird davon ausgegangen, dass eine Überlebenszeit von ca. 6 Monaten minimal vorhanden sein muss. Als primäres «Analgetikum» sind Bisphosphonate u.a. auch wegen der Problematik des Vorgehens bei Niereninsuffizienz eher nicht indiziert (**Tab. 5-2**).

Cannabis-Produkte

Bisher finden Cannabinoide überwiegend Einsatz bei neurodegenerativen Erkrankungen, und hier besonders zur Behandlung von Muskelspasmen. Es ist sicher, dass hier die Bücher für die Zukunft noch lange nicht geschlossen sind, zu attraktiv erscheint das Cannabinoid-Rezeptorsystem bei der Beeinflussung von Schmerzzuständen. Das Problem ist die mangelnde Selektivität sowie der meist von plakativen Äußerungen geprägte gesellschaftliche und politische Diskurs. In verschiedenen Studien weltweit wurde Cannabis bzw. das teilsynthetisch produzierte Tetrahydrocannabinol (Dronabinol®) untersucht. Eine klare Empfehlung konnte sich hieraus nicht ableiten lassen, teilweise wurde ein geringerer Bedarf an Stufe-3-Opioiden festgestellt sowie eine deutliche Verbesserung der muskulären Relaxation. Neben den pharmakologischen und politischen Aspekten spielt der Umstand eine große Rolle, dass das Verfahren der Herstellung von THC-armem Nutzhanf (deshalb teilsynthetisch) aus rechtlichen Gründen sehr aufwendig und damit extrem teuer ist. Wegen seiner Wirkung auf andere pharmakologische Ziele wie etwa die 5-HT3-Rezeptoren wird Cannabis in der Palliative Care auch im Zusammenhang mit der Behandlung schwerer Nausea, aber auch zur Appetitstimulation diskutiert. Für beide Bereiche fehlen klare klinische Studien, um die Wirksamkeit zu belegen. Soll Dronabinol in der klinischen Behandlung eingesetzt werden, muss ein individualisierter Antrag, in der Schweiz an das BAG zur Verschreibung und individuellen Zulassung, erfolgen (Bundesamt für Gesundheit (BAG), Schwarztorstrasse 96, 3007 Bern).

Konkomitierende Radiotherapie

Die Domäne dieser Behandlungsform sind sicherlich ossäre Metastasen. Als Prinzip hat sich das Vorgehen in höherer Dosierung (Einzeldosis ca. 4 Gy) und damit Abkürzung der Sitzungsfrequenz (in der Regel 1- bis 5-mal) im palliativen Setting etabliert. Dies führt häufig zu einer guten Analgesie, jedoch von kurzer Wirkungsdauer (einige Wochen). Für die Radiotherapie gilt Ähnliches wie für die Bisphosphonat-Therapie: Es handelt sich de facto um eine «retardierte» Therapieform, mit Wirkungseintritt frühestens nach einigen Tagen. Zusätzlich ist diese Therapieform meistens vom Vorhandensein eines Zentrumsspitals abhängig. Gute Indikationen für eine konkomitierende Radiotherapie aus schmerztherapeutischer Sicht sind:

- schmerzhafte Knochenmetastasen
- Schmerzen bei spinaler Kompression
- Plexusinfiltrationen
- schmerzhafte Hautmetastasen
- Kopfschmerz/Hirndruck bei Zerebralmetastasen oder Primärtumoren.

Weitere nichtmedikamentöse Maßnahmen

Wesentliche Therapieansätze, insbesondere aus dem Bereich der Relaxation, wurden im 1. Teil dieses Kapitels erwähnt. Insbesondere bei sehr guter Vorerfahrung mit komplementär-medizinischen Maßnahmen sollte diese in bester Kommunikation untereinander mit den oben beschriebenen Maßnahmen kombiniert, aber auch auf Wechselwirkungen hin jeweils individuell evaluiert werden.

Ein großes Feld zusätzlicher Maßnahmen ergibt sich in der Physiotherapie. Dies umfasst bspw. bei neuropathischen Schmerzen den Einsatz von TENS (transkutane elektrische Neurostimulation). Dieses Verfahren hat den großen Vorteil, dass die Kontrolle über die Stimulationsfrequenz und -dauer voll in den Händen des Betroffenen liegt. Im Bereich der Palliative Care spielen auch in Zusammenarbeit mit der Physiotherapie verschiedene Techniken der Lagerung, der Mobilisation, aber auch der Einsatz von Hilfsmitteln eine wichtige Rolle. Ganz besonders ist hierbei eine gute Instruktion des Betroffenen und des Umfeldes bezüglich Belastungsgrenzen, d.h. Zeitlimiten bei körperlicher Bewegung, eine entscheidende Rolle.

Fazit 2

- Bei der Behandlung von Schmerzen in der Palliative Care hat man es häufig mit gemischten nozizeptiven und neuropathischen Schmerzen zu tun. Dies macht einerseits ein klar strukturiertes Vorgehen bspw. nach den WHO-Prinzipien notwendig, andererseits aber auch die Nutzung verschiedener, teilweise auch nichtmedikamentöser Therapieoptionen.
- Im Rahmen der Maßnahmen sollte nie vergessen werden, dass einerseits das Fortschreiten der Grundkrankheit (bspw. Tumorprogression) eine stetige Anpassung bzw. Neudefinition des Behandlungsplans erforderlich macht, und andererseits ein Behandlungsplan an die ohnehin bereits limitierten Kräfte des Betroffenen und seines Umfelds anzupassen ist. Neben vielen «Hausmitteln» und individuellen Erfahrungen (Wickeln, Lagerungen) spielt die Ablenkung vom Schmerz eine zentrale Rolle und sollte gerade in Anbetracht der häufig limitierten Wirkung von Analgetika nicht vergessen gehen.
- Eine entscheidende Rolle spielt, welche Erwartungen an die Behandlung gestellt werden: Die Medien kolportieren heute die Idee eines Anspruchs auf Schmerzfreiheit, der aufgrund der komplexen Phänomenologie des Schmerzes nicht immer erfüllt werden kann. Wesentlich ist, dass kleine, erreichbare Ziele für die Schmerzbehandlung gesetzt werden, die regelmäßig evaluiert werden (s.u.).
- Wie immer in der Palliative Care geht es auch bei der Schmerzbehandlung um die Sicherstellung bzw. Berücksichtigung der «4 S»:
  - Selbsthilfe stärken
  - Selbstbestimmung wahren
  - Sicherheit gewährleisten
  - Support rund um die Uhr – auch für die Angehörigen – anbieten.

Therapie mit Opioiden

Analgetische Wirkung der Opioide

Opioide hemmen die Übertragung bzw. Ausschüttung von exzitatorischen Neurotransmittern an den Synapsen des nozizeptiven Systems. Gleichzeitig aktivieren sie deszendierende hemmende Neurone im ZNS, was einen wesentlichen Effekt bei der Schmerzregulation hat (sog. Gate Control). Auch bei der Schmerzempfindung, also im emotionalen Bereich, können Opioide

Günstiges leisten. Es finden sich verschiedene Rezeptoren im Thalamus, im limbischen System und an verschiedenen Stellen des Kortex, welche insbesondere klinisch im Sinne einer Anxiolyse wirken bis hin zur Euphorie. Letztere Wirkungen können dann auch zu Nebenwirkungen werden, indem die Vigilanz vermindert wird, bis hin zu Verwirrung. Ein wesentliches Phänomen bei den Opioiden mit Ausnahme von Methadon ist die Entwicklung einer Toleranz, d.h. der Notwendigkeit der Gabe höherer Dosen bei längerem Opioidgebrauch.

In der Peripherie, d.h. außerhalb des ZNS, dominieren Nebenwirkungen, die teilweise den Einsatz von Opioiden einschränken. Neben der Verzögerung der Magenentleerung durch Pyloruskonstriktion kommt es zu reduzierter Motilität und allgemein einem erhöhten Tonus im Magen-Darm-Trakt mit klinischer Konsequenz einer Obstipation. (Nebenbemerkung: Opioide wurden initial in der Seefahrt als Anti-Diarrhö-Mittel eingesetzt!) Durch Erhöhung des Tonus des Blasenschließmuskels kann es zu einer Harnretention kommen. Weitere Nebenwirkungen sind Orthostase, Hautrötung und Juckreiz durch Histaminfreisetzung sowie Mundtrockenheit.

Die Opioid-Rezeptoren

Das Wissen um verschiedene Opioid-Rezeptoren nimmt über die Jahre exponentiell zu. Dies wird aber leider nicht von einem wesentlichen Gewinn an Behandlungssicherheit begleitet, da teilweise mehr Fragen als Antworten generiert werden. Das klinische Phänomen, dass bestimmte Patienten auf ein Opioid besonders gut reagieren, während sie bei einem anderen Opioid, korrekt dosiert, nahezu keine Wirkung erleben, findet seinen Niederschlag wahrscheinlich in einem ausgeprägten Polymorphismus verschiedener Rezeptoren. Der Hauptrezeptor für die Opioidbindung ist der Mü-Rezeptor. An diesem sowie an den weiteren Rezeptoren Kappa und Delta binden die meisten bei uns verwendeten Opioide wie Morphin, Hydromorphon, Oxycodon, Fentanyl und Buprenorphin. Ein weiterer Opioid-Rezeptor ist der sog. NMDA (N-Methyl-D-Aspartat), der u.a. eine wesentliche Rolle bei der Schmerzsensibilisierung spielt und an dem Methadon interagiert.

Für den klinischen Bereich spielt die Unterscheidung von Agonisten und Antagonisten bzw. partiellen Agonisten keine wesentliche Rolle (diese Aussage mögen uns Klinische Pharmakologen verzeihen). Wesentlich wichtiger ist wohl die Affinität bzw. intrinsische Aktivität. Die Affinität beschreibt die Bindungsfreudigkeit eines Opioides an die Opioid-Rezeptoren. Die intrinsische Aktivität gibt die «Stärke» (Wirkstärke) eines Opioids an. Diese intrinsische Aktivität ist Voraussetzung für das Zustandekommen und die Intensität aller Opioidwirkungen, also der analgetischen, aber auch anderer Wirkungen. Diese anderen Wirkungen am Opioid-Rezeptor sind vielfältig (s.o. bei den Wirkungen der Opioide) und lassen sich einerseits mit den zentralen Wirkungen (neben der Analgesie die Euphorie, aber auch letztendlich die Atemdepression bei hoher Dosierung), andererseits mit peripheren Wirkungen wie der Verstopfung beschreiben.

Beachte

Ein «gutes» Opioid gibt es ebenso wenig wie ein «gutes» nichtsteroidales Antirheumatikum. Erschwerend kommt bei den Opioiden hinzu, dass sowohl Wirkung als auch Nebenwirkungsprofil sehr individuell sind, d.h. durch schrittweise Eintitrierung, aber auch ggf. Wechsel auf andere Opioide schrittweise evaluiert werden muss.

Häufigste Opioid-Nebenwirkungen

Eine fehlende oder ungenügende Prophylaxe der obligaten Nebenwirkungen, insbesondere in den ersten Tagen einer Opioidtherapie, ist neben der zu hohen Initialdosis, einer zu raschen Steigerung und einer unzureichenden Information bezüglich des «Morphinmythos» der häufigste Grund für einen Therapieabbruch oder eine «Opioid-Unverträglichkeit».

Unangenehme Nebenwirkungen einer Schmerzbehandlung mit Opioiden müssen gelindert werden! Daher sollten alle Patienten, die mit einer Opioidtherapie beginnen, folgende Begleitmedikation erhalten:

Laxanzien

- Prophylaktischer Einsatz obligatorisch.
- Kombination eines stimulierenden Laxans (Sennapräparate, Natriumpicosulfat) mit einem Weichmacher (Lactulose, Lactitol), also z.B. Sennapräparate p.o. abends oder Natriumpicosulfat 10 bis 20 Tropfen, morgens und abends, sowie Lactitol 3-mal täglich 10 ml als Initialdosis. Als Alternative kann auch ein regelmäßiges Macrogolpräparat verschrieben werden (s. Kap. 11). Die Dosis kann erhöht werden, bis der Patient zumindest jeden zweiten oder dritten Tag einen Stuhlgang hat (vgl. Kap. 11 Verstopfung).

Antiemetika

Prophylaktischer Einsatz umstritten, von einzelnen Autoren empfohlen.

- Metoclopramid (Paspertin®, Primperan®, Gastrosil®): bei Bedarf 10 mg p.o. oder s.c., 4- bis 6-mal täglich während der ersten 3 bis 4 Tage.

- Haloperidol (Haldol®): bei Bedarf 0,5–1,0 mg p.o. oder s.c., wenn nötig stündlich bei massivem Brechreiz, oder prophylaktisch 2- bis 3-mal täglich während der ersten 3 bis 4 Tage (vgl. Kap. 23 Off-Label-Use und Anhang 6).

Hyperalgesie/Allodynie

Die Hyperalgesie und die Allodynie sind pathophysiologisch bisher unbefriedigend erklärte Opioidnebenwirkungen. Sie treten bei höheren Dosen oder bei schneller Dosissteigerung auf. Sie werden in ihrer Häufigkeit unterschätzt. Man muss sie deshalb gezielt suchen, um sie anzugehen und um sie nicht mit ungenügender Analgesie zu verwechseln. Die ersten Maßnahmen bestehen in einer adäquaten Hydrierung und einer Dosisreduktion bzw. in einem Opiatwechsel (s. S. 81 ff.).

Opioidtherapie bei Niereninsuffizienz

Viele Opioide, inkl. eines namhaftenTeiles ihrer aktiven Metaboliten, werden renal ausgeschieden. Bei einer Niereninsuffizienz (insbesondere GFR < 30 ml/min) müssen folgende Opioide in ihrer Dosis um mindestens 50 % reduziert werden und/oder die Intervalle der Reservemedikation auf mind. 3 Stunden verlängert werden: Morphin, Oxycodon.

In geringerem Ausmaß, aber ebenfalls reduziert werden müssen: Hydromorphon, Buprenorphin, Fentanyl (bei den letzten beiden ggf. auch keine Dosisreduktion nötig; intensive Wirkungsevaluation in den ersten Tagen!).

Ohne Dosisanpassung kann die Gabe von Methadon bei Niereninsuffizienz erfolgen.

Opioidtherapie bei älteren Menschen

Wie für andere Pharmakotherapien gilt auch für die Analgetikagabe, insbesondere auch für die Opioidgabe: «Start low, go slow». Die verschreibende Person sollte keine Scheu haben, insbesondere initial «Minidosen» zu verabreichen, z.B. Beginn der Therapie mit 1 bis 2 mg Morphin alle 4 Stunden (vgl. Kap. 26 Geriatrie).

Morphinsulfat

Handelsnamen

- Retardierte Form: (8–)12 Std.: MST®, Sevre-Long®
- kurzwirksam: (2–)4 Std.: Morphin HCL Ampullen (bspw. 10mg/ml), Morphintropfen 2 % (bspw. Morphin HCL 2 %, 1 Tropfen = 1 mg), Sevredol® Suppositorien/Tabletten 10 oder 20 mg

Morphin ist ein Mü-Agonist und weiterhin das Referenz-Opioid zum Eintitrieren einer Opioidtherapie. Gemäß Konsensusdokument der EAPC von 2012 können auch Hydromorphon oder Oxycodon zum Eintitrieren verwendet werden. Morphinsulfat zeichnet sich aus durch eine schlechte orale Bioverfügbarkeit – ca. 30 (15–60) %. Wegen des ausgeprägten First-Pass-Effekts und der Metabolisierung (Glukuronidierung) in der Leber müssen parenterale und enterale Applikationsdosen umgerechnet werden. Ein aktiver Metabolit von Morphin ist Morphin-6-Glukuronid. Er kumuliert bei Niereninsuffizienz (< 30 ml/min) und entfaltet dadurch toxische Nebenwirkungen. Der Wirkungseintritt von Morphin erfolgt bei parenteraler Gabe (i. v., subkutan) ca. nach 5–10 min, nach oraler Einnahme nach ca. 15–60 min. Das orale Morphinsulfat wird bei Umrechnungen auf andere Opioide als Referenzgröße 1 für sog. Äquidosen verwendet.

Morphium und das therapeutische Fenster

Bei Beginn einer Opioidtherapie können mehr oder weniger obligate Nebenwirkungen auftreten (Verstopfung, oft auch Übelkeit, mit oder ohne Erbrechen, manchmal Harnverhalten), *bevor* das sog. analgetische Fenster erreicht wird. Bleibt man also mit den initialen Dosen zu niedrig, bleibt das Analgetikum unwirksam, die Nebenwirkungen sind aber trotzdem deutlich spürbar (**Abb. 5-4**).

Steigert man über das analgetische oder therapeutische Fenster hinaus, können sich zusätzliche toxische Nebenwirkungen einstellen, wie Einschränkung

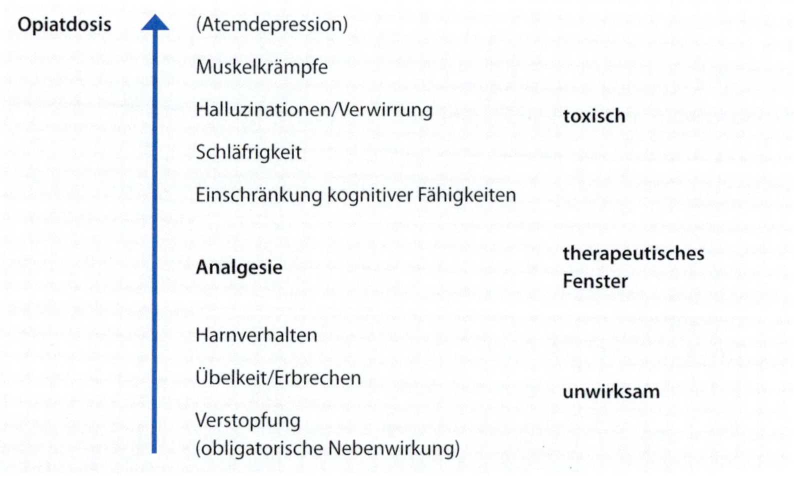

Abbildung 5-4: Morphin: therapeutisches Fenster und Nebenwirkungen.

der kognitiven Fähigkeiten, Halluzinationen/Verwirrung, Muskelkrämpfe bis hin zu Atemdepression. Die meisten nichtakzeptablen Nebenwirkungen der Opioide sind dosisabhängig. Wird die Opioiddosis langsam gesteigert (z.B. täglich max. 30% Erhöhung der Dosis), wird das therapeutische Fenster selten verfehlt, d.h. der toxische Bereich nicht zu rasch erreicht.

Nebenwirkungen wie Störungen der Kognition und Myoklonien gehen dabei der Atemdepression voraus, sodass bei einer schrittweisen Titration diese gefürchtete Nebenwirkung praktisch immer vermieden werden kann. Die gezielte Erfassung der Nebenwirkungen obliegt meist auch dem Pflegepersonal und/oder den Angehörigen.

Hierbei ist für den klinischen Kontext wichtig zu bemerken, dass die Angst vor einer Atemdepression nicht zu rechtfertigen ist, wenn man schrittweise steigert und den Patienten auch in Zusammenarbeit mit anderen Berufsgruppen und den Angehörigen gut beobachtet und überwacht.

Anmerkung

Es gibt heute Evidenz, dass nicht nur mit kurzwirksamen, sondern auch mit retardiertem Opioid eine Eintitrierung vorgenommen werden kann. TTS-Systeme («Schmerzpflaster») sind allerdings **nicht** geeignet für die Eintitrierung.

Applikationswege und äquianalgetische Umrechnung bei Morphin

- oral = 1
- subkutan = orale Menge durch 2 teilen
- intravenös = orale Menge durch 3 teilen
- peridural = orale Menge durch 10 teilen
- spinal = orale Menge durch 100 teilen

Diese Umrechnungsfaktoren beziehen sich auf «gesunde Patienten» mit erhaltener Darm-, Leber- und Nierenfunktion. Der klinische Alltag sieht oft anders aus: In der Tat unterliegt die Bioverfügbarkeit großen inter- und intraindividuellen Schwankungen.

Reservedosis und Selbstmanagement des Patienten

Durchbruchschmerzen (**Abb. 5-5**) sind in der Palliative Care ein häufiges Problem. Wesentlich ist hierbei eine sehr gute Schulung des Betroffenen und seines Umfelds in der Selbstadministration der Analgetika. Am Beispiel der Kombination von retardiertem Morphin (bspw. MST) und kurzwirksamen Reser-

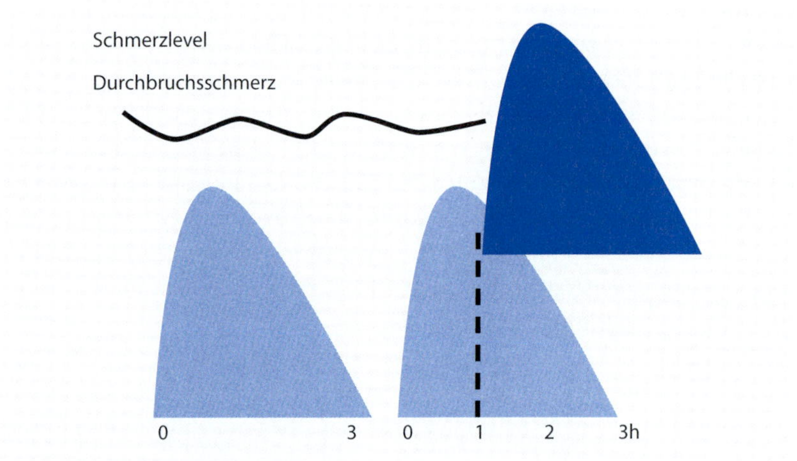

Abbildung 5-5: Durchbruchschmerz.

vedosen (bspw. Morphintropfen 2 %) wird die Berechnung der Reservedosis hier exemplarisch dargestellt.

Beispiel:

- Start mit MST 10 mg 1-0-1.
- Verordnung der Reservedosis: **10 %** (bis 16 %, entspricht sog. «4-Stunden-Dosis» aus dem englischen Sprachraum) **der Tagesdosis**, in diesem Fall bei 20 mg Tagesdosis Verordnung von 2 mg Morphium (= 2 Tropfen Morphium 2 %) i. R.
- Frequenz der Reservedosis: Die Reservedosis kann «bis stündlich» verordnet werden.

Da die maximale Wirkung von kurzwirksamem Morphinsulfat nach ca. 45 min erreicht ist, kann (außer bei Niereninsuffizienz!) zum Übertreffen des Schmerzlevels bereits nach 1 Std. die nächste Dosis verabreicht werden. Die Angst, dass durch diese Verschreibung theoretisch 24 × 2 mg, also 48 mg als Reservedosis/24 Std., möglich wäre, ist im klinischen Kontext unbegründet, da der Patient nach Durchbrechen des Schmerzlevels keine weiteren Reservedosen zu sich nimmt, es sei denn, es liegt eine schwere Suchtproblematik vor (siehe Vorgehen beim Therapiebeginn mit Opioiden, S. 59).

Dosisanpassung am Beispiel MST: Hat der Patient über die vergangenen 24 Std. 5 Reservedosen à 2 mg zu sich genommen, um den Schmerz halbwegs kontrollieren zu können, wird die Gesamtdosis von 10 mg mit der vorangehenden Tagesdosis zusammengerechnet, was sodann 30 mg Morphin als Tagesbedarf ergibt. Diese Dosis sollte 1:1 aufgeteilt auf die Morgen- und Abenddosis des retardierten MST verteilt werden. Da es keine 15-mg-Darreichungsform beim retardierten MST gibt, wird pragmatisch morgens und abends 20 mg MST verordnet und die *Reservedosis angepasst*: bei nun 40 mg Tagesdosis auf 4 mg, Morphintropfen 2 %, weiterhin bis stündlich.

Hydromorphon

- Hydromorphon ist eine Substanz, welche im klinischen Gebrauch dem Morphium wegen ähnlicher Pharmakokinetik und -dynamik nahe kommt. Es eignet sich deshalb gut für die sog. Opioid-Rotation (s. u.).
- Es gibt eine kurzwirksame und eine retardierte Form (Palladon®, Palladon retard®, Jurnista® = sog. OROS-System, Dosierung 1x täglich).
- Hydromoprhon ist verfügbar als Kapseln; daneben wird eine Injektionslösung angeboten (Palladon inject®). Die Reservedosis in kurzwirksamer Darreichungsform berechnet sich folgendermaßen: 16 % (= sog. 4-Stunden-Dosis) der Tagesdosis (TD); bei TD 8 mg Reservedosis = 1,3 mg. Damit ist das Prinzip analog zu demjenigen des Morphiums.
- Es bietet wahrscheinlich gewisse Vorteile bei Niereninsuffizienz (weniger toxischer Metabolit), muss aber ebenfalls in der Dosis angepasst werden (Metabolit: Hydromorphon-3-Glucuronid).
- Äquianalgetischer Umrechnungsfaktor zu Morphin oral: 5- bis 7-mal stärker als Morphin.

Oxycodon

- Als Retard-Präparat (Oxycontin®, Targin® (= Kombination Oxycontin und Naloxon) verfügt es aufgrund der «Architektur» der Tablette über einen rasch wirksamen (40 %) und einen retardierten (60 %) Anteil: Retard-Tabletten zu 5, 10, 20, 40 und 80 mg.
- Es eignet sich aufgrund der geringen Schnellwirkung nicht als Reservemedikation für Durchbruchschmerzen; für diese wird auf die kurzwirksame Lösung (Oxynorm®= 10 mg/ml) oder Kapsel (5, 10 und 20 mg) zurückgegriffen.
- In der Schweiz sind nur orale Darreichungsformen verfügbar.
- Dosisreduktion bei Niereninsuffizienz.
- Äquianalgetischer Umrechnungsfaktor zu Morphin oral: Oxycodon ist oral doppelt so wirksam wie Morphium.

Fentanyl

Handelsnamen:

- Als TTS-System: Durogesic matrix®. Verschiedene Generika (Fentanyl-Janssen, Fentanyl-Mepha, Fentanyl-Sandoz, Spirig oder Cimex); die transdermalen Systeme sind retardierte Darreichungsformen von Fentanyl mit einer Wirkdauer von bis zu 72 Std., in unterschiedlichen Dosierungen (angegeben in µg/Std.).
- Kurzwirksame Fentanyle: Oral-mukosal: Abstral ®, Actiq®, Effentora®, jeweils in unterschiedlichen Dosierungen von 100 µg bis ca. 800 µg. Ebenfalls als i.v. oder subkutane Applikation, bspw. Fentanyl-Janssen oder Sintenyl® (20 oder 50 µg/ml).

Fentanyl ist eine lipophile Substanz, die überwiegend parenteral verabreicht werden muss. Es ist ca. 70–100-mal stärker als Morphin. In den letzten Jahren hat sich insbesondere der Einsatz von transdermalen Systemen bewährt. Diese transdermalen therapeutischen Systeme (TTS) setzen den Wirkstoff passiv und gemäß einem osmotischen Gradienten über einen längeren Zeitraum frei und sind auf subkutanes Fettgewebe als «Zwischenlager» vor der Resorption in die Blutbahn angewiesen.

Cave

Für die Palliative Care bedeutet dies einerseits, dass **nur in stabilen Schmerzsituationen** (dies bedeutet max. 3–4 Reservedosen/Tag) auf ein transdermales System umgestellt werden sollten, und andererseits, dass bei ausgeprägter Kachexie die Resorption transdermaler, lipophiler Substanzen wie das Fentanyl nicht sicher gewährleistet ist. Schwankende Resorption (meist raschere Resorption) gibt es ebenfalls bei Fieber oder Exposition an Wärmequellen (Bettflasche, Heizkissen, Sonnenexposition).

Fentanyl ist besonders gut einsetzbar bei Niereninsuffizienz (keine aktiven Metaboliten). In jüngster Vergangenheit haben sich die Angebote von kurzwirksamem Fentanyl über den oral-mukosalen Applikationsweg vervielfacht. Diese sind vom theoretischen Einsatz her einleuchtend, in der klinischen Praxis jedoch noch mit einigen Problemen behaftet, da eine sehr akkurate Anwendung durch den Patienten notwendig ist (Kontaktzeit mit Schleimhaut), was bei schwerkranken Palliativpatienten häufig nicht gegeben ist.

Faustregel für die Umrechnung Morphin – Fentanyl in der Praxis

Die Zahl auf dem Fentanylpflaster (Mikrogramm pro Stunde) entspricht ungefähr der Tagesdosis von Morphium in mg **intravenös** (gilt bis ca. 150 µg/h). Beispiel: Fentanyl TTS 50 µg/Std. entspricht ca. 50 mg Morphin i. v. pro Tag, dies entspricht (mal 3) ca. 150 mg Morphin *oral* pro Tag, woraus sich als Reservedosis 15 bis 20 mg Morphin oral pro Reservedosis ergibt (10–16 % der Tagesdosis).

Buprenorphin

Handelsnamen:

- Retardiertes Bupenorphin (bis 96 Std.): Transtec®
- Kurzwirksam Temgesic® 0,2 und 0,4 mg, max. alle 4–6 Std. wegen längerer Wirkdauer!

Buprenorphin als ebenfalls lange bekanntes Opioid hat über die Darreichung als transdermales System eine Renaissance erlebt. Dank einer hohen Rezeptoraffinität kann eine sehr stabile Wirkspiegellage erreicht werden. Auch hier gilt die Indikation, dass nur für stabile Schmerzen (< 1–2 Reservedosen pro Tag) ein derartiges Pflastersystem etabliert werden sollte. Das Pflaster ist mindestens 4 Tage wirksam. Buprenorphin ist bei der Niereninsuffizienz gut einsetzbar.

Methadon

Handelsnamen:

- Ketalgin® und Methadon Streuli® als Injektionslösung, Tabl., orale Lösung und Suppositorien in unterschiedlichen Dosierungen.

Methadon zeichnet sich aus durch besondere Eigenschaften einerseits bei der Behandlung von progredienten Schmerzproblemen im Rahmen der Krebstherapie, auf der anderen Seite aber auch wegen der günstigen Eigenschaften beim neuropathischen Schmerz bzw. bei der Schmerzsensibilisierung (als NMDA-Antagonist und Mü-Agonist). Die Wirkungen (und Nebenwirkungen) entsprechen denjenigen von Morphin, bei allerdings deutlich besserer oraler Bioverfügbarkeit. Methadon ist bei Niereninsuffizienz gut einsetzbar, da keine nierenpflichtigen aktiven Metaboliten produziert werden. Außerdem steht der fäkale Ausscheidungsweg zusätzlich zur Verfügung. Die Pharmakodynamik ist komplex: Methadon hat eine biphasische Wirkung mit einem Peak über ca. 2–3 Std., sodann sog. terminale Wirkung von 17 bis max. 190 Std. Letzteres stellt größere Probleme bei der Dosierung bzw. dem Monitoring von Methadon dar.

Einstellung mit Methadon

Wesentlich ist die Diskussion mit den Patienten über den «schlechten Namen» und die Angst vor Stigmatisierung beim Gebrauch von Methadon. Daneben gilt es, folgende Faktoren zu besprechen bzw. zu monitorisieren:

- Methadon hat die langsamste Anflutung aller Opiate; die Einstellung nimmt deshalb mehrere Tage in Anspruch.
- Methadon ist damit gleichzeitig das Opioid mit dem geringsten Suchtpotenzial.
- Die Angaben zu den äquianalgetischen Dosen von Methadon zu oralem Morphin sind kontrovers. Die Äquipotenzkurve zu Morphium verläuft nicht linear. Sowohl die vorhergehende Morphindosis als auch die Dauer der Opioidexposition beeinflussen den Umrechnungsfaktor. Die Empfehlungen reichen von einer fixen Umrechnung 1 : 4–12 (Methadon 4- bis 12-mal stärker) bis hin zur Argumentation, dass Methadon wegen der Antagonisierung anderer Rezeptoren ein «eigenständiges», also zusätzliches Medikament ist. Eine Startdosis mit 2,5 mg alle 12 Stunden (wie alle Opiate kombiniert mit Laxanzien) führt häufig bereits nach 2 Tagen zu einer ersten Wirkung und ist in der Regel sehr gut verträglich.

Es soll darauf hingewiesen werden, dass zu Methadon eine besonders lange Liste von medikamentösen Interaktionen bekannt ist. Dies ist überwiegend darauf zurückzuführen, dass Methadon als Drogenersatz eingesetzt wird und dadurch Sicherheitsfragen im Umgang mit dem Medikament besonders wichtig sind.

Achtung

Es wird empfohlen, vor der Verschreibung von Methadon als Schmerzmittel mit einer Fachperson Kontakt aufzunehmen, die mit dem Umgang mit der Substanz Erfahrung hat.

Die ungenügende Wirkung trotz bestem «Einmaleins»

Trotz optimaler Titration und Dosisanpassung kommt es in der Palliativmedizin leider immer wieder zu unbefriedigender Analgesie. Das Schmerzgeschehen ist meistens komplex, und eine alleinige medikamentöse Maßnahme wird dieser Komplexität oft nicht gerecht. Trotzdem werden wir folgende Faktoren prüfen:

- Kommt das Opioid an? Stimmt der Applikationsweg?
- Stimmt die Schmerzdiagnose?

- Sind Opioide überhaupt indiziert? Welche?
- Stimmt die Dosis, verwechsle ich mangelnde Analgesie mit Hyperalgesie oder Allodynie?
- Gibt es (dosisabschwächende) Interaktionen?

Der Wechsel zwischen den Opioiden

Begriffsdefinition

Im englischen Sprachraum findet sich häufig der Begriff «Opioid Rotation». Dies suggeriert, dass innerhalb der Opioidfamilie von einem zum anderen Opioid hin und her gewechselt werden kann, so lange, bis sich wieder eine befriedigende Analgesie ohne intolerable Nebenwirkungen einstellt. Dieser Idee sollte nicht kritiklos Folge geleistet werden, da die verschiedenen Opioide prinzipiell unterschiedliche Indikationen haben. Aufgrund der Vielfalt der Opiat-Rezeptoren und der Vielfalt ihrer Expression ist davon auszugehen, dass Empfehlungen für den Opiatwechsel den extrem interindividuellen Unterschieden nicht gerecht werden. Unser Wissen auf diesem Gebiet ist für klinisch relevante Belange immer noch rudimentär. So stellen sich auch die sog. äquianalgetischen Dosen zwischen den Opioiden immer wieder als ein zwar wünschenswertes, aber in der Praxis oft fehlerhaftes Konstrukt dar.

Gründe für den Opioidwechsel

Mögliche Indikationen für den Opioidwechsel sind:

- ungenügende Analgesie trotz korrekter Dosierung und Applikation
- nichtakzeptierbare Nebenwirkungen
- die Kombination von Punkt 1 und 2
- eher selten: Notwendigkeit, die Applikationsform zu wechseln.

Der Opioidwechsel aus dem Blickwinkel der Palliative Care

Wie zu Beginn dieses Kapitels erwähnt, führt die Kombination sehr vielfältiger Faktoren aus dem körperlichen, psychischen, sozialen und spirituellen Bereich zum Gesamterleben «Schmerz». Bei weit fortgeschrittenen Erkrankungen kommt es leider häufig zu einer Erweiterung der Problemfelder. Der Ruf nach einer verbesserten medikamentösen Analgesie, sozusagen als Generallösung für diese Exazerbation des Leidens, führt häufig zu einem Opioidwechsel und/oder zu einer raschen Dosissteigerung. Allzu häufig wird dem Druck durch nicht befriedigend kontrolliertes Leiden auf dem Umweg bzw. der vermeintlichen Abkürzung eines medikamentösen Aktivismus nachgegeben. Leider führt dies oft nicht zu einer Verbesserung der Gesamtsituation.

«Wundersame» Verbesserungen der Analgesie geschehen dann auch oft nicht wegen eines Opioidwechsels, sondern wegen einer erneuten Evaluation der beteiligten Faktoren, intensiverer Interaktion mit dem Patienten und der Familie und einer Überprüfung und ggf. Reduktion der Komedikation («Drug Holidays»).

Das Vorgehen beim Opioidwechsel

Die Zentralgröße für die Berechnung der sog. äquianalgetischen Dosen ist das orale Morphin. Sie beträgt «1». Die Angaben aus äquianalgetischen Tabellen beinhalten generelle Vorgaben. Wegen der erwähnten Interindividualität entbinden sie den Kliniker nicht von der erhöhten Aufmerksamkeit in Bezug auf Wirkung und Nebenwirkung der neu verschriebenen Medikamente und Dosen.

Tabelle 5-3: Äquianalgetische Opioiddosen bei verschiedenen Applikationsformen.

Anleitung

- 10 mg Morphin p.o. wird als Standarddosis betrachtet; die linke Kolonne (orale Dosis) gibt die äquivalenten Dosen anderer Substanzen wieder
- mittlere Kolonne: Umrechnungsfaktor enteral zu parenteral
- rechte Kolonne: äquivalente parenterale Dosen

Opioid	orale Dosis	p.o.:s.c./i.v.-Faktor	s.c./i.v.-Dosis
Stufe 2 nach WHO			
Codein	100 mg		nicht erhältlich
Dihydrocodein	40 mg		nicht erhältlich
Tramadol	50 mg	3 : 2	33 mg
Stufe 3 nach WHO			
Morphin	10 mg	2 (–3) : 1	5 (3) mg
Oxycodon	5 mg		nicht erhältlich
Hydromorphon[1]	2 mg	2 (–3) : 1	1 mg
Methadon[2]	1 mg	1 (–2) : 1	0,5–1 mg
Fentanyl[3]-Infusion			0,05 mg
Fentanyl TTS			(nach Tabelle des Herstellers)[4]
Buprenorphin TTS			(nach Tabelle des Herstellers)[5]

Die sechs Schritte der Opioidrotation

1. **Schritt:** Die totale tägliche Opioiddosis in Morphinäquivalent p. o. berechnen. Die verwendeten Reservedosen der letzten 24-Stunden-Periode müssen zur regelmäßigen Grunddosis zugerechnet werden.

2. **Schritt:** Die Dosis des neuen Opioids berechnen anhand der Umrechnungstabelle für äquianalgetische Dosierungen (**Tab. 5-3**).

3. **Schritt:** Unvollständige Kreuztoleranz berücksichtigen. Wenn von einem Opioid auf ein anderes gewechselt wird, **verringert man die Dosis des neuen Opioids um 20 bis 30 %**, weil die Kreuztoleranz zwischen zwei Opioiden nicht immer vollständig ist. Ein Patient kann z. B. nach dem Wechsel auf ein neues Opioid zu Beginn erneut an Schläfrigkeit leiden. Wenn ein Patient in den letzten 24 Stunden sehr viele Reservedosen benötigt hat und verwirrt ist oder somatisiert (sein gesamtes Leid als Schmerz ausdrückt), empfiehlt es sich, bei der Berechnung der Äquivalenzdosis des neuen Opioids die Tagesdosis um bis zu 50 % zu reduzieren.

Legende zur Tabelle

1 Der Äquivalenzfaktor zwischen Hydromorphon und Morphin ist umstritten. Die Dosis der Opidol-Kapseln entspricht einem Faktor von 7,5 : 1, während unsere Erfahrung eher für einen Faktor von 5 : 1 spricht.

2 In den meisten Tabellen wird angegeben, 1 mg Morphin entspreche 1 mg Methadon. Dieser Umrechnungsfaktor ist in Studien mit Einzeldosen ermittelt worden. Wenn aber gegen chronische Schmerzen regelmäßig wiederholt Methadon eingesetzt wird, ändert sich das Verhältnis zwischen Morphin und Methadon. Es gibt heute genügende Evidenz, dass vor allem bei hohen Morphindosen und lang dauernder Morphiumexposition ein Umrechnungsfaktor von 10 : 1 der klinischen Wirklichkeit näher kommt, dass also 1 mg Methadon mit 10 mg Morphin äquianalgetisch ist. Die Äquivalenzkurve zwischen Morphin und Methadon verläuft nicht linear. Je höher die Morphindosis, desto höher der Umrechnungsfaktor, das heißt umso relativ niedriger die Methadondosis. Es wird deshalb noch einmal empfohlen, mit dem in dieser Therapie Geübten Kontakt aufzunehmen.

3 Die Äquivalenzdosis von Fentanyl zu Morphin ist nicht genau bekannt. Sie liegt um 10–50 µg Fentanyl für 1 mg parenterales Morphin. Ebenso wenig bekannt ist die Äquivalenzdosis von parenteralem zu transdermalem Fentanyl (Pflaster).

4 Die Äquivalenzdosen des Fentanyl TTS des Herstellers sind in unserer Erfahrung zu hoch. Sie tragen der Sicherheit mehr Rechnung als der Wirkung. So wird man häufig die Erfahrung machen, dass bei der Umstellung von Morphin auf Fentanyl TTS ein größeres Pflaster nötig sein wird, als man das aufgrund der vorgeschlagenen Umrechnungstabellen erwarten würde.

5 Die Datenlage zu Buprenorphin TTS ist nicht klar genug, um verlässliche Angaben zu machen.

4. **Schritt:** Regelmäßige Dosis festlegen. Die Tagesdosis des neuen Opioids wird geteilt durch die Anzahl der Einzeldosen, die über den Tag verteilt gegeben werden sollen (je nach gewählter Form). Wenn ein schnell wirkendes Opioid verordnet wird, muss es alle 4 Stunden, also 6-mal, eingenommen werden.

5. **Schritt:** Reservedosen für Durchbruchschmerzen verordnen. Verschreiben Sie als Reservedosis 5 bis 15 % der Tagesdosis. Sie darf, wenn nötig, stündlich wiederholt werden.

6. **Schritt:** Regelmäßige Neubeurteilung. Während der ersten Tage nach einem Opioidwechsel sollten die Patienten täglich kontrolliert werden, bis ihr Zustand stabilisiert ist. Das bedeutet, dass die Schmerzen 48 Stunden lang gut kontrolliert sind, höchstens 3 Reservedosen täglich genommen werden und keine schweren Nebenwirkungen aufgetreten sind. Patienten und Angehörige sollten instruiert werden, dass sie sich beim Arzt melden, wenn mehr als 3 Reservedosen täglich nötig werden. Eine neue Beurteilung der Medikation ist dann notwendig.

Beispiel einer Opioidrotation

Ein Patient hat Morphin 40 mg p. o. alle 4 Stunden rund um die Uhr eingenommen. Er entwickelt Toxizitätszeichen (Myoklonie, Verwirrtheit). Er hat in den letzten 24 Stunden 5 Reservedosen Morphin zu je 24 mg p. o. benötigt. Es wird entschieden, ihn auf Hydromorphon umzustellen.

1. **Schritt:** Gesamt-Tagesdosis berechnen:
   - 40 mg × 6 = 240 mg aus regulären Dosen,
   - 24 mg × 5 = 120 mg sind die Reservedosen, sie werden dazugezählt,
   - gesamte Tagesdosis = 360 mg orales Morphin.

2. **Schritt:** äquianalgetische Dosis des neuen Opioids berechnen:
   - 360 mg orales Morphin : 5 (s. Umrechnungstabelle) = 72 mg orales Hydromorphon in 24 Stunden.

3. **Schritt:** Dosis um 20–30 % reduzieren, z. B. 72 mg – 20 % = 58 mg täglich.

4. **Schritt:** regelmäßige Einzeldosis berechnen:
   - 58 mg : 6 = rund 10 mg orales Hydromorphon für die 4-stündliche regelmäßige Gabe.

5. **Schritt:** Reservedosis für Durchbruchschmerzen verordnen:
   - 10 % der Gesamt-Tagesdosis, also 10 % von 58 mg = rund 6 mg, die bei Bedarf stündlich eingenommen werden können.

6. **Schritt:** Der Patient sollte nach dem Wechsel täglich kontrolliert werden, bis er stabil eingestellt ist.

Wechsel auf TTS-System am Beispiel von Fentanyl
(Bei Buprenorphin TTS wird analog vorgegangen.)

1. **Schritt:** regelmäßige Tagesdosis des schnell wirkenden Opioids berechnen (s. obiges Beispiel).
2. **Schritt:** Fentanyldosis berechnen:
   – Umrechnungstabelle des Herstellers für die entsprechende Fentanyldosis benützen (angegebene Faktoren eher zu hoch, s. Fußnote 4, S. 83).
3. **Schritt:** Reservemedikament bestimmen:
   – Da Fentanyl nicht oral eingenommen werden kann (Ausnahme Actiq®, Effentora® [buccal], s. S. 78) und transdermales Fentanyl nicht schnell genug wirkt, muss gegen Schmerzdurchbrüche ein anderes schnell wirkendes Opioidpräparat gegeben werden, z.B. Morphin oder Hydromorphon.
   – Um die Reservedosis von 5 bis 15 % der Tagesdosis zu berechnen, benützen Sie die Umrechnungstabelle des Herstellers (mit den erwähnten Einschränkungen). Zum Beispiel entspricht ein Fentanylpflaster, das 50 µg/h freisetzt, einer oralen Morphindosis von 135 bis 224 mg täglich. Also ist eine Reserve von 15 oder 20 mg oralen Morphins adäquat und kann stündlich wiederholt werden (alternatives Reservemedikament für Transtec: Temgesic sublingual, cave: lange Halbwertszeit).
4. **Schritt:** Übergangszeit:
   – Zum ersten Fentanylpflaster sollte überlappend noch während 12 Stunden das zuvor eingesetzte Opioid weiter gegeben werden. Das sind drei der regelmäßigen schnell wirkenden Opioiddosen oder eine Dosis eines retardierten oralen oder rektalen Präparats.
5. **Schritt:** initiale Titration mit Fentanyl TTS®:
   – Wegen der langen Wirksamkeit soll die Fentanyldosis nur jeden dritten Tag erhöht werden. Wenn die berechnete Initialdosis nicht reicht, sollte die Schmerzkontrolle während der ersten 3 Tage mit Reservedosen erreicht werden. Falls schneller titriert werden muss, soll dies nur unter Anleitung eines Palliativarztes oder Schmerzspezialisten geschehen.
6. **Schritt:** Pflasterwechsel:
   – Das Pflaster ist jeden dritten Tag zu wechseln. Gebrauchsanweisung des Herstellers beachten. Relativ häufig (nach unserer Erfahrung in etwa 20 bis 30 % der Fälle) benötigen Patienten jedoch häufigere Wechsel.

Fazit 3

Der Markt der Möglichkeiten und Präparate ist groß. Trotzdem wird dadurch die Qualität der Behandlung von Schmerzen in der Palliative Care nicht per se besser. Es ist sicher besser, ein oder zwei Prinzipien bzw. Medikamente sehr gut zu kennen und zu berücksichtigen, als sehr verschiedene Präparate einzusetzen. Die Prinzipien «start low, go slow», eine gute Patienten- bzw. Angehörigenschulung zum Einsatz der Reservemedikamente und des Monitorings des Effekts sowie die Verschreibung von Maßnahmen zur Verbesserung obligater Nebenwirkungen (meist Obstipation) sind wichtig. Ein Opioid mit kurzwirksamer und retardierter Form gut zu kennen (sei es Morphin, Hydromorphon oder Oxycodon) und die Vor-, aber auch Nachteile von TTS-Systemen einschätzen zu können, ist schon viel und sollte in Zusammenarbeit mit Schmerz- oder Palliativspezialisten sehr viele Schmerzprobleme verbessern helfen.

Literatur

Büche D. Aktuelle Schmerztherapie in der Onkologie. Schweizer Zeitschrift für Onkologie 2010; 3: 14–17 und 2010; 5: 21–25

Caraceni A, De Conno F, Kaasa S, Radbruch L, Hanks G. Update on cancer pain guidelines. J Pain Symptom Manage 2009; 38: e1–e3

Caraceni A, Hanks G, Kaasa S, Bennett MI, Brunelli C, Cherny N, Dale O, De Conno F, Fallon M, Hanna M, Haugen DF, Juhl G, King S, Klepstad P, Laugsand EA, Maltoni M, Mercadante S, Nabal M, Pigni A, Radbruch L, Reid C, Sjogren P, Stone PC, Tassinari D, Zeppetella G; European Palliative Care Research Collaborative (EPCRC); European Association for Palliative Care (EAPC). Use of opioids analgesics in the treatment of cancer pain: evidence-based recommendations from the EAPC (The Lancet, 2012). Lancet Oncol 2012 Feb; 13 (2): e58–68

Cherny N. Is oral methadone better than placebo or other oral/transdermal opioids in the management of pain? Palliat Med 2011; 25: 488–493

Cormie PJ, Nairn M, Welsh J. Control of pain in adults with cancer: summary of SIGN guidelines. BMJ 2008; 337: 1106–10

Klepstad P, Kaasa S, Borchgrevink PC. Starting step III opioids for moderate to severe pain in cancer patients: dose titration: a systematic review. Palliat Med 2011; 25: 424–430

Laugsand EA, Kaasa S, Klepstad P. Management of opioid-induced nausea and vomiting in cancer patients: systematic review and evidence-based recommendations. Palliat Med 2011; 25: 442–453

McNicol E, Strassels SA, Goudas L, Lau J, Carr CB. NSAIDS or paracetamol, alone or combined with opioids, for cancer pain. Cochrane Database Syst Rev 2005; 1

Nabal M, Librada S, Redondo M, Pigni A, Brunelli C, Caraceni A. The role of paracetamol and nonsteroidal anti-inflammatory drugs in addition to WHO step III opioids in the

control of pain in advanced cancer. A systematic review of the literature. Palliat Med 2011;
National Comprehensive Cancer, N. Clinical Practice Guidelines in Oncology for Adult Cancer Pain. National Comprehensive Cancer Network: Fort Washington, Pennsylvania, 2010
Nicholson AB. Methadone for cancer pain. Cochrane Database Syst Rev 2007; 4
Rodriguez RF, Bravo LE, Castro F et al. Incidence of weak opioids adverse events in the management of cancer pain: a double-blind comparative trial. J Palliat Med 2007; 10: 56–60
Zaza C. Cancer Pain and psychosocial factors. J Pain Symptom Manage 2002; 24: 526–542
Zeppetella G. Opioids for the management of breakthrough cancer pain in adults: a systematic review undertaken as part of an EPCRC opioid guidelines project. Palliat Med 2011; 25: 516–524

6. Asthenie – Müdigkeit

Claudia Gamondi, Hans Neuenschwander

Einführung und Epidemiologie

Asthenie ist eines der häufigsten Symptome von Menschen mit bösartiger und auch gutartiger chronisch-evolutiver Krankheit.

Sie kann definiert werden als ein Gefühl von außergewöhnlicher Müdigkeit und unverhältnismäßiger Ermüdbarkeit. Sie unterscheidet sich quantitativ und qualitativ von einer «normalen» Müdigkeit des Gesunden, und sie verschwindet nicht durch Ausruhen und Schlaf.

Asthenie umfasst drei Teilsymptome:

- Müdigkeit und die Unfähigkeit, eine Leistung aufrecht zu erhalten (unverhältnismäßige Ermüdbarkeit).
- generalisierte Schwäche: Diese äußert sich auch in einem antizipierten Gefühl, welches dazu führt, dass eine Anstrengung schon gar nicht mehr in Angriff genommen wird.
- mentale Müdigkeit, in Form von Konzentrationsschwierigkeiten, Gedächtnisschwäche und emotionaler Labilität.

Je nach Diagnose und Krankheitsphase hat die Asthenie eine Prävalenz von 50–100 %! Das Symptom ist unspezifisch. Es ist zwar beim Krebs hochprävalent, kommt aber auch häufig bei anderen chronischen Krankheiten wie der chronischen Niereninsuffizienz, der chronischen Herzinsuffizienz oder auch bei evolutiven neurodegenerativen Krankheiten vor. Sie wird manchmal als Initialsymptom beobachtet, kann während der Krankheit nach und nach auftreten oder auch durch bestimmte Faktoren, auch therapeutische Eingriffe wie Chemo- oder Radiotherapie exazerbieren. Sie kann dann den Patienten sowohl bis zum Lebensende oder bei «geheilter» Krankheit auch während der Rehabilitation begleiten. Gerade bei onkologischen Patienten kann sie trotz Krankheitsremission noch jahrelang nach Therapieende bestehen bleiben.

Asthenie bei Krebs ist von der ICD (International Classification of Diseases) als Diagnose akzeptiert, und für ihr Management gibt es zahlreiche Empfehlungen.

Die Lebensqualität ist durch die Asthenie stark eingeschränkt. Sie hat neben der rein körperlichen Dimension einen großen Einfluss auf soziale Faktoren, die Arbeitsfähigkeit etwa, und auf das psychische Wohlbefinden wie auch auf die Sexualität. Der Betroffene kann sogar Schwierigkeiten bekunden bei der Ausübung der Alltagsverrichtungen («ADL: Activity of daily Living») wodurch ein normales Leben entscheidend beeinflusst (kochen, putzen, einkaufen usw.) wird. Die soziale Beeinträchtigung führt unter Umständen zu einer Isolierung.

Asthenie wird trotz ihrer hohen Prävalenz und ihren manchmal verheerenden Folgen unterschätzt, sie wird kaum erhoben, geschweige denn im Hinblick auf mögliche therapeutische Ansätze analysiert. Sie wird als obligat krankheitsgegeben vom Arzt hingenommen.

Pathophysiologie

Die Entstehung der Asthenie ist nicht vollständig geklärt, auch die pathophysiologischen Abläufe sind nur teilweise bekannt. Sicher handelt es sich um ein multifaktorielles Geschehen, bei dem die zugrunde liegende klinische Situation des Patienten eine Hauptrolle spielt. **Abb. 6-1** fasst die häufigsten ur-

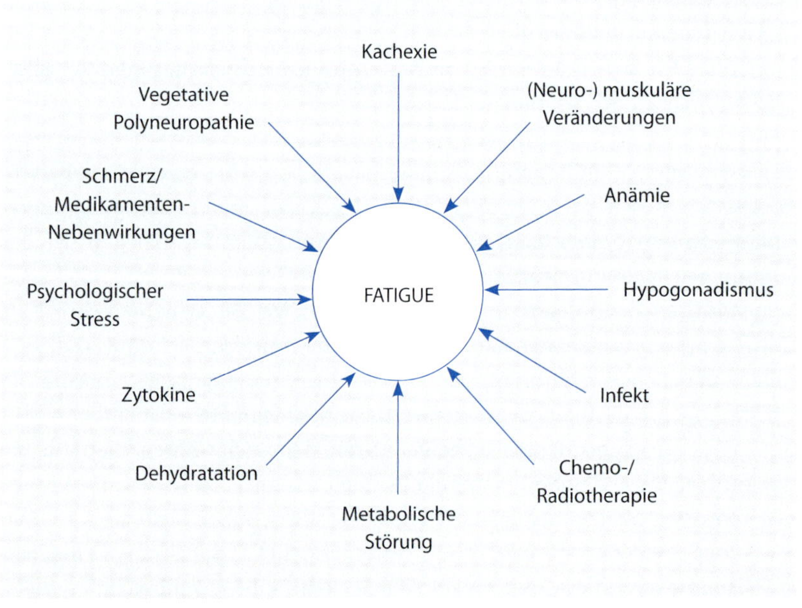

Abbildung 6-1: Beteiligte Faktoren bei Asthenie.

sächlichen Kofaktoren zusammen. Die wichtigsten werden in der Folge diskutiert.

Der **Tumor** selber verursacht Asthenie, indem er die Freisetzung von zahlreichen Faktoren wie zum Beispiel TNF-alpha und verschiedene Interleukine induziert. Diese entfalten ihre Wirkung sowohl zerebral wie auch peripher auf die Muskulatur, indem sie eine Atrophie verursachen. Die Wechselwirkung zwischen Asthenie und Kachexie ist bekannt: Letztere induziert einen katabolen Metabolismus. Der erhöhte Eiweißbedarf wird durch Muskelabbau kompensiert. Das Muskelgewebe wird dadurch quantitativ und qualitativ vermindert. Nicht nur Tumorkrankheiten, sondern auch verschiedene andere **chronisch-evolutive Leiden**, wie zum Beispiel die Herzinsuffizienz (HI), sind mit einer Kachexie assoziiert. Man darf deshalb annehmen, dass die Kachexie auch bei der Astheniegenese von diesen Krankheiten eine wichtige Rolle spielt. Bei HI oder chronischen Lungenkrankheiten führt der Verlust der Muskelmasse zu einer gesteigerten Leistungsintoleranz. Dazu gesellen sich Faktoren wie die Mangel-/Unterernährung und die Dekonditionierung durch zunehmende Inaktivität, welche das Muskelgewebe metabolisch und histologisch verändern. Bei Tumorkrankheiten gibt es eine Reihe von paraneoplastischen Syndromen, welche sich zum Beispiel in einer Muskelschwäche ausdrücken und so zusätzlich zur Asthenie beitragen.

Eine **Anämie**, welche chronische Krankheiten häufig begleitet, kann zur Asthenie beitragen. Wahrscheinlich wird sie als Teilursache meistens überschätzt. Ihr Effekt hängt von der klinischen Situation ab, etwa von der Grundkrankheit, von der Entstehungsgeschwindigkeit (fehlende Anpassungszeit) und von anderen Kofaktoren.

Akute und chronisch-rezidivierende **Infekte** sind ein wichtiger Faktor. Sie kommen wegen eingeschränkter Abwehrlage gehäuft vor. Auch in diesem Fall sind zum Beispiel Interleukine als Asthenie-Mediatoren bekannt. Die infektbedingte Asthenie kann dem Ausbruch der Krankheit auch vorausgehen und sie Tage und Wochen überdauern.

Bei zahlreichen **endokrinologischen Störungen**, wie beim Diabetes, beim Morbus Addison, aber auch bei Dyselektrolytämien, klagen Patienten über Asthenie. Die Hypophysen-Nebennieren-Achse und die Hypophysen-Gonaden-Achse sind oft gestört, etwa bei der Behandlung mit IFN-alpha. Gerade ein Testosterondefizit, häufig auch iatrogen (chronischer Opioidkonsum führt zu einem sekundären Hypogonadismus), kommt häufig vor und kann entscheidend zur Asthenie beitragen. Nicht zu vergessen ist auch ein Hypothyreoidismus als Kofaktor.

Psychologische/psychiatrische Faktoren sind als Asthenieverursacher bekannt. Zu erwähnen sind die chronische Stresssituation und die Depression. Die pathophysiologischen Mechanismen sind nicht bekannt. Sie können sowohl Grund als auch Folge der Asthenie sein.

Auch bei **neurodegenerativen Erkrankungen** wie der MS ist die Ursache der Asthenie nicht im Detail bekannt, aber multifaktoriell. Sicher gibt es eine Wechselwirkung der Asthenie mit den neurologischen Ausfällen und der Depression. Allerdings könnten auch spezifische neurologische zentrale Läsionen sowohl Depression als auch Asthenie direkt verursachen.

Schließlich sind viele Medikamente und andere Therapieformen bekannte Asthenieverursacher. Die Aufzählung: Chemotherapie, Radiotherapie, Chirurgie, Opiate, Steroide, Antidepressiva, Anxiolytika, Hypnotika, Antihypertensiva, Antiemetika ist dabei unvollständig.

Assessment

Abbildung 6-2 illustriert den diagnostischen Algorithmus, vorgeschlagen von der European Society of Palliative Care (EAPC).

Spezifische Messinstrumente für die Asthenie haben im klinischen Alltag eine untergeordnete Bedeutung. Sie werden zu Forschungszwecken eingesetzt.

Es ist belegt, dass die einfache Frage: «Fühlen Sie sich ungewöhnlich müde oder ermüdbar?» für den klinischen Alltag vollkommen ausreichend ist. Diese entsprechende Frage wird in multidimensionalen Assessmentinstrumenten wie zum Beispiel im ESAS (s. Anhang 1) aufgenommen.

Allerdings sollte dem Wert der Benennung des Symptoms individuell Rechnung getragen werden. Das Wort Asthenie ist eine ärztliche Terminologie, welche dem Patienten nicht automatisch geläufig ist. Es wird deshalb empfohlen, die Benennung des Symptoms mit dem Patienten individuell festzulegen, um sicher zu sein, dass das Wort das bezeichnet, was der Patient unter außerordentlicher «Müdigkeit» und «Ermüdbarkeit» empfindet.

Die Beurteilung der Asthenie muss multidimensional erfolgen, sie muss mindestens die somatischen und psychischen Aspekte berücksichtigen. In der Anamnese wird auch auf Aspekte der ADL, des Soziallebens, der Schlafqualität eingegangen. Bei der Identifikation von möglichen mitbeteiligten Ursachen wird besonders nach potenziell veränderbaren Faktoren gesucht (Beispiel: Schlafstörungen, parasitäre Aktivitäten, Medikamente, Ernährungsfehler usw.). Dasselbe gilt für die klinische Beurteilung (Infekt, Anämie, Elektrolytstörung, hormonelle Störung, insb. Hypothyreoidismus und Hypogonadismus etc.).

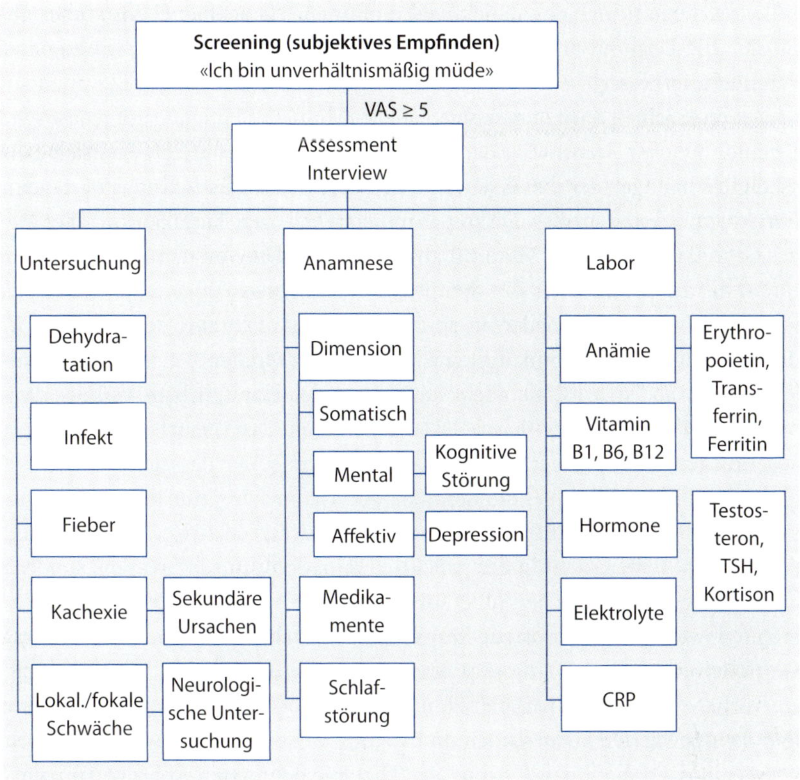

Abbildung 6-2: Diagnostischer Algorithmus bei Asthenie (angepasst aus Radbruch L, Strasser F, Elsner F et al. Fatigue in palliative care patients – an EAPC approach. Palliat Med. 2008; 22(1): 13-32).

Therapie

Asthenie ist ein komplexes Symptom, sie braucht einen komplexen Therapieansatz.

Direkt an das Grundleiden gebundene Faktoren sind nicht reversibel, wenn das Grundleiden nicht beeinflusst werden kann. Umso mehr lohnt es sich, potenziell reversible Begleitursachen zu identifizieren und sie dann allenfalls zu behandeln. Aufgrund der nahezu immer multifaktoriellen Ursache gelingt es meistens nicht, durch die Korrektur nur eines Faktors das Symptom signifikant zu beeinflussen! Eine erfolgversprechende Therapie muss deshalb verschiedene Ansätze verfolgen, sie muss interdisziplinär koordiniert werden. Zur festgelegten Therapie gehört auch eine schon anfangs vereinbarte Erfolgskontrolle, welche natürlich das subjektive Empfinden erfasst, aber ebenso beurteilt, ob sich die Leistungsfähigkeit körperlich (z. B. ADL), psychisch und kognitiv verändert/verbessert.

Der erste Schritt nach dem Assessment besteht in der Einigung auf realistische Behandlungsziele. Dann wird der Behandlungsplan so festgelegt, dass sich zwischen Erwartungen der Beteiligten und den potenziell realistisch zu erwartenden Fortschritten keine großen Diskrepanzen einschleichen. Eine kausale Therapie des Grundleidens soll mit Vernunft abgewogen werden. Von den multiplen Faktoren, die zur Gesamtheit des Symptoms führen, sind einige, aber nicht alle, identifizierbar. Davon wiederum sind einige, aber nicht alle, beeinflussbar. In der Regel hat es keinen Sinn, nur eine Maßnahme zu treffen. Auch wenn sie vielleicht wirksam ist, wird sie allein kaum eine deutlich spürbare Verbesserung bringen und bald als unwirksam deklariert werden. Der Versuch wird frustriert abgebrochen, man probiert eine andere Maßnahme, der das gleiche Schicksal blüht. So sind zum Beispiel die Resultate der Anämiekorrektur mittels Transfusionen und/oder Wachstumsfaktoren (EPO) widersprüchlich. Außerdem sind die meisten Studien nicht in der palliativen Situation gemacht worden, sondern im Zusammenhang mit chemotherapieindiuzierter Müdigkeit. Oft wird der Hämoglobinwert als Indikator zur Transfusionsindikation und auch zur Erfolgskontrolle verwendet. Wichtig wäre aber auch in diesem Fall, den Therapieerfolg am vorher definierten Therapieziel, nämlich an der Verbesserung der Asthenie und der gesteigerten körperlichen und kognitiven Leistungsfähigkeit, zu messen (s. o.) und dann die Weiterführung der Therapie oder deren Abbruch zu rechtfertigen. Kontrovers ist die Diskussion um antientzündliche oder antizytokine Medikamente. Sehr oft werden, «in der Not» und mangels anderer Möglichkeiten oder aus Gewohnheit, Steroide verschrieben. Tatsächlich haben wir manchmal den Eindruck, dass das Allgemeinbefinden dadurch vorübergehend besser wird, der Appetit nimmt zu und die euphorisierende Wirkung fügt das ihre bei. Allerdings verflüchtigen sich die allfälligen positiven Wirkungen nach kurzer Zeit, und es bleiben nur die negativen (Infektanfälligkeit, Hyperglykämie, Wasserretention, Perforation im MDT (cave bei Divertikulose)) Begleiterscheinungen zurück. Zurzeit ist die Datenlage noch nicht so, dass Kortikosteroide generell empfohlen werden können. Deshalb wird empfohlen, die Indikation zur Steroidtherapie individuell unter Definition des gewünschten Effekts zu stellen. Wenn Steroide, dann nur kurzer Versuch von 3–5 Tagen (z. B. Dexamethason 4–8 mg in einer Morgendosis): bei subjektiver Wirksamkeit weiterführen und nach 2–4 Wochen ausschleichen, bei Unwirksamkeit nach 5 Tagen stopp.

Bei den meisten Patienten wird man sich auf einen symptomatischen Therapieversuch konzentrieren, weil keine evidenten Ursachen vorhanden sind oder weil die Prognose für einen Therapieversuch mit erst längerfristig erwartetem Therapieerfolg nicht sinnvoll ist. In solchen Situationen können schnell wirkende Psychostimulanzien mit schnell eintretendem antidepressivem Effekt, wie das Methylphenidat, nützlich sein. Die entsprechenden Daten sind allerdings noch wenig konsistent. Das Medikament (Ritalin) ist in der Schweiz für diese Indikation nicht zugelassen, eine Kostengutsprache muss beantragt werden (s. Kap. 23). Empfohlen wird eine Initialdosis von 5–10 mg morgens, bei höheren Dosen verteilt auf eine Morgen- und eine Mittagsdosis. Die Dosis kann, je nach Verträglichkeit, bis 40 mg gesteigert werden (und wegen der manchmal beträchtlichen Gewöhnung (Assuefaktion) auch höher. Man achte auf Nebenwirkungen wie Agitiertheit und Arrhythmien.

Auch kontrovers ist die bescheidene Datenlage zum GABA-Hemmer Modafinil. Die Substanz wurde bisher bei Krebs und bei evolutiven neurologischen Krankheiten inkl. Parkinson und Morbus Alzheimer getestet. Die Initialdosis beträgt 200 mg pro Tag. Der Einsatz dieser Substanz wird bei Asthenie nicht generell empfohlen. Wie beim Ritalin handelt es sich um eine Off-Label-Verschreibung.

Im Sinne der multikausalen und interdisziplinären Betreuung soll den nichtpharmakologischen Maßnahmen besondere Beachtung geschenkt werden. Dazu gehört eine ehrliche und verständliche Information des Patienten und der Angehörigen (die manchmal Druck aufsetzen), eine adäquate Beratung in Bezug auf physische, mentale und psychische Aktivität/Training, welche den realistischen Möglichkeiten und den Bedürfnissen des Patienten Rechnung tragen. Es gibt heute konsistente Daten, die zeigen, dass beim onkologischen Patienten während der Tumortherapie und in der Rehabilitationsphase körperliche Aktivität/Training die Asthenie positiv beeinflusst. Die besten Resultate wurden erreicht mit einem multimodalen Maßnahmenpaket (Integration von physikalischer Rehabilitation, psychosozialer Betreuung, pharmakologische Maßnahmen), abgestimmt auf die Prognose und das Rehabilitationspotenzial des Patienten.

Bei Patienten mit weit fortgeschrittener Krankheit werden die allgemeinen therapeutischen Ziele angepasst. Es wird zunehmend kontraproduktiv, die Asthenie therapeutisch beeinflussen zu wollen. Einerseits gibt es oft keine eindeutig wirksamen Optionen mehr, andrerseits kann der Asthenie auch eine Schutzfunktion zugedacht werden, welche mithilft, einige Leiden zu lindern. Es ist dabei wichtig und gleichzeitig schwierig, den manchmal konfliktträchtigen Moment, wo die Strategie geändert werden muss, zu identifizieren.

Zusammenfassend

- Asthenie ist ein sehr häufiges Symptom in der palliativen Situation.
- Das Symptom Asthenie ist komplex und immer multikausal.
- Die Korrektur nur eines kausalen Faktors ist praktisch nie wirksam. Es braucht einen multidimensionalen Therapieplan.
- Im weit fortgeschrittenen Krankheitsstadium ist die Therapie der Asthenie nicht indiziert und oft kontraproduktiv.

Literatur

Gamondi C, Neuenschwander H. Pathophysiology of fatigue. Textbook of Palliative Medicine 2006/1; 65: 613–620, edited by Bruera, Higginson, Ripamonti, von Gunten. New Edition in press

Hanks G, Cherny NI, Christakis NA, Fallon M, Kaasa S, Portenoy RK. Oxford Textbook of Palliative Medicine. 4th ed. Oxford University Press, 2011

Radbruch L, Strasser F, Elsner F et al. Fatigue in palliative care patients – an EAPC approach. Pall Med 2008; 22 (1): 13–32

Bigorio 2013: Empfehlungen Best Practice. www.palliative.ch > Fachportal > Arbeitsgruppen/Standards > Best Practice

7. Anorexie und Kachexie

David Blum, Florian Strasser

Einführung

Der altgriechische Begriff Kachexie bedeutet schlechter Zustand und wird hauptsächlich durch krankheitsbedingten Muskelverlust definiert. Kachexie ist sehr häufig bei Krebs, kommt aber auch bei chronischen Herz- (z.B. Herzinsuffizienz), Nieren- oder Lungenerkrankungen (z.B. COPD) vor. Der abbauende Prozess der Kachexie beginnt schon vor einem sichtbaren Gewichtsverlust, dabei sind körperliche Müdigkeit und Appetitprobleme und chronische Übelkeit typische frühe Symptome. Für Patienten und Angehörige bedeutet Kachexie Auseinandersetzung mit den Krankheitsursachen und der Krankheitsprognose, Veränderungen des Appetits und der Essgewohnheiten, des körperlichen Funktionsverlusts und Fatigue und schließlich Vorbereitung auf das Sterben.

Ätiologie/Ursachen, Diagnose und Erfassung

Kachexie ist ein multifaktorielles Geschehen, das mit Verlust an Muskelmasse einhergeht. Sie führt zu mannigfaltigen Funktionseinbußen und kann per definitionem nicht alleine durch konventionelle Ernährungsmaßnahmen behoben werden. Die Pathophysiologie ist durch eine negative Protein- und Energiebilanz charakterisiert, die durch eine variable Kombination von krankheitsbedingter eingeschränkter Nahrungszufuhr und metabolischen Störungen bedingt ist.

Diagnostisches Kriterium ist ein Gewichtsverlust von > 5% in 6 Monaten oder ein BMI < 20 oder auch weniger, aber bei anhaltendem Gewichtsverlust. Klinisch relevante Ödeme oder Aszites/Pleuraerguss können den Gewichtsverlust maskieren; es muss deshalb der Muskelmassenverlust erkannt werden, was allenfalls durch die Verlaufsbeurteilung des Oberarmumfangs geschehen kann oder zum Beispiel durch die Beurteilung der Kaumuskulatur. Der *Schweregrad* von Kachexie wird durch das Ausmaß des Gewichtsverlusts (in %, z.B. 10%, 15%, 20%) und dem BMI (< 22 relevant, wenn mit Gewichtsverlust assoziiert) bestimmt.

Die Ursache von Kachexie ist *immer* eine katabole (zehrende) Krankheit Dabei liegt ihr in aller Regel ein chronischer Entzündungszustand zugrunde. Das C-reaktive Protein (CRP) ist ein etablierter Biomarker für systemische Entzündung, Werte > 10 mg/dl ohne klinischen Hinweis für Infekt (evtl. empirische Antibiotikatherapie) sind relevant. Für die Diagnose Kachexie muss die Krankheitsaktivität (Stadium, Dynamik, Beeinflussbarkeit) von Krankheitsfachpersonen eingeschätzt werden (zum Beispiel beim Krebspatienten muss der Onkologe beurteilen, ob der Tumor stabilisiert werden kann oder nicht). Bei der refraktären Kachexie kann der katabole Krankheitsprozess definitionsgemäß nicht mehr beeinflusst werden. Typischerweise zeichnen sich die betroffenen Patienten durch ein CRP > 10 mg/dl, ein Albumin < 35 g/dl, eine nicht beeinflussbare Grundkrankheit, einen deutlichen Muskelverlust (evtl. pseudostabiles Gewicht bei Ödemen) und körperliche Müdigkeit aus.

Die Verminderung der Muskelkraft führt zur Einschränkung der körperlichen Funktion, messbar an der Einschätzung des Aktivitätsgrads des Patienten (Performance Status 0–4, 1: leicht eingeschränkt, 2: ≥ 50 %, 3: < 50 % vom Tag nicht liegend/sitzend, 4: schwerst krank) und subjektiv zur körperlichen Müdigkeit.

Kachexie führt meistens zum Appetitverlust, frühem Sättigungsgefühl sowie Geschmacksveränderungen und damit, im Sinne eines Teufelskreises, zusätzlich zur Reduktion der Nahrungsaufnahme.

Von Kachexie ist die «**einfache**» **Malnutrition** (Hungern) abzugrenzen. Sie ist bedingt durch eingeschränkte Nahrungsaufnahme, die auch bei Gesunden auftreten kann. Ein chronischer Entzündungsprozess fehlt hier primär. Einfache Malnutrition wird verursacht durch sog. sekundäre Faktoren wie Schluckstörungen, Verstopfung, Stomatitis, Erbrechen, schwere Symptome (Schmerzen, Depression usw.), inadäquate Diäten (z.B. Hungerdiät, Saftkuren), Vereinsamung u.a. Diese sekundären Faktoren werden die entzündliche Kachexie oft begleiten und zusätzlich verschlimmern. Sie sind aber unter Umständen beeinflussbar oder sogar reversibel. Deshalb werden wir sie aktiv suchen. Dazu muss als erster Schritt immer die Nahrungsaufnahme eingeschätzt werden.

Pathophysiologie

Kachexie wird durch komplexe pro-katabole und hypo-anabole Faktoren verursacht, meistens in Verbindung mit pro-inflammatorischer Aktivität. Dabei werden auch neuromuskuläre und neurohormonale Veränderungen klinisch manifest mit körperlicher und emotionaler Müdigkeit. Das klingt kompliziert. Es ist deshalb auch schwierig, es dem Patienten und der Familie zu erklären, umso mehr, als die Botschaft heißt: Das Symptom ist refraktär und es ist nicht hilfreich, ja sogar kontraproduktiv, den Patienten zum Essen zu drängen.

Prognose

Die Prognose der Kachexie ist vom Stadium (Präkachexie, Kachexie, refraktäre Kachexie), vom Schweregrad (Gewichtsverlust, BMI) und der Aktivität bzw. Beeinflussbarkeit der Grundkrankheit abhängig. Die fortschreitende Kachexie schränkt außerdem die Verträglichkeit krankheitsspezifischer Therapien (z.B. Chemotherapie, Operationen) ein, entsprechende Nebenwirkungen häufen sich. Umso wichtiger wird das sorgfältige Abwägen des Nutzen-Schaden-Verhältnisses bei Therapieentscheidungen. Damit wird das Syndrom immer mehr zum «ansteckenden Symptom» (vgl. Kapitel 3). Das heißt, dass das Leiden auf die Umgebung übergreift. In dieser Phase wird es zunehmend wichtig, den Betreuern zu helfen zu erkennen, dass nicht das «Maximum», sondern das «Optimum» gefragt ist.

Behandlung

In Analogie zu ihrer Entstehung und ihrem Erscheinungsbild ist auch die Behandlung der Kachexie **multidimensional**. Sie umfasst Ernährungs- und Physiotherapie, kachexiespezifische medikamentöse Maßnahmen, psychosoziale Unterstützung sowie die Therapie des Grundleidens (z.B. Krebstherapien). Die Aufklärung von Patienten und Angehörigen über Kachexie ist dabei zentral. Essen können ist eine basale Dimension umfassenden Wohlbefindens und Ausdruck von Gesundheit. «Essen ist Leben.»

Die Behandlung von Krebskachexie muss dem **Stadium** angepasst werden. Bei Präkachexie, also der Vorstufe von Kachexie, wenn Symptome und Anzeichen vorhanden sind, aber die Diagnosekriterien nicht erfüllt werden, sollen die Patienten engmaschig kontrolliert (Gewicht, Müdigkeit) und beraten (adäquater Eiweißkonsum, regelmäßige körperliche Aktivität) werden, bei manifester Kachexie erfolgt eine umfassende Kachexiebehandlung und bei refraktärer Kachexie liegt der Schwerpunkt auf psychosozialen und edukativen Maßnahmen inkl. Vorbereitung aufs Lebensende und Symptomkontrolle von Nausea.

Ernährung

Die wirksamste Maßnahme zur Steigerung der Nahrungsaufnahme bleibt die Ernährungsberatung und die Edukation. Patienten und ihr (familiäres) Umfeld, die verstehen, dass ihr Appetit und die Magenfunktion durch die Krankheit gestört sind, und wissen, dass sie häufig **viele kleine eiweißreiche** Mahlzeiten essen und kalorienreiche Getränke trinken müssen, um bei Kräften zu bleiben, können ihre Bedarfsdeckung beträchtlich steigern. Nicht mehr das so genannte «gesunde Essen» ist in dieser Situation wichtig, sondern das energiereiche. Flüssigkeit wird, wenn toleriert, durch Süßgetränke oder andere Kalorienträger wie Milch oder Bier ersetzt. Ein 2-Tages-Nahrungsprotokoll, ausgewertet im Gespräch zwischen Patient, Angehörigen und Ernährungsberatung, ist dabei hilfreich. Konzentrierte, eiweißreiche Nahrungssupplemente können ergänzend eingesetzt werden. Täglicher Stuhlgang soll erhalten/gefördert werden. Zusätzlich müssen **sekundäre Faktoren der eingeschränkten Nahrungsaufnahme** (s. o.) aktiv gesucht und interdisziplinär behandelt werden.

Eine künstliche **enterale oder parenterale** Ernährung ist nur indiziert bei gleichzeitig relevanter Mangelernährung durch anatomische Störungen des Gastrointestinaltrakts (z. B. HNO-Tumoren, Darmverschluss) und sie kann nur wirken, wenn der Patient keine refraktäre Kachexie hat. Praktisch kann in ausgewählten Fällen ein künstlicher Ernährungstherapieversuch durchgeführt werden. Als minimaler Erfolg sollte dabei mindestens eine Stabilisierung der körperlichen Aktivität, subjektiver Müdigkeit und Präalbumin nach 1–2 Wochen erreicht werden und eine klare Verbesserung nach maximal 4 Wochen. Dabei wird empfohlen, die künstliche Ernährung langsam, über 2–3 Tage einschleichend, aufzubauen, mit anfänglich täglichen Laborkontrollen («Refeeding»).

Körperliche Aktivität/Physiotherapie

Ein leichtes körperliches Trainingsprogramm und regelmäßige Spaziergänge können den Muskelverlust bremsen. Praktisch können 3–4 x/Woche je 1–2 **Kraftübungen** der oberen und unteren Extremität mit 2–3 × 10 Wiederholungen verordnet werden für zu Hause, in Ergänzung zu 15–30 Minuten schnellem Gehen. Für die Motivation des Patienten sind realistische Ziele (unter Berücksichtigung des Krankheitsverlaufs und der Prognose) und deren Dokumentation wichtig. Physiotherapeuten können ergänzend hilfreich sein in der Instruktion und individuellen Gestaltung der Übungen.

Medikamentöse Maßnahmen

Die pharmakologischen Behandlungen fokussieren auf Entzündungshemmung, Appetitstimulation und Muskelanabolismus.

Prokinetika wie Metoclopramid (3 × 20 mg) oder Domperidon (3 × 10 mg) können insbesondere bei Patienten, die unter einem frühen Sättigungsgefühl und fast immer assoziierter Appetitlosigkeit leiden, von Nutzen sein. Sie sind außerdem gut verträglich. In Studien ist der Rückgang der chronischen Nausea belegt, nicht aber die systematische Verbesserung des Appetits oder Steigerung der oralen Kalorienzufuhr.

Kortikosteroide (z.B. Dexamethasone 2×tgl. 4 mg p.o.) verbessern bei Personen mit fortgeschrittenem Tumorleiden signifikant die Müdigkeit, sie steigern auch den Appetit und verbessern die subjektive Lebensqualität. Diese Wirkungen dauern aber nur maximal 1–2 Wochen. Kortikosteroide bewirken andererseits einen Abbau der Muskeln (u.a. proximale Myopathie), eine Verstärkung der Insulinresistenz sowie Immunsuppression, mit Häufung von Infektionen, u.a. Mundpilz (Soor).

Die **Progestine** Megestrolacetat und Medroxyprogesteronacetat steigern den Appetit, wie in vielen Studien klar belegt. Sie werden aber wenig eingesetzt, da sie teuer sind und auf den Muskelabbau keinen Einfluss haben. Außerdem können Nebenwirkungen wie thromboembolische Komplikationen, Wasserretention und androgene Suppression auftreten.

Gewichtszunahme ist eine häufige Nebenwirkung von **Antidepressiva**. Eine Studie mit Mirtazapine hat eine Appetitsteigerung in der 1. Woche (aber nicht in der 2. Woche) gezeigt. Das atypische Neuroleptikum Olanzapin kann auch den Appetit steigern und wird oft bei Anorexia nervosa eingesetzt, es gibt aber noch keine Evidenz für diese Therapien bei Krebskachexie.

Fischöl enthält unter anderem **EPA** (Eicosapentaensäure), die zu einer Suppression der Produktion von Akutphaseproteinen und deren Mediatoren führen kann. Viele Studien belegen das Potenzial von EPA bei Kachexie, aber große negative Studien zeigen, dass wahrscheinlich nur ausgewählte Patienten profitieren. Dazu gehören Kachexiepatienten mit ausgeprägter Entzündung, falls sie EPA-haltige Nahrungssupplemente gut vertragen. Dies ist aber meistens sehr schwierig in der Praxis wegen des Fischgeschmacks und des Aufstoßens.

Studien mit **Cyclooxygenase-Inhibitoren** (z.B. Ibuprofen) ergeben keine schlüssigen Resultate, die den breiten Einsatz bei Kachexie rechtfertigen würden. Mögliche Nebenwirkungen wie Niereninsuffizienz und gastrointestinale Blutungen sollen bedacht werden. Liegt eine deutliche entzündliche Komponente der Kachexie vor, kann ein Behandlungsversuch unternommen werden.

Cannabinoide umfassen verschiedenste natürliche und synthetische Substanzen. In großen Studien konnte keine signifikante Verbesserung der Nahrungsaufnahme oder der körperlichen Funktion durch Einsatz von 9-d-THC oder Cannabisextrakten erreicht werden, obschon die Appetitstimulation erfolgen kann. Möglicherweise spielt dabei die Hemmung der gastrointestinalen

Motilität eine Rolle. Eine Studie mit einem synthetischen Cannabinoid zeigte kürzlich eine Verbesserung bei Geschmacks- und Geruchssinnveränderungen.

Von verschiedenen Substanzen sind bald Studienresultate zu erwarten, die praxisverändernd sein können. Dazu gehören das natürliche Hormon **Ghrelin** und synthetische Analoga (z.B. Anamorelin), selektive Androgen-Rezeptor-Modulatoren (**SARM**) und **Anti-Myostatin**-Antikörper (ActRIIb-Mab) und neue **antientzündliche** Substanzen (Anti-IL6 u.a.).

Psychosoziale Unterstützung

Die Kachexie selber und ihre Vorboten sind durch den Verlust an Appetit, Gewicht und Kraft sowie durch die Veränderung des Körperbilds für Patient, Angehörige und Betreuer belastend. Im Vordergrund des Betreuungsangebots steht eine ehrliche beratende Information. Da das primäre Bedürfnis von Patient und Angehörigen in Beratung auf wirksamen Ernährungsempfehlungen besteht, soll auch darauf eingegangen werden. Wie oben erwähnt, wird im Kachexiestadium die Fraktionierung der Nahrungsaufnahme empfohlen.

Aber um zusätzliches Konfliktpotenzial zu kontrollieren, gilt es, die Erwartungen auf einem realistischen Niveau zu halten. Das heißt, dass die Betroffenen wissen und verstehen sollen, was sich abspielt. Wir versuchen damit, den Druck zu reduzieren, der entsteht, wenn die Angehörigen den Patienten immer wieder zum Essen animieren wollen. Nahe am Lebensende ist das Verstehen der Ursachen und der Irreversibilität bei refraktärer Kachexie besonders wichtig. Ernährung ist ein Äquivalent oder ein Surrogat der Zuwendung. Die Reduktion von Erwartungen bezüglich Essen und Kraft kann Sinngebendes im verbleibenden Leben fördern. Andere Wege der Zuwendung, Liebe, Wertschätzung können an Stelle des «Ernährens» treten.

Ursachenzentrierte Behandlungen

Eine effektive, gut verträgliche, oft individuell eingesetzte Ursachentherapie (d.h. eine Beeinflussung des Grundleidens) wie Chemotherapie kann die Kachexiesymptome subjektiv verbessern (z.B. bei Pankreas- oder Lungenkarzinom), in Ergänzung zur multidimensionalen Kachexietherapie.

Kachexie am Lebensende

Im natürlichen Sterbeprozess haben Patienten in der Regel keinen Hunger mehr, äußerst selten kann Nahrung lindernd wirken. Symptomorientierte Maßnahmen können eingesetzt werden, aber Appetitstimulation mit dem Ziel, Nahrungsaufnahme und damit Muskelmasse zu verbessern, ist nicht indiziert. Es ist deshalb wichtig, diese Tatsache den Betroffenen (Patienten/Angehörige/Betreuer) glaubhaft zu vermitteln, in der Absicht, dass alle am gleichen Strick ziehen und das Nicht-essen-Können nicht zum Inhalt von Konflikten wird. Prokinetika und kurzfristig Kortikosteroide können chronische Nausea und die subjektive Lebensqualität unterstützen (s. o.).

Merkpunkte

Die Erfassung von Kachexie beinhaltet nicht nur Gewichts- und Appetitverlust, sondern auch Katabolismus und körperliche und emotionale Auswirkungen, sie soll interdisziplinär erfolgen.

Bei Patienten mit Tumorkrankheit muss die Beurteilung der refraktären Kachexie zusammen mit dem Onkologen gemacht werden.

Bei jedem Patienten mit Kachexie muss immer eine Abklärung von sekundären Ursachen für eingeschränkte Nahrungsaufnahme, wie Verstopfung, Mundschleimhautentzündung, zu wenig eiweißreiche Ernährung aufgrund falscher Diät, gemacht werden.

Die ehrliche Information und Kommunikation und die Begleitung von Patient und Angehörigen sind mindestens so wichtig wie medikamentöse Interventionen.

Literatur

Fearon K, Strasser F, Anker SD et al. Definition and classification of cancer cachexia: an international consensus. Lancet Oncol 2011; 12 (5): 489–95

Fearon K, Arends J, Baracos V. Understanding the mechanisms and treatment options in cancer cachexia. Nat Rev Clin Oncol 2013; 10 (2): 90–9

Maddocks M, Murton AJ, Wilcock A. Therapeutic exercise in cancer cachexia. Crit Rev Oncog 2012; 17 (3): 285–92

Oberholzer R, Hopkinson JB, Baumann K et al. Psychosocial effects of cancer cachexia: a systematic literature search and qualitative analysis. J Pain Symptom Manage 2013; 46 (1): 77–95

van Halteren H, Vandebroek A, Jatoi A (eds.). ESMO Handbook of Nutrition and Cancer. 2011

8. Mundschleimhaut

Margrit Müller, Daniel Buche

Einleitung

Veränderungen der Mundschleimhaut sind bekannte Komplikationen nach Krebstherapien, können aber bei fortschreitender Erkrankung und beim sterbenden Patienten auch ohne tumorspezifische Therapie auftreten. Mit dem Fortschreiten der Krankheit nehmen die Probleme zu und belasten die Patienten stark. Die Lebensqualität wird beeinträchtigt durch Schmerzen, Schwierigkeiten beim Essen, Schlucken und Sprechen, ferner durch Geschmacksveränderungen, Appetitlosigkeit und Schlafprobleme.

Die häufigsten Mundschleimhautveränderungen im fortgeschrittenen Krankheitsstadium sind:

- Xerostomie
- Stomatitis
- Pilzinfektionen.

Erfassen von Mundschleimhautveränderungen

Es ist wichtig, dass der Zustand der Mundschleimhaut regelmäßig kontrolliert und dokumentiert wird, damit jegliche Veränderung frühzeitig erkannt und behandelt werden kann. Im speziellen Setting, zum Beispiel bei Patienten unter Chemotherapie, wird dies sogar täglich empfohlen unter systematischer Anwendung eines spezifischen Assessmentinstruments (auf Anfrage bei den Autoren erhältlich). Dabei geht es zwar primär darum, das Risiko eines lokalen oder gar systemischen Infekts einzuschränken, aber auch Schmerzen werden dadurch verhindert resp. vermindert. Die Mundhygiene ist eine typische Maßnahme, welche nach entsprechender Instruktion an den Patienten/an die Angehörigen delegiert werden kann (Empowerment). Gelehrt werden dabei auch die Kriterien, welche den Beizug der Fachperson erfordern.

Allgemeine Mundhygiene

Grundsätzlich ist eine regelmäßige Zahnpflege zweimal täglich mit einer weichen Zahnbürste und einer fluorhaltigen Zahnpasta wichtig. Der Reinigungseffekt der Zahnbürste ist anderen Hilfsmitteln wie Mundpflegestäbchen überlegen.

Auch bei Patienten mit weit fortgeschrittenem Leiden ist es möglich, die Mundpflege, in aufrechter Position, vorsichtig mit einer wenig befeuchteten Zahnbürste und einer Spur milder Zahnpasta durchzuführen. Vorsicht ist bei starker Blutungsneigung, z.B. bei Thrombozytopenie, geboten. Anstelle des Spülens empfiehlt es sich manchmal, den Mund mit einem feuchten Mundstäbchen auszuwischen.

Xerostomie

Einleitung

Xerostomie bezeichnet das subjektive Gefühl des trockenen Mundes, die Mundtrockenheit. Die Xerostomie wird als eines der belastendsten Symptome der Patienten im fortgeschrittenen Stadium der Tumorerkrankung beschrieben und betrifft ca. 80% der Palliativpatienten – sie ist eines der fünf häufigsten Symptome in Palliativsituationen.

Ursachen

Die verminderte Speichelproduktion kann u.a. durch folgende Ursachen bedingt sein:

- Medikamente (Opioide, Anticholinergika – z.B. Buscopan® –, Psychopharmaka mit anticholinergischer Wirkung, Diuretika, PPI, Betablocker u.a.)
- Chemotherapie
- Radiotherapie im HNO-Bereich
- paraneoplastisch
- Hyperglykämie
- autonome Polyneuropathie
- vermindertes Kauen
- Dehydratation
- kontinuierliche Sauerstofftherapie
- psychische Störungen wie Depressionen und Angst
- hohes Alter.

Pathogenese

Die Xerostomie kommt durch eine verminderte Speichelproduktion zustande. Sie wird aber auch bei einer veränderten Speichelzusammensetzung wahrgenommen. Die verminderte Speichelproduktion kann funktionell (z.B. durch Arzneimittel) oder strukturell (z.B. durch Bestrahlung) bedingt sein.

Auswirkungen

Die Xerostomie kann folgende Auswirkungen haben:

- Abnahme des Geschmackssinns
- Inappetenz u.a. durch veränderten Geschmackssinn
- Mühe beim Sprechen
- Zunahme des Infektrisikos, da die Reinigungskapazität durch den fehlenden Speichel vermindert ist und die Plaquebildung zunimmt
- erhöhte Verletzungsgefahr der Schleimhaut durch die Zahnprothese sowie eine erhöhte Infektionsgefahr bei Patienten mit einer Zahnprothese
- erhöhte Kariesgefahr durch eine Verminderung der Pufferung von Säuren sowie der Remineralisation durch die Zufuhr von Mineralstoffen an die Zahnhartsubstanzen (spielt bei Palliativpatienten eine untergeordnete Rolle)
- Schlafprobleme
- Zungenbrennen (hier muss auch an B12-, Folsäure-, Eisen-, Zinkmangel und an Reflux gedacht werden).

Behandlung

Die Ansatzpunkte der Therapie bei Xerostomie sind:

- allgemeine Mundhygiene zur Verhinderung von Karies und Infektionen (s. S. 105)
- Korrektur auslösender Faktoren (s. S. 106), v.a. Medikamentencheck
- Befeuchten der Mundschleimhaut:
  - Anregung des Speichelflusses durch nichtmedikamentöse Maßnahmen
  - Anregung des Speichelflusses durch medikamentöse Behandlung
  - Speichelsubstitution.

Wenn eine Restfunktion der Speicheldrüsen vorhanden ist, kann versucht werden, den Speichelfluss anzuregen.

Anregen des Speichelflusses durch nichtmedikamentöse Maßnahmen

Es handelt sich dabei um eine dieser so häufigen typischen Situationen in Medizin und Pflege, in der es keine eindeutig überlegene Therapie gibt (sonst würden ja die anderen nach und nach verschwinden). In diesem Sinn entbehren folgende Vorschläge einer Evidenz. Es sind vielmehr Maßnahmen, die entweder auf Erfahrung oder sogar nur Gewohnheiten beruhen. Im gleichen Maß wie Zweifel daran berechtigt sind, darf man sich auch auf die hauseigenen Usanzen verlassen. Diese Überlegung möge dazu einladen, unsere Alltagshandlungen, die sich eingefleischt haben, hie und da vorurteilsarm und kritisch infrage zu stellen:

- Kaugummi ohne Zucker (mit Xylit gesüßt, hemmt Karies)
- weiche Bonbons ohne Zucker
- Duftlampe mit Zitronenöl (Stimulation durch Geschmack)
- Akupunktur.

Anregen des Speichelflusses durch medikamentöse Behandlung

Studien zeigen, dass bei bis 97 % (!) der Palliativpatienten eine Förderung der Speichelproduktion noch möglich ist:

- Pilocarpin Augen-Tropfen (Spersacarpine® 2 %) p.o.: 1 ml = 20 mg, 3×3 bis 3×5 Tropfen beginnen
- Pilocarpin (Salagen®), Tabletten à 5 mg, 3×2,5 bis 5 mg/Tag, mit Mahlzeit einnehmen; unerwünschte Arzneimittelnebenwirkungen können sein: Schwitzen, Einschränkung des Gesichtsfeldes, verschwommenes Sehen, Tränenfluss, Exazerbation bei bekanntem Asthma bronchiale, kognitive Einschränkungen (cave: die gewünschte Wirkung stellt sich u. U. nicht unmittelbar ein, sondern erst nach mehreren Wochen kontinuierlicher Therapie)
- Bromhexine (Bisolvon®) oder Vitamin C bei zähem Schleim, um diesen zu verflüssigen; cave: Vitamin C ist sauer und somit sowohl kariesfördernd als auch schleimhautreizend
- organische Stimulanzien: Salivex®, SLS® (Sodium Lauryl Sulfat); nur zweite Wahl, da sie die Schleimhaut irritieren, Infektionen (Candida) und die Karies fördern.

Wenn die Speicheldrüsenfunktion ganz erloschen ist, bleibt die Möglichkeit der Speichelsubstitution.

Speichelsubstitution

Grundsätzlich ist zu bedenken, dass Lösungen auf Wasserbasis nur wenige Minuten wirken. Besser geeignet sind Lösungen, die auf Substanzen aufbauen, die länger auf der Schleimhaut verweilen, wie Mucine, Carboxymethylcellulose. Sie können aber u. U. bei prolongiertem Gebrauch durch osmotischen Effekt selbst zur Xerostomie beitragen. Gele sind meist besser als Sprays:

- Häufiges Spülen beziehungsweise Befeuchten mit Wasser
- Lutschen von Eiswürfeln (verschiedene Aromen, allenfalls auch Speichel stimulierend)
- Befeuchtung mit Mineralwasser mittels kleiner neutraler Spraydose; cave: Inhalt täglich wechseln
- Emofluor® Spray: fluorhaltiger Befeuchtungsspray

- Glandosane®: Carboxymethylcellulose-basierter Spray; Nachteil von Glandosane: ist sauer und fördert somit Karies
- Saliva Orthana®: mucinbasiert
- Oral Balance®: Carboxymethylcellulose-basiertes Gel
- neutrales Speiseöl: ca. 1 ml z.B. Sonnenblumenöl im Mund gut verteilen oder mit einem Mundpflegestäbchen applizieren, dies gibt mehr Linderung als Wasser und hält länger an
- Mandelöl (Arzneimittelqualität); cave: keine angebrochenen Mandelölflaschen verwenden.

Beachte

Keine **alkoholhaltigen** Mundspülmittel verwenden.

Stomatitis

Einleitung

Die Stomatitis ist eine Entzündung der Mundschleimhaut unterschiedlicher Ätiologie, die nicht mit einer Infektion gleichgesetzt werden darf. Die entzündete Schleimhaut ist jedoch sehr anfällig für Infektionen aller Art.

Ätiologie/Ursachen

Ursachen einer Stomatitis können sein:

- Zahnfleischprobleme
- St. nach Chemo- und Radiotherapie
- schlechte Mundhygiene
- Xerostomie
- Komorbitidtäten wie: Diabetes mellitus, Niereninsuffizienz
- verminderte Immunabwehr, z.B. nach Glukokortikoidtherapie und anderen immunsuppressiven Therapien.

Pathogenese

Eine Stomatitis beim Palliativpatienten ist oft die Folge einer Xerostomie oder von verminderter Immunabwehr. Ihr liegt ein komplexer Pathomechanismus zugrunde mit Beteiligung aller Gewebeschichten und Zellen der Mukosa. Die bevorzugten Lokalisationen von Veränderungen sind:

- die Wangen- und Lippenschleimhaut
- der weiche Gaumen
- die Zungenränder und der Mundboden.

Auswirkungen

Auswirkungen einer Stomatitis können sein:

- Schmerzen
- Probleme bei der Nahrungsaufnahme
- lokale und systemische Infektionen.

Behandlung

Entsprechend der Ätiologie, der Pathogenese und der Auswirkungen der Stomatitis sind bei der Behandlung und Evaluation des Behandlungserfolgs folgende Punkte zu beachten:

- tägliche Überprüfung der Mundschleimhaut, bei schweren Fällen wenn nötig mit einem Assessmentinstrument (s. S. 105)
- Reinigung der Mundhöhle
- Behandlung der Xerostomie (s. S. 106)
- Schutzfilm auf verletzter Schleimhaut bilden
- Reduktion der Immunsuppression, falls möglich
- Schmerztherapie
- gute Vitaminversorgung.

Reinigung der Mundhöhle

Studien haben gezeigt, dass zur Behandlung einer Stomatitis bedingt durch eine Chemo- oder Radiotherapie desinfizierende Mundspüllösungen wie Chlorhexidin-Spülungen mit NaCl 0,9 % nicht überlegen sind.

- 2- bis 3-mal täglich Zahnreinigung mit einer weichen Zahnbürste.
- Zusätzlich: mindestens 4-mal täglich mit Wasser spülen (bei Patienten mit einer Neutropenie mit NaCl 0,9 %).
- *Bei Patienten, die keine Zahnhygiene durchführen können*, morgens und abends mit Dentohexin® 1:1 verdünnt mit Wasser spülen; Dentohexin ist ein wirksames Mittel zur Reduktion von Plaque.
- *Zahnprothesen* sollen über Nacht in Dentohexinlösung 1:1 verdünnt mit Wasser eingelegt werden; Einlegedauer mindestens 1 Stunde.

Schutzfilm auf verletzter Schleimhaut bilden

- Gelclair®: verbessert die mechanische Eigenschaft der Schleimhaut.
- Sucralfat (Ulcogant®) kann ebenfalls eingesetzt werden, um einen Schutzfilm über die Schleimhaut zu legen (wenig publizierte Daten dazu).

Schmerztherapie

- lindernde Maßnahmen: Kälte, durch Eiswürfel und/oder häufiges Spülen mit kaltem Wasser, kann ein Taubheitsgefühl verursachen und auf diese Weise eine Erleichterung bringen
- Collu Blache® Spray: 4- bis 8-mal täglich
- Angina MCC® Lutschtabletten
- Lokalanästhetika, möglichst auf Gelbasis, da die Wirkung anhaltender ist, z. B. Xylocain viskös, beeinträchtigen den Geschmack
- Benzydamine (BuccoTantum®)
- Diphenhydramin (Benocten®)
- Opioide lokal, Spülung der Mundhöhle mit Morphin: 1–5 mg Morphin 2 % in 2 bis 5 ml Wasser oder NaCl 0,9 %. Damit den Mund spülen und solange als möglich im Mund behalten, dann ausspucken. Fentanyl scheint lokal nicht zu wirken, wohl aber systemisch nach transmukosaler Aufnahme (vgl. bukkales Fentanyl, Kap. 5).

Beachte

Keine **alkoholhaltigen** Mundspülmittel verwenden.
Auf säurehaltige und scharfe Speisen sowie Alkohol und auf das Rauchen verzichten.

Pilzinfektionen

Einleitung

Zwei Drittel der Patienten mit fortgeschrittenem Tumorleiden haben nachweislich Candida-Spezies im Mund. Nicht alle Pilzinfektionen sind behandlungsbedürftig.

Ätiologie/Ursachen

Meist verursacht durch Candida albicans oder andere Candida-Arten, oft opportunistische Infektionen. Klinisch erkennbar sind diese durch die weißlichen, flächenförmigen, abwischbaren Beläge; diese können aber auch fehlen, weshalb bei entsprechenden Beschwerden ein Behandlungsversuch erwogen werden kann.

Pathogenese

Eine Pilzinfektion beim Palliativpatienten ist oft die Folge einer Xerostomie oder einer Stomatitis.

Bei Patienten mit Zahnprothesen besteht ein erhöhtes Risiko für Pilzinfektionen dadurch, dass:

- Pilze an der rauen Oberfläche der Zahnprothese haften, begünstigt durch kleinste Verletzungen der Schleimhaut kombiniert mit dem Acrylmaterial der Prothesen
- Vollprothesen einen Teil des Zahnfleisches vom Speichelfluss isolieren, was eine Selbstreinigung des Gaumens behindert.

Neben Xerostomie und Stomatitis wird eine Pilzinfektion begünstigt durch:

- schlechten Ernährungszustand
- Antibiotikatherapie
- Immunsuppression
- Neutropenie
- Steroide
- Hyperglykämie.

Auswirkungen

Pilzinfektionen können führen zu:

- veränderter Geschmacksempfindung
- Schmerzen beim Schlucken, oft aber auch ohne Schmerzen im Mund
- einem Gefühl von Watte auf der Zunge
- Appetitverlust.

Die Pilzbesiedelung des Mundes bedeutet auch eine Besiedelung des ganzen GI-Trakts. Symptomatisch besonders einschneidend ist dann die Pilzoesophagitis mit Dysphagie und Odynophagie sowie Inappetenz.

Behandlung

Medikamentöse Therapie der oralen Pilzinfektion:

- Nystatin (Mycostatin®)
- Ketoconazol
- Fluconazol.

Gerade Letzeres wird (systemisch) der Einfachheit halber oft eingesetzt. Einerseits hat dies seine Berechtigung, weil bei Verdacht auf Ausweitung auf eine invasive Soorösohagitis das Fluconazol schnell und effizient wirkt und langwieriges und mühsames Spülen mit Mycostatin® erspart und damit die Compliance verbessert. Andrerseits ist die Befürchtung von zunehmenden Resistenzen berechtigt.

Beachte

Keine **alkoholhaltigen** Mundspülmittel verwenden.
Zahnprothesen über Nacht in Dentohexinlösung 1:1 mit Wasser verdünnt einlegen.
Nach Abklingen der Symptome **Zahnbürste wechseln.**

Literatur

Davies A, Hall S. Salivary gland hypofunction in patients with advanced cancer. Oral Oncology 2002; 38: 680–685

Dodd MJ. Randomised clinical trial of the effectiveness of 3 commonly used mouthwashes to treat chemotherapy-induced mucositis. Oral Medicine 2000; Vol. 90

Worthington HV, Clarkson JE, Eden OB. Interventions for treating oral mucositis for patients receiving treatment. The Cochrane Database of Systematic Reviews 2006

Steingräber M, Feyer P, Ortner P. MASCC Guidelines 2006, zur Prophylaxe und Therapie der Mucositis bei Tumortherapie (Deutsche Version). www.mascc.org

Wichtigste Strukturen sind die Chemorezeptoren-Trigger-Zone und das Brechzentrum, beides funktionelle Zentren (neuronale Netzwerke) im Hirnstammbereich.

Die **Chemorezeptoren-Trigger-Zone** (CTZ) liegt in der Area postrema am Boden des 4. Ventrikels. Zu ihr gehören Teile des Nucleus tractus solitarii. Die CTZ befindet sich außerhalb der Blut-Hirn-Schranke und hat damit engen Kontakt mit toxischen Substanzen in Blut und Liquor. In der CTZ finden sich Serotonin-(5HT3-), Acetylcholin-, Neurokinin- und Dopamin-(D2-)Rezeptoren. Letztere bedingen die opioidinduzierte Nausea zu Beginn einer Opioid-Behandlung oder bei großen Dosissprüngen.

Das **Brechzentrum** liegt in der Medulla oblongata. Beteiligt sind Acetylcholin-, Serotonin-(5HT2-), Histamin-, Neurokinin- und m-Rezeptoren. Afferente Verbindungen zum Brechzentrum bestehen unter anderem von der CTZ, vom **Nervus vagus** (Gastrointestinaltrakt), dem **Vestibularapparat, Kleinhirn** und dem **zerebralen Kortex**. Letzterer erklärt, warum Emotionen bzw. Erinnerungen Nausea und Erbrechen auslösen können (Angst, antizipatorische oder konditionierte Nausea).

Ursachen

Oft bestehen eine Haupt- und verschiedene Nebenursachen. Wo sinnvoll und möglich, sollten sie gesucht und behoben werden, oft bleiben sie aber unklar. Die Medikation sollte auf ein verträgliches Minimum aus sinnvollen Kombinationen reduziert werden.

Krankheitsbedingt

- Beeinträchtigung des autonomen Nervensystems: neurodegenerative Leiden, Tumoren, Anorexie-Kachexie-Syndrom (autonome Dysfunktion mit Gastroparese, raschem Sättigungsgefühl und chronischer Nausea, s. Kap. 7)
- Tumoren im HNO-Bereich
- Obstipation
- Ileus (akut oder chronisch, komplett oder inkomplett) (s. Kap. 12)
- erhöhter abdominaler Druck (Hepato-, Splenomegalie, Aszites, peritoneale Karzinomatose, abdominaler Tumor)
- erhöhter intrakranialer Druck (verursacht oft nur Erbrechen ohne ausgeprägte Übelkeit)
- metabolische Ursachen (Leber-, Niereninsuffizienz/Urämie, Hyperkalzämie, Hyponatriämie).

Therapiebedingt

- NSAR
- Opioide
- Antibiotika
- Digoxin
- Antidepressiva, speziell SSRI
- Substanzenentzug (Opioide, Psychopharmaka, Alkohol)
- Chemotherapie, auch als Spätwirkung
- Radiotherapie

Begleitursachen

- Dehydratation
- Gastritis, gastrointestinale Ulzera
- systemische oder lokale Infekte (z. B. Soorstomatitis)
- Lungenembolie
- psychogen (antizipatorische Reaktion, Angst, Depression, Stress)
- schlecht kontrollierte andere Symptome (Schmerzen, Atemnot, Delir)

Typische Situationen

- **Ständige Übelkeit – charakteristisch für metabolische oder toxische Ursachen:** DD Nieren-, Leberinsuffizienz, Infekt, Medikamente, Hyperkalzämie (Mamma-, Bronchus-, Prostatakarzinom, Multiples Myelom), Hyponatriämie und -kaliämie, Anorexie-Kachexie-Syndrom.
- **Erleichterung durch Erbrechen – charakteristisch für intestinale Ursachen:** Beachte auch Aussehen des Erbrochenen: Frischblut, Melaena, Miserere, Unverdautes. Kolikartige Schmerzen bei Obstruktion, Nüchternschmerz bei Magenulkus, schwallartiges Erbrechen nach Nahrungsaufnahme bei hoher Stenose.
- **Erbrechen ohne Nausea – charakteristisch für zerebrale Ursache:** Erbrechen im Schwall ohne Nausea, oft nach dem morgendlichen Erwachen, unabhängig von Mahlzeiten. Beachte weitere Hirndruckzeichen wie Kopfschmerz, Verwirrtheit, Eintrübung, neurologische Ausfälle.
- **Viele Ursachen nebeneinander – charakteristisch bei fortgeschrittenem oder terminalem Tumorleiden.** Nebeneinander von Opioidgabe, Gastroparese (autonome Neuropathie), Obstipation, metabolischen Störungen (Nieren-, Leberinsuffizienz) und Flüssigkeitsmangel.

Merke

Opioide lösen bei Therapiebeginn oder großen Dosissprüngen Nausea und Erbrechen aus, vermittelt über Dopaminrezeptoren der CRTZ. Innerhalb von 4–7 Tagen legt sich diese Nausea in der überwiegenden Zahl der Fälle (Toleranzentwicklung). Persistiert eine Nausea unter Opioiden, sind andere Ursachen wahrscheinlicher, allen voran eine opioidinduzierte Obstipation.

Bedeutung und Prognose

Übelkeit und Erbrechen beeinträchtigen Alltag und Lebensqualität beträchtlich.

Mahlzeiten sind Angelpunkte des Tagesablaufs, sie bedeuten auch rituelles Zusammensein und sind Ausdruck von Zuwendung. Chronische Nausea und Erbrechen können Beziehungen zwischen Patienten und Angehörigen belasten und Gefühle von Schuld auslösen («Er isst ‹mir› nicht mehr», «Sie muss doch etwas essen» bzw. «Ich kann nichts essen, nicht einmal dies kann ich beitragen»). Patienten können den Kontrollverlust unter Erbrechen als entwürdigend erleben. Chronische Nausea oder Erbrechen begünstigen sozialen Rückzug und Depression.

Rezidivierendes Erbrechen führt zu ösophagealen Ulzera (Mallory-Weiss-Syndrom) und zum Teufelskreis von Elektrolytverlust, Dehydratation, gesteigerter Medikamententoxizität und weiterer Übelkeit. Geschwächte, gelähmte und kognitiv eingeschränkte Patienten weisen eine erhöhte Aspirationsgefahr auf.

Belastende Erfahrungen können Grund für ein therapiebedürftiges antizipatorisches Erbrechen sein (Konditionierung nach belastenden Erfahrungen). Übelkeit und Erbrechen führen gehäuft zu subtherapeutischen Medikamentendosen. Patienten verlieren das Vertrauen in Behandlung und Therapeuten und neigen zu vorzeitigen Therapieabbrüchen.

Beurteilung und Erfassung

- Was liegt vor? Übelkeit und/oder Erbrechen?
- Seit wann? Zusammenhang mit Medikamenten, Erkrankungsverlauf
- Nausea: Intensität messen (z. B. innerhalb von ESAS, s. Anhang 1)
- Erbrechen: Häufigkeit, Menge, Aspekt (Galle, Unverdautes, Melaena, Miserere), Linderung der Nausea? Zusammenhang mit Nahrungsaufnahme? Verstärkende, mildernde Faktoren.

Klinische Untersuchung

- Beobachtung: blasse, fahle Haut, kalter Schweiß, Schwindel, Speichel- und Tränenfluss
- Unruhe, will aufsitzen, wirkt leidend oder ängstlich, Hand auf dem Bauch oder vor dem Mund
- Mundhöhle: (Pilz-) Beläge, offene Läsionen (Aphthen), Tumor
- Abdomen: Abwehrspannung, Druckdolenz, Loslassschmerz, Organomegalien, Darmwalzen, Tumormassen, Aszites, Darmgeräusche
- Neurologie: fokalneurologische Ausfälle, Meningismus, evtl. Augenhintergrund (Papillenödem)

Ergänzende Untersuchungen

Eher zurückhaltend und nur, wenn Untersuchungen weitere Konsequenzen für die Behandlung haben.

- Labor: Na, Harnstoff, Krea, CRP, Ca korrigiert, Leberenzyme, Urinbakteriologie
- Röntgen: Abdomen liegend (Koprostase) und stehend (Spiegel) bei DD schwerer Obstipation, Ileus (s. Kap. 12)
- Ultraschall: Aszites, Koprostase, Ileus, Tumormassen

Behandlung

Kausale Behandlung («Treatment»)

Ziele sind eine deutliche Linderung der Nausea und der Häufigkeit des Erbrechens. Folgende auslösende oder verstärkende Ursachen von Nausea und Erbrechen sollten identifiziert und behoben werden:

- Obstipation: häufig, immer suchen. Anamnese, klinische Untersuchung inklusive Rektaluntersuchung, eventuell Ultraschall/Röntgenbild des Abdomens. Osmotisch wirksame und/oder stimulierende Laxanzien. Keine Quellmittel! Obstipation wird begünstigt durch Inaktivität, Dehydratation, Medikamente (s. Kap. 11).
- Medikamente: Risikomedikamente absetzen, ersetzen oder reduzieren. Opioidrotation bei Akkumulation von Metaboliten. Merke: Eine echte Unverträglichkeit gegenüber Opioiden, die sich *von Beginn an* mit therapierefraktärer Nausea und Erbrechen äußert, ist selten. Viel häufiger sind eine ungenügende Prophylaxe mit Antiemetika und Laxantien und zusätzliche, nicht behandelte Stressoren (Angst, Atemnot, Delir).

- unkontrollierte Schmerzen, Angst und andere belastende Symptome: sorgfältige Behandlung der Symptome, auf überschaubare Medikamentenkombination achten. Bei Risiko eines antizipatorischen Erbrechens Antiemetika prophylaktisch einsetzen, zusätzlich Benzodiazepine als distanzierende Co-Medikamente (Lorazepam, Diazepam).
- Elektrolytstörung, Dehydratation: korrigieren. Dehydratation verstärkt auch Kofaktoren von Nausea und Erbrechen, wie Obstipation, Medikamententoxizität, Niereninsuffizienz.
- erhöhter Hirndruck: Kortikosteroide, Bestrahlung, operative Entlastung
- lokale oder systemische Infekte: systemische Infekte je nach Gesamtsituation behandeln
- Husten als Auslöser des Erbrechens behandeln.

Symptomatische Behandlung («Management»)

Generelle Maßnahmen bei Übelkeit und Erbrechen

Pflegerische Maßnahmen tragen viel zur Linderung bei.

- **Für Hygiene und Entlastung sorgen:** gute Mundhygiene, Becken in Reichweite, bei häufigem Erbrechen können Magensonde oder PEG auch in terminalen Situationen entlastend wirken (s. Kap. 12).
- **Für Entspannung und Ablenkung sorgen:** *Den Alltag den Beschwerden anpassen und nicht umgekehrt.* Frische Luft, bequeme Lagerung und Kleidung, Ablenkung durch Musik, Lesen, Gespräche, belastende Besuche reduzieren, sofern der Patient dies wünscht.
- **Diätetische Interventionen:** Wunschkost, kleine Portionen, keine Speisen im Zimmer stehen lassen. Schluckweises Trinken, kalte Speisen (Sorbets, Pudding), Kohlehydrate oft besser als Eiweiß und Fett. Bei Dehydratation parenterale Flüssigkeitsgabe erwägen.
- **Unterstützung und Anleitung von Patient und Angehörigen:** informieren, zur Selbsthilfe anleiten (Lagerung, Mundpflege, Ernährungsanpassung, erste Maßnahmen bei Beschwerden).
- **Komplementäre Methoden:** gewisse Evidenz für Akupunktur und Hypnose.

Medikamentöse Maßnahmen bei Übelkeit und Erbrechen

Grundsätzlich sollte ein Antiemetikum den pathophysiologischen Mechanismen Rechnung tragen: Prokinetika bei Hypomotilität des Magen-Darm-Traktes, Steroide bei erhöhtem Hirndruck, Antihistaminika bei vestibulären Störungen (**Abb. 9-1** und **Tab. 9-1**).

Situation erfassen
Anamnese, klinische Untersuchung, angemessene Zusatzuntersuchung

Instruktion von Patienten und Angehörigen

Allgemeine Maßnahmen:
Anpassen der Umgebung (Ruhe, Gerüche), Entspannung, Ablenkung

Patienten und Angehörige instruieren:
beruhigen, erklären, einbeziehen (ruhige Abläufe, Möglichkeiten der Unterstützung, was tun bei Erbrechen

Supportive Maßnahmen:
angepasste Ernährung, kalte Getränke, Mundhygiene, angemessene Lagerung

Ursachen behandeln, wo möglich und sinnvoll («Treatment»)
Dehydratation, Obstipation, Ileus, Infekt, Hirndruckanstieg, Nebenwirkungen von Medikamenten, Hyperkalzämie

Symptome behandeln («Management») gemäß Ätiologie und über die geeignete Route

Gastro-intestinal

Opioidinduziert
- Metociopramid
- Haloperidol
- Droperidol
- Dexamethason

Magenatonie
- Domperidon
- Metociopramid

Obstruktion
- Haloperidol
- Dexamethason
- Hyoscin/Octreotid

Vagale Stimuli
- Levomepromazin
- Ondansetron

Chemisch Medik./Toxine
- Haloperidol
- Levomepromazin
- Droperidol
- Ondansetron

Vestibulär
- Dimenhydrinat
- Scopolamin

ZNS

Emotional, Angst, antizip. Erbrechen
- Benzodiazepine

Erhöhter Hirndruck
- Dexamethason
- Weihrauch

Unbekannt, multifaktoriell
- Metoclopramid
- Haloperidol
- Droperidol
- Dexamethason

Behandlungserfolg re-evaluieren
Fühlt sich der Patient besser? Hydrierung gut? Medikamente steigern, wechseln, kombinieren?

Abbildung: 9-1: Nausea und Erbrechen in Palliativsituationen. Algorithmus zur Erfassung und Management. (Adaptiert nach: The Guidelines and Protocols Advisory (Canada). www.bcguidelines.ca/guideline_palliative1.html).

Tabelle 9-1: Pharmakologisches Management nach Ätiologie.

Ätiologie		Erstlinientherapie und übliche Startdosis
Chemisch, medikamentös-toxisch		**Haloperidol** 0.5–1 mg (= 5–10 Tr.) alle 8–12 Std. p.o. oder 3–5 mg über 24 Std. s.c./i.v. oder **Levomepromazin** 1–6.25 mg alle 12–24 Std. p.o. **Bei mangelnder Wirkung:** **Droperidol** 0.5–2 mg alle 6 Std. oder 2–7 mg pro 24 Std. s.c./i.v. **Ondansetron** 4–8 mg alle 12 Std. p.o./i.v.
Opioid-induziert und andere gemischte Ätiologien		**Haloperidol** 0.5–1 mg alle 8–12 Std. p.o. oder **Metoclopramid** 10–15 mg (= 10–15 Tr.) 4 × tgl. bzw. vor Mahlzeiten p.o. **Mangelnde Wirkung nach 24 Std.:** **Dexamethason** 4–8 mg morgens p.o. oder über 24 Std. s.c./i.v. **Mangelnde Wirkung nach 24–48 Std.:** **Metoclopramid** 60–120 mg über 24 Std. s.c./i.v. Weitere: **Droperidol** in jeder Stufe als Reservemedikament möglich: 0.5–2 mg alle 6 Std. s.c./i.v. Als alleiniges, starkes Antiemetikum 2–7 mg pro 24 Std. s.c./i.v., beachte Nebenwirkungen. **Methylnatrexon** bei prädominanter Obstipation.
Gastrointestinal	**Magen-Darm-Atonie**	Bei Magenatonie **Domperidon** 10 mg 4 × tgl. bzw. vor Mahlzeiten p.o. **Metoclopramid** wie oben
	Darmobstruktion	**Haloperidol** wie oben **Mangelnde Wirkung nach 24 Std.:** **Dexamethason** wie oben **Minderung des gastrointestinalen Sekrets:** **Hyoscin** 10–20 mg alle 6–8 Std. p.o./rektal/s.c./i.v. oder 60–120 mg über 24 Std. s.c./i.v. (auch spasmolytisch) oder **Octreotid** 0.05–0.2 mg alle 12 Std. s.c./i.v. oder 0.1–0.4 mg über 24 Stunden s.c./i.v.
	Nach Radiatio/Chemotherapie	**Ondansetron** 4–8 mg alle 12 Std. p.o./i.v.
	Vagale Stimulation	**Levomepromazin** 1–6.25 mg alle 12–24 Std. p.o. **Ondansetron** 4–8 mg alle 12 Std. p.o./i.v.

Ätiologie		Erstlinientherapie und übliche Startdosis
Vestibulär		**Dimenhydrinat** 50 mg alle 4–6 Std. p. o. oder **Scopolamin** transdermal (zeitweise außer Handel)
Zentral-nervös	**Erhöhter Hirndruck**	**Dexamethason** 4–16 mg morgens p. o. oder über 24 Std. s. c./i. v. Bei Kontraindikationen gegen Dexamethason kann **Weihrauch** erwogen werden, allerdings müssen 8–16 große Kps. pro Tag geschluckt werden.
	Kortikal (Angst, antizip. Erbrechen)	**Benzodiazepine** (Lorazepam, Diazepam, anderes)
Gemischte Ätiologie		Wie «Opioidinduziert»

Obwohl chronische Nausea und Erbrechen in Palliativsituationen belastend sind, existieren bis heute kaum evidenzbasierte Empfehlungen – weder zu den Substanzen selbst, deren Dosierung, noch zu allgemeingültigen Behandlungsalgorithmen. **Metoclopramid und Haloperidol** werden als **Medikamente der ersten Wahl angegeben**, da gewisse Evidenzen vorliegen. Beide Medikamente wirken in der Chemorezeptoren-Triggerzone (CRTZ) antidopaminerg und eignen sich damit auch bei opioidinduzierter Nausea.

Welches Medikament bevorzugt wird, hängt oft von der individuellen Situation ab (Diagnose, Begleitsymptome, -medikation, Medikamentenapplikation, befürchtete Nebenwirkungen):

- Haloperidol (Haldol®): vorteilhaft bei Patienten mit fortgeschrittenem Tumorleiden. In höheren Dosen anxiolytisch und antipsychotisch. Bei Auftreten eines Delirs, wie es in fortgeschrittenen Palliativsituationen häufig vorkommt, kann es als Antidelirans einfach gesteigert und so ein erneuter Medikamentenwechsel vermieden werden.
- Metoclopramid wirkt zusätzlich prokinetisch und eignet sich daher bei gastrointestinaler Hypomotilität. In hohen Dosen wirkt es auch als 5-HT3-Antagonist. Unter Metoclopramid kann besonders bei jüngeren Patienten ein extrapyramidales Syndrom (EPS) auftreten (s. S. 125 unter «Beachte»). Ungeeignet bei Darmobstruktion.

- Droperidol: stark antiemetisch. Nur parenteral (s.c., i.v.) anwendbar. Bei rascher i.v. Applikation oder höheren Tagesdosen Gefahr der art. Hypotonie. Sedierend.
- Chlorpromazin (Chlorazin®) und Levomepromazin (Nozinan®): beide mit breitem Wirkungsspektrum (anticholinerg, antiadrenerg und antihistaminisch). Sedierend, im ambulanten Bereich entsprechende Betreuung sichern. Einige Applikationsformen außer Handel.
- Domperidon (Motilium®) wirkt im oberen Gastrointestinaltrakt prokinetisch und eignet sich bei Gastroparese. Es besitzt praktisch keinen zentralwirksamen antidopaminergen Effekt. Es ist daher bei opioidinduzierter Nausea weniger wirksam, löst dadurch aber auch seltener EPS aus als Metoclopramid.
- Dexamethason (Dexamethason®, Fortecortin®): Wirkungsmechanismen nicht abschließend bekannt. Erste Wahl bei erhöhtem Hirndruck. Kann den Effekt anderer Antiemetika verstärken (niedriges Evidenzniveau). Nutzen und zahlreiche Nebenwirkungen müssen gegeneinander abgewogen werden. Möglichst rasche Reduktion auf die kleinste wirksame Dosis.
- Tetrahydrocannabinol (Drobinol) unterliegt dem Betäubungsmittelgesetz und wird nicht als Erstlinienpräparat eingesetzt. Einsatz vermehrt bei Patienten mit neurodegenerativen Erkrankungen (z.B. ALS).
- Ondansetron (Zofran®) und Tropisedron (Navoban®): Wirkung nur bei akuter Nausea nach Chemo- und Radiotherapie erwiesen. Möglicherweise antiemetischer Effekt auch bei einer kleinen Zahl von Patienten mit fortgeschrittenem Tumorleiden.
- Benzodiazepine besitzen keine intrinsische antiemetische Wirkung. Wegen ihrer anxiolytischen, distanzierenden und dämpfenden Wirkung sowie der möglichen anterograden Amnesie (Midazolam) eignen sie sich aber als Co-Therapeutika. Sie können extrapyramidale Nebenwirkungen abschwächen (Akathisie) und werden zur Prophylaxe von antizipatorischem Erbrechen empfohlen. Kleine, unkontrollierte Studien weisen auf einen antiemetischen Effekt durch das atypische Antipsychotikum Olanzapine (Zyprexa) hin.

Wirkt ein Antiemetikum ungenügend, kann es durch ein stärkeres Präparat ersetzt oder mit einem Antiemetikum kombiniert werden, das einen anderen Wirkungsmechanismus aufweist. Bei ausgeprägter Nausea oder Erbrechen parenterale Medikamentengabe. Der risikoärmeren und weniger belastenden subkutanen Applikation sollte der Vorzug gegeben werden. Stabilisiert sich die Situation, kann auf eine perorale Gabe umgestellt oder ein Ausschleichversuch der Antiemetika unternommen werden.

Besondere Maßnahmen bei starkem Erbrechen

Bei volumenreichem Erbrechen können neben den erwähnten Antiemetika zusätzlich Medikamente eingesetzt werden, welche die gastrointestinale Sekretion vermindern (**Abb. 9-1, Tab. 9-1, 9-2** und Kap. 12).

- Hyoscinbutylbromid (Buscopan®): 60–120 mg pro Tag (rektal), s.c., i.v. Die anticholinerge Wirkung (Mundtrockenheit) kann für Patienten störend sein.
- Octreotid (Sandostatin®): Somatostatin-Analogon, antisekretorisch, motilitätshemmend, vermindert Gallebildung sowie Wasser- und Elektrolytverlust. Potenter als Hyoscin, aber auch viel teurer. Es wird bevorzugt beim Ileus eingesetzt, speziell wenn eine relativ hohe (magennahe) mechanische Ursache vorliegt. Startdosis 0,05–0,1 mg s.c./i.v. alle 8 Stunden oder i.v. kontinuierlich, dann steigern gemäß Klinik (vgl. Kap. 12). Es wird empfohlen, in der Regel 0,6 mg/24 h nicht zu übersteigen.

Bei starkem, therapierefraktärem Erbrechen kann eine Entlastungssonde sinnvoll sein. Eine nasogastrale Sonde sollte nur kurzzeitig bzw. überbrückend eingelegt werden (Irritationen, Druckstellen, Ästhetik). Zeichnet sich eine längerfristige Entlastung ab, ist eine perkutane endoskopische Gastrostomie (PEG) die Methode der Wahl. Dabei können auch bei terminalen und sterbenden Patienten die Vorteile einer besseren Symptomkontrolle gegenüber den Risiken und Nachteilen einer Sonde überwiegen. Bei persistierender, therapierefraktärer und für den Patienten nicht aushaltbaren Nausea oder Erbrechen kann eine palliative Sdeation als «Last Resort» nötig werden.

Beachte

Suche und behandle die oft bestehende chronische Obstipation.

Bei komplettem Darmverschluss sind Prokinetika kontraindiziert. Sie lösen heftige Kontraktionen und eine Umkehr der Peristaltik aus und führen so zu vermehrten Schmerzen und Erbrechen (s. Kap. 12).

Unter den meisten Antiemetika kann ein extrapyramidales Syndrom (EPS) auftreten. Kinder und junge Erwachsene sind besonders gefährdet. Akutes EPS: Zungen-, Schlund-, Blickkrämpfe (Doppelbilder), Krämpfe der Nackenmuskulatur. Subakut: Schlaflosigkeit, Nervosität, Akathisie (Rastlosigkeit oder äußerlich müder Patient mit innerem Bewegungsdrang). Therapie: Akineton 1–4 mg bis alle 6 Std. gemäß Schweregrad bzw. Absetzen/Austauschen des Antiemetikums.

Tabelle 9-2: Synopsis der wichtigsten Antiemetika.

	Einzeldosis bei Start	Intervall	Max. Tagesdosis	Bemerkungen
Neuroleptika	Zentrale Wirkung (D2-, Acetylcholin-Rezeptor-Antagonisten), anxiolytisch, antipsychotisch. In höheren Dosen nimmt nur noch der antipsychotisch-dämpfende Effekt zu. Nicht prokinetisch. I: Opioidinduzierte und chronische Nausea. NW: EPS, bes. bei Alter < 40 J.			
Haloperidol (Haldol®)	0,3–0,5 mg p. o./s. c./i. v.	8–12 h	1–5 mg (empirisch)	Antidopaminerg (D2). Wirkung via CRTZ. 1 Tr. = 0,1 mg
Chlorpromazin (Chlorazin®)	6,25–12 mg p. o./s. c./i. v.	8 h	25 mg (empirisch)	NW: sedierend.
Levomepromazin (Nozinan®)	1–6,25 mg p. o./s. c./i. v.	12–24 h	25 mg (empirisch)	Breite antiemetische Wirkung über verschiedene Rezeptoren und Hirnareale. NW: sedierend.
Droperidol (Droperidol®)	0,5–1 mg s. c./i. v.	8 h	7 mg	Starkes Antiemetikum. Nur parenterale Applikation. Max. empfohlene Tagesdosis 7 mg. NW: art. Hypotonie.
Prokinetika	D2-, (5-HT3-), 5-HT4-Rezeptor-Antagonist I: Gastroparese, opioidinduzierte (Metoclopramid) und chron. Nausea. KI: gastrointestinale Obstruktion. NW: EPS, bes. bei Alter < 40 J.			
Metoclopramid (Paspertin®, Primperan®)	10–20 mg p. o./s. c./i. v.	Fix: 4–6 Std. Res.: 1-stdl.	120 mg	Zentrale und periphere Wirkung; geeignet bei opioidinduzierter Nausea (via CRTZ).
Domperidon (Motilium®)	10–20 mg p. o.	6–8 Std.	80 mg	Bei Gastroparese. Nur periphere Wirkung, daher ungeeignet bei opioidinduz. Nausea, dadurch aber auch weniger EPS.
Steroide	Zentrale antiemetische Wirkung, antiödematös. I: Erhöhter Hirndruck, Chemotherapie-induzierte Nausea. NW: GI-Ulzera, diabetogen, immunsuppressiv, Schlafstörung, Stimmungsschwankungen, Delir, Cushing.			
Dexamethason (Fortecortin®)	2–8 mg	24 Std.	8–16 mg	HWZ 36 Std., daher Einmalgabe (morgens) möglich. Kleinste wirksame Dosis eruieren.

	Einzeldosis bei Start	Intervall	Max. Tagesdosis	Bemerkungen
Antihistaminika	Wirkung am Brechzentrum. Bei vestibulären Ursachen, erhöhtem Hirndruck.			
Dimenhydrat (Antemin®, Trawell®, Vomacur®)	50 mg p. o./ Kaugummi	4–6 h	300 mg	NW: leicht sedierend.
Cannabinoide	I: Spasmolytisch, analgetisch, antiemetisch, appetitanregend. NW: Tachykardie, Bauchkrämpfe, mnestische Störungen.			
Tetrahydrocannabinol (Dronabinol®)	2,5–15 mg p. o.	4–8 h		Eher hohe Nebenwirkungen beschrieben. Erfordert Bewilligung (www.swissmedic.ch).
5-HT3-Blocker	I: Chemo- und Radiotherapie-induzierte Nausea. In Palliativsituationen keine sichere Indikation. NW: Obstipation, Kopfschmerzen. Eher teuer.			
Ondansetron (Zofran®)	4–8 mg p. o./i. v.	8–12 h	32 mg	
Tropisetron (Navoban®)	5 mg p. o./i. v.			
Sekretostatika	I: Erbrechen und/oder kolikartige Schmerzen unter Darmobstruktion.			
Hyoscin-Butylbromid (Buscopan®)	10–20 mg p. o./rektal/ s. c./i. v.	6–8 h	120 mg	Acetylcholin-Rezeptor-Antagonist. Vermindert Sekretion und Motilität im GI-Trakt. NW: Stark anticholinerg.
Octreotid (Sandostatin®)	0,05–0,2 mg s. c./i. v.	8–12 h	Ca. 0,6 mg	I: Erbrechen unter inoperabler maligner gastrointestinaler Obstruktion (off-label-use). Wirkungseintritt nach Tagen. Nicht anticholinerg (Mundtrockenheit!). Teuer.
Aprepitant (Emend®)	Neurokinin-1-Rezeptorantagonist I: Hoch emetogene Chemotherapie. In Palliativsituationen keine Indikation.			

Literatur

Bruera E, Seifert L, Watanabe S, Babul N, Darke A, Harsanyi Z, Suarez-Almazor M. Chronic nausea in advanced cancer patients: A retrospective assessment of a metoclopramide-based antiemetic regimen. Journal of Pain and Symptom Management 1996; 11 (3): 147–153

Critchley P, Plach N, Grantham M. Efficacy of haloperidol in the treatment of nausea and vomiting in the palliative patient: a systematic review. Journal of Pain and Symptom Management 2001; 22: 631–634

Darvill E, Dorman S, Perkins P. Levomepromazine for nausea and vomiting in palliative care. Cochrane Database of Systematic Reviews 2011; Issue 11, Art. No.: CD009420. DOI: 10.1002/14651858.CD009420

Glare P, Miller J, Nikolova T, Tickoo R. Treating nausea and vomiting in palliative care: a review.Clin Interv Aging 2011; 6: 243–59. Epub 2011 Sep 12

Harris DG. Nausea and vomiting in advanced cancer. British Medical Bulletin 2010; 96: 175–185

Husebö S, Klaschik E. Palliativmedizin. 5. Aufl. Springer, Berlin 2009

Jackson WC, Tavernier L. Olanzapine for intractable nausea in palliative care patients. J Palliat Med 2003; 6: 251–5

Laugsand EA, Kaasa S, Klepstad P. Management of opioid-induced nausea and vomiting in cancer patients: systematic review and evidence-based recommendations. Palliat Med 2011 Jul 1; 25 (5): 442–53

Lee J, Dodd M, Dibble S, Abrams D. Review of acupressure studies for chemotherapy-induced nausea and vomiting control. J Pain Symptom Manage 2008 Nov; 36 (5): 529–44. Epub 2008 Apr 28

Lichter I. Results of antiemetic management in terminal illness. J Palliat Care 1993; 9: 19–21

Mellar PD, Hallerberg G. A systematic review of the treatment of nausea and/or vomiting in cancer unrelated to chemotherapy or radiation. Journal of Pain and Symptom Management 2010; 39 (4): 756–767

Perkins P, Dorman S. Haloperidol for the treatment of nausea and vomiting in palliative care patients. Cochrane Database of Systematic Reviews 2009; Issue 2. Art. No.: CD006271. DOI: 10.1002/14651858.CD006271.pub2

Therapeutic Guidelines (Australia). Palliative Care: Gastrointestinal symptoms. Version 3, 2010

Tramer MR, Carroll D, Campbell FA et al. Cannabinoids for control of chemotherapy induced nausea and vomiting: quantitative systematic review. BMJ 2001; 323: 16–21

Consensus-Group of palliative ch (Bigorio-group). Nausea und Erbrechen. Best practice. http://www.palliative.ch/fileadmin/user_upload/palliative/fachwelt/E_Standards/E_12_5_bigorio_2003_Nausea_de.pdf

The Guidelines and Protocols Advisory Committee (Canada). Palliative Care for the patient with incurable cancer or advanced disease. Part two: Nausea and vomiting. www.bcguidelines.ca/guideline_palliative1.html

Vancouver Island Health Authority (VIHA). EOL Symptom Guidelines. 2008, www.viha.ca

10. Durchfall

Daniel Rauch

Einführung

Durchfall tritt bei 10–14 % der Patienten mit einer Neoplasie im fortgeschrittenen Stadium auf und ist somit viel seltener als die Verstopfung. Prävalenz und Grad der Durchfallerkrankung variieren stark. Durchfall wird definiert als Ausscheidung von mehr als 3 bis 4 weichen oder wässrigen Stühlen pro Tag. Der Patient spricht aber vielleicht schon von Durchfall bei einem einzelnen weichen Stuhl, bei häufigem Stuhlgang mit normaler Konsistenz oder bei Stuhlinkontinenz.

Die genaue Anamnese und ein systematisches Vorgehen bei der Abklärung sind deshalb wichtig.

Ursachen

Ursachen einer Diarrhö können sein:

- Paradoxe Diarrhö: Kotballen bei hartnäckiger Verstopfung oder ein intestinaler Tumor führen zu einem intermittierenden oder kompletten Darmverschluss. Dennoch können zwischenzeitliche Stuhlentleerungen, häufig in Form von wässriger Diarrhö, im Wechsel mit Obstipation auftreten.
- Medikamente (ohne Chemotherapeutika, s. u.):
  - Laxanzien: individuelle Überdosierung bei Obstipation. Dies ist, zusammen mit der paradoxen Diarrhö, die häufigste Ursache für Durchfall in der Palliativmedizin/-pflege.
  - Antibiotika. Mechanismen: Störung der Darmflora mit sekundärer Überwucherung durch pathogene Mikroorganismen, direkte toxische Wirkung der Darmflora, pharmakologischer Einfluss auf die Darmmotilität.

    Wichtig ist die Abgrenzung der Antibiotika-assoziierten Diarrhö von der Clostridium-difficile-Infektion, welche bis zu 20 % der Fälle ausmacht. Mittels Stuhlprobe kann das Clostridium-difficile-Toxin nachgewiesen werden.

  - Magnesiumhaltige Antazida
  - NSAR
  - Eisen
  - Sorbitol (als Ersatzzucker in verschiedenen Sirupen enthalten)
  - Diuretika, Herzglykoside, Propranolol und andere.
- Enterale Sondenernährung: zu rasche Verabreichung des Produkts, Flasche zu kalt, Osmolarität zu hoch, Unverträglichkeit gegenüber dem Produkt, schlecht liegende Sonde.
- Radiotherapie im Abdominal- und Beckenbereich. Die Inzidenz dieser Diarrhö ist ab der 3. Behandlungswoche zunehmend und kann auch nach Ende der Radiotherapie persistieren. Chronische Diarrhö nach Radiotherapie als persistierender postaktinischer Schleimhautschaden.
- Malabsorptionsyndrome:
  - Pankreaskarzinom, Status nach Pankreatektomie/Pankreasinsuffizienz, St. nach Whipple-Operation
  - Status nach Gastrektomie
  - Status nach Resektion des Ileums
  - Status nach totaler Kolektomie (reduzierte Wasserresorption), Short-Bowel-Syndrom
  - Blindschlingen-Syndrome.
- Tumoren:
  - Kolon- oder Rektumtumor mit paradoxer Diarrhö
  - endokrinologisch aktiver Tumor: Karzinoid, Vipom, Zollinger-Ellison-Syndrom, Verner-Morrison-Syndrom mit Lebermetastasen
  - Lymphome.
- Blasen-Kolon-Fistel oder Blasen-Rektum-Fistel.
- Begleiterkrankungen, welche eine Diarrhö begünstigen:
  - Diabetes
  - Hyperthyreose
  - entzündliche Darmerkrankungen: Morbus Crohn, Colitis ulcerosa, HIV-Erkrankung
  - Colon irritabile
  - gastrointestinale Infektionen durch Bakterien, Viren, Parasiten oder Pilze (z. B. Clostridium difficile, Clostridium perfringens, Bacillus cereus, Giardia lamblia, Salmonella, Cryptosporidium, Campylobacter, Rotavirus u. a.)
  - Amyloidose der Darmschleimhaut
  - Laktoseintoleranz und/oder Glutenunverträglichkeit.

Chemotherapie-induzierter Durchfall

Diarrhö ist eine häufige Nebenwirkung bei palliativen Chemotherapien, insbesondere beim kolorektalen Karzinom.

Die häufigsten Chemotherapeutika, welche eine Diarrhö verursachen können, sind: Irinotecan, 5-Fluouracil, Capecitabine, Cisplatin, Docetaxel, Methotrexat, Topotecan u. a., seltener Oxalitplatin.

Insbesondere Irinotecan kann zu rasch auftretenden schweren Diarrhöen führen mit Dehydratation, Niereninsuffizienz und thromboembolischen Ereignissen.

Chemotherapie-induzierte Diarrhö kompliziert durch eine Neutropenie kann zu einer schweren gramnegativen Sepsis mit hoher Mortalität führen.

Neuere Antikörperbehandlungen, speziell Tyrosinkinaseinhibitoren und deren Liganden, führen auch zu Durchfallepisoden, z. B.: Gefetinib (Tarceva®), Sunitinib (Sutent®), Sorafenib (Nexavar®), Lapatinib (Tyverb®).

Diagnostik

Anamnese

- Datum und Umstände des Auftretens feststellen. Ging den Durchfällen eine Obstipation voran? (Bei plötzlichem Auftreten von Diarrhö nach einer Phase der Obstipation an die Möglichkeit von Kotballen denken.)
- Wie ist die tägliche Stuhlfrequenz?
- Ist eine Stuhlinkontinenz vorhanden?
- Wie sieht der Stuhl aus? Geformt/ungeformt/flüssig? Farbe? Schwimmt der Stuhl?
- Gehen dem Stuhlgang Krämpfe voraus?
- Medikamentenanamnese.

Klinische Untersuchung

- Abdominalstatus, besonders beachten: Abdominalgeräusche, palpable Tumormassen oder Stuhlwalze
- Rektalpalpation: Sphinktertonus, perianale Sensibilität, Stuhl im Mastdarm, Raumforderung
- bei Verdacht auf Kotballen, die hoch liegen und durch Rektalpalpation nicht feststellbar sein können: Röntgenaufnahme Abdomen leer (s. Kap. 11).

Weitere Untersuchungen sollten in Abhängigkeit von der vermuteten Ätiologie und den daraus abzuleitenden therapeutischen Maßnahmen erfolgen.

Therapie

Die Behandlung ist häufig empirisch und unspezifisch. Falls möglich und sinnvoll, gilt es, parallel die Ursache festzustellen und anzugehen.

Allgemeine Maßnahmen

- Laxanzien während 24 bis 48 Stunden absetzen. Wiederaufnahme in einer Dosierung, die um etwa 30 % reduziert ist.
- Anpassung der Ernährung, Einnahme von Flüssigkeit und Kohlehydraten (Toast, Reis). Nahrungsfasern und Milchprodukte vermeiden.
- Allmählich wieder Eiweiß, später auch Fett in die Nahrung einbauen.
- Eine allfällige Dehydratation (s. Kap. 17) oder Elektrolytstörung behandeln:
  - Wenn möglich: orale Rehydrierung. Herstellung einer Rehydratationslösung: 1 l Wasser mit 2 g NaCl und 50 g Zucker
  - wenn nötig: subkutane Rehydrierung.
- Hautschutz im Perianal- und Perinealbereich: Hygienemaßnahmen, Schutzpaste auftragen, zum Beispiel Oxyplastin®.
- Antidiarrhoika:
  - z.B. Loperamid; Dosierung: Initialdosis maximal 4 mg; weitere Gaben alle 2 Stunden 2 mg, bis die Darmtätigkeit während 12 Stunden ruhig bleibt. Maximal 20 mg pro Tag, gleichmäßig verteilt
  - perorales Morphin, das abhängig vom Therapieerfolg dosiert wird
  - bei Resorptionsstörungen kann es sinnvoll sein, Morphin s.c. zu verabreichen, bis eine befriedigende Kontrolle der Diarrhö erreicht ist. Vor allem eine Diarrhö bei HIV-Patienten kann dies erforderlich machen. Morphin mit verzögerter Freisetzung ist nicht zur symptomatischen Diarrhöbehandlung geeignet, weil für seine Resorption die Transitzeit zu kurz sein könnte
  - vom Apotheker hergestellt: Tinctura opii.

Spezifische Maßnahmen – spezielle Situationen

- Diarrhö-auslösende Medikamente absetzen; insbesondere bei Antibiotika-assoziierter Diarrhö.
- Antibiotikatherapie neu beurteilen, allenfalls absetzen, Stuhluntersuchung auf Clostridium difficile und gegebenenfalls Beginn einer Behandlung mit Metronidazol (2 × 500 mg tägl.).
- Chemotherapie-induzierte Diarrhö:
  - unbedingt rasche und genügende Rehydratation
  - Antibiotika, z.B. Ciprofloxacin (2 × tägl. 500 mg) insbesondere bei Neutropenie.

- Enterale Ernährung:
  Kontrolle der Lage der Sonde, der Verabreichungsgeschwindigkeit, der Flaschentemperatur und der Osmolarität des Produkts; Unverträglichkeiten ausschließen.
- Strahlenbedingte Enteritis:
  - Kortikoide (Prednison 20–50 mg), Cholestyramin (4–12 g täglich) oder Acetylsalicylsäure zeigen eine gewisse Wirksamkeit.
- Dumpingsyndrom nach Gastrektomie: die Nahrung auf zahlreiche kleine Mahlzeiten verteilen.
- Steatorrhö:
  - Verschreibung von Pankreasenzymen (z.B. Pankreatin; kann bei höherem Magen-pH eine bessere Wirkung entfalten, weshalb die Kombination, z.B. mit einem PPI oder einem H_2-Blocker, sinnvoll sein kann)
  - bei Tumorkompression der Gallenwege Kortikosteroide zur Dekompression in Betracht ziehen.
- Diarrhö nach Resektion des Ileums: Cholestyramin 4–12 g, 3-mal täglich.
- Kolorektales Karzinom mit Diarrhö oder/und Blutabgang:
  - palliative Operation bei persistierender Diarrhö
  - bei Blutung oder Schleimabgang palliative Laserkoagulation
  - palliative Radiotherapie bei Schmerzen, Blutung oder tumorbedingter Diarrhö
  - Applikation eines lokalen Hämostatikums, z.B. Sucralfat, Tranexamsäure, Alaunlösung 1 %.
- Übelriechende Abgänge: Antibiotika mit Wirkung auf anaerobe Keime in Betracht ziehen, z.B. Metronidazol systemisch (Flagyl®-Tabletten).
- Abgang von Schleim: Atropinderivate in Betracht ziehen, z.B. Glycopyrronium, das die Blut-Hirn-Schranke kaum passiert (parenterale Verabreichung, 0,1–0,2 mg vorzugsweise s.c., alle 6 bis 8 Stunden, je nach Ansprechen anpassen).
- Urinfisteln ins Rektum: Wenn ätiologisch nichts dagegen spricht, Katheterisierung in Betracht ziehen oder eventuell die Verschreibung von Desmopressin-Spray abends.
- Einsatz von Thalidomide: Dieses onkologisch eingesetzte Medikament hat antiangiogenetische und antiinflammatorische Effekte. In bisherigen Untersuchungen zeigt es insbesondere gute Effekte bei der Behandlung von chronischem Chemotherapie-induziertem Durchfall mit Irinotecan und bei HIV-Patienten.
- Bei schwerer Diarrhö, die mit den üblichen Maßnahmen nicht beherrscht wird, eine Octreotidbehandlung versuchen. Die Verabreichung dieses

Somatostatin-Analogons hat sich als wirksam bei Diarrhö verschiedener Ursache erwiesen, wie z. B. bei endokrinen Tumoren, Status nach Ileostomie, Darmfisteln, bei sekretorischer Diarrhö bei HIV-Patienten und bei Chemotherapie-induzierter Diarrhö. Dosierung: Initialdosierung: 100–200 µg s. c., intermittierend (alle 8 bis 12 Stunden) oder kontinuierlich (Tagesdosis: bis 600 µg). Teuer.

Literatur

Alderman J. Diarrhea in Palliative Care. J Palliat Med 2005; 8 (2): 449–50

Cleeland CS, Mendoza TR, Wang XS, Chou C, Harle MT, Morrissey M, Engstrom MC. Assessing symptom distress in cancer patients. Cancer 2000; 89 (7): 1634–46

Sharma R, Clarke SJ. Management of chemotherapy-induced nausea, vomiting, oral mucositis, and diarrhoea. Lancet oncology 2005; 6: 93–102

Sykes N. Constipation and diarrhoea. In: Hanks G, Cherny NI, Christakis NA, Fallon M, Kaasa S, Portenoy RK (eds.). Oxford Textbook of Palliative Medicine. 4rd ed. Oxford University Press, Oxford 2009: 383 ff.

National Cancer Institute. Supportive care, gastrointestinal complications. http://www.cancer.gov/cancertopics/pdq/supportivecare/gastrointestinalcomplications/HealthProfessional, last modified 9.10.2013

11. Verstopfung

Claudia Mazzocato

Einleitung

Als Verstopfung bezeichnet man eine erschwerte und/oder zu seltene Darmentleerung (weniger als ein Stuhlgang alle drei Tage oder gegenüber den Gewohnheiten des Patienten verringerte Häufigkeit der Stuhlgänge), mit oder ohne Verhärtung des Stuhls. Gemeinhin geht sie mit Begleitsymptomen einher, etwa Appetitlosigkeit, Übelkeit oder gar Erbrechen, Blähbauch oder Schmerzen. Die Prävalenz unter Palliativpatienten, die keine Opioide erhalten, beträgt 50 %, bei solchen, die Opioide erhalten, liegt sie bei 90 %.

Ätiologie

Verstopfung geht meist auf mehrere Ursachen zurück (**Tab. 11-1**) und erfordert eine gezielte, spezifische und symptomatische Behandlung.

Tabelle 11-1: Häufige Ätiologien der Verstopfung.

Allgemeine Ursachen	Hohes Lebensalter, eingeschränkte Mobilität, schlecht zugängliche Toiletten, mangelnde Intimität, verringerte Nahrungs- und Flüssigkeitsaufnahme, ballaststoffarme Ernährung, Fatigue, Depression, Delirium, Sedierung
Anatomische Läsionen	Darmobstruktion, Tumor in Bauch- oder Beckenregion, postaktinische Fibrose, Schmerzhafte anorektale Läsionen: Analfissuren, Hämorrhoiden, Abszess
Pharmaka	Opioide (s. a. Kap. 5), andere: Anticholinergika, 5-HT3-Antagonisten, Spasmolytika, trizyklische Antidepressiva, Phenothiazine, Antazida, Diuretika, Antikonvulsiva, Eisen, Antihypertensiva, Zytostatika (Vincaalkaloide), Barium
Störungen des Elektrolythaushaltes, metabolische oder endokrine Störungen	Dehydratation, Hyperkalzämie, Hypokaliämie, Niereninsuffizienz, Diabetes, Hypothyreose
Neurologische Störungen	Vegetative Dystonie (vgl. Kap. 7), Gehirntumor, Rückenmarkläsionen, Infiltration der Sakralnerven, amyotrophe Lateralsklerose, Parkinson-Krankheit, Demenz

Folgen

Die direkten Auswirkungen der Verstopfung und die Begleitsymptome beeinträchtigen die Lebensqualität des Patienten stark, überdies ist sie für die Angehörigen ein Stressfaktor. Unbehandelt kann sie zu Stuhlinkontinenz, Harnverhaltung, Delirium, Darmobstruktion und Darmperforation führen.

Diagnose

Evaluierung: in Anbetracht der hohen Prävalenz mindestens zweimal pro Woche.

Anamnese

- Häufigkeit, Konsistenz und Volumen der Stuhlgänge, Schleim oder Blut im Stuhl, Mühelosigkeit und Dauer der Entleerung, Ausscheidung von Gasen
- Begleitsymptome: Appetitlosigkeit, Übelkeit, Erbrechen, Blähbauch, Schmerzen, Harninkontinenz oder -verhaltung, Delirium
- Verwendung von Abführmitteln und deren Wirkung, Einnahme verstopfender Medikamente
- Komorbiditäten (Immobilisation), Art der Ernährung, Hydratation.

Klinische Untersuchung

- Suche nach Kotballen oder Tumoren, Anzeichen einer Okklusion, Suche nach Stuhl oder eines Fäkaloms mittels Rektaluntersuchung (unerlässlich)
- Abdomenröntgen ohne Kontrastmittel: Beurteilung des Ausmaßes der Koprostase (Obstipationsscore, **Abb. 11-1**), hoher Score erhärtet Verdacht auf Verstopfung, obwohl Anamnese und klinische Untersuchung nicht darauf hindeuten
- kein Ansprechen auf Abführmittel, Verdacht auf Obstruktion oder Fäkalom
- cave: Auch bei normaler Häufigkeit der Stuhlgänge sind eine Verstopfung und ihre Folgen nicht ausgeschlossen. Paradoxer Durchfall (s. Kap. 10) kann eine Verstopfung maskieren.

Ziehen Sie zwei diagonale Linien, die sich auf Höhe des Nabels kreuzen, und teilen Sie so das Abdomen in vier Abschnitte, die dem aufsteigenden, querverlaufenden, absteigenden und s-förmigen Teil des Dickdarms entsprechen. Beurteilen Sie die Stuhlmenge in jedem der Dickdarmabschnitte auf einer Skala von 0 bis 3:
0 = kein Stuhl
1 = Stuhl füllt < 50 % des Hohlraums
2 = Stuhl füllt > 50 % des Hohlraums
3 = Stuhl füllt den gesamten Hohlraum
Durch Addition der Scores der einzelnen Abschnitte erhält man den Gesamtscore, der einen Wert von 0 bis 12 betragen kann. Ein Score von ≥ 7/12 weist auf eine schwere Verstopfung hin, die eine längere, gezielte Behandlung zur Leerung des Dickdarms erfordert.

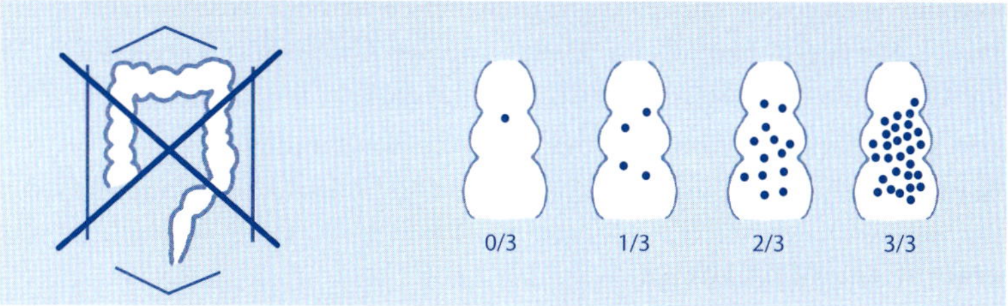

Abbildung 11-1: Obstipationsscore. (nach Pereira J, Bruera E. Edmonton Aid to Palliative Care 1996).

Behandlung

Es werden zwei Ziele verfolgt: der Verstopfung vorbeugen und, sollte sie schon vorhanden sein, sie rasch behandeln.

Nichtmedikamentöse Maßnahmen

- Erläutern Sie dem Patienten, wie wichtig Prävention und Behandlung für die Lebensqualität sind.
- Falls möglich und angemessen, geben Sie einer ausreichenden Hydratation und einer ballaststoffreichen Ernährung den Vorzug (strittig bei Vorliegen einer durch Opiate oder vegetative Dystonie ausgelösten Verstopfung), fördern Sie die Mobilisation.
- Schaffen Sie ein günstiges Umfeld hinsichtlich der Intimsphäre, des Zugangs zu den Toiletten, und achten Sie auf bequemes Sitzen auf der Toilette.
- Behandeln Sie Schmerzen, Analfissuren, Hämorrhoiden und andere Symptome.
- Verringern Sie die Dosis verstopfender Arzneimittel oder setzen Sie diese ganz ab.

Medikamentöse Maßnahmen zur Prävention oder Behandlung

In Ermangelung wissenschaftlicher Evidenz hängen sie in hohem Maße von den lokalen Praktiken und Gewohnheiten ab.

Vorbeugende Maßnahmen, besonders bei Verschreibung eines Opioids oder eines anderen verstopfenden Medikamentes:

- osmotische Abführmittel, etwa Polyethylenglycol (Macrogol) 1 bis 2 Beutel täglich oder Laktulose 10 ml täglich (cave: blähend), bei hartem Stuhl, und/oder
- stimulierende Abführmittel, etwa Natriumpicosulfat 5 bis 10 Tropfen täglich oder Bisacodyl 5 bis 10 mg täglich, bei zu seltenen Stuhlgängen.
- Passen Sie gegebenenfalls die Dosierung der Abführmittel etwa alle 3 Tage an: Wirkeintritt osmotischer Abführmittel nach 24 bis 72 Stunden, Wirkeintritt stimulierender Abführmittel nach 6 bis 12 Stunden.
- Bei Patienten, die Opioide erhalten, sind Quellmittel kontraindiziert.

Therapeutische Maßnahmen:

- Bei unzureichendem Ansprechen auf orale Abführmittel oder Unmöglichkeit der oralen Verabreichung werden Glyzerinzäpfchen (im Falle harten Stuhls), Bisacodylzäpfchen (im Falle weichen Stuhls) oder wenn nötig Klistiere (z.B. Practo-Clyss®) eingesetzt, im Bedarfsfall auch wiederholt. Die rektale Verabreichung ist bei lokalen Komplikationen (Abszess, Fistel, Perforationsgefahr) oder schwerer Thrombozytopenie kontraindiziert.
- Bei Bedarf Kombination mit einem Prokinetikum, etwa Metoclopramid oder Domperidon.

Proximale Stuhlimpaktion (Macrogol):

- Polyethylenglycol (Macrogol) 6 Beutel innert 6 Stunden in 1 l Wasser (maximal 2 Beutel pro Stunde bei Herzinsuffizienz), an den 3 darauffolgenden Tagen wiederholen, oder
- Cololyt®, 1 Beutel in 1 l Wasser, 200 ml pro 24 h an 2 bis 3 aufeinanderfolgenden Tagen
- großes Klistier zur Anregung der Peristaltik.

Distale Stuhlimpaktion:

- kleines Ölklistier, am nächsten Tag gefolgt von einem kleinen oder großen Klistier mit einer Kochsalzlösung (Ballonkatheter bei Schwierigkeiten, den Einlauf zu halten). Bei Vorliegen von Hämorrhoiden oder schmerzhaften Analfissuren: Lokalanästhesie (etwa mit Lidocain) eine Stunde vor dem Einlauf.

- Bei Misserfolg manuelle Ausräumung: vorherige Anwendung eines Lokalanästhetikums und Prämedikation mit Morphin und Midazolam oder Lorazepam.
- Kontraindiziert sind Einläufe und manuelle Ausräumung bei rektalen Hämorrhagien oder Tumoren, dekompensierten Kardiopathien mit Arrhythmierisiko und schweren Thrombozytopenien.

Spezifische Opioidrezeptor-Antagonisten: wirken ausschließlich bei opioidinduzierter Verstopfung:

- Methylnaltrexon s.c./i.v. 0,15 mg/kg/Tag bei schwerer, nicht auf Abführmittel ansprechender Verstopfung; Wirkeintritt nach 1 bis 4 Stunden. (Vor dem Einsatz dieses Medikaments wird empfohlen, mit einem Spezialisten mit entsprechender Erfahrung Rücksprache zu nehmen.)
- Targin®: Naloxon kombiniert mit retardiertem Oxycodon; Tagesmaximaldosis 80/40 mg. Da die Verstopfung bei fortgeschrittener konsumierender Krankheit fast immer multikausal ist, ist die Wirkung oft enttäuschend.

Verstopfung bei querschnittgelähmten Patienten: Holen Sie die Meinung eines Spezialisten ein.

Literatur

American College of Gastroenterology Chronik Constipation Task Force. An evidence-based approach to the management of chronic constipation in North America. Am J Gastroenterol 2005; 100: S1–S4

Bosshard W, Dreher R, Schnegg JF, Bula C. The treatment of chronic constipation in elderly people. Drugs Aging 2004; 21: 911–30

Candy B, Jones L, Goodman ML, Drake R, Tookman A. Laxatives or methylnaltrexone for the management of constipation in palliative care patients. Cochrane Database of Systematic Reviews 2011; 1: CD003448

Larkin PJ, Sykes NP, Centeno C et al. The management of constipation in palliative care: clinical practice recommandations. Palliat Med 2008; 22: 796–807

Librach SL, Bouvette M, Farley J et al. Consensus recommandations for the management of constipation in patients with advanced, progressive illnes. J Pain Symtom Manage 2010; 40: 761–773

Miles CL, Fellowes D, Goodman ML, Wilkinson S. Laxatives for the management of constipation in palliative care patients. Cochrane Database of Systematic Reviews 2006; 4: CD003448

http://www.palliative.ch/fileadmin/user_upload/palliative/fachwelt/E_Standards/E_12_2_bigorio_2007_Obstipation_de.pdf

12. Darmverschluss

Claudia Mazzocato

Einleitung

Ein Darmverschluss (Ileus) tritt bei Tumoren in Bauch- oder Beckenregion und bei bestimmten extraabdominalen Neoplasmen (Mamma- und Lungenkarzinom, Melanom) häufig als Komplikation auf. Er entwickelt sich oft schleichend, unbemerkt und kann eine gewisse Zeit lang partiell bleiben. Die klinischen Symptome (Übelkeit und Erbrechen, anhaltender oder krampfartiger Bauchschmerz, Bauchblähung, Stillstand der Darmpassage und falscher Durchfall) variieren in Abhängigkeit von Ort und Ausmaß des Verschlusses.

Ätiologie

Ursache ist eine mechanische Störung der Darmmotilität; diese kann auf einer intraluminalen Okklusion beruhen oder – häufiger – auf dem Druck, den ein Tumor von außen ausübt, besonders im Rahmen einer Peritonealkarzinose. Die Ätiologie kann auch «gutartig» sein (Adhäsionen, Hernie, Fäkalom usw.). Der Verschluss kann partiell oder vollständig sein, eng lokalisiert oder häufiger multipel. Oft spielt auch eine paralytische Komponente eine Rolle, die mit bestimmten Störungen und Arzneimitteln in Zusammenhang steht (**Tab. 12-1**).

Tabelle 12-1: Ätiologische Faktoren des paralytischen Ileus.

Tumorbedingt	Infiltration des Solarplexus oder des mesenteriellen Plexus Paraneoplastische Dysautonomie
Medikamentös	Opioide andere Arzneimittel (s. Kap. 11)
Metabolische Störungen	Hyperkalzämie, Hypokaliämie
Andere	Peritonitis Postaktinische Fibrose Reflektorisch (Mesenterialinfarkt, Pankreatitis)

Prognose

Die Lebenserwartung von Patienten, die an einer fortgeschrittenen Krebserkrankung leiden und für die keine spezifische Tumortherapie mehr zur Verfügung steht, beträgt einige Wochen bis Monate. Da der Ileus gerade bei Peritonealkarzinose oft nicht von einem Moment auf den anderen zum Verschluss führt, sondern die Symptome über längere Zeit zu- und abnehmen, begleitet vom ständigen Wechsel von Hoffnung und Enttäuschung, ist die Kommunikation mit den Betroffenen wie auch eine Diskussion des Behandlungsplans besonders wichtig. Der Ileus ist ein typisches Beispiel für viele Situationen in der Palliativmedizin, die den Patienten, die Angehörigen und die Betreuenden dem belastenden Wechselbad der Gefühle aussetzen und in denen es schwierig ist, einen guten Weg zwischen therapeutischem Übereifer und Nihilismus zu finden.

Behandlung

Die Art der Therapie hängt vom Entwicklungsstadium des Tumors, von der Prognose, den verfügbaren chirurgischen und onkologischen Behandlungen, vom Allgemeinzustand des Patienten und von seinen Präferenzen ab. Eine Computertomographie des Bauchraums ist die paraklinische Untersuchung der Wahl zur Feststellung der Obstruktion, zur Beurteilung des Ausmaßes des Tumors und zur Richtungsweisung der therapeutischen Maßnahmen. Diese Technik steht aber nur in der Klinik zur Verfügung: Gerade der Hausarzt wird deshalb vor der Entscheidung stehen, ob er sich auf seine Sinne verlässt, allenfalls ergänzt mit einer Röntgenaufnahme des Abdomens oder einer Ultraschaluntersuchung, oder ob es für den Patienten nützlich und zumutbar ist, dass er sich mit einer CT-Untersuchung absichert. Dies unterstreicht, wie wichtig die Fähigkeit zur prognostischen Einschätzung und wie nützlich deshalb die Kenntnis des natürlichen Krankheitsverlaufs (und damit oft des interdisziplinären Austauschs) ist.

Chirurgische Behandlung

Ziel ist, die Lebensqualität des Patienten zu verbessern. Die Möglichkeit eines chirurgischen Eingriffs sollte immer in Betracht gezogen werden, allerdings muss dessen Indikation angesichts der hohen Operationssterblichkeit und Komplikationswahrscheinlichkeit wohlerwogen sein. Die absoluten und relativen Kontraindikationen sind in **Tabelle 12-2** zusammengefasst.

Tabelle 12-2: Kontraindikationen für chirurgische Eingriffe bei Ileus.

Absolute Kontraindikationen	Relative Kontraindikationen
• Vor Kurzem erfolgte Laparotomie hat die Unmöglichkeit weiterer chirurgischer Eingriffe gezeigt • Eine Laparotomie hat eine Ausstreuung des Tumors gezeigt • Infiltration des proximalen Magens • Gesicherte Peritonealkarzinose mit objektiver Motilitätsstörung • Palpation von mehreren Massen im Bauchraum • Massiver Aszites, der sich nach einer Drainage rasch wieder bildet	• Schwer kontrollierbare Symptome, die auf extraabdominalen Metastasen beruhen • Asymptomatische, aber stark metastasierende Krebserkrankung • Niedriger Leistungsscore • Schlechter Ernährungszustand • Hohes Lebensalter und Kachexie • Vorangegangene Strahlentherapie im Bauch- oder Beckenraum

Endoskopische Implantation eines endoluminalen Stents

Stents stellen bei Patienten mit fortgeschrittener Krebserkrankung und hohem Operationsrisiko eine Alternative zum chirurgischen Eingriff bei einem Verschluss des Pylorus, des proximalen Zwölffingerdarms oder des Kolons dar. Bei multiplen Verschlüssen und Peritonealkarzinose sind sie kontraindiziert. Die häufigsten Komplikationen sind ein neuerlicher Verschluss des Lumens durch den Tumor und eine Migration des Stents.

Medikamentöse Behandlung

Es wird empfohlen, alle Patienten – ungeachtet der allfälligen Möglichkeit anderer Therapien – medikamentös zu behandeln. Ziel ist die Linderung der Übelkeit, des Erbrechens und der Schmerzen. Die Medikamente sind s.c. oder i.v. zu verabreichen.

Übelkeit und Erbrechen:

- Octreotid: Mittel erster Wahl aufgrund seiner starken und schnellen sekretionshemmenden Wirkung.
  - Initialdosen: 0,1–0,2 mg s.c. alle 8 h oder 0,3–0,6 mg i.v. Dauerinfusion, ausnahmsweise steigerbar bis zur Maximaldosis von 1,2 mg pro Tag.
  - Für die subkutane Verabreichung: Wärmen Sie die Ampulle in der Hand vor, injizieren Sie die Lösung langsam, um so den Schmerz an der Injektionsstelle möglichst gering zu halten, und wechseln Sie die Stelle der Flügelkanüle alle 3 Tage. Die Wirkung von Octreotid kann bei sorgfältiger Indikationsstellung eklatant sein. Es handelt sich aber um eine Off-La-

bel-Verschreibung: Die Konsultation eines Kollegen mit entsprechender Praxiserfahrung wird deshalb empfohlen.

- Anticholinergika: in Kombination mit Octreotid im Falle einer ungenügenden Wirkung oder als Ersatz für Octreotid, sobald die Symptome unter Kontrolle sind.
  - Hyoscin-Butylbromid 60–120 mg täglich s.c. (in Dosen alle 4 Stunden oder als Dauerinfusion) oder i.v. als Dauerinfusion (Tagesmaximaldosis: 240 mg), oder Glycopyrrolat s.c. 0,1–0,2 mg alle 4 h (Tagesmaximaldosis: 1,2 mg).
- Antiemetika (s. Kap. 9):
  - Metoclopramid 60–120 mg täglich s.c./i.v. bei partiellem, hauptsächlich paralytischem Verschluss, kontraindiziert bei Kolikschmerzen und vollständigem Verschluss oder
  - Haloperidol s.c. 0,5–1 mg alle 8–12 h, bei unbefriedigender Wirkung 1,5 mg pro Tag steigerbar.
- Dexamethason: 8–16 mg täglich (in den ersten 3 Tagen auch bis zu 40 mg täglich) s.c. oder i.v. in 1 oder 2 Injektionen morgens und mittags im Falle einer ungenügenden Wirkung der anderen Behandlungen; falls nach 7 Tagen ein klinisches Ansprechen zu beobachten ist, reduzieren Sie die Dosen schrittweise bis zur geringsten wirksamen Dosis; falls kein Ansprechen feststellbar ist, beenden Sie die Behandlung. Kann überdies zur Schmerzbehandlung beitragen.

Schmerzbehandlung (s. Kap. 5):

- Meist ist der Einsatz stark wirksamer Opioide s.c. oder i.v. notwendig. Bei Kolikschmerzen oder vollständigem Verschluss:
  - Setzen Sie Prokinetika (etwa Metoclopramid oder Domperidon) ab.
  - Kombinieren Sie bei Bedarf die Opioide mit Spasmolytika (etwa Hyoscin-Butylbromid oder als Mittel zweiter Wahl Metamizol).

Transnasale Magensonde, perkutane endoskopische Gastrostomie (PEG)

Transnasale Magensonden gelten als vorübergehende Maßnahme und werden hautsächlich präoperativ oder in der Wartezeit bis zum Wirkeintritt der medikamentösen Behandlung der Symptome eingesetzt. Langfristig ist PEG-Sonden der Vorzug zu geben. Diese sind allerdings kontraindiziert bei portaler Hypertension, schwerem Aszites, Magengeschwür, Blutungsrisiko und Antikoagulanzien-Einnahme. Als häufigste Komplikationen können Migration, Ablösung oder Verstopfung des Schlauchs, eine Infektion an der Durchtrittsstelle und Schmerzen auftreten.

Hydratation

Siehe Kap. 17.

Parenterale Ernährung

Siehe Kap. 7.

Literatur

Harris GJ, Senagorea AJ, Laverya IC, Fazioa VW. The management of neoplastic colorectal obstruction with colonic endoluminal stenting device (review). Am J Surg 2001; 181: 499–506

Helyer L, Easson AM. Surgical approach to malignant bowel obstruction. J Support Oncology 2008; 6: 105–113

Mercadante S, Casuccio A, Mangione S. Medical treatment for inoperable bowel obstruction: a qualitative systemic review. J Pain Symptom Manage 2007; 33: 217–223

Ripamonti C, Easson AM, Gerdes H. Management of malignant obstruction. Eur J Cancer 2008; 44: 1105–1115

13. Dyspnoe

Sophie Pautex, Manfred Kaufmann

Einleitung

Als Dyspnoe bezeichnet man die subjektive Erfahrung von Atembeschwerden, bestehend aus qualitativ unterschiedlichen Empfindungen wechselnder Intensität. Diese Erfahrung beruht auf physiologischen, psychologischen, sozialen und umweltbedingten Faktoren und kann ihrerseits sekundäre physiologische und Verhaltensreaktionen auslösen (Definition der *American Thoracic Society*). Bei der Wahrnehmung der Dyspnoe spielen also – ähnlich wie beim Schmerzempfinden – eine sensorische Dimension (Intensität) und eine affektive Dimension («unangenehm») eine Rolle.

Dyspnoe, das ist, «was der Patient sagt». Genauso wie das Schmerzempfinden muss sie sorgfältig evaluiert werden, indem man ihre Intensität auf einer VAS oder auf einer numerischen Skala misst und nach den auslösenden, verschlimmernden und mildernden Faktoren sowie nach Begleitfaktoren (etwa Depression und Angstzustände) sucht. Sowohl eine schon in Ruhe bestehende als auch eine in anfallsartigen Episoden auftretende Dyspnoe müssen erfasst werden, wie auch deren Auswirkungen auf die alltäglichen Aktivitäten.

Dyspnoe geht sehr häufig mit starken Angstzuständen einher und beeinträchtigt das Wohlbefinden und die Lebensqualität entscheidend.

Die Prävalenz unter den Patienten, die an einer fortgeschrittenen Krebserkrankung leiden, liegt zwischen 30 und 75 %.

Ätiologie

In direktem Zusammenhang mit dem Tumor:
- Pleuraerguss (evtl. bilateral)
- Bronchialobstruktion mit Atelektase
- umfangreiche Schädigung des Parenchymgewebes
- karzinomatöse Lymphangitis
- Perikarderguss

- massive Zunahme des Abdominalvolumens (Aszites, Meteorismus, Verstopfung, Tumoren, Harnverhaltung)
- Parese des Nervus phrenicus oder des Nervus laryngeus recurrens, besonders im Falle einer beidseitigen Parese.

In indirektem Zusammenhang mit dem Tumor:
- Lungenembolie
- Lungenentzündung
- Kachexie und Asthenie mit extremer Muskelschwäche (besonders des Zwerchfells)
- Anämie
- Angst.

In Zusammenhang mit der Behandlung:
- postaktinische Fibrose
- infolge eines chirurgischen Eingriffs (z. B. Lobektomie)
- Chemotherapie (z. B. Bleomycin).

Andere Ätiologien:
- Angstzustände
- COPD
- restriktive Lungenerkrankungen (z. B. interstitielle Lungenerkrankungen)
- Herzinsuffizienz.

Pathophysiologie

Die Physiologie der Atmung und die Pathophysiologie der Dyspnoe sind komplex. Verschiedene Mechanismen können eine Dyspnoe auslösen:
- Stimulation der Chemorezeptoren (Hypoxie, Hyperkapnie) und der peripheren Rezeptoren (Irritationen im Bronchialbaum, Ausmaß der Dehnung des Lungengewebes, Spannung der Atemmuskulatur)
- Steigerung der Atemanstrengung (obstruktives und restriktives Syndrom)
- Muskelschädigung (Muskelatrophie, Kachexie).

Zudem greifen zwei Teufelskreise ineinander:
- Die Steigerung der Atemfrequenz führt zu einer relativen Erhöhung der Totraumventilation und einer Verringerung der alveolären Ventilation.
- Die Dyspnoe löst ein Angstgefühl aus. Dies führt zu einer erhöhten Atemfrequenz, die wiederum die Dyspnoe weiter verschlimmert.

Prognose

Das Auftreten einer Dyspnoe ist häufig ein Indikator für eine schlechte Prognose. Bei einem Tumorleiden ist sie außerdem eines der wenigen Symptome, welches mit Fortschreiten der Krankheit tendenziell stetig zunimmt. Umso mehr soll ihr bei den antizipierenden palliativen Maßnahmen eine zentrale Bedeutung gegeben werden, um nicht nur die Atemnot selbst, sondern auch die Angst vor deren obligaten Verschlechterung einzudämmen.

Behandlung

Ursachenbezogene Maßnahmen

Ziel ist, die auslösenden und verschlimmernden Faktoren so weit als möglich auszuschalten, sofern der erwartete Nutzen (das heißt die Verbesserung der Symptome) in einem vertretbaren Verhältnis zu den mit der Behandlung verbundenen Nachteilen steht. Unter Berücksichtigung des Allgemeinzustands des Patienten und der Prognose sind in folgenden Situationen spezifische therapeutische Maßnahmen zu diskutieren:

- **Lungenentzündung:** Behandlung mit Antibiotika, eventuell Expektoranzien und Physiotherapie.
- **COPD:** Verschreiben von Bronchospasmolytika und/oder Steroiden. Diskussion der Möglichkeit einer nichtinvasiven Beatmung mit dem Pneumologen.
- **Obstruktion der Atemwege:** Ziehen Sie die Möglichkeit in Betracht, die Atemwege mittels Laser, Stent oder Bestrahlung wieder zu öffnen, besonders wenn die poststenotische Atelektase erst vor Kurzem entstanden und möglicherweise noch reversibel ist. Auch eine Chemotherapie kann diskutiert werden.
- **Karzinomatöse Lymphangitis:** Häufig behandlungsresistent. Ein Therapieversuch mit Kortikosteroiden sollte durchgeführt werden (z. B. Dexamethason 16 mg täglich, nach 3 Tagen schrittweise Dosisreduzierung bis zur geringsten wirksamen Dosis).
- **Postaktinische Fibrose:** Wenden Sie dieselben therapeutischen Maßnahmen an wie im Falle einer karzinomatösen Lymphangitis.
- **Pleuraerguss:** Eine Pleurapunktion kann indiziert sein. Im Falle eines raschen Rezidivs (innert einiger Tage) kann unter Berücksichtigung der Prognose eine Pleurodese in Betracht gezogen werden.
- **Perikarderguss:** Ziehen Sie eine Punktion und eine Drainage in Betracht.

- **Dekompensierte Linksherzinsuffizienz:** Zögern Sie nicht, eine allfällige Überlastung mit Diuretika zu behandeln. Wenden Sie die übliche Behandlung an.
- **Lungenembolie:** Antikoagulation. Allerdings sollte man bei Veränderung des Appetits und/oder der Leberfunktion Antikoagulanzien besonders vorsichtig verschreiben und die Blutgerinnung sorgfältig überwachen.
- **Anämie:** Ziehen Sie ev. eine Transfusion in Betracht, wobei die Prognose, die Begleiterkrankungen (z. B. koronare Herzkrankheit), die Erwartungen des Patienten und der Nutzen, den vorangegangene Transfusionen gebracht haben, zu berücksichtigen sind. Je nach Situation kann eine Behandlung mit Erythropoetin diskutiert werden. Zur Bestimmung der Indikationen wird empfohlen, einen Spezialisten beizuziehen.
- **Aszites:** Verschreiben Sie ev. Diuretika und punktieren Sie den Aszites. (vgl. Kapitel 16)
- **Verstopfung:** s. Kap. 11.
- **Harnverhaltung:** Auf Harnverhaltung als begünstigenden Faktor sollte besonderes Augenmerk gelegt werden, da ihre Bedeutung und Häufigkeit – ähnlich wie die der Verstopfung – unterschätzt werden und beide Störungen zur Verschlimmerung der Beschwerden des Patienten führen.

Pneumologische Aspekte

In diesem Abschnitt wird insbesondere auf typische Problemstellungen bei ausgewählten fortschreitenden, schweren Lungenkrankheiten nichtonkologischer Art eingegangen:

- Der Verlauf von schweren Lungenkrankheiten ist oft charakterisiert durch stufenweise Verschlechterung, ausgelöst durch immer häufigere, stärkere und therapieresistentere Exazerbationen. Der Entscheid, von einem kurativen auf ein palliatives Therapieziel umzustellen, ist in der Regel ein individueller Prozess, der Zeit benötigt. Ganz im Sinne der palliativen Philosophie handelt es sich dabei nicht einfach um ein Umstellen, sondern oft auch um ein Nebeneinander von kurativem und palliativem Ansatz, um ein Gewichten der beiden. Es gibt keine harten, klar definierbaren Parameter für diesen Entscheid. Der Wechsel, das heißt die Umgewichtung des kurativen auf den palliativen (symptomorientierten) Ansatz, wird sinnvollerweise von allen Beteiligten (Patient, Arzt, Angehörige und unterstützendes Netzwerk) in möglichst klarer, offener Kommunikation entwickelt.
- Für ein kuratives Ziel sprechen nicht ausgeschöpfte medikamentöse Therapien und eine erhaltene Lebensqualität in den Intervallen zwischen den Exazerbationen. Im Gegensatz dazu spricht eine massive Einschränkung der

Lebensqualität und immer schwerere und längere Exazerbationen trotz maximaler kurativer Therapien für eine Schwergewichtsverschiebung oder gar Umstellung des Therapieziels. Im Folgenden sind Überlegungen dargestellt, welche in die Gespräche mit Patienten und Angehörigen einfließen und zu einer Entscheidung beitragen können.

- Bei fortgeschrittener, «austherapierter» **COPD** kommt es typischerweise zu immer häufigeren, schwereren Exazerbationen. Diese führen dann immer öfter zu Hospitalisationen und möglicherweise nur noch mit Beatmung überbrückbaren Situationen. Kann im weiteren Verlauf trotz maximaler Therapie (z.B. gemäß den GOLD-Guidelines), keine Stabilisierung erreicht werden, sollte ein palliativer Therapiefokus erwogen werden. Die Entscheidung einer allfällig notwendigen Beatmung wird idealerweise vorausschauend mit dem Patienten besprochen und in einem Behandlungs- und Betreuungsplan festgehalten.
- **Lungenfibrose:** Bei restriktiven Lungenkrankheiten (typischerweise interstitielle Pneumopathien wie Lungenfibrosen) kommt es ebenfalls zu Exazerbationen und schubartiger Verschlechterung. Die medikamentösen Therapiemöglichkeiten sind bei der Lungenfibrose beschränkt. Bei fortgeschrittener Erkrankung hat die Sauerstofftherapie eine zentrale Bedeutung. Die Sauerstoffgabe ist in der Regel unproblematisch. Oft sind diese Patienten eher tachypnoisch und haben eine Hyperventilationstendenz. Die Gefahr einer Hyperkapnie ist klein. Neben einer Nasenbrille kann im Verlauf auch eine Sauerstoffmaske eingesetzt werden, wodurch zusätzlich die sauerstoffangereicherte Mundatmung möglich wird. Bei Bedarf kann mit einer Sauerstoffmaske mit einem Beutelreservoir fast 100% Sauerstoff verabreicht werden. Bei hohen Sauerstoffflüssen wird die Trockenheit der Schleimhäute zum Problem. Abhilfe schaffen befeuchtende Nasensalben oder Verdampfungsgeräte. Bei zunehmendem Leidensdruck, Erschöpfung und Erstickungsängsten sollte der Beginn der Morphiumtherapie nicht aus unberechtigten Ängsten (siehe unten) hinausgeschoben werden.
- **Spezialfall ALS:** Schwere neuromuskuläre Erkrankungen (z.B. amyotrophe Lateralsklerose ALS) stellen eine besondere Herausforderung dar. Eine frühzeitige Thematisierung der Probleme einer Intubation ist sehr wichtig. Mit einer invasiven Beatmung/Tracheostomie kann eine schwierige, irreversible Situation geschaffen werden. Eine invasive Beatmung kann zu einer Leidensverlängerung und zu einer «Sterbensverlängerung» führen, da oft nicht mehr extubiert werden kann. Ein Leben in vollständiger Lähmung am Beatmungsgerät kann die Folge sein. Ein wichtiger Handlungsspielraum (des «Nichtbehandelns») geht verloren. Bei zunehmender respiratorischer Sym-

ptomatik, vor allem im Liegen und in der Nacht, insbesondere bei Hyperkapnie, sollte eine nichtinvasive Beatmung geprüft werden. Grundsätzlich ist im Falle einer ALS eine Beratung an einem spezialisierten Zentrum empfehlenswert (s. a. Kap. 24).

Unspezifische therapeutische Maßnahmen

Allgemeine Maßnahmen

- Informieren Sie den Patienten: Die Kenntnis der Ursachen der Dyspnoe kann dazu beitragen, Ängste zu mindern. Der Arzt gibt dem Patienten zu verstehen, dass er die infrage kommenden Ursachen und folglich die möglichen Behandlungen kennt.
- Schaffen Sie eine ruhige Atmosphäre, vermeiden Sie, sich gegenseitig mit Panik anzustecken, lüften Sie den Raum.
- Bieten Sie einen tragbaren Ventilator an.
- Helfen Sie dem Patienten, eine bequeme Liegeposition zu finden, in der er sich am besten fühlt.
- Verordnen Sie gegebenenfalls eine Gehhilfe.
- Schlagen Sie dem Patienten vor, seine alltäglichen Aktivitäten an die verringerte Atemreserve anzupassen (z. B. sich im Sitzen waschen; um Hilfe bei der Hausarbeit bitten; den Alltag so organisieren, dass er auf einer Etage abläuft; das Bett im Erdgeschoss platzieren). Beraten Sie sich mit dem Pflegepersonal, den Physiotherapeuten usw.
- Bei bestimmten Patienten haben nichtmedikamentöse Therapien eine gute Wirkung gegen Dyspnoe gezeigt, etwa Atemwegsrehabilitation, Erlernen von Atemtechniken, Neurostimulation, Akupunktur oder Entspannungsübungen. Natürlich sind sie der Grunderkrankung (z. B. COPD), dem Krankheitsstadium und Allgemeinzustand des Patienten anzupassen.

Medikamentöse Maßnahmen

- **Sauerstoffzufuhr**: Bei unter Sauerstoffmangel leidenden Patienten versucht man, die Sauerstoffsättigung über 90 % zu halten. Es gibt keine Evidenz, dass Sauerstoff bei normaler Sättigung besser ist als einfache Umgebungsluft. Ebenso wenig gibt es Faktoren, die eine Vorhersage erlauben, ob Sauerstoff die Dyspnoe eines bestimmten Patienten verbessern wird. Man verabreicht – in Abhängigkeit vom Bedarf – 2 bis 6 l/min über eine Sauerstoffbrille. Beurteilen Sie 72 h nach Beginn der Verabreichung die Wirkung des Sauerstoffs. Ein Ventilator oder Handventilator bringt manchmal Linderung.

- **Beatmungstherapie**: In Gegenwart eines chronischen Lungenleidens kann bei starker Dyspnoe mit hyperkapnischer Insuffizienz eine nichtinvasive Beatmung helfen. Bei bestehender, relevanter Störung des Gasaustausches sollte die Sauerstofftherapie aber vorsichtig eingesetzt werden: Dabei besteht zwar die Gefahr einer Carbonarkose, sie wird aber häufig überschätzt. Entscheidend ist die Dynamik der Entstehung einer Hyperkapnie; schnell aufgetretene CO_2-Retentionen führen eher zu hyperkapnischer Somnolenz, langsam entstandene CO_2-Retentionen werden oft erstaunlich gut toleriert. Eine hyperkapnisch bedingte Somnolenz ist nach Reduktion der Sauerstoffdosis in der Regel rasch reversibel. Es wird empfohlen, dazu ein pneumologisches Konsilium einzuholen. Von einer in kurativen Therapien üblichen Monitorisierung des Gasaustausches mittels Blutgasanalyse sollte im palliativen Setting abgesehen werden. Im Gegensatz zu nichtinvasiven Maskenbeatmungen sind invasive Beatmungen (Intubation) bei fortgeschrittenen Lungenkrankheiten problematisch. Der Extubationsprozess kann sehr schwierig werden; es besteht die Gefahr einer Langzeitbeatmung.
- **Morphin** verringert die Wahrnehmung der Dyspnoe. Bei fortschreitender, therapieresistenter Dyspnoe, unabhängig von der Art der Lungenkrankheit, wird deshalb eine Morphiumtherapie verschrieben. Im Gegensatz zum Opiatgebrauch bei Schmerzen, wo manchmal erst höhere Dosen zum Erfolg führen, ist Morphium bei Atemnot in den meisten Fällen schon bei relativ niedrigen Dosen wirksam. (Nach Currow reagieren über 90 % der Responder schon bei einer Tagesdosis von 20 mg p. o.) Mit einer kontinuierlichen Steigerung bis zum gewünschten Effekt kann in der Regel die quälende Dyspnoe und Erstickungsangst adäquat behandelt werden. Ängste des Arztes vor Atemdepression sind bei kontrollierter Steigerung unbegründet und sollten in jedem Fall dem Erreichen des Therapiezieles nicht im Wege stehen.
  - Bei Patienten, die schon aufgrund von Schmerzen mit Opiaten behandelt werden: Die Dosis muss zum zusätzlich atemnotlindernden Wert erhöht werden. Dazu wird eine Dosissteigerung um 25 bis 50 % empfohlen. Die Reservedosen werden sowohl gegen die Schmerzen als auch gegen die Dyspnoe verschrieben (s. Kap. 5).
  - Bei Patienten, die noch nicht mit Opiaten behandelt werden: 5 bis 10 mg Morphin p. o. alle 4 Stunden, mit Reservedosen (können bis zu stündlich wiederholt werden). Auch bei COPD-Patienten sind Opiate hochwirksam. Bis zu 20 bis 30 mg Morphium pro 24 h in normaler oder retardierter Form können unter anfänglicher Überwachung gegeben werden.

- Die Wirkung von Morphin in inhalierbarer Form ist nicht nachgewiesen.

- Zögern Sie nicht, eine begleitende Depression mit SSRI zu behandeln.
- Anxiolytika können bei Bestehen von Ängsten indiziert sein, sind aber nur selten erforderlich; Beispiele: Lorazepam (0,5–1 mg sublingual) oder Midazolam (5 mg p.o./3 mg s.c.).
- Sehen Sie, gemeinsam mit dem Patienten und den Angehörigen, für den Fall, dass die Dyspnoe refraktär wird, die Möglichkeit einer palliativen Sedierung vor (s. Kap. 19).

Zusammenarbeit Arzt – Pflegende

Dyspnoe löst bei allen – Patient, Angehörige und Pflegende – Ängste aus, denn sie geht eng mit einem Gefühl der Lebensbedrohung einher. Die Atemnot des Patienten schürt auch in uns Betreuern Ängste. Wir verfallen dann leicht in eine Hyperaktivität, die uns zwar hilft, die Situation besser auszuhalten. Gleichzeitig ist aber unser Aktivismus den Patienten alles andere als zuträglich. Es ist also wichtig, mit allen gesprochen und die Verhaltensweisen festgelegt zu haben, falls sich die Atmungsschwierigkeiten verschlimmern. Je mehr Klarheit diesbezüglich herrscht, desto besser kann das Pflegepersonal den Patienten und die Angehörigen informieren, um ihnen Sicherheit zu geben und somit die Ängste aller zu mindern.

Die Pflegenden können, zusätzlich zu ihrer beruhigenden und tröstlichen Präsenz, eine Atmosphäre schaffen, die Entspannung und das Gefühl von Geräumigkeit fördert (z.B. halboffene Türen und Fenster, Entfernung unnötiger Dinge aus dem Zimmer, Ventilator, keine überflüssigen Handgriffe, präzise Wortwahl, den Tagesablaufs so organisieren, dass Anstrengungen möglichst vermieden werden). Sie können – wenn möglich mit Unterstützung eines Physiotherapeuten – die Handgriffe und Positionen demonstrieren, die eine wirksame Atmung begünstigen, und im Falle von Sauerstoffbedarf mit dem Patienten besprechen, welche Verabreichungsart bequemer für ihn ist, die Sauerstoffmaske oder -brille.

Die Pflegenden gewährleisten durch regelmäßige Betreuung, dass Mund und Lippen feucht bleiben, um so einer allfälligen Mundtrockenheit vorzubeugen, die das Gefühl der Dyspnoe noch verstärkt. Außerdem kümmern sie sich darum, dass die Umgebungsluft möglichst gut befeuchtet ist.

Ob eine Absaugung des Bronchialsekrets indiziert ist, sollte aufgrund der damit verbundenen Beschwernisse und Gefahren mit dem Arzt sorgfältig besprochen werden.

Literatur

Booth S, Moffat C, Burkin J, Galbraith S, Bausewein C. Nonpharmacological interventions for breathlessness. Current opinion in supportive and palliative care 2011; 5: 77–86

Currow DC et al. Once daily opioids for chronic dyspnea: a dose increment and pharmacovigilance study. JPSM 2011; 42 (3): 388–99

Gallagher R. The use of opioids for dyspnea in advanced disease. CMAJ 2011; 183: 1170

Kamal AH, Maguire JM, Wheeler JL, Currow DC, Abernethy AP. Dyspnea review for the palliative care professional: treatment goals and therapeutic options. Journal of palliative medicine 2012; 15: 106–14

Mahler DA. Understanding mechanisms and documenting plausibility of palliative interventions for dyspnea. Current opinion in supportive and palliative care 2011; 5: 71–6

Mahler DA, Selecky PA, Harrod CG et al. American College of Chest Physicians consensus statement on the management of dyspnea in patients with advanced lung or heart disease. Chest 2010; 137: 674–91

http://www.goldcopd.org/

14. Hautprobleme

Daniel Büche

Einleitung

Die Haut ist ein großes und sichtbares Organ. Viele Symptome, die sich an der Haut manifestieren, haben zwar einen körperlichen Ursprung, zeigen aber starke psychische und soziale Folgen (z. B. Ekel, Scham, Körperbildveränderungen) bis hin zum Wunsch nach Suizidbeihilfe, da sich der Patient in seiner «Haut» (Körper) nicht mehr wohl fühlt. Deshalb sollten Hautsymptome nicht gering geschätzt werden. Im Rahmen dieses Buches gehen wir allerdings vor allem auf die körperlichen Manifestationen und die Behandlung derselben ein. Viele der im Folgenden vorgeschlagenen Maßnahmen betreffen vor allem die Pflege. Doch es ist eine enge Zusammenarbeit zwischen Arzt und Pflegenden gefordert, da Hautprobleme diagnostische Hinweise geben können, durch Medikamente beeinflusst werden sowie die Therapie- und Rehabilitationsplanung mitbestimmen.

Pruritus

Pruritus ist eine unangenehme Hautempfindung, die den Wunsch, sich zu kratzen, hervorruft. Patienten werden dadurch vor allem beim Ruhen und Schlafen oft empfindlich gestört. Kratzspuren sind immer bakteriell besiedelt, können zu lokalen Infektionen führen und sind Eintrittspforte für systemische Infekte.

Ätiologie

Häufige Ursachen von Pruritus beim Palliativpatienten sind:

- dermatogene Ursachen: trockene Haut, entfettende Seifen, maligne Wunden u. a.
- neuropathische Ursachen: postherpetisch, zentrale Nervenläsion (Tumor, Abszess, Thrombose u. a.)
- systemische Faktoren: Cholestase, Urämie, Diabetes mellitus, Hyperparathyreodismus, Parasitose, paraneoplastisch (Lymphome, Polycythaemia vera, Zinkmangel, Eisenmangel, Dehydrierung, Hitze)

- Medikamente: allergisierende Substanzen, nichtallergisierende Histaminfreisetzer, z. B. Opioide
- psychogene Ursachen (Angst, Langeweile).

Pathogenese

Der Pruritus wird analog zum Schmerz von der Körperoberfläche über spezialisierte C-Fasern (zum Teil mit der Schmerzleitung kombinierte Bahnen) zum Hinterhorn des Rückenmarks, von dort über den Tractus spinothalamicus zum Thalamus und weiter zum somatosensorischen Kortex geleitet. Die den Pruritus übermittelnden C-Fasern sind histaminempfindlich.

An der Erregung des Juckreizes sind mehrere Mediatoren beteiligt: Histamin, Proteasen, Gallensalze und Trypsin. Prostaglandin E senkt die Juckreizschwelle. Auch Opioidrezeptoren spielen eine Rolle, sodass Opioid-Antagonisten, z. B. Naloxon, den Juckreiz vermindern und Agonisten den Juckreiz verstärken können. Der Juckreiz wird unter anderem stärker verspürt bei Dehydrierung, Hitze und Angst.

Wir unterscheiden den
- peripheren Pruritus:
  - dermatogen (Reizung des Rezeptors in der Haut)
  - neuropathisch = Läsion im Nervensystem
- zentralen Pruritus:
  - neuropathisch = Läsion im Nervensystem
  - neurogen = keine Läsion im Nervensystem
  - psychogen.

Bedeutung

Gelegentlich ist es für den Patienten schwierig zwischen Schmerz und Pruritus zu unterscheiden, beide Sensationen können ineinander übergehen.

Schlafstörungen können eine Folge des Pruritus sein.

Vorgehen und Behandlung

Falls möglich soll immer die Ursache angegangen werden.

Nichtmedikamentöse Therapie

Diese ist wesentlich und darf nicht vergessen werden, dazu gehört:
- Kühlung (wird meist als hilfreich erlebt)
- Vermeiden von Reizungen der Haut durch Alkoholabreibungen, Wollkleider, von heißem Wasser, alkalischer Seife

- fettende Salben
- keine austrocknenden Waschmittel
- keine scharfen Gewürze, Meiden von Alkohol (verstärkt Juckreiz)
- Arzneimittel als Auslöser in Betracht ziehen und diese weglassen
- Ultraviolett-Licht (reduziert die Mastzellen in der Haut)
- «genug trinken».

Medikamentöse Therapie

Topische Therapie: Menthol in alkoholischer Lösung 0,5 bis 2,0 %, Calmine (enthält Phenol), Antihistaminika enthaltende Salben/Cremes, lokalanästhetische Salben, Capsaicin-Creme 0,025 bis 0,05 %, Nachtkerzenöl.

Systemische Therapie: zu den Wirkungsorten siehe auch **Tab. 14-1**. Als Indikationshilfe siehe **Tab. 14-2**. Sie gibt auch Auskunft über den Level der Evidenz. Hat der Juckreiz keine eindeutige Ursache, so kann nach folgender Stufenleiter vorgegangen werden:

1. **H1-Blocker:** prinzipiell eher mit hoher Dosis beginnen und dann reduzieren. Je sedativer, desto eher antipruriginös, z. B. Hydroxyzin (Atarax® u. a.).

2. **H2-Blocker** können die Wirkung von H1-Blockern bei Urtikaria verstärken: Ranitidin (Zantic® u. a.): 2 × 150 mg.

3. **kombinierte H1- und H2-Blocker:** Doxepin (Sinequan® u. a.), gehört zu den trizyklischen Antidepressiva.

4. **Arzneimittel mit antihistaminer Wirkung** neben anderen Wirkungen. Diese können eingesetzt werden, wenn ihre primäre Wirkung auch erwünscht ist: z. B. Anitdepressiva mit schlafanstoßender Wirkung wie Mirtazapin (Remeron® u. a.) oder Amitriptylin (Tryptizol®, Saroten® u. a.), z. B. Neuroleptika mit sedierender, anxiolytischer und antiemetischer Wirkung, wie Levomepromazine (Nozinan® u. a.), Hydroxyzin (Atarax® u. a.) (wurde nie als Neuroleptikum registriert).

5. **Serotoninerge Arzneimittel:**
   - **5HT3-Antagonist:** Ondansetron (Zofran® u. a.), Mirtazapin (Remeron® u. a)
   - **Serotonin-Reuptake-Hemmer (SSRI):** Paroxetin (Deroxat®): antipruriginöser Effekt, geht nach 4–6 Wochen verloren, 10–30 mg/d. Antipruriginöser Effekt wird bei anderen SSRI nicht beschrieben.

Tabelle 14-1: Wo wirkt welches Antipruriginosum?

	H1	H2	5HT3	5HT2	NK-1	Serotonin-Reuptake-Inhibitor	Opioid-Antagonist	Andere Wirkmechanismen	Übliche Dosis
Chlorphenamin	X								
Cetirizin	X								1 × 5 bis 1 × 10 mg
Hydroxyzin	X								12,5 bis 25 mg abends
Ranitidin		X							2 × 150 mg
Amitriptylin	X								10–25 mg abends
Doxepin	X	X							10–75 mg abends
Mirtazapin	X		X	X					15 mg abends
Paroxetin						X			10–30 mg/d
Levomepromazin	X								3–12 mg abends
Ondansetron			X						1 × 4 bis 1 × 8 mg
Naltrexon							X		1 × 25 bis 1 × 250 mg bei Cholostase mit Narcan beginnen
Narcan							X		Siehe spezielles Schema oben
Aprepitant					X				1 × 80 mg
Bupivacain intrathekal									Gemäß Anästhesie
Colestyramin								unterbricht enterohepat. Kreislauf	1 × 4 g bis 2 × 4 g
Rifampizin								unterbricht enterohepat. Kreislauf	Gemäß Spezialist in Palliative Care oder Gastroenterologen
NSAR, Diclofenac								???	Dosierung wie bei Schmerz
Thalidomid								???	Gemäß Spezialist in Palliative Care oder Onkologen
Gabapentin, Pregabalin								Nervenleitung?	Dosierung wie bei Schmerz

Tabelle 14-2: Level der Evidenz der Antipruriginosa.

Pathologie	Substanz	Evidenzlevel
Cholestase	Naltrexon (Narcan)	A
	Rifampizin	A
	Colestyramin	B
M. Hodgkin	Cimetidin (H2-Blocker)	B
Paraneoplasie	Paroxetin	A
	Thalidomid	U
Urämie	Thalidomid	A
	Naltrexon	§§
Spinale Opioide	Bupivacain intrathekal	A
	NSAR: Diclofenac, Tenoxicam	A
	Ondansetron	A

A: RCT (mind. 1)
B: nichtrandomisierte Studie
C: Expertenmeinung, Konsensuskonferenz
U: unklassifiziert, Fallbericht, Fallserien
§§: divergierende Resultate bei kontrollierten Studien

6. **Opioidantagonisten:**
   - **Naloxon** (Narcan®): bei Cholestase, vorsichtig beginnen. Kann zu Entzugssymptomen führen, auch wenn Patient keine Opioide hat (Entzug bei Endorphinen), Beginn: Narcan 0,002 ug/kg/min = 160–200 ug/24 h kontinuierlich i.v., alle 3–4 Stunden die Dosis verdoppeln bis Zieldosis 0,2 ug/kg/min, dann kann auf orales Naltrexon gewechselt werden.
   - **Naltrexon** (Naltrexin®) 3×12,5 mg p.o. oder 2×25 mg p.o. (Tbl = 50 mg). Beginn nach Aufdosierung mit Narcan bei Cholestase. Ohne Cholestase und ohne Opioidtherapie kann direkt mit Naltrexon in der empfohlenen Dosis begonnen werden. Dosissteigerung bis befriedigende Wirkung, dann kann Dosis als Einmaldosis p.o. (25–250 mg) verabreicht werden.
   - So oder so wird empfohlen, beim Einsatz von Opioidantagonisten gegen den Pruritus mit dem Spezialisten Rücksprache zu nehmen.

7. **Diverese Substanzen, die bei besonderen Krankheitsbildern eingesetzt werden:**
   - Rifampizin (Rimactan®), Cholestyramin (Quantalan®): unterbrechen den enterohepatischen Kreislauf bei Pruritus durch Cholostase
   - NSAR (Diclofenac u.a.), intrathekales Bupivacain: können den Pruritus bei spinaler Opioidtherapie mindern. Der Mechanismus ist nicht bekannt.
8. **Diverse Substanzen, die in Fallberichten beschrieben sind:**
   - **Antiepileptika:** Gabapentin (Neurontin® u.a.), Pregabalin (Lyrica®)
   - **NK-1-Antagonist:** Aprepitant (Emend®): ist aktuell noch als Joker-Substanz zu betrachten, bis mehr Studien publiziert sind.

Beachte

An Zinkmangel denken bei Pruritus mit perioralen, anogenitalen Hautveränderungen oder solchen an den Extremitäten; weitere Hinweise: weiße Querbänder auf den Nägeln, Haarausfall, Diarrhö, Geschmacksstörungen.

Übelriechende Wunden oder übelriechendes Sekret

Bei geruchsstarken Wunden wird die topische Applikation von Metronidazol empfohlen. Dabei können 1 bis 4 Tabletten à 200 mg (je nach Wundgröße) gemörsert und das Pulver über die Wunde gestreut oder eine Ampulle à 500 mg kann über die Wunde gesprenkelt werden. Natürlich ist auch die parenterale oder enterale Therapie mit Metronidazol möglich, aber mit mehr unerwünschten Arzneimittelwirkungen belastet.

Wundauflagen auf Kohlebasis absorbieren Sekrete, wirken, solange sie trocken bleiben.

Alternativ dazu kann auch Gentianaviolett auf die Wunde appliziert werden.

Aus der Erfahrungstherapie können folgende Methoden verwendet werden: Aromastoffe wie Pfefferminz und Orange.

Geruchsabsorbierende Methoden: Aufstellen von Kaffeesatz oder Rasierschaum im Zimmer.

Blutende Wunden

Große Wundflächen bei exulzerierendem Mammakarzinom, HNO-Tumoren oder anderen Tumoren können bluten. Meist sind es zuerst Sickerblutungen. Gelegentlich kommt es auch zu Massenblutungen (siehe Notfallsituationen). Vor allem Hautmetastasen von Brustkrebs regredieren und schließen sich unter einer Chemo- oder Radiotherapie. Bestrahlungen können eine Blutung aus ausgedehnten ulzerierten Hautinfiltraten stoppen.

Therapiemöglichkeiten

Eventuell Gerinnungsstörung ausschließen. Für die meisten hier vorgeschlagenen Therapiemöglichkeiten liegen nur Fallberichte oder Erfahrungswissen vor.

Mögliche therapeutische Vorgehensweisen sind:

- Adrenalin Amp verdünnt auf 1:1000 (v.a. bei stärkeren Blutungen) auf die Wundfläche träufeln
- vasostringierende Nasentropfen (Otrivin u.a.) können direkt auf Wunde gegeben werden
- Silbernitrat-Verbände, Silbernitrat-Stick für lokale, punktförmige Blutungen
- hämostyptische Bestrahlung
- Alginate-Verbände, Alginate-Gel
- Sucralfat direkt auf die Wunde
- Zink-Paste (auch bekannt als Mohs Paste) direkt auf die Wunde geben
- Gentianaviolett auf die Wunde geben.

Schmerzende Wunden

Exulzerierende Wunden oder Wundverbände können zu Schmerzen führen. Diese können systemisch oder lokal angegangen werden. Da die lokale Therapie meist weniger systemische Nebenwirkungen hat, sollte diese immer zuerst ausprobiert werden. Dabei ist zu beachten, dass topisch verwendetes Morphin meist schnell verdunstet und somit keine langanhaltende Wirkung hat. Eine morphinhaltige Salbe oder Gel ist in der Schweiz nicht erhältlich, einige Apotheken stellen diese jedoch auf Rezept her. Die Haltbarkeit ist limitiert.

Therapiemöglichkeiten

Therapiemöglichkeiten sind: topisches Lokalanästhetikum oder topisches Morphin. Dazu wird empfohlen, sich beim Spezialisten kundig zu tun.

Literatur

Raap U, Ständer S, Metz M. Pathophysiology of itch and new treatments. Curr Opin Clin Immunol 2011; 11: 420–427

Twycross R et al. Itch: scratching more than the surface. Q J Med 2003; 96: 7–26

15. Ödeme

Daniel Büche

Einleitung

Ödeme sind bei Patienten in palliativen Situationen häufig. Wichtig ist bei der Beurteilung, dass wir die Bedeutung der Ödeme für den Patienten erfassen und somit nur eine Behandlung vornehmen, wenn sie zur Linderung des Leidens bzw. zur Verbesserung der Lebensqualität des Patienten führt. Nach einer tiefen Beinvenenthrombose kommt auch die Frage der primären und sekundären Prävention auf. Was bezwecken wir damit? Möchten wir die Atemnot durch rezidivierende Lungenembolien (wahrscheinlich das sinnvollste Ziel) oder die lokalen Probleme (wird der Patient meist nicht erleben) verhindern?

Ursachen/Pathophysiologie

Bei Beinödemen sind folgende pathophysiologischen Überlegungen wesentlich:

- Verschluss des venösen Abflusses durch:
  - tiefe Bein-/Beckenvenenthrombose
  - Tumor im kleinen Becken.
- Behinderung des lymphatischen Abflusses durch:
  - Lymphknotenmetastasen/Tumor im kleinen Becken.
- Vermehrte Extravasation durch:
  - erhöhten kapillären/venösen Druck bei Herzinsuffizienz, verminderte Mobilität
  - verminderten onkotischen Druck durch Hypalbuminämie
  - vermehrte Durchlässigkeit der Kapillaren durch lokalen Infekt oder generalisierte Entzündungsreaktion.

Prognose

Eine generelle Aussage zur Prognose bezüglich Palliativpatienten mit Ödemen ist nicht möglich. Die Prognose ergibt sich vielmehr aus der Ursache bzw. der Pathophysiologie der Ödeme. So korreliert die Hypalbuminämie mit einer schlechten Prognose. Eine Herzinsuffizienz, die mit Ödemen einhergeht, ist ebenfalls weit fortgeschritten und weist auf eine schlechte Prognose hin. Im Gegensatz dazu können Lymphödeme, unabhängig von der Prognose eines Tumorleidens, durchaus auch schon in einer frühen Phase auftreten.

Behandlung

Die Therapie der Ödeme richtet sich nach den Beschwerden des Patienten.

Somit stellen sich folgende Fragen:

- Leidet der Patient an den Ödemen (Gefühl der schweren Beine, Schmerzen, Mühe beim Wasserlösen durch Penis- oder Skrotalödem, usw.)?
- Inwiefern ist der Patient durch die Ödeme eingeschränkt (Mobilisation)?

Aus rein pflegerischen oder ärztlichen Gründen müssen Ödeme nur in Ausnahmefällen behandelt werden (z.B. bei lokalen Infekten). Häufig wird es aufgrund von nicht hinterfragter Gewohnheit trotzdem getan.

Wenn aber eine Behandlungsindikation besteht, wird man sich fragen, ob eine kausale Therapie möglich und sinnvoll sei (Therapie der Herzinsuffizienz, Bestrahlung eines allfälligen Tumors, Stenting einer Vene u.a.) oder ob eine rein symptomatische Therapie durchgeführt werden soll.

Beinödeme bei venöser Kompression

Die venöse Kompression – egal ob sie durch eine tiefe Beinvenenthrombose oder einen Tumor bedingt ist – stellt uns vor die Frage der Antikoagulation zur Verhinderung von Lungenembolien. Das Risiko einer akuten massiven Lungenembolie mit Todesfolge wird in der palliativen Situation vom Patienten wie auch von den Professionellen meist in Kauf genommen. Hingegen werden die rezidivierenden Lungenembolien mit Akzentuierung der Dyspnoe gefürchtet und sollten vermieden werden. Es ist zwar bekannt, dass Lungenembolien am Lebensende sehr häufig sind (Autopsiedaten); deren klinische Relevanz bezüglich der Dyspnoe bleibt aber unklar. Hier wird ein pragmatischer Ansatz vorgeschlagen:

- Antikoagulation eher angezeigt bei:
  - stattgehabter klinisch relevanter Lungenembolie (Dyspnoe infolge der Lungenembolie)
  - aktueller Dyspnoe und durchgemachter tiefer Beinvenenthrombose oder Lungenembolie oder bei Patienten mit Beinödemen, die anders nicht erklärt werden können.

Bei Patienten ohne Dyspnoe und ohne durchgemachte klinisch relevante Lungenembolie, die nicht eindeutig an den Folgen einer allfälligen tiefen Beinvenenthrombose leiden (Schmerzen im Bein, Immobilität bei geschwollenen Beinen), braucht es keine weitere Abklärung und keine Antikoagulation. In diesem Fall kann auch noch gehandelt werden, wenn Beschwerden auftreten.

Welcher Art ist die Antikoagulation? Hier ist das pragmatische Vorgehen Folgendes:

- Die Therapie oder Prophylaxe sollte möglichst nach den Kriterien der EBM durchgeführt werden. Kompromisse bringen nicht den zu erwartenden Nutzen, schützen aber nicht vor Nebenwirkungen.
- Die orale Antikoagulation mit Coumarinen ist am Lebensende meist schwierig einzustellen. Daher ist sie in der späten Phase der Palliation abzulehnen oder zu ersetzen.
- Zu bevorzugen sind Therapieformen
  - die keine Laboruntersuchungen benötigen.
  - die von fortschreitenden Organinsuffizienzen (Niereninsuffizienz) unabhängig sind.
  - mit denen wir schon Erfahrungen haben.

Aufgrund dieser Überlegungen wird man sich eher für eine Therapie mit Low-Molecular-Weight Heparinen (LMWH) entscheiden, v.a. für die jenigen, die auch bei Niereninsuffizienz gegeben werden können (z.B. Clexane®). Die oralen direkten Thrombinhemmer in angepasster Dosis – Rivaroxaban (Xarelto®) oder Dabigatran (Pradaxa®) könnten eine Alternative werden. Die entsprechende Datenlage in der palliativen Situation der fortgeschrittenen Krankheit ist allerdings noch nicht klar.

Lymphödeme

Lymphödeme sind meist bedingt durch Kompression oder Destruktion des lymphatischen Abflusses (Operation, Bestrahlung, Tumorinfiltration). Die Angst der Tumoraussaat bei Palliativpatienten durch Lymphdrainage ist nicht gerechtfertigt. Die Studienlage ist genügend gut, dass eine Lymphdrainage in dieser Situation zur Linderung der Beschwerden und Verbesserung der Funktion (Mobilität) empfohlen werden kann. Unter Lymphdrainage verstehen wir sowohl die manuelle Lympdrainage als auch die speziellen Kompressionsverbände. Meist wird beides in Kombination angewendet, es kann aber auch nur das eine oder andere (je nachdem, was der Patient tolerieren kann bzw. nach der Verfügbarkeit der Methode) verwendet werden. Neben der Lymphdrainage wird der Hautpflege und der Verhinderung von lokalen Infekten (Nagelpflege, Verletzungen u.a.) Beachtung geschenkt. Arzneimittel haben einen kleinen bis keinen Stellenwert bei der Therapie der Lymphödeme. Eine Antikoagulation oder Diuretika sind nicht angezeigt, Oxerutin (Venoruton ®) konnte sich trotz positiver Studienlage (RCT) in der Praxis nicht durchsetzen.

Ödeme bei Hypalbuminämie

Die Hypalbuminämie wird häufig fälschlicherweise mit der Malnutrition assoziiert. Viel wesentlicher für die Hypalbuminämie ist die Syntheseleistung der Leber. Häufig ist diese durch eine Leberinsuffizienz bzw. durch die verminderte Albuminsynthese bei einer generalisierten Entzündungssituation, wie wir sie als gemeinsame Endstrecke vieler Erkrankungen (terminale Herzinsuffizienz, Niereninsuffizienz, Lungenerkrankungen, Tumorerkrankungen, neurologische Leiden, AIDS u.a.) sehen, bedingt. Diese Entzündungsreaktion geht einher mit erhöhten Interleukinen, erhöhtem Tumornekrosisfaktor und eben einer verminderten Albuminsynthese. Die Situation kann nicht durch Verbesserung der Ernährung (auch nicht durch eine parenterale Ernährung) oder gar durch Gabe von Albumin verbessert werden. Vielmehr ist hier das tiefe Albumin als negativer prognostischer Faktor zu sehen, der einen Point «of no return» anzeigen kann.

Falls keine sekundäre Anorexie oder Kachexie (s. Kap. 7) vorliegt, bei der aus unterschiedlichen Gründen die Zufuhr von Nahrungsmitteln ungenügend ist, kann ebenfalls durch Kompression und Lymphdrainage versucht werden, dem Patienten Linderung zu verschaffen.

Ödeme bei Herzinsuffizienz

Hier sollte sich die Therapie auf die Herzinsuffizienz fokussieren. ACE-Hemmer und Frequenzkontrolle (Betablocker u.a.) sind großzügig einzusetzen. Sie bringen gelegentlich mehr Nutzen als die Diuretika. Letztere sind v.a. als symptomatische Therapie bei Dyspnoe hilfreich. In erster Linie werden Schleifendiuretika eingesetzt, z.B. Furosemid, welches auch subkutan gegeben werden kann. Bei Herzinsuffizienz mit Rechtsherzbeteiligung und damit reduzierter gastrointestinaler Resorptionsleistung lohnt sich der Versuch mit einer subkutanen Dauerinfusion mit Furosemid. Bei einer allfällig auftretenden Hypokaliämie sollte Spironolacton der Substitution mit Kalium vorgezogen werden. Hier sei auch daran erinnert, dass Morphin den Preload des Herzens senkt und somit eine gute symptomatische Therapie sein kann.

Symptomatische Therapien

Die Reduktion der Flüssigkeitseinnahme/-zufuhr verbessert in der Regel die Ödeme beim Patienten in der palliativen Situation nicht.

Mobilisation ist immer gut, egal welcher Ursache die Ödeme sind. Es gibt keine Kontraindikation gegen die Mobilisation (auch die akute Lungenembolie nicht).

Eine probatorische Kompressionstherapie im Sinne der Lymphdrainage ist nie falsch, aber eine Frage der Ressource.

Bei refraktären symptomatisch beeinträchtigenden Ödemen können diese aufgrund von klinischen Erfahrungen auch durch subkutane großlumige Venflows (die sonst zur Gabe von Subkutaninfusionen verwendet werden) abgeleitet werden.

Literatur

Hanks G et al. Oxford Textbook of Palliative Medicine. 4th ed. Oxford University Press, New York 2010

Woodruff R. Palliative Medicine: Evidence based symptomatic and supportive care for patients with advanced cancer. 4th ed. Oxford University Press, New York 2004

16. Aszites

Stefan Obrist

Einleitung

- Aszites ist eine abnorme Ansammlung von Flüssigkeit in der freien Bauchhöhle. Er kommt hauptsächlich in fortgeschrittenen Stadien von Lebererkrankungen und als Folge von Tumorerkrankungen vor.
- Maligner Aszites ist ein ungünstiger prognostischer Indikator. Er ist oft schwierig zu therapieren und für die Patienten sehr belastend. Die Leitsymptome sind Druck im Bauch, Inappetenz, Atemnot und vermehrte Ermüdbarkeit.
- Bei Aszites besteht meistens eine typische Flüssigkeitsumverteilung mit zu viel Flüssigkeit «unten» (Aszites, Beinödeme) und gleichzeitig zu wenig Flüssigkeit «oben» (trockener Mund, hypovoläme Kreislaufsituation)

Ätiologie/Ursachen

Die Ursachen von Aszites sind in **Tab. 16-1** zusammengestellt. In über 80 % der Fälle findet sich ein benigner Aszites aufgrund einer Leberzirrhose. In etwa 10 % tritt der Aszites im Rahmen von malignen Erkrankungen auf.

Tabelle 16-1: Ursachen von Aszites.

1. Portale Hypertension	Leberzirrhose, massive Lebermetastasierung, Portalvenenthrombose, venookklusive Erkrankungen
2. Neoplastisch	Peritonealkarzinose, Lymphom, hepatozelluläres Karzinom, Ovarialkarzinom, Mesotheliom
3. Entzündlich	Tuberkulose, Whipple, Talkperitonitis, Vaskulitis, allergisch
4. Gemischt	Nephrotisches Syndrom, dialyseassoziierter Aszites, ovarielles Hyperstimulationssyndrom, Obstruktion Ductus thoracicus

Besonders häufig ist maligner Aszites beim Ovarialkarzinom (bis zu 80 %!), überdurchschnittlich häufig auch bei Brust-, Magen-, Pankreas- und Kolonkarzinom. In etwa 20 % der Fälle von malignem Aszites kann kein Primärtumor gefunden werden («Cancer of unknown Primary»).

Pathophysiologie

Pathophysiologisch gibt es verschiedene Mechanismen, die einzeln oder in Kombination zu Aszites führen. Dazu gehören:

- erhöhter hydrostatischer Druck im Rahmen einer portalen Hypertension, hervorgerufen durch Leberzirrhose und/oder Lebermetastasierung
- Fehlleitung des Renin-Angiotensin-Aldosteron-Systems mit Hyperaldosteronismus
- reduzierter Plasmaproteingehalt durch Lebersynthesestörung oder erhöhten Proteinverlust (verminderter onkotischer Druck bei Hypalbuminämie)
- venöse/lymphatische Abflussbehinderung durch Tumorzellen z.B. bei Peritonealkarzinose
- chylöser Aszites durch Obstruktion der Lymphabflusswege (oft bei Lymphomen).

Prognose

Die mittlere Überlebenszeit bei Vorliegen eines malignen Aszites beträgt nur wenige Monate, mit Ausnahme des Ovarialkarzinoms, bei dem die Prognose deutlich günstiger ist. Es handelt sich also praktisch immer um eine hochpalliative Situation, in der Aufwand und Nutzen jeglicher Maßnahmen zusammen mit dem Patienten und seinen Angehörigen vor allem im Hinblick auf die Symptomlinderung zu diskutieren sind.

Diagnostik

Symptome

- Schmerzen, Druck im Abdomen, Zunahme des Bauchumfangs und des Körpergewichts
- Appetitlosigkeit, rasches Sättigungsgefühl, Refluxbeschwerden, Übelkeit, Erbrechen
- Atemnot (wegen Zwerchfellhochstand oder begleitendem Pleuraerguss)
- eingeschränkte Mobilität, Beinödeme, verändertes Körperbild
- vermehrte Ermüdbarkeit

Befunde

Klinisch:

- Inspektorisch vorgewölbtes Abdomen
- palpatorisch Fluktuationswelle (Ballottement)
- perkutorisch Flankendämpfung sowie Dämpfungswechsel bei Lageänderung.

Sonografisch:

- Bei größeren Mengen Aszites ist eine Sonografie für die Diagnose primär nicht nötig. Sie kann aber hilfreich sein, um bei einem geblähten Abdomen den Anteil von Luft und Flüssigkeit zu bestimmen.
- Zudem können häufige Begleitphänomene wie eine Lebermetastasierung oder eine fortgeschrittene Peritonealkarzinose sichtbar gemacht werden.

Diagnostische Punktion:

- Bei unklarer Aszitesursache ist im Prinzip eine diagnostische Punktion indiziert, bei metastasiertem Tumorleiden hat sie aber oft keine Änderung des therapeutischen Procedere zur Folge.
- Bei geringer Aszitesmenge, ausgeprägten Kollateralkreisläufen und erhöhter Blutungsneigung sollte eine Punktion wenn möglich unter Ultraschallkontrolle durchgeführt werden.
- Bewiesen wird der maligne Aszites durch eine zytologische Untersuchung des Punktats. In palliativen Situationen ist dies aber meist nicht nötig. Zudem ist zu beachten, dass diese Ergebnisse nicht selten falsch negativ sind.
- Auch eine bakteriologische Untersuchung des Punktats soll nur gemacht werden, wenn das Resultat therapeutische Konsequenzen hat.
- Weitere Laboruntersuchungen des Aszites sind in palliativen Situationen nur selten notwendig.

Behandlung

Unspezifische Maßnahmen

- Ein Therapieversuch mit Natrium- und Flüssigkeitsbeschränkung wird im palliativen Setting selten durchgeführt. Neben dem langsamen Wirkungseintritt ist der Grund dafür vor allem, dass man in dieser Situation die Lebensqualität des Patienten nicht noch zusätzlich mit Restriktionen beeinträchtigen möchte. Hingegen ist höchste Zurückhaltung angezeigt bezüglich parenteraler Ernährung oder Flüssigkeitsgabe.

- Ernährungsberatung kann hilfreich sein: Häufige kleine Portionen sind zu empfehlen, unter Umständen mit Eiweißanreicherung, Blähendes ist eher zu meiden. Selbstverständlich ist auch die Stuhlregulation zu beachten, da eine Obstipation den intraabdominalen Druck zusätzlich erhöht.
- Gegen die Atemnot kann eine Lagerung mit erhöhtem Oberkörper helfen, wobei zu bedenken ist, dass eine Abknickung des Oberkörpers den intraabdominalen Druck zusätzlich erhöht, ein Schrägstellen des ganzen Bettes dagegen die Ödemneigung in den Beinen verstärkt.

Medikamentöse Therapie

- Ein Versuch mit Diuretika (Spironolacton 50–200 mg und Furosemid 40–120 mg) kann bei allen Patienten versucht werden; in der Regel wirken die Diuretika aber nur beim Vorliegen einer portalen Hypertonie. Symptomatische Hypotonien durch Diuretika sind selten. Man soll aber daran denken und die Dosis allenfalls anpassen.

Entlastungspunktionen

- Wiederholte therapeutische Punktionen haben einen guten, allerdings nur vorübergehenden symptomatischen Effekt, da der Aszites in der Regel rasch nachfüllt. Die Indikation für eine Entlastungspunktion hängt davon ab, wie stark die intraabdominale Druckerhöhung den Patienten belastet. Die Entnahme von 4–6 l oder mehr Aszites pro Sitzung ist möglich. Durch die Punktion kommt es zu einem relativ raschen Flüssigkeitsshift zwischen den Kompartimenten, welcher sich mit den Symptomen/Zeichen der Hypovolämie (mit Müdigkeit und Orthostasesymptomen) äußert. Diese tritt häufiger ein, wenn Patienten keine Ödeme haben. Besonders in (prä-)terminaler Situation empfiehlt sich deshalb, nicht so viel wie möglich, sondern so viel wie nötig abzupunktieren (nicht mehr als 1–2 Liter). Nach Punktion von großen Volumina ist eine Kreislaufüberwachung angezeigt. Die Punktion birgt das Risiko einer kutanen Aszitesfistel, welche sich dann kaum mehr spontan schließt. Zur Vermeidung wird eine «Z-Punktionstechnik» empfohlen. Dabei wird die Kanüle bis in die Subkutis eingeführt und dann mitsamt der Haut seitwärts verschoben, bevor die Faszie und das Peritoneum durchstochen werden; dadurch werden die Stichstellen der Haut und der Faszie nach der Entfernung der Nadel nicht mehr vertikal übereinanderliegen. Zu beachten ist, dass sich manchmal Septierungen und Abkapselungen bilden können, die eine erfolgreiche Punktion verhindern. Weiter ist zu bedenken, dass es bei jeder Punktion zu Elektrolyt- und Eiweißverlusten kommt, was den Allgemeinzustand belasten und das Nachfüllen des Aszites beschleunigen kann. Für eine Albuminsubstitution gibt es aber keine Evidenz!

- Von den chirurgischen Interventionen bei rezidivierendem Aszites ist bei palliativen Patienten nur das PleurX®-System von Bedeutung. Der getunnelte Dauerkatheter wird in Lokalanästhesie angelegt, was – Kenntnis des Materials vorausgesetzt – auch durch einen Allgemeinpraktiker oder Internisten erfolgen kann. Damit kann der nachlaufende Aszites zu Hause durch den Patienten selbst oder durch geschultes Pflegepersonal abgelassen werden, was die Lebensqualität erheblich verbessern kann. Das notwendige Material wird von der Krankenkasse vergütet.

Intraabdominale Chemotherapie

- Die Indikation für eine intraabdominale Chemotherapie hängt von der Situation des Patienten und von der zugrunde liegenden Diagnose ab. Einzelne Autoren wenden sie vor allem bei Ovarialkarzinom mit Peritonealkarzinose an. In einigen Fällen kann eine vollständige Austrocknung des Aszites erreicht werden. Risiken und Nebenwirkungen sind immer sehr sorgfältig zusammen mit dem behandelnden Onkologen abzuwägen.

Beachte

Die Flüssigkeitszufuhr ist so gut wie möglich einzuschränken; gegen das Durstgefühl hilft am besten eine gute Mundpflege. Insbesondere die parenterale Flüssigkeitszufuhr ist auf ein Minimum zu reduzieren.
Die wirksamste Methode zur raschen Symptomlinderung ist eine Entlastungspunktion, u. U. auch nur mit kleinen Volumina (s. o.).
Bei wiederholter Notwendigkeit einer Punktion ist ein PleurX®-System zu evaluieren.

Literatur

Becker G, Galandi D, Blum HE. Malignant ascites: systematic review and guideline for treatment. Eur J Cancer 2006; 42: 589

Day R, Mitchell T, Keen A, Perkins P. The experiences of patients with ascites secondary to cancer: A qualitative study. Palliat Med 2013; 27: 739

Semno N et al. Therapierefraktärer Ascites: Anlage eines getunnelten Dauerkatheters. Dtsch Med Wochenschr 2009; 134: 2073–2076

Smith EM, Jayson GC. The current and future management of malignant ascites. Clin Oncol (R Coll Radiol) 2003; 15: 59

17. Dehydratation

Catherine Weber, Sophie Pautex

Einleitung

Definition

Dehydratation wird definiert als eine Verringerung des Gesamtkörperwassers auf Kosten des intrazellulären und/oder extrazellulären Flüssigkeitsraums.

Bedeutung des Problems

- Die meisten Patienten am Lebensende sind von Dehydratation betroffen.
- Aufgrund der Symptome, die sie potenziell auslöst oder begünstigt, kann sie beträchtliche Folgen haben und die Lebensqualität des Kranken beeinträchtigen.
- Spricht man von Wasser, Trinken oder Durst, so benützt man damit Wörter, die eine starke Symbolkraft besitzen und emotional besetzt sind.
- Der Nutzen, bei Patienten am Lebensende einer Dehydratation vorzubeugen oder sie zu behandeln, ist weiterhin Gegenstand von Diskussionen und Kontroversen.
- Gemäß den Statuten der Schweizerischen Gesellschaft für Palliative Medizin, Pflege und Begleitung beinhaltet die Ausübung der palliativen Medizin und Pflege die Achtung gegenüber dem Leben und seinem natürlichen Ende.

Ätiologie

Dehydratation kann auf einer Verminderung der Flüssigkeitszufuhr beruhen, deren Ursachen wiederum vielfältig sein können: Läsionen der Mundhöhle, Odynophagie, Schluckstörung, Anorexie, Übelkeit und Erbrechen, Verschlechterung der Kognition, Delirium, Depression.

Sie kann auch auf eine Erhöhung des Wasserverlusts zurückgehen: unmerklicher Wasserverlust (Schwitzen, Tachypnoe), über den Harn (Diuretika, Niereninsuffizienz), digestiv (Durchfall, Erbrechen), dritter Raum (Pleuraerguss, Aszites).

Pathophysiologie

Einige Studien lassen darauf schließen, dass Patienten mit fortgeschrittener Krebserkrankung trotz einer Zufuhr, die unter der üblicherweise empfohlenen liegt, einen angemessenen Hydratationszustand aufrechterhalten können. Dies kann durch verschiedene Mechanismen erklärt werden: Änderung der Körperzusammensetzung unter Verminderung des Wasseranteils mit fortschreitendem Alter, Gewichtsverlust, Verminderung des unmerklichen Wasserverlusts, verringerte Clearance des freien Wassers infolge der erhöhten Sekretion des antidiuretischen Hormons (z. B. bei chronischer Übelkeit oder Verabreichung von Morphin).

Ungeachtet ihres verminderten Wasserbedarfs weisen zahlreiche Patienten am Lebensende eine Dehydratation auf, da ihre Fähigkeit zur homöostatischen Regulation weniger wirksam ist (altersbedingte Verminderung des Durstgefühls und Abnahme der Fähigkeit zur Harnkonzentration, Beeinträchtigung der Nieren- und neurohormonellen Funktionen).

Prognose

Dehydratation kann bestimmte Symptome auslösen oder verschlimmern und beeinträchtigt so die Lebensqualität des Kranken. Da sie auch eine potenzielle Ursache von verminderter Nierenfunktion ist, kann sie sich auch auf die Wahl der verschriebenen Medikamente auswirken.

Behandlung

Welche therapeutische Haltung ist einzunehmen?

Extremhaltungen – wie systematisch eine Hydratation vorzunehmen oder aus Prinzip darauf zu verzichten – lassen sich nicht rechtfertigen.

Eine optimale therapeutische Haltung kann nur durch einen systematischen Entscheidungsprozess festgelegt werden, der die Beantwortung der nachstehenden Fragen beinhaltet.

Ist der Patient dehydriert?

Die Anamnese ermöglicht die Einschätzung der Flüssigkeitszufuhr und die Suche nach einem allfällig erhöhten Flüssigkeitsverlust.

Symptome, die mit einer Dehydratation einhergehen können, sind:

- Durst
- Mundtrockenheit
- Asthenie

- Schwindel
- Kopfschmerzen
- Übelkeit
- Somnolenz
- Verwirrtheitszustand
- Fieber.

Eine Dehydratation kann auch die Ursache einer prärenalen Niereninsuffizienz sein und somit zu einer Akkumulation bestimmter Arzneimittel oder ihrer aktiven Metaboliten führen. Dies ist insbesondere der Fall bei verschiedenen Opioiden (etwa Morphin, Hydromorphon, Oxycodon): Deren Metabolite können neurotoxisch wirken (und so zu Delirium, Myoklonie, Hyperalgesie und Allodynie führen) und weisen andere unerwünschte Wirkungen auf (etwa Übelkeit oder Somnolenz).

Bei der klinischen Untersuchung ist nach mehreren Anzeichen Ausschau zu halten:

- trockene Schleimhäute (wenig spezifisches Zeichen)
- Verringerung von Hautturgor
- Transpiration
- Augenbulbusdruck und Jugularvenendruck
- orthostatische Hypotonie
- Tachykardie (wenig zuverlässig bei Störungen des vegetativen Nervensystems)
- Oligurie.

Durch zusätzliche Untersuchungen kann kontrolliert werden, ob im Vergleich zu vorherigen Werten eine Erhöhung der Plasmaproteine, des Hämatokrits oder des Gehalts an Natrium, Harnstoff und Kreatinin im Blut vorliegt.

Welche Vorteile brächte eine Rehydratation dem Patienten?
Ziel einer Hydratation in der Palliativpflege ist vor allem, den Symptomen der Dehydratation vorzubeugen und sie zu lindern, um die Lebensqualität des Patienten zu verbessern.

Bei Krebspatienten mit schlechtem Allgemeinzustand und verringerten Organfunktionen bringt eine parenterale Hydratation üblicherweise keinen echten Vorteil hinsichtlich der Lebenserwartung und -qualität. Nur für Patienten, die an einem Tumor im Hals-Nasen-Ohren-Bereich oder einer Peritonealkarzinose leiden und einen guten Leistungsindex aufweisen, ist eine Hydratation vorteilhaft, sowohl was die Lebensqualität als auch die Verlängerung der Lebenszeit betrifft.

Eine Hydratation hat sich hingegen als wirksam erwiesen, um das Risiko von Sedierung, Myoklonie und wahrscheinlich von Halluzinationen bei Patienten am Lebensende, die mit Opiaten behandelt werden, zu vermindern.

Bei Auftreten von dehydratationsbedingten Symptomen wie Verwirrtheit ist Mittel der ersten Wahl, den Patienten zu hydrieren, anstatt ihn mit Psychopharmaka zu behandeln.

Mundtrockenheit rührt meist von anderen Ursachen her, etwa von anticholinergen Arzneimitteln oder von einer Atmung mit offenem Mund, und die parenterale Hydratation verbessert die Symptome nicht, im Gegensatz zu einer regelmäßigen und häufigen Mundpflege.

Welche Nachteile könnte eine parenterale Rehydratation dem Patienten bringen?

Abgesehen davon, dass es sich um einen intrusiven Vorgang mit Infektions- und Thromboserisiko handelt und die Mobilität des Patienten beeinträchtigt wird, kann eine parenterale Hydratation (besonders wenn sie intravenös verabreicht wird) die Symptome verschlimmern, die mit einer Volumenüberlastung einhergehen (Ödeme, Aszites, Pleuraerguss und Sekretion von Bronchialschleim), vor allem falls pro Tag mehr als 1000 ml infundiert werden.

Welcher Meinung sind Patient und Angehörige?

Der Patient und meist seine Angehörigen sollten in die Entscheidung, ihn zu hydrieren oder nicht, eingebunden werden. Dabei sind die spezielle Situation, das Behandlungsziel, die Prioritäten des Patienten und seine persönlichen, kulturellen und religiösen Präferenzen zu berücksichtigen. Aufgabe der Pflegenden ist es dabei, die Vor- und Nachteile sowie die praktischen Modalitäten einer Hydratation verständlich zu erklären.

Die therapeutische Haltung sollte regelmäßig neu bewertet werden.

Ursachenbezogene Behandlung

Es sollten unter den Faktoren, die für die Dehydratation verantwortlich sind, diejenigen identifiziert und behandelt werden, die möglicherweise reversibel sind, etwa eine Mykose im Oropharynx, Übelkeit, Verwirrtheit usw.

Hydratation

Art der Flüssigkeitsverabreichung

- **Perorale Hydratation:** Sie wird allen anderen Arten möglichst vorgezogen. Der Patient sollte dazu ermuntert werden, häufig und in kleinen Mengen zu trinken; zudem kann unter anderem die Textur der Flüssigkeit verdickt und Eis angeboten werden.

- **Subkutane Hydratation**: Sie ist die Methode der Wahl, falls die perorale Flüssigkeitsaufnahme ungenügend ist, und weist folgende Vorteile gegenüber der intravenösen Hydratation auf:
  - leichter Zugang
  - einfach und sicher für die Anwendung zu Hause und in Langzeitpflegeheimen
  - wenig Überwachung nötig
  - geringe Kosten
  - geringes Infektions- und Thromboserisiko
  - Punktionsstelle kann in Abwesenheit einer lokalen Reaktion und einer Katheterverstopfung 5–7 Tage beibehalten werden
  - einfaches Entfernen der Infusion, wenn nötig auch durch den Patienten oder die Angehörigen
  - gleiche Effizienz wie bei der intravenösen Gabe
  - geringeres Risiko der Kreislaufüberlastung.

  Kontraindikationen für subkutane Hydratation sind: generalisierte Ödeme, schwere Gerinnungsstörung.
- **Intravenöse Hydratation**: Indikationen:
  - Kontraindikationen für eine subkutane Therapie
  - intravenöse Gabe aus anderen Gründen eindeutig indiziert.

Ist ein PORT-System (implantierbare Vorrichtung zum intravenösen Zugang) bereits appliziert, so stellt dies allein noch keinen Grund dar, die intravenöse Hydratation zu bevorzugen.

Für die subkutane Therapie werden folgende Infusionslösungen verwendet:

- NaCl 0,9 %
- NaCl 0,45 %
- Mischlösung aus NaCl 0,9 % und Glukose 5 % (mindestens 1/3 NaCl 0,9 %)

Bei Vorliegen einer systemischen Hypokaliämie kann in seltenen Fällen auch KCl 20–40 mEq pro Liter Lösung beigefügt werden; es handelt sich dabei aber keinesfalls um eine Routinepraxis.

Infusionsmengen
In den meisten Fällen reicht ein Liter pro Tag aus, um eine angemessene Hydratation aufrechtzuerhalten. Allerdings ist das Volumen an die jeweilige Situation anzupassen.

Geschwindigkeit der subkutanen Infusion
- Dauerinfusion über 10 bis 24 Stunden (höchstens 100 ml/h). Insbesondere zu Hause ist eine Schwerkraftinfusion möglich.
- Bolus: je 500 ml in einer Stunde, bei Bedarf 2–3 × täglich. Diese Applikation erfordert meistens einen Infusomat.

Applikation der subkutanen Hydratation

Kanülen und Katheter:
- Applizieren Sie subkutan eine butterfly-Kanüle der Größen G21 bis G23 oder eine kurze Venenkanüle. Letztere ist aus Sicherheitsgründen bei agitierten Patienten oder bei Gerinnungsstörungen zu bevorzugen.
- Verwenden Sie zum Fixieren durchsichtiges Verbandsmaterial und achten Sie dabei darauf, eine kleine Kompresse zwischen die Flügel und die Haut zu legen.

Punktionsstellen (Abb. 17-1):
- Subklaviagegend
- Abdominalbereich (außer bei Aszites)
- Oberschenkel (ventral oder lateral)
- Supraskapulargegend
- Arm (Deltoidgegend).

Regionen mit Hautläsionen, Ödemen oder neurologischen Defiziten sowie solche, die weniger als 4 cm rund um ein Stoma oder den Nabel liegen, sind zu vermeiden.

Verwendung von Hyaluronidase: Der Einsatz von Hyaluronidase ist im Allgemeinen nicht erforderlich und beschränkt sich auf Fälle, in denen starke Schmerzen an der Injektionsstelle oder signifikante Resorptionsstörungen bestehen.

Kontrolle
Täglich ist eine Kontrolle vorzunehmen; diese umfasst:
- Klagen des Patienten
- Fixierstelle des Subkutankatheters, Durchlässigkeit und Dichtheit des Systems, visuelle Prüfung und Palpation der Punktionsstelle

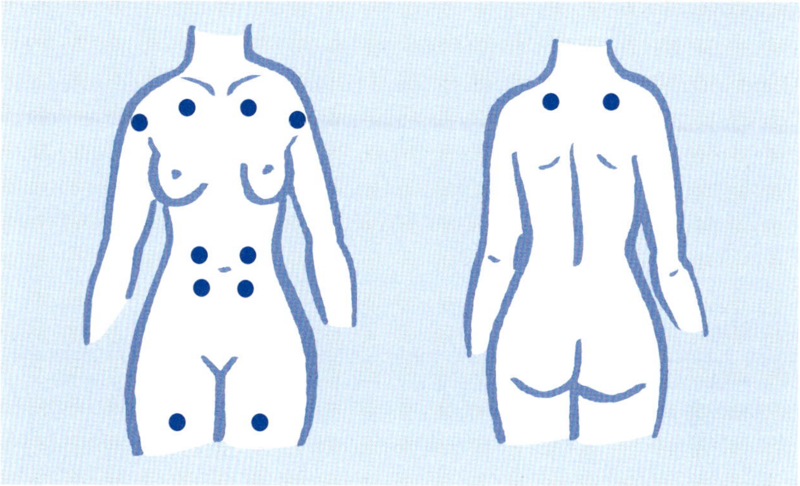

Abbildung 17-1: Punktionsstellen.

- eine klinische Evaluierung von Nutzen und unerwünschten Wirkungen der Hydratation, um über deren Fortsetzung oder Absetzung sowie über eine allfällige Anpassung des Infusionsvolumens zu entscheiden. Das Mindestvolumen kann gemeinhin errechnet werden, indem man 300 bis 500 ml zum Harnvolumen addiert.

Besondere Situationen

- Der Patient kann nicht trinken, verweigert die subkutane Hydratation und wird mit renal eliminierten Opioiden behandelt (Morphin, Hydromorphon, Oxycodon):
  Die aktiven Opioidmetaboliten drohen sich zu akkumulieren. Die Behandlung muss deshalb unter sorgfältiger klinischer Evaluierung angepasst werden, wobei folgende Maßnahmen zur Verfügung stehen:
  Ziehen Sie eine stufenweise Verminderung der Opiatdosen in Betracht, je nach klinischer Situation.
  Sollten Anzeichen von Toxizität bestehen, nehmen Sie eine Opiatrotation vor (s. Kap. 5).
- Patient in Agoniephase (Tod steht unmittelbar bevor):
  Parenterale Hydratation ist nicht indiziert, da sie keinerlei Nutzen bringt. Vielmehr sollte hier der Mundpflege und der symptomatischen Therapie der Vorrang eingeräumt werden.

Mundpflege

Sie ist indiziert, um dem Gefühl von Trockenheit und/oder Schmerzen im Mund vorzubeugen oder zu lindern. Dazu gehören tägliches Zähneputzen, die Reinigung von Zahnprothesen, die mehrmals täglich durchgeführte Benetzung der Mundschleimhaut mit getränkten Pflegestäbchen (Wasser oder Natriumhydrogencarbonat-Lösung verwenden, keine saure Lösung), der Einsatz von Zerstäubern und Eiswürfeln mit Ananas sowie das Aufbringen von Fetten auf die Lippen.

Literatur

Bruera E, Sala R, Rico MA, Moyano J, Centeno C, Willey J, Palmer JL. Effects of parenteral hydration in terminally ill cancer patients: a preliminary study. J Clin Oncol 2005; 23 (10): 2366–71

Dalal S, Bruera E. Dehydration in cancer patients: to treat or not to treat. J Support Oncol 2004; 2 (6): 467–79

Dickmann A, Schneider J, Varge J. The syringe driver: continuous subcutaneous infusion in palliative care. Ed. Oxford University Press, Oxford 2002

Geppert C, Andrews M, Druyan MM. Ethical issues in artificial nutrition and hydration: a review. J Parenteral Enteral Nutr 2010; 34 (1): 79–88

MacDonald N, Fainsinger R. Indications and ethical considerations in the hydration of patients with advanced cancer. In: Bruera E, Higginson I (eds.). Cachexia-Anorexia in Cancer Patients. Oxford University Press, Oxford 1996; 7: 94–110

Malia C, Bennett MI. What influence patients' decisions on artificial hydratation at the end of life? A Q-methodoly study. J Pain Symptom Manage 2011; 42 (2): 192–201

Morita T, Hyodo I, Yoshimi T, Ikenaga M, Tamura Y, Yoshizawa A, Shimada A, Akechi T, Miyashita M, Adachi I. Association between hydration volume and symptoms in terminally ill cancer patients with abdominal malignancies. Ann Oncol 2005; 16: 640–7

Morita T, Bito S, Koyama H, Uchitomi Y, Adachi I. Development of a national clinical guideline for artificial hydration therapy for terminally ill patients with cancer. J Palliat Med 2007; 10 (3): 770–80

Morita T, Tei Y, Tsunoda J, Inoue S, Chihara S. Determinants of the sensation of thirst in terminally ill cancer patients, Support Care Cancer 2011; 9 (3): 177–86

Slesak G, Schnurle JW, Kinzle E, Jakob J, Dietz PK. Comparison of subcutaneous and intravenous rehydration in geriatric patients: a randomized trial. J Am Geriatr Soc 2003; 51 (2): 155–60

Steiner N, Bruera E. Methods of hydration in palliative care patients. J Palliat Care 1998; 14 (2): 6–13

Torres-Vigil I, Mendoza TR, Alonso-Babarro A, De Lima L, Cardenas-Turanzas M, Hernandez M, de la Rosa A, Bruera E. Practice patterns and perceptions about parenteral hydration in the last weeks of life: a survey of palliative care physicians in Latin America. J Pain Sympt Manag 2012; 43 (1): 47–58

http://www.palliative.ch/fileadmin/user_upload/palliative/fachwelt/E_Standards/Bigorio_2009_Hydratation_dt.pdf

18. Hyperkalzämie

Daniel Rauch

Einführung

Hyperkalzämie tritt bei Tumorpatienten in 20–30 % der Fälle auf und ist somit die häufigste metabolische Komplikation einer Tumorkrankheit. Je nach Schweregrad und Geschwindigkeit des Auftretens der klinischen Symptome muss die Hyperkalzämie notfallmäßig behandelt werden. Eine symptomatische Hyperkalzämie führt zunehmend zu einer raschen mentalen Verschlechterung bis hin zu einem komatösen Zustand sowie zu einer akuten Niereninsuffizienz. Eine schwere Hyperkalzämie ist im Verlauf einer Tumorkrankheit ein schlechtes prognostisches Zeichen. Aktuelle Daten zeigen, dass nur ca. 50 % der Patienten mit schwerer Hyperkalzämie nach 30 Tagen noch am Leben sind.

Ätiologie

Praktisch jede Tumorkrankheit kann durch eine Hyperkalzämie kompliziert werden. Aber vor allem bei multiplem Myelom, Brustkrebs, Lungen- und Nierenkrebs muss man daran denken (**Tab. 18-1**). Cave: Die Anwesenheit von Knochenmetastasen ist dabei nicht obligat.

In den meisten Fällen wird die Hyperkalzämie durch die Sekretion eines Parathyreoidea-ähnlichen Peptids (PTHrP) verursacht. Bei Hyperkalzämie nichttumoraler Ursache denke man an den primären Hyperparathyreoidismus, an Medikamentennebenwirkungen (Thiazide, Lithium, Vitamin D3, Calcitriol) und an granulomatöse Erkrankungen (z. B. Sarkoidose). In **Tabelle 18-2** sind 4 unterschiedliche Formen der Hyperkalzämie zusammengefasst.

Klinisches Bild der Hyperkalzämie

Die klinischen Manifestationen einer Hyperkalzämie sind vielfältig und etliche Symptome können auch der Grundkrankheit zugeschrieben werden. Eine Hyperkalzämie muss deshalb aktiv gesucht und immer in die differenzialdiagnostischen Überlegungen einfließen. Zu den ersten Symptomen gehören Müdigkeit bis beginnende Somnolenz, Durst, Übelkeit und Obstipation.

Tabelle 18-1: Inzidenz der Hyperkalzämie in Bezug auf Tumortyp. (Kaplan et al. 2010)

Mammakarzinom	30–40 %
Multiples Myelom	20–40 %
Plattenepithelkarzinom der Lunge	12,5–35 %
Nierenzellkarzinom	3–17 %
Lymphome	5–12 %, davon 5 % Hodgkin-Lymphome, 14–33 % Non-Hodgkin-Lymphome B Zell, 50 % T-Zell-Lymphome

Tabelle 18-2: Arten und Ursachen der häufigsten Hyperkalzämieformen.

Typ	Häufigkeit	Knochenmetastasen	Tumorart	Ätiologie
lokal osteolytische Hyperkalzämie	20 %	häufig	Mammakarzinom, multiples Myelom	Knochenresorption (Zytokine)
humorale Hyperkalzämie, z. B. PTHrP (parathyroid hormone related peptide)	80 %	nicht obligat	Plattenepithelkarzinome, Nierenzellkarzinome, Mammakarzinome u. a.	Erhöhung der tubulären Rückresorption von Kalzium
1,25 (OH) D Ausschüttung	1 %	variabel	Lymphome	ektopische Produktion, Erhöhung der intestinalen Kalziumresorption
ektoper Hyperparathyreoidismus	1 %	variabel	variabel	ektopische Produktion, Erhöhung der intestinalen Kalziumresorption

In **Tabelle 18-3** sind die möglichen klinischen Manifestationen zusammengefasst. Je schneller die Hyperkalzämie entsteht, desto ausgeprägter sind die klinischen Symptome.

Tabelle18-3: Symptome der Hyperkalzämie. (nach Bower et al. 1998)

Allgemein	Gastrointestinal	Neuro-psychiatrisch	Kardiologisch
• Dehydratation • Polydipsie • Polyurie • Pruritus	• Anorexie • Gewichtsverlust • Nausea • Erbrechen • Obstipation • Ileus	• Müdigkeit • Somnolenz • Verwirrung • Myopathie • Hyporeflexie • Konvulsionen • depressive Symptome, Angst • Koma	• Bradykardie • Vorhof-Arrhythmien • ventrikuläre Arrhythmien • P-R-Verlängerung • Q-T-Verkürzung • verbreiterte T-Wellen

Frühe Symptome

- Polyurie
- Polydipsie
- Dehydratation
- Anorexie
- Schwäche
- Hyporeflexie

Späte Symptome

- Apathie
- Irritabilität
- Depression
- Konzentrationsstörungen
- Koma
- Muskelschwäche
- Erbrechen
- Verstopfung
- akute Pankreatitis
- Pruritus
- Sehstörungen
- plötzlicher Tod bei Herzrhythmusstörungen

Die formelle Diagnose kann nur durch Messung des Serumkalziums gestellt werden. Diese Bestimmung ist bei allen behandelbaren Patienten mit entsprechender Symptomatik indiziert.

Schweregrad der Hyperkalzämie

- leichte Hyperkalzämie (2,6–2,9 mmol/l)
- mäßige Hyperkalzämie (3,0–3,4 mmol/l)
- schwere Hyperkalzämie (> 3,5 mmol/l)

Nicht vergessen: albuminabhängige Korrektur des gemessenen Kalziums. Etwa 40 % des Serumkalziums liegen an Proteine, vorwiegend Albumin, gebunden vor. 60 % sind ionisiert oder komplexgebunden mit Phosphaten oder Zitrat. Die Korrektur der Messwerte erfolgt anhand folgender Formel:

Kalzium korrigiert = Kalzium gemessen + 0,02 × (40 – Albumin)

Beispiel: Kalzium gemessen: 2,4 mmol/l, Albuminkonzentration: 20 g/l:

$2{,}4 + 0{,}02 \times (40–20) = 2{,}4 + 0{,}4 = 2{,}8$ mmol/l

Bei korrigierten Kalziumwerten über 2,65 mmol/l spricht man von einer Hyperkalzämie. Sind Symptome vorhanden, sollte eine Behandlung der Hyperkalzämie in Erwägung gezogen werden.

Therapeutisches Vorgehen

Das Ziel der Hyperkalzämietherapie ist die Verbesserung der schweren Symptome. Es ist deshalb entscheidend, deren Entwicklung im Verlauf der Behandlung zu beurteilen, und nicht (nur) die Kalziumwerte.

Grundsätzliches

Vor Beginn der Therapie beim Patienten mit einer dokumentierten Hyperkalzämie sollten einige grundsätzliche Überlegungen und Entscheidungen getroffen werden:

- Wird zusätzlich eine onkologische Behandlung (Chemo-/Radiotherapie, Antikörpertherapie usw.) in die Wege geleitet?
- Wie rasch progredient ist die Hyperkalzämie?
- Die Behandlung einer Hyperkalzämie ist keine primär lebensverlängernde Maßnahme.
- Rezidivierende Hyperkalzämie am Lebensende ohne weitere onkologische Therapiemöglichkeiten, mit Somnolenz, Koma und kardialen Begleiterscheinungen als Folge, ist unter Umständen als unmittelbare Todesursache zu betrachten und zu akzeptieren.
- Wichtigstes therapeutisches Ziel der Hyperkalzämiebehandlung ist die Verbesserung der zerebralen und gastrointestinalen Symptome. Bei ausgeprägter kognitiver Beeinträchtigung kann eine probatorische Behandlung der Hyperkalzämie erforderlich sein, um deren Nutzen zu evaluieren. Im Zweifelsfall lohnt sich die Rücksprache mit einer Fachperson auf dem Gebiet der Palliativmedizin.

Rehydrierung

- Hydratation i.v. NaCl 0,9 %; 200–500 ml/h, je nach Nierenfunktion und Dehydrierung, unter klinischer und hämodynamischer Überwachung.
- Furosemid 20–40 mg i.v. (Schleifendiuretikum) nach kompletter Rehydrierung, steigert die Kalziurese. Keine Thiaziddiuretika.
- Eine alleinige Rehydratation ist ausreichend bei asymptomatischer Hyperkalzämie und grenzwertiger Hyperkalzämie. Pro Liter Hydrierung verringert sich das Serumkalzium um 0,25 mmol/l (3).

Mobilisation

Wenn möglich wird der Patient mobilisiert, um den skelettalen Verlust von Kalzium einzuschränken (3).

Bisphosphonate

- Pamidronat (60–90 mg) verdünnt mit 500–1000 ml NaCl 0,9 % i.v. über 90–120 Minuten.
- Zoledronat (4 mg) i.v. in 50 ml NaCl 0,9 % über 15 Minuten.
- Clodronat (1500 mg) verdünnt mit 500–1000 ml NaCl (0,9 %) i.v., oder 1500 mg verdünnt mit 100–200 ml NaCl (0,9 %) s.c. über 120 Minuten. (Clodronat ist wahrscheinlich weniger wirksam als Pamidronat und Zoledronat; es kann aber s.c. verabreicht werden.)
- Ibandronat i.v. oder p.o.

Nebenwirkungen der Bisphosphonate

- Niereninsuffizienz
- vorübergehendes Flush-Gefühl
- Fieber
- Schüttelfrost

Bisphosphonate sind die sichersten, effektivsten und am besten studierten Medikamente bei Hyperkalzämie. Sie werden insgesamt gut toleriert.

Untersuchung vor der Verabreichung von Bisphosphonaten

Kontrolle der Nierenfunktion mittels Bestimmung von Harnstoff und Kreatinin.

Bei Kreatininwerten >250 µmol/l sollten keine Bisphosphonate verabreicht werden. Allenfalls vor Bisphosphonattherapie gute Vorhydrierung mit NaCl 0,9 %.

Rezidiv einer Hyperkalzämie

Eine einzelne Bisphosphonat-Gabe ist im Allgemeinen ausreichend. Eine erneute Hyperkalzämie in den darauf folgenden Wochen sollte noch einmal gleich behandelt werden. Ein Hyperkalzämierezidiv ist ein schlechtes prognostisches Zeichen.

Verlauf unter Bisphosphonattherapie

Kalziumspiegel fallen (12)24–48 Stunden nach Bisphosphonattherapie mit einem Wirkungsmaximum nach ungefähr 7 Tagen und einer Wirkungsdauer von normalerweise 3 bis 4 Wochen.

Bisphosphonate in der Schmerztherapie

Unabhängig von einer Hyperkalzämie profitieren Patienten mit Knochenmetastasen und Schmerzen von einer Bisphosphonattherapie. Bisphosphonate werden auch als langfristig wirksames Analgetikum bei metastasenbedingten Knochenschmerzen verschrieben (s. Kap. 5). Das Auftreten von metastasenbedingten Knochenfrakturen, insbesondere im Wirbelsäulenbereich, wird signifikant reduziert. Die analgetische Wirkung setzt gelegentlich schon nach wenigen Tagen ein, ist aber oft erst nach einigen Wochen feststellbar.

Zusätzliche/alternative Therapie einer schweren, symptomatischen Hyperkalzämie

Bei sehr hohem Kalziumspiegel – oder wenn die Hyperkalzämie schwere Symptome verursacht – kann eine kurzzeitige Gabe von Calcitonin angezeigt sein. Dadurch wird die Kalziumkonzentration rasch gesenkt und die Zeit bis zum Wirkungseintritt der Rehydratation und der Bisphosphonate überbrückt: Dosierung: z. B. 4–8 IU/kg Körpergewicht alle 12 Stunden.

Calcitonin wirkt sehr rasch, sodass der Kalziumspiegel 24 Stunden später kontrolliert werden muss. Die maximale Ansprechrate ist nach 12 bis 24 Stunden erreicht. Die Wirkungsdauer ist kurz. Deshalb wird gleichzeitig eine Bisphosphonatbehandlung eingesetzt.

Bei erhöhtem 1,25(OH) Vitamin D als Ursache für die Hyperkalzämie (z. B. bei Lymphomen) kann eine zusätzliche **Glukokortikoidtherapie** eingesetzt werden. Prednison 40 bis 100 mg täglich während einer Woche, oder Hydrocortison 100 mg IV alle 6 Stunden oder Dexamethason 4–16 mg s.c./24 h in 1(–4) Dosen.

Literatur

Body JJ. Bisphosphonates for metastatic bone pain. Support Care Cancer 1999; 7: 1–3

Bower M, Cox S. Endocrine and metabolic complications of advanced cancer. In: Hanks G, Cherny NI, Christakis NA, Fallon M, Kaasa S, Portenoy RK (eds.). Oxford Textbook of Palliative Medicine. 4th ed. Oxford University Press, Oxford 2009: 1015 ff.

Capital Health Regional Palliative Care Program. Hypercalcaemia of malignancy. March 17, 2005

Kaplan M. Hypercalcemia of malignancy. In: Yarbro CH (ed.). Cancer Nursing: Principles and Practice. 7th ed. Jones and Bartlett Publishers, Sudbury, Mass. 2010: 939–63

National Cancer Institute. Hypercalcemia. Last modified 1-9-2013 (Zusammenfassung)

Stewart AF. Hypercalcemia associated with cancer. N Engl J Med 2005; 352: 373–9

VIHA EOL Symptom guidelines, medline 1996 bis 2006 and Cochrane

Teil 3:
Besondere Situationen in der Palliativmedizin

19. Palliative Sedierung bei refraktären Symptomen

Karine Vantieghem

Einleitung

Dank interdisziplinärer und gezielter Behandlung können sich viele schwere und komplexe Symptome bessern oder bis auf ein für den Patienten erträgliches Maß verringern. Allerdings ist es auch möglich, dass ein Symptom refraktär und für den Patienten unerträglich wird; in diesem Fall kann eine palliative Sedierung erforderlich werden. Sie kann vorübergehend oder kontinuierlich, eine Notfallmaßnahme oder geplant sein und wird gemeinsam mit dem Patienten oder dessen Vertrauensperson beschlossen. Palliative Sedierung wird als letztes Mittel eingesetzt, wenn sich die Prognose verschlechtert und nur noch einige Tage oder Wochen beträgt. Es handelt sich nicht um Beihilfe zur Selbsttötung oder um aktive Sterbehilfe.

Definition

Palliative Sedierung ist die absichtliche Verabreichung einer sedierenden Substanz in der geringsten erforderlichen Dosis, die auf die Linderung eines oder mehrerer refraktärer Symptome abzielt, indem in Zusammenarbeit mit einem kompetenten interdisziplinären Team bei einem Patienten mit fortgeschrittener Krankheit und limitierter Lebenserwartung (Tage oder wenige Wochen), eine vorübergehende oder definitive Bewusstseinsminderung vorgenommen wird.

Refraktäre Symptome und Indikationen der palliativen Sedierung

Ein Symptom wird **refraktär** genannt, wenn es für den Patienten in unerträglicher Weise persistiert, trotz einer intensiven symptomatischen Behandlung. Nur der Patient kann darüber urteilen, und weder die Angehörigen noch die Pflegenden dürfen an seine Stelle treten. Die intensive Behandlung umfasst alle bekannten Therapien, die innert einer der Situation angemessenen Frist verfügbar sind. Davor müssen Spezialisten zu Rate gezogen werden (mobile Pflegeteams oder Palliativstationen, aber auch Schmerzspezialisten, Psychologen usw.), wodurch es häufig möglich ist, geeignete Lösungen zu finden, um das oder die Symptome zu verbessern.

Antizipation

Wann immer es möglich ist und vor allem, wenn der Patient ein spezielles, potenziell refraktäres Symptom fürchtet, sollte ihm die Möglichkeit einer palliativen Sedierung vorgeschlagen werden. Die Patientenverfügung kann seinen diesbezüglichen Willen enthalten. Dies erfordert jedoch, mit dem Patienten über die Prognose und die Sterbephase zu sprechen. Dieses Gespräch über seine Wünsche sollte im Idealfall interdisziplinär und im Beisein seiner Vertrauensperson erfolgen.

Die Gespräche und Entscheidungen sind in seine Krankenakte einzutragen und dem betroffenen Fachpersonal zu übermitteln (z. B. im Falle einer häuslichen Pflege).

Indikationen einer palliativen Sedierung als Notfallmaßnahme

In seltenen Fällen können Situationen auftreten, in denen schnell entschieden und gehandelt werden muss, da der Patient in einer Notlage ist. Das diesbezügliche Risiko kann häufig vorhergesehen und mit dem Patienten und seinen Angehörigen vorbesprochen werden. Hierbei kann es sich um Fälle **akuter Atemnot** (Lungenembolien, Obstruktion durch eine Masse im HNO-Bereich oder Bronchialbaum, Schleimpfropf aufgrund erhöhter Sekretion, massive Bronchoaspiration) oder um **Hämorrhagien** (gastrointestinal oder respiratorisch) handeln, die den Patienten in Panik versetzen.

Diese Situationen bleiben aber die Ausnahme.

Indikationen einer zeitlich versetzten oder geplanten palliativen Sedierung

Hier nimmt das Symptom schrittweise einen refraktären Charakter an, die Kommunikation mit dem Patienten fällt leichter; er gibt in Abhängigkeit von der Erträglichkeit der Symptome das Signal zur Sedierung. Arzt, Pflegende und Angehörige haben Zeit, mit dem Patienten die Modalitäten der Sedierung zu erörtern. Der Zeitplan der Sedierung muss mit dem Patienten gemeinsam bestimmt werden.

Anerkannte Indikationen für eine palliative Sedierung, die nicht infolge eines Notfalls erfolgt:

- refraktäre progressive Dyspnoe
- refraktärer Schmerz
- psychomotorische Agitiertheit aufgrund refraktärer Verwirrtheit
- hartnäckige Schlaflosigkeit.

Die strittigen Indikationen sind:

- seelisches und geistiges Leid, existenzielle Not
- Angstzustände
- Depression
- Sinnverlust.

Nicht als Indikationen gelten:

- Symptome, die auf eine leicht und rasch reversible Ursache zurückgehen (z. B. akutes Lungenödem)
- Wunsch nach Sterbehilfe
- längere Sterbephase, die mit einer Erschöpfung der Angehörigen, Pflegenden und Ärzte einhergeht
- Leiden der Angehörigen.

Diese Situationen müssen anderweitig interdisziplinär behandelt werden (siehe diesbezügliche Kapitel).

Modalitäten der palliativen Sedierung

Midazolam (Dormicum®) ist aufgrund der einfachen Handhabung, der sicheren therapeutischen Breite, dem Vorhandensein des Antidots Flumazenil (Anexate®), der kurzen Halbwertszeit (1 h) und der Möglichkeit einer Titration das Mittel der Wahl.

N. B.: Auch andere Substanzen, etwa Propofol oder Levomepromazin (Nozinan®), können verwendet werden, allerdings nur von Spezialisten und in ganz spezifischen Situationen oder bei Auftreten einer paradoxen Reaktion auf Midazolam.

Entscheidung zwischen intermittierender und kontinuierlicher Sedierung

Es wird empfohlen, mit einer intermittierenden Sedierung in der leichtesten Form zu beginnen.

Kontinuierliche Sedierung sollte die Ausnahme bleiben (endgültig refraktärer, intensiver Schmerz, Prognose von Stunden oder Tagen, expliziter Wunsch des Patienten nach dieser Form der Sedierung, Notfallsituationen wie massive Blutung oder Ersticken). Vergessen Sie vor Beginn der Sedierung nicht, dass der Patient möglicherweise von seinen Angehörigen Abschied nehmen will.

Eine vorübergehende Sedierung kann dabei helfen, eine schwierige Phase zu überwinden (z.B. Entfernung einer Obstruktion bei Patienten mit Tumor im HNO-Bereich, Anpassung der Analgetika-Dosierung u.a.).

Eine intermittierende Sedierung, häufig über Nacht, ermöglicht es dem Patienten, sich zu erholen und den Tag leichter zu ertragen (z.B. bei Dyspnoe, hartnäckiger Schlaflosigkeit, hyperaktivem Verwirrtheitszustand u.a.) und so in den für ihn passenden Zeiten eine bessere Beziehung mit seinem Umfeld aufrechtzuerhalten.

In jeder Phase – auch im Falle einer häuslichen Pflege – ist im interdisziplinären Team zu evaluieren, ob die Sedierung weiterhin indiziert ist und aufrechterhalten werden soll.

Art der Verabreichung

Die Entscheidung über die Art der Verabreichung wird nach praktischen Gesichtspunkten gefällt: **intravenös**, falls ein Portkatheter oder ein peripherer Venenkatheter offen sind, **subkutan**, falls kein intravenöser Zugang vorliegt. Im Notfall oder in der häuslichen Pflege sollte nicht versucht werden, einen intravenösen Zugang zu schaffen, wenn dies nicht sehr rasch möglich ist. Zur subkutanen Verabreichung ist es vorzuziehen, ein Kindervenflon im Bereich des Pektoralismuskels (vorderer Brustmuskel) oder am Arm in der Deltoideus-Region in Richtung des venösen Rückflusses anzubringen (vgl. Kap. 17) (**Tab. 19-1**).

In der häuslichen Pflege ist es wichtig, vorausschauend zu sein und das erforderliche Material bereitzustellen (**Tab. 19-2**), damit die Pflegenden und der Notarzt rasch reagieren können.

Tabelle 19-1: Modalitäten der Sedierung durch Midazolam.

Midazolam (Dormicum®)	Notfallsedierung	Sedierung nicht als Notfallmaßnahme
Einleitung (i. v. oder s. c.)	Bolus zu 2,5–5,0 mg	Bolus zu 1,0–3,0 mg
Bewertung der Wirkung nach	5 Minuten	15 Minuten
Bei ungenügender Wirkung	Neuer Bolus	Neuer Bolus
Erhaltungsdosen	Halbe Einleitungsdosis pro Stunde mit Infusionspumpe Dormicum verdünnt in 0,9 % NaCl-Lösung	Halbe Einleitungsdosis pro Stunde mit Infusionspumpe Dormicum verdünnt in 0,9 % NaCl-Lösung
Titration bei ungenügender Wirkung	Um zusätzliche 1 mg/ Stunde erhöhen	Um zusätzliche 1 mg/ Stunde erhöhen
Alternative	Dormicum Intranasalgel: 7,5 mg in einer Spritze mit Nasensprühaufsatz	Verabreichung mittels Infusionspumpe s. c. weiterführen

Tabelle 19-2: Zu verschreibendes Material bei einer Sedierung in häuslicher Pflege.

Produkt	Menge und Größe	Hinweis
Dormicum® (Midazolam)	Ampullen zu 1 ml = 5 mg (5 mg/ml) 1 Packung zu 5 Einheiten	i. v. oder s. c.
Anexate® (Flumazenil)	Ampullen zu 5 ml = 0,5 mg (0,1 mg/ml) 1 Packung zu 10 Ampullen	i. v.
Spritzen	Zu 1 ml	
Kanülen	1,2 × 40 mm	Rosa
Kanülen	0,5 × 16 mm	Orange (zur Injektion)
0,9 % NaCl-Lösung	Flex zu 50 ml für Spritzenpumpen Flex zu 100 ml für PCA-Pumpen	Gemeinsam mit den Pflegenden und in Abhängigkeit von der verwendeten Pumpe festzulegen
Venflon	Kindervenflon	

Tabelle 19-3: Beurteilung der Sedierungstiefe nach Rudkin.

Score nach Rudkin	Notfallmäßige Sedierung
1	Patient vollständig wach und orientiert
2	Patient somnolent
3	Patient mit geschlossenen Augen, aber reagiert, wenn er angesprochen wird
4	Patient mit geschlossenen Augen, aber reagiert auf leichte taktile Stimulation (Ziehen am Ohrläppchen)
5	Patient mit geschlossenen Augen und reagiert nicht auf leichte taktile Stimulation (Ziehen am Ohrläppchen)

Tabelle 19-4: Sedierungsstadien nach Ramsay.

Ramsay Score	Beschreibung
	Wachzustand
1	Patient ängstlich oder agitiert, oder beides
2	Patient ruhig, orientiert und kooperativ
3	Patient antwortet nur auf Ansprache
	Schlafzustand
4	Prompte Reaktion auf leichtes Klopfen auf die Stirn oder laute Ansprache
5	Träge Reaktion auf leichtes Klopfen auf die Stirn oder laute Ansprache
6	Keine Reaktion auf leichtes Klopfen auf die Stirn oder laute Ansprache

Worauf ist zu achten?

Abgesehen von der seltenen Situation einer terminalen, kontinuierlichen Sedierung (massive, letale Hämorrhagie), in der eine Überwachung nicht mehr sinnvoll ist, wird die Beachtung folgender Punkte empfohlen:

- Evaluieren Sie den Grad der Sedierung gemäß der Skala nach Rudkin (**Tab. 19-3**) oder nach Ramsay (**Tab. 19-4**) in den ersten 15 Minuten, dann nach 2 Stunden und schließlich mindesten 3 × täglich.
- Passen Sie die Dosierung je nach erzielter und erwünschter Wirkung an.
- Evaluieren Sie regelmäßig neu, ob die Sedierung noch indiziert ist.
- Überwachen Sie die Atemfrequenz, den Puls, die Sauerstoffsättigung sowie den Blutdruck.

- Beachten Sie allfällige Nebenwirkungen des Midazolams (paradoxe Agitiertheit, Bronchoaspiration, Bradypnoe u.a.).
- Stellen Sie sicher, dass für eine intermittierende Sedierung das Antidot zur Verfügung steht (Anexate®).
- Setzen Sie die kontinuierliche Beurteilung der Symptome gemäß einer Fremdeinschätzungsskala fort.
- Führen Sie alle symptomatischen Behandlungen fort. Die Art der Verabreichung muss allerdings geprüft werden, da eine perorale Gabe nicht mehr möglich ist (vor allem Analgetika, Antisekretorika, Steroide, gegebenenfalls Hydratation zur Vermeidung der Nebenwirkungen, Sauerstofftherapie usw.).
- Achten Sie auf eine geeignete Position des Patienten (z.B. Atemkomfort im Falle von Dyspnoe, stabile Seitenlage bei Bronchoaspirationsrisiko usw.) und auf eine ausreichende Mobilisation (z.B. zur Vorbeugung von Druckulzera).
- Setzen Sie die Hygienepflege fort.
- Beenden Sie die wirklosen und unnötigen Behandlungen.

Informieren Sie das Umfeld und führen Sie regelmäßig Gespräche mit den Angehörigen.

Prognose

Bei einer palliativen Sedierung kann der Tod eintreten, im Allgemeinen aufgrund der zugrunde liegenden Krankheit, die das refraktäre Symptom auslöste. Das Risiko einer Bronchoaspiration ist vorhanden und sollte in die Entscheidungsfindung einfließen. Studien haben indes gezeigt, dass die Lebensdauer sedierter Patienten identisch oder gar länger war als die von Patienten, die in vergleichbaren Situationen nicht sediert wurden.

Zu beachten

Die palliative Sedierung ist keine harmlose Handlung und muss mit Umsicht überlegt werden. Eine **Entscheidungsantizipation** ist angebracht, um wann immer möglich die **Einwilligung des aufgeklärten Patienten oder seiner Vertrauensperson** zu erhalten und das erforderliche Material zu verschreiben, damit im Bedarfsfall alles zur Verfügung steht. Der Arzt muss prüfen, ob das Symptom tatsächlich refraktär ist und nicht durch andere Maßnahmen gelindert werden kann, er muss Art und Dauer der Sedierung bestimmen, die Indikation mindestens einmal täglich neu bewerten und die symptomatischen Behandlungen stets fortsetzen.

Literatur

Cherny N, Radbruch L et al. European Association for Palliative Care (EAPC) recommended framework for the use of sedation in palliative care. Pall Med 2009; 23 (7): 581–593

Maltoni M et al. Palliative sedation in end-of-life care and survival: a systematic review. J Clin Oncol 2012; 30 (12): 1378–83

Consensus-Group of palliative ch (BIGORIO-group). www.palliative.ch/Experts/Standards/Best practice/Sédation palliative

20. Notfallsituationen

Daniel Büche

Einleitung

Es gibt Notfälle in der Palliative Care! Dies mag auf den ersten Blick widersprüchlich zur Zielrichtung der Palliative Care – lindern von Leiden und verbessern von Lebensqualität – erscheinen, ist es aber nicht. Notfälle beim Palliativpatienten sind häufig anders gelagert. Im Vordergrund steht nicht zwingend der körperliche, sondern häufig auch der psychologische oder soziale Aspekt. Notfallsituation können somit sein:

- Notfallsituationen, die von Professionellen als Notfälle erkannt werden (Beispiel: drohende Rückenmarkkompression)
- Notfallsituationen, die von den Patienten oder Angehörigen als Notfälle erlebt werden (Beispiel: epileptischer Anfall).

Wesentlich für die Notfallsituationen ist, dass:

- sie wenn immer möglich antizipiert werden, damit bei ihrem Eintritt möglichst keine Hektik und keine Unsicherheit auftritt (Beispiel: Medikament gegen Status epilepticus griffbereit)
- adäquat rasch gehandelt wird.

Denn dies hat Konsequenzen für:

- den Patienten: wichtig für Coping
- die Familie: wichtig für den Trauerprozess
- die Professionellen: kein übertriebener Aktivismus mit breiter Differenzialdiagnose, denn die meisten Notfallsituationen bei Palliativpatienten sind in den letzten 48 Stunden irreversibel.

Verschiedene Symptome können sich beim Palliativpatienten als Notfallsituationen präsentieren. Viele davon werden in anderen Kapiteln diskutiert (Verwirrtheitszustände, Angst, akuter Schmerz, Atemnot u.a.). Hier werden deshalb nur die Rückenmarkkompression, epileptische Anfälle, massive Blutungen und die obere Einflussstauung besprochen.

Rückenmarkkompression

Eine Rückenmarkkompression (RMK) führt unbehandelt zur Querschnittlähmung. Die RMK kommt bei 3 bis 5% aller Tumorpatienten vor. Sie kündigt sich meist an, wird aber häufig zu wenig ernst genommen. Zu den Symptomen und Zeichen, die zu beachten sind, gehören:

- Rückenschmerzen (> 90% der Patienten), diese können typischerweise durch Husten, Pressen, Dehnungsbewegungen der Wirbelsäule verstärkt werden. Auch alleinige Ruheschmerzen sind möglich und gehen der RMK manchmal Wochen bis Monate voraus.
- radikuläre Zeichen wie motorische Ausfälle (75% der Patienten), Sensibilitätsstörungen (> 50% der Patienten), Sphinkterstörungen: Anus, Blase (> 40% der Patienten) sind zu suchen. Die klinische Untersuchung ist wesentlich.

Am häufigsten tritt eine RMK im Bereich der Brustwirbelsäule auf. In bis zu 20% besteht eine RMK auf mehreren, nicht zwingend benachbarten Rückenmarksegmenten.

Ätiologie

Die häufigsten Ursachen sind extradurale Tumormassen, die von einer Wirbelkörpermetastase ausgehen. Somit ist die RMK auch am häufigsten mit Tumoren, die in die Knochen metastasieren, vergesellschaftet.

Pathophysiologie

Kompression des Rückenmarks von außen. Die Infiltrationen des Rückenmarks oder ein meningealer Befall gehören zu den Seltenheiten.

Prognose und Bedeutung

Die RMK ist nicht immer als terminales Ereignis anzusehen. Somit entscheidet das frühzeitige Handeln über den Erhalt der Mobilität, Selbstständigkeit resp. die Zunahme der Pflegebedürftigkeit des Patienten und damit auch über die Lebensqualität. Es handelt sich um eine Notfallsituation, die sehr schnell (innert Stunden) der adäquaten Diagnose und Therapie zugeführt werden muss. Neurologische Zeichen bedeuten immer eine schlechte Prognose. Die Prognose bezüglich Erhaltung resp. Wiedererlangung der Funktion ist abhängig von:

- der Dauer des neurologischen Defizits bis zur Dekompression
- dem Ausmaß des neurologischen Defizits (v.a. der Motorik).

Behandlung/therapeutisches Vorgehen bei Verdacht auf eine RMK

Bei Verdacht auf eine RMK sollte – falls der Patient noch eine Lebenserwartung von mehreren Wochen hat resp. wenn ihm ein wirbelsäulenchirurgischer Eingriff oder eine Strahlentherapie noch zugemutet werden kann – eine Einweisung in ein Zentrumsspital erfolgen. Dieses sollte über folgende Möglichkeiten verfügen:

- MRI
- Radiotherapie
- Neurochirurgie/Wirbelsäulenorthopädie
- Onkologie.

Das Vorgehen umfasst folgende Schritte:

- Kortikosteroidtherapie unverzüglich einleiten (bereits bei hochgradigem Verdacht): 4×4 mg Dexamethason enteral oder parenteral. Höhere Initialdosen (als Bolus), wie sie bei traumatischer Paraplegie empfohlen werden, sind in dieser Situation umstritten
- MRI Long Spine (um multiple RMK zu erkennen)
- Interdisziplinäre Besprechung: Onkologe, Radiotherapeut, Wirbelsäulenchirurg, Palliativmediziner. Dem operativen Vorgehen wird wegen der schnellen Dekompression der Vorrang gegeben, dabei sollte aber die prognostizierte Überlebenszeit noch mindestens mehrere Wochen (8–12) betragen.

Epileptischer Anfall, Status epilepticus

Der epileptische Anfall ist ein selbstlimitierendes Ereignis, das zwar die Angehörigen und allenfalls den Patienten Angst macht, für die Professionellen aber nicht ein Notfall ist, bei dem durch eine sofortige Intervention zu handeln ist. Hingegen ist daran zu denken, dass ein epileptischer Anfall häufig weitere Anfälle ankündigt und dass ein Status epilepticus nach einer sofortigen Therapie verlangt. Dabei ist der Status epilepticus folgendermaßen definiert:

- ein Anfall, der länger als 5 Minuten (tonisch-klonischer Anfall) resp. 20–30 Minuten (fokaler Anfall oder Absencen) dauert oder
- eine Serie von Anfällen in kurzen Abständen, zwischen denen klinisch oder elektroenzaphalografisch keine vollständige Restitution erfolgt.

Ätiologie

Epileptische Anfälle deuten meist auf einen Hirnbefall durch den Tumor hin. Seltenere Ursachen sind Infekte (inkl. Abszesse), Arzneimittel (unerwünschte Arzneimittelwirkung, Arzneimittelentzug), intrazerebrale Blutungen.

Prognose und Bedeutung

Ein isolierter epileptischer Anfall ist selbstlimitierend. Ein Status epilepticus hat eine Letalität von 10–25 %.

Die generelle Prognose bei Patienten mit Hirnmetastasen liegt bei einem Karnofsky Performance Status (KPS) von < 70 bei 2,3 Monaten (medianes Überleben), bei einem KPS > 70 bei 7,1 Monaten, ist jedoch von der Tumorentität abhängig. Durch Radiotherapie oder Operation kann die Lebenserwartung verlängert werden.

Therapeutisches Vorgehen

Wichtige Elemente beim ersten Anfall sind ruhiges Handeln, Sicherheit ausstrahlen und Information der Angehörigen.

Die **Akuttherapie** (Unterbrechung des Status epilepticus resp. Minderung des Rückfallrisikos) erfolgt mit einem Benzodiazepin. Es wird empfohlen, dasjenige zu wählen, das das Team am besten kennt und das bei einem krampfenden Patienten am einfachsten anzuwenden ist (intravenöse, sublinguale und rektale Applikationen häufig schwierig):

- Midazolam (Dormicum®) 5 mg s. c./3 mg i. v. oder
- Clonazepam (Rivotril®) 1 mg s. c. oder 1 mg i. v.
- weniger geeignet sind Lorazepam (Temesta®) 2,5 mg sublingual oder 1–2 mg i. v. oder Diazepam (Valium®) 10 mg i. v. oder rektal.

  Alle Arzneimittelgaben sind nach 5 bis 15 Minuten repetierbar.

  Gleichzeitig soll die Folgebehandlung (Sekundärprophylaxe) vorbereitet und begonnen werden.

Nach erlebtem epileptischem Anfall sind folgende Überlegungen notwendig:

- Ist eine **kausale Therapie** (Radiotherapie, Operation, Chemotherapie) sinnvoll und möglich?
- **Symptomatische Therapie** mit Kortikosteroiden: Beginn meist mit 4×4 mg/d Dexamethason, langsame Reduktion, je nach nachgewiesenem perifokalem Ödem und den Möglichkeiten der kausalen Therapie.
- **Sekundärprophylaxe** mit Antiepileptikum:
  - Phenytoin (Phenhydan®) Infusionskonzentrat 750 mg/50 ml als Infusion über 4 Stunden einmalig, dann perorale Erhaltungstherapie

  - Levetiracetam (Keppra®) 2 × 500 mg als Kurzinfusion/24 Stunden, kann auch subkutan gegeben werden. Dann perorale Erhaltungstherapie.
- Liegt der Patient im Sterben: kontinuierliche Infusion (Spritzenpumpe oder Infusomat) mit
  - Midazolam (Dormicum®) 1 mg/h kontinuierlich s.c. oder i.v., bei Bedarf steigern
  - Clonazepam (Rivotril®) 2 mg/24 h kontinuierlich s.c oder i.v.
  - Lorazepam (Temesta®) 4 × 1–2,5 mg expidet/24 Stunden
  - alle Dosen werden gemäß der Symptomkontrolle angepasst.

Beachte

Eine primäre prophylaktische Verschreibung von Antiepileptika bei bekannten Hirnmetastasen wird nicht empfohlen, da nur bei 20 % der Patienten mit Hirnmetastasen epileptische Anfälle auftreten. Eine Ausnahme kann das maligne Melanom sein, bei dem häufiger epileptische Anfälle auftreten, was gelegentlich die Indikation zur prophylaktischen Therapie sein kann.
Es besteht eine Arzneimittelinteraktion zwischen Dexamethason und Phenytoin (geringere Wirkung beider Arzneimittel durch erhöhte Phenytoinausscheidung und 20 % geringere Bioverfügbarkeit von Dexamethason).

Obere Einflussstauung

Als obere Einflussstauung bezeichnet man das Syndrom, welches entsteht durch die Kompression oder Obliteration der Vena cava superior.

Ätiologie

Ist in über 90 % der Fälle durch ein Malignom bedingt, meist durch einen Lungentumor. Differenzialdiagnostisch muss an eine Thrombose gedacht werden, welche meist durch einen Eingriff (Einlage von Katheter oder Schrittmacher u.a.) bedingt ist.

Symptome und Zeichen

Die typischen Symptome der oberen Einflussstauung sind Atemnot, Kopfschmerzen, kognitive Beeinträchtigung, Schwindel, Sehstörungen und allenfalls Tinnitus. Zeichen können sein: Schwellung im Bereich von Kopf und oberen Extremitäten, Konjunktivalödem, sichtbare Venenzeichnung an Kopf und oberen Extremitäten, Tachypnoe, Zyanose, evtl. Horner-Syndrom.

Abklärung

Es handelt sich meist um eine Blickdiagnose, welche mittels CT oder MRI bestätigt wird. Die Abklärung der Ätiologie sollte erfolgen, falls sie nicht offensichtlich ist.

Therapie

Eine empirische hochdosierte Steroidtherapie (Dexamethason 12 mg/d) wird meist eingesetzt, auch wenn gute Studien dazu fehlen.

Die Einlage eines Stents in die V. cava superior sollte evaluiert und allenfalls durchgeführt werden. Sie führt zu einer schnellen Symptomverbesserung. Eine Antikoagulation wird meist nur bei nachgewiesener Thrombose durchgeführt, da das Blutungsrisiko erhöht ist.

Nach der symptomatischen Therapie sollten allfällige kausale Therapieansätze überlegt werden, was meist eine Chemotherapie, eine Radiotherapie oder eine Kombination bedeutet.

Massive Blutung

Gelegentlich infiltrieren Tumore größere Gefäße und führen dadurch zu massiven Blutungen. Besonders traumatisierend für Patienten, Angehörige und Pflegende sind die **sichtbaren** massiven Blutungen. Diese kommen vor allem bei HNO-Tumoren und Tumoren des Bronchialbaums vor. Der Einsatz von NSAR und insbesondere Salicylaten sowie die Fortführung einer peroralen Antikoagulation sollten bei diesen Patienten mit entsprechendem Risiko sorgfältig abgewogen werden.

Therapeutisches Vorgehen

In der Regel gehen einer massiven Blutung wiederholte Sickerblutungen oder Hämoptysen voraus. Deshalb besteht die Möglichkeit, das therapeutische Vorgehen in einer Notfallsituation mit dem Patienten, der Familie und dem Team vorher zu besprechen. Dies gilt vor allem auch für die massive Hämoptoe.

Es ist wichtig, die Umgebung (Familienmitglieder und Pflegende) auf dieses Akutereignis vorzubereiten, ohne Panik auszulösen. Die Pflegenden – und zu Hause wenn möglich auch die Angehörigen – sollen über Sofortmaßnahmen im Notfall instruiert sein:

- Bereitstellen von dunkel gefärbten Tüchern zum Unsichtbarmachen und allenfalls Tamponieren von Blutungen

- Bereitstellen von sedierenden Medikamenten, z. B. Midazolam 2–5 mg s. c. oder i. v. (nicht jeder Patient benötigt jedoch eine Sedation in dieser Situation)
- die Patienten sollten nicht allein gelassen werden.

Beachte

Andere häufige Blutungsquellen sind der Magen-Darm-Trakt, ulzerierende Wunden und die Harnwege. Bei massiven Blutungen, insbesondere wenn eine kausale Abklärung im Hinblick auf eine kausale Therapie nicht mehr sinnvoll erscheint, besteht das primäre Ziel darin, die «Sichtbarkeit der Blutung zu unterdrücken» (s. o.).

Literatur

Bruera E, Higginson I, von Gunten CF, Morita T (eds.). Textbook of Palliative Medicine and Supportive Care. 2nd ed. 2014: 829 ff.

Ubogagu E, Harris DG. Guideline for the management of terminal haemorrhage in palliative care patients with advanced cancer discharged home for end-of-life care. BMJ Supportive & Palliative Care 2012; 2: 294–300

http://www.hospicepatients.org/karnofsky.html

21. Sterbehilfe

Claudia Gamondi

Einführung und Definition

Offiziell werden in der Schweiz jährlich rund 300 Fälle von assistiertem Suizid (AS) registriert. Darin inbegriffen sind auch Ausländer, welche in der Schweiz sterben. Seit 1998 hat mindestens eine Person in jedem Kanton diese Sterbeart gewählt. Allerdings gibt es gewichtige regionale Unterschiede, welche nur zum Teil mit dem internationalen Sterbetourismus erklärt werden können. Am meisten AS verzeichnen die Kantone Zürich, Genf, Waadt und Aargau.

Laut der Eureld-Studie (van der Heid) ist gut die Hälfte aller Todesursachen auf eine so genannte MDEL («Medical Decision about the End of Life») zurückzuführen. Diese MDEL können unterschiedliche Formen annehmen (**Tab. 21-1**).

Führen Arzt oder Pflegepersonal gegen den Willen des Patienten lebenserhaltende Maßnahmen durch, so ist dieser Eingriff eigenmächtig und rechtswidrig und erfüllt damit den Tatbestand der Körperverletzung.

Die Beihilfe zur Selbsttötung (Assistenz zum Suizid, AS) ist in der Schweiz eigentlich nicht primär erlaubt, aber nicht strafbar, wenn sie nicht von egoistischen Motiven geleitet wird (Art. 115 des Schweizerischen Strafgesetzbuches). Das Gesetz spezifiziert dabei nicht, dass der Patient eine schwere tödliche Krankheit haben muss. Einzige Bedingung ist das Fehlen von selbstsüchtigen Motiven.

Die Selbsttötung, auch die assistierte, wird als außerordentlicher Todesfall betrachtet und muss deshalb von Gesetz wegen der Polizei bzw. der Staatsanwaltschaft gemeldet werden. Im Allgemeinen wird in der Literatur von ärztlich assistiertem Suizid (PAS = Physician Assisted Suicide) gesprochen, weil in den meisten Ländern, in denen die Beihilfe legalisiert ist, ein Arzt mitbeteiligt sein muss, sei es nun als Experte, der die Situation des Patienten beurteilt, als Verschreiber des todbringenden Medikaments oder auch als direkt Assistierender. In der Schweiz ist dies nicht explizit geregelt und in den meisten Fällen ist der Arzt primär die Person, die das Rezept für das Medikament in letaler Dosis ausstellt.

Tabelle 21-1: Verschiedene Formen der MDEL.

Direkte aktive Sterbehilfe	Absichtliche Tötung auf Verlangen, mit dem Ziel, das Leiden der anderen Person zu beenden. Der Arzt verabreicht dabei zum Beispiel ein Medikament in tödlicher Dosierung, sodass der Tod in absehbarer Zeit (wenige Minuten) eintritt. In der Schweiz ist diese Art von Sterbehilfe nicht erlaubt und nach Art 111, 113 oder 114 des StGB strafbar.
Indirekte aktive Sterbehilfe	Zur Linderung von Symptomen verabreichte Medikamente können eine nicht gewollte, aber in Kauf genommene Lebensverkürzung zur Folge haben. In der Schweiz gibt es darüber eigentlich keine spezifische Rechtsprechung. Das Vorgehen ist aber breit akzeptiert und kann als best practice angesehen werden.
Passive Sterbehilfe	Verzicht bzw. Abbruch einer therapeutischen Maßnahme zur Lebensverlängerung (Beispiele: Verzicht auf ein Antibiotikum/Abbruch einer künstlichen Beatmung). In der Schweiz gibt es darüber eigentlich keine spezifische Rechtsprechung. Das Vorgehen ist aber breit akzeptiert und kann als best practice angesehen werden.
Assistierter Suizid (AS)	Unterstützung eines Patienten bei der Selbsttötung. In der Praxis heißt das in der Regel konkret, dass der Arzt eine tödliche Dosis eines Medikamentes verschreibt, welches der Patient im letzen Akt ohne Hilfe Dritter zu sich nimmt. Der Beihilfe dürfen dabei keine selbstsüchtigen Motive zugrunde liegen.

Normalerweise wird dazu Na-Pentothal verschrieben, ein Barbituricum, welches dem Betäubungsmittelgesetz untersteht. Der Arzt, welcher das Rezept ausgestellt hat, ist nicht befugt, gleichzeitig auch das Sterbezeugnis auszufüllen.

In der Literatur finden sich Beschreibungen von Vereinigungen oder Interessensgemeinschaften, welche administrative und technische Unterstützung anbieten, wie etwa die Vorbereitung und Kontrolle der benötigten Dokumente, Beratung im Entscheidungsprozess und schließlich konkrete Hilfe bei der Zubereitung des Medikaments. Die aktivsten Organisationen in der Schweiz sind Exit Association pour le Droit de Mourir dans la Dignité (ADMD) für die welsche Schweiz, Exit Deutschschweiz für die deutschsprachige Schweiz, mit einer Filiale im Tessin für die italienische Schweiz. Die Organisationen Dignitas und Exit International wenden sich überwiegend an ein ausländisches Publikum.

Die Rolle des Arztes und der Pflegefachperson

Laut den Richtlinien (RT) der Schweizerischen Akademie der Medizinischen Wissenschaften (SAMW)

«... ist die Beihilfe zum Suizid nicht Teil der ärztlichen Tätigkeit, weil sie den Zielen der Medizin widerspricht. Auf der anderen Seite ist die Achtung des Patientenwillens grundlegend für die Arzt-Patienten-Beziehung. Diese Dilemmasituation erfordert eine persönliche Gewissensentscheidung des Arztes. Die Entscheidung, im Einzelfall Beihilfe zum Suizid zu leisten, ist als solche zu respektieren.» Er handelt dann auch als privater Bürger.

«In jedem Fall hat der Arzt das Recht, Suizidbeihilfe abzulehnen. Entschließt er sich zu einer Beihilfe zum Suizid, trägt er die Verantwortung für die Prüfung der folgenden Voraussetzungen:

- Die Erkrankung des Patienten rechtfertigt die Annahme, dass das Lebensende nahe ist.
- Alternative Möglichkeiten der Hilfestellung wurden erörtert und soweit gewünscht auch eingesetzt.
- Der Patient ist urteilsfähig, sein Wunsch ist wohlerwogen, ohne äußeren Druck entstanden und dauerhaft. Dies wurde von einer unabhängigen Drittperson überprüft, wobei diese nicht zwingend ein Arzt sein muss.

Der letzte Akt der zum Tode führenden Handlung muss in jedem Fall durch den Patienten selbst durchgeführt werden.»

Vor kurzem hat die SAMW Vorschläge zur Vorgehensweise bei der Frage um AS herausgegeben. Sie sind in dieses Kapitel integriert (www.samw.ch/de/Publikationen/Stellungnahmen/Aktuell.html).

Der Schweizer Berufsverband der Pflegefachfrauen und Pflegefachmänner SBK stellt sich auf den Standpunkt, dass der AS nicht Teil der pflegerischen Berufskunst sein darf (http://www.sbk-asi.ch/). Er schlägt aber vor, die Patienten, welche diesen Weg gewählt haben, nicht zu verlassen und ihnen beizustehen, sich aber nicht konkret zu beteiligen bei der Beschaffung, der Zubereitung und der Überreichung des Medikaments, auch nicht auf Anweisung des Arztes.

Überraschender- und bedauerlicherweise verfügen wir über keine Literaturdaten, welche die wirkliche Rolle des Arztes bei AS charakterisieren. Der Patient entscheidet, wie weit er seinen Arzt in den Entscheidungsprozess einbinden will, und der Arzt, wie weit er sich diesem Thema im konkreten Fall öffnen will.

Die Motivation des Patienten

Was wir wissen:

- Personen mit neurodegenerativen Krankheiten (z. B. ALS) neigen eher zur Wahl des AS als Personen mit anderen schweren evolutiven Krankheiten (z. B. Krebs).
- Ungefähr 10 % der Patienten, welche sich für einen AS interessieren, sterben mit AS.

Überraschenderweise (oder vielleicht nicht) liegen die Gründe, welche zu AS führen, meistens nicht im somatischen Bereich. Die körperliche Symptomkontrolle dieser Patienten ist meistens recht zufriedenstellend. Viel häufiger sind Motivationen im existenziellen Bereich. Außerdem bleibt es bis heute (wegen mangelnder Daten) schwierig, abzuschätzen, ob und in welchem Ausmaß psychiatrische Symptome wie Depression eine wichtige Rolle spielen.

Der »Identikit» des Patienten, welcher AS in Betracht zieht, umfasst ein hohes Kontrollbedürfnis, eine dominierende Persönlichkeit, Unbehagen, von anderen abhängig zu sein. So werden Äußerungen gemacht wie: die Angst, die «Würde/Selbstachtung» zu verlieren, das Gefühl oder die Angst, den anderen zur Last zu fallen, die Kontrolle zu verlieren, speziell in einem terminalen Stadium, die Autonomie und die Entscheidungsgewalt abzugeben, oder die Angst vor einer schlechten Lebensqualität.

Umgang mit der Frage nach AS

Zur Frage, wie der Arzt mit dem AS-Wunsch umgehen soll, gibt es keine standardisierten Empfehlungen. In den meisten Ländern, in denen es eine Form von Legalisierung des AS gibt, beschreibt das Gesetz auch eine entsprechend zu befolgende Prozedur. Nicht so in der Schweiz; im Gegenteil, bis heute hat sich der Bundesrat ausdrücklich gegen eine konkrete Regelung ausgesprochen. Deshalb bleibt die Wahl des Vorgehens, innerhalb des geltenden Gesetzes, in den Händen des einzelnen Arztes oder evtl. einer Institution, welche sich Regelungen gibt und diese allenfalls publik macht.

Immerhin finden sich in der Literatur Verhaltensanregungen:
In vielen Fällen ist die Frage nach dem AS eine «Türöffner-Frage» oder ein Versuchsballon (wie denkt mein Arzt darüber, würde er mir beistehen oder mich im Stich lassen?). In diesem Sinn wird die Frage zu einer einmaligen Gelegenheit, wichtige Dinge anzusprechen wie das Leiden, die Zukunftsangst, generell die Würde oder auch psychoexistenzielle Sorgen.

Wenn immer möglich wird empfohlen, die Frage nach AS interdisziplinär zu behandeln. Der Umgang damit verlangt breitfächrige Kompetenzen, welche von einer Berufsrolle nicht komplett abgedeckt werden können (Kommunikationstechnik, multidimensionales Symptomassessment inklusive psychosoziale Symptomatik, Erfassen von spirituellen Bedürfnissen).

Es werden im Folgenden sieben Schritte vorgeschlagen, als Leitplanken zum Umgang mit der Frage nach AS eines Patienten mit chronischer evolutiver Krankheit und kurzer Überlebensprognose:

1. **Anhören und «Anhören» der Bitte um AS ohne Vorurteile**
   Die Anfrage oder gar Bitte um AS kann die moralischen Prinzipien des Arztes, u. U. auch des Teams und der Institution, erschüttern oder mindestens infrage stellen. Es ist bekannt, dass Ärzte Diskussionen über therapeutische Entscheidungen zu meiden versuchen, wenn diese im Widerspruch zu ihren (Moral-)Vorstellungen stehen. Dadurch laufen die Patienten Gefahr, ausgerechnet in Momenten wo Entscheidungen anstehen, allein gelassen zu werden. Nur zu selten sprechen die Ärzte die Frage des AS beim Aushandeln des therapeutischen Vertrags an, obschon darüber sprechen zu können oft schon eine therapeutische Wirkung hat. Nicht selten wird sich dadurch die Frage nach AS redimensionieren oder gar verschwinden. Auf jeden Fall soll der (Haus-)Arzt früh in Erfahrung bringen, ob der Patient Mitglied einer Sterbehilfeorganisation ist und/oder eine Patientenverfügung besitzt.

   Umgekehrt ist es nicht immer leicht, bei unterschiedlichen Wertvorstellungen, angesichts dieses empfindlichen Themas den Kontakt mit dem Patienten aufrechtzuerhalten. Es kann auch sein, dass der Patient nicht über seine Entscheidung diskutieren will, da er/die Angehörigen sie als zu privat einstufen.

2. **Multidimensionale Erfassung und Beurteilung der Symptome – Vorschlag eines Behandlungsplans**
   - Es ist unumgänglich, die Symptomatik mit standardisierten Instrumenten zu erfassen und im Verlauf zu monitorisieren, da mit einer alleinigen Momentaufnahme wichtige Probleme verpasst werden können.

- Es wird verifiziert, ob der Patient von den verschiedenen Behandlungsoptionen in Alternative zum AS Kenntnis hat. Diese Behandlungsoptionen werden zu unterschiedlichen Zeitpunkten wiederholt. Sie sollen sich nicht auf biomedizinische bzw. pharmakologische Maßnahmen (wie etwa Antidepressiva, Anxiolytika, Behandlung der Grundkrankheit) beschränken und in die Gespräche integriert werden.

3. **Suche nach bzw. Ausschluss einer Depression oder einer Suizidalität im klassischen Sinn**
   Gegebenenfalls wird ein interdisziplinärer Therapieplan vorgeschlagen.
   - Die Fähigkeit zum Verstehen und Entscheiden wird mehrmals geprüft. Ferner wird man sich versichern, dass in Bezug auf diese Entscheidung kein Druck seitens Dritter auf den Patienten ausgeübt wird.
   - Die Diagnose einer Depression kann komplex sein und braucht mehr als ein Gespräch, evtl. auch die Beurteilung durch den Spezialisten (vgl. Kap. 4).
   - Es kann vorkommen, dass ein Patient einen klassischen Suizid androht, wenn er für den AS keine Unterstützung erhält. Diesem Thema darf nicht ausgewichen werden und das Risiko einer impulsiven Handlung muss abgewogen werden.

4. **Beurteilung der Gesamtsituation in Bezug auf die Lebensqualität – Vorschlag eines interdisziplinären Behandlungs-/Betreuungsplans**
   - Es existieren zahlreiche Fragebogen zur Erfassung der gesundheitsbedingten Lebensqualität. Es braucht ein gezieltes Gespräch zur Erfassung der individuellen Bedeutung der Lebensqualität, welche Faktoren dazu entscheidend sind und ob und wie sich diese im Verlauf der Krankheit verändert haben. Sind die kritischen Faktoren identifiziert, ist es u. U. möglich, sich auf eine mögliche Behandlungsstrategie zu einigen. Aufgrund der Literatur sind dabei vor allem Maßnahmen wichtig, welche sich die Erhaltung der Unabhängigkeit in den Verrichtungen des Alltags (ADL) zum Ziel setzen.

5. **Erfassung und Beurteilung der spirituellen/existenziellen Situation**
   - Das Erfassen von existenziellen Sorgen ist nicht immer einfach. Es existieren dazu nützliche Fragebogen (http://www.palliative.ch/>best practice oder Kapitel 32), die zur Aufnahme der spirituellen Anamnese wegleiten. Die Verfügbarkeit und Integration eines Seelsorgers mit Ausbildung in klinischer Seelsorge ins Team erleichtert diese Aufgabe.

6. **Einbezug der Angehörigen und spezifisches Angebot einer Betreuung in der Trauerarbeit**
   - Angehörige haben oft Kenntnis von den AS-Wünschen des Patienten. Sie gehen unterschiedlich damit um: Das Spektrum kann von Ermutigung zu diesem Schritt bis zur Gesprächsverweigerung und Abkehr reichen. Die Haltung der eingeweihten Angehörigen muss in Erfahrung gebracht werden. Die Literatur bestätigt «die Erfahrung», dass Familienmitglieder in ein moralisches Dilemma geraten können, wenn sie zum Beispiel Mühe haben, den Entscheid zu billigen, und gleichzeitig der Patient ihr Einverständnis oder gar ihre konkrete Unterstützung einfordert. Ein adäquates Unterstützungsangebot für die Angehörigen ist deshalb integrierender Teil der Betreuung. Die Trauer nach einem erlebten AS in der Familie ist nicht ausreichend erforscht. Es wird Angehörige geben, die mit der Verarbeitung große Mühe haben, sich aber dem Gespräch über diese konkrete Frage mit dem Hausarzt oder anderen Teammitgliedern verweigern. Trotzdem oder gerade deshalb ist es ratsam, den Verlauf der Trauerarbeit zu beobachten und allenfalls professionelle Hilfe zu organisieren.

7. **Teilen von Zweifeln und Emotionen mit Kollegen und Mitarbeitern.**
   - Der konkrete AS-Wunsch fordert (manchmal über-fordert) den Arzt und das Team. Nicht selten sind diese Patienten nicht bereit, sich einem Spezialisten für eine zusätzliche Beurteilung zuweisen zu lassen. Dadurch kann der Betreuer isoliert werden. Umso wichtiger ist es, den AS-Wunsch im Team zu diskutieren und zu bearbeiten. Nicht zuletzt wird es dadurch möglich, sich mit Personen mit unterschiedlichen Wertvorstellungen auszutauschen.
   - Der verschreibende Arzt sollte sich mit einem Kollegen über die spezifische Zurechnungsfähigkeit und Entscheidungsfähigkeit des Patienten austauschen.

Ein Palliative Care (PC) Team kann eine große Hilfe sein bei der Betreuung dieser Patienten. Es gibt aber auch Teams, für die der AS-Wunsch eine Herausforderung ihrer Wertvorstellungen bedeutet. In Ländern mit freiem Zugang zu AS oder Sterbehilfe allgemein werden die meisten Patienten mit solchen Wünschen schon im Rahmen eines PC-Programms betreut (Chambaere K, Centeno C, Hernandez EA et al. Palliative care development in countries with a euthanasia law; www.commissiononassisteddying.co.uk). Dies erleichtert den Zugang zu einer multidimensionalen und interdisziplinären Beurteilung erheblich. Bei Patienten mit wiederholtem konkretem AS-Wunsch ist in der Regel die alleinige Kontrolle der körperlichen Symptome nicht ausreichend, um sie ihren Wunsch wieder erwägen zu lassen. Das Team muss vielmehr ausgebildet sein im Erkennen und Ansprechen von existenziellen und spirituellen Fragen und allenfalls eine entsprechende professionelle Betreuung anbieten können.

Literatur

Bosshard G, Ulrich E, Bar W. 748 cases of suicide assisted by a Swiss right-to-die organisation. Swiss Med Wkly 2003; 133 (21–22): 310–7

Bosshard G, Fischer S, Cartwright C, Faisst K, Löfmark R, Miccinesi G, Mortier F, Norup M, Onwuteaka-Philipsen B, van Delden JJM. Should assisted suicide be performed by physicians only? Results of a survey among physicians in six European countries and Australia. Bioethica Forum 2009; 2 (1): 4–9

Fischer S, Huber CA, Furter M, Imhof L, Mahrer Imhof R, Schwarzenegger C et al. Reasons why people in Switzerland seek assisted suicide: the view of patients and physicians. Swiss Med Wkly 2009; 139: 333–8

Gamondi C, Pott M, Payne S. Families' experiences with patients who died after assisted suicide: a retrospective interview study in Southern Switzerland. Annals of Oncology 2013; 00: 1–6

Gamondi C, Pott M, Forbes K, Payne S. Exploring the experiences of bereaved families involved in assisted suicide in Southern Switzerland: a qualitative study. BMJ Support Palliat Care 2013

Ganzini L, Goy ER, Dobscha SK. Why Oregon patients request assisted death: family members' views. J Gen Intern Med 2008; 23: 154–7

Materstvedt LJ, Clark D, Ellershaw J, Forde R, Gravgaard AM, Muller-Busch HC et al. Euthanasia and physician-assisted suicide: a view from an EAPC Ethics Task Force. Palliat Med 2003; 17: 97–101

Moynier-Vantieghem K. Comment une Equipe de soins palliatifs peut-elle aborder les demandes de suicide assisté? Bioethica Forum 2009; 1

van der Heide A et al. End-of-life decision-making in six European countries: descriptive study. Lancet 2003; 362: 345–50

Ethische Standpunkte 1, SBK, 2005. http://www.abk.ch/fileadmin/sbk/shop_downloads/de/Ethische_Standpunkte_1_deutsch.pdf

Probleme bei der Durchführung von ärztlicher Suizidhilfe – Stellungnahme der Zentralen Ethikkommission (ZEK) der SAMW / 14.03.2012. http://www.samsw.ch/de/Publikationen/Stellungnahmen/Aktuell.html

22. Besonderheiten der Pharmakotherapie in der Palliative Care

Daniel Büche

Einleitung

Es gibt gewisse Besonderheiten der Pharmakotherapie beim schwerkranken Menschen und in der Palliative Care, die zu beachten sind. Dazu gehören, dass

- wir über gewisse pharmakokinetische Eigenschaften des Palliativpatienten zu wenig Bescheid wissen
- viele Arzneimittel, die wir verwenden, im «Off-Label-Use»-Bereich sind.

Damit wir trotzdem eine gute und sichere Arzneimitteltherapie machen können, sollten wir möglichst Medikamente verwenden, die wir bereits gut kennen und die eine breite therapeutische Breite haben.

Besonderheiten der Pharmakokinetik

Die Pharmakokinetik befasst sich mit der Arzneimittelaufnahme, -verteilung, -metabolisierung und -elimination. In all diesen Schritten gibt es Unsicherheiten beim schwerkranken Menschen. Diese können wir nur selten sicherer machen, wir müssen uns aber diesem Umstand bewusst sein, um das Risiko für oder gegen eine Arzneimitteltherapie abschätzen zu können.

Absorption, Distribution, Metabolisierung, Extraktion

Die Absorption oraler Arzneimittel ist von der Darmtätigkeit und der Nahrungsaufnahme abhängig. So ist sie zum Beispiel bei einer Darmpassagestörung (Ileus) gestört, oder bei einer kontinuierlichen Gabe von enteraler Sondennahrung können die Sondennahrung und der Ort, wo die Sondennahrung appliziert wird (Magen oder Dünndarm), die Arzneimittelresorption beeinträchtigen. In welcher Weise und in welchem Ausmaß dies geschieht, wissen wir nur in den wenigsten Fällen.

Die Distribution der Arzneimittel kann frei (ohne Transportproteine) oder an Proteine gebunden geschehen. Albumin ist ein häufiges, aber nicht das einzige Transportprotein. Wie aber eine Hypoproteinämie oder eine Hypalbuminämie bei der Dosierung von Arzneimitteln mit hoher Proteinbindung berücksichtigt werden soll, bleibt unklar. Gleiches gilt bei abnehmender Kreislauffunktion, die wir auch nicht in die Erwägungen der Arzneimitteldosierung einbeziehen, obwohl sie die Distribution ohne Zweifel beeinflusst.

Die Metabolisierung der Arzneimittel in der Leber ist häufig schlecht abschätzbar. So bedeutet eine Lebermetastasierung noch lange nicht, dass die Metabolisierung beeinträchtigt ist, aber auch das Umgekehrte ist richtig.

Die Ausscheidung von Arzneimitteln ist insofern schwierig einzuschätzen, als häufig beim schwerkranken und sterbenden Menschen sowohl eine Niereninsuffizienz als auch eine Leberinsuffizienz vorliegen, wir aber das Ausmaß derselben kaum abschätzen können, da uns die Laborwerte in der Palliativsituation (sicherlich beim sterbenden Menschen) wenig hilfreich sind. So wird z. B. die Niereninsuffizienz häufig unterschätzt.

Rechtliche Aspekte der Arzneimitteltherapie

Wir müssen uns bewusst sein, dass viele Therapieempfehlungen (laut Literatur etwa 2/3 aller Verschreibungen!) in der Palliativmedizin Off-Label-Use sind. Der bewusste Umgang damit erleichtert uns und unseren Patienten den Alltag. In der Palliative Care machen wir hie und da auch eine Arzneimittelherstellung (z. B. subkutane Spritzenpumpen oder Aufziehen und Lagern von Notfallmedikamenten), welche laut Gesetz aber durch eine Apotheke erfolgen müsste (s. u.). Auch gehen schwerkranke Menschen gelegentlich auf Reisen, dann muss klar sein, welche Formulare (www.swissmedic.ch) auszufüllen sind.

Off-Label-Use

Ein Arzneimittel wird off-label verwendet, wenn «ein gebrauchsfertiges Arzneimittel außerhalb der zugelassenen Indikation, Dosierung, Verabreichungsform oder Population» verwendet wird (vgl. Kap. 23).

Der Arzt kann dies trotzdem verordnen, übernimmt aber die Verantwortung. Die Krankenkasse ist nicht verpflichtet, eine solche Therapie zu finanzieren; eine Kostengutsprache muss theoretisch vorher eingeholt werden. Es gibt Studien, die zeigen, dass über 65 % der Arzneimittel im Palliative-Care-Bereich off-label verwendet werden. Dies kann dadurch begründet sein, dass die Dosierung über der empfohlenen Dosis liegt (Metocloparmid, gewisse Opioide etc.), die Indikation für die verschriebene Therapie fehlt (z. B. Opioide für Atemnot) oder der Applikationsweg (z. B. subkutane Applikation) nicht zugelassen ist.

Unlicensed Use, Compassionate Use

Werden hier nicht behandelt, da sie in der Palliative Care keine wesentliche Rolle spielen. Dort wo sie verwendet werden, sind meist andere Spezialisten involviert, die die diesbezüglichen Fromalismen kennen.

Arzneimittel mit Ausnahmebewilligung

Darunter fallen in der Schweiz v.a. die Cannabinoide. Um Cannabinoide verschreiben zu können, benötigen wir zurzeit eine Bewilligung von Swissmedic und eine Bewilligung vom BAG. Zudem muss mit der Krankenkasse abgeklärt werden, ob die Kosten übernommen werden (Compassionate Use). Der Arzt übernimmt dabei die volle Verantwortung für diese Arzneimitteltherapie und muss dem BAG alle 6 Monate einen Zwischenbericht abliefern.

Herstellung oder Zubereitung von Arzneimitteln

Die **Arzneimittelzubereitung** beschreibt den Prozess der Bereitstellung eines Arzneimittels, wie er in der Fachinformation beschrieben wird. Dabei sind Volumen, Lösungsmittel und Applikationsart unter anderem zu beachten.

Unter die **Arzneimittelherstellung** fällt die Zubereitung von Arzneimitteln, die von der in der Fachinformation beschriebenen abweicht. Dazu gehören:

- Arzneimittel in Spritzenpumpen
- Mischungen von Arzneimitteln
- Herstellen von Arzneimitteln auf Vorrat und Lagern derselben.

All dies wird in der Palliative Care häufig gemacht: Aufziehen von Morphinspritzen für den Patienten und Lagern derselben im Kühlschrank.

Die Arzneimittelherstellung ist prinzipiell apothekenpflichtig! Trotzdem tun wir es tagtäglich im Guten für unsere Patienten.

Mitführen von Arzneimitteln ins Ausland

Gemäß dem Schengenabkommen müssen Patienten, die ein Arzneimittel mit sich führen, das unter das Betäubungsmittelgesetz fällt, bei Reisen in die Mitgliedstaaten ein ausgefülltes Formular mit sich führen. Dieses kann bei Swissmedic (www.swissmedic.ch; www.swissmedic.ch/produktbereiche/00447/00700/) heruntergeladen werden. Unter das Betäubungsmittelgesetz fallen neben den Opioiden auch Methylphenidat (Ritalin®), Benzodiazepine u.a. Der Patient darf Arzneimittel für einen Monatsbedarf mit sich führen. Verreist er für längere Zeit, muss er im entsprechenden Land einen Arzt haben, der ihm das Arzneimittel verschreibt resp. abgibt. Bei Reisen in andere Länder kann auf der Website des BAG nachgesehen werden, wie es mit den Ausfuhr- resp. Einfuhrbedingungen der Arzneimittel ist (www.eda.admin.ch/eda/de/home/reps/forrep.html). Bei Unklarheiten lohnt es sich, auf der Botschaft des entsprechenden Landes nachzufragen.

Die wichtigsten Arzneimittel in der Palliative Care

In diesem Abschnitt sollen nicht alle Arzneimittel nochmals aufgeführt werden, die in den verschiedenen Kapiteln dieses Buches erwähnt und beschrieben werden. Vielmehr soll aufgezeigt werden, wie der Hausarzt oder der Notfallarzt mit seinen Arzneimitteln im Notfallkoffer gute Palliative Care machen kann resp. mit welchen Arzneimitteln er den Notfallkoffer bestücken könnte, um für Palliativsituationen gerüstet zu sein.

Einen Vorschlag dazu finden sie in der **Tabelle 22-1**. Dabei ist uns bewusst, dass der Hausarzt nur selten mit Notfällen bei Palliativpatienten konfrontiert ist. Somit wurde darauf geachtet, dass möglichst Arzneimittel beschrieben werden, die der Hausarzt auch für andere Notfallpatienten dabei hat.

Tabelle 22-1: Arzneimittel für Palliative Care im Notfallkoffer des Arztes.

Arzneimittel	Indikation	Off-label	Bemerkungen
Adrenalin	Blutende Wunden	Ja	Verdünnen Direkt auf Wunde
Atropin	Koliken (Magen-Darm-Trakt, urogenital) Rasselatmung Ileus, Speichelfluss (ALS u. a.)	Ja	Buscopan ist dem Atropin vorzuziehen, da weniger (keine) zentral-nervösen Wirkungen.
Buscopan	Koliken (MDT, urogenital) Rasselatmung, Ileus, Speichelfluss (ALS u. a.)	Nein Ja Ja Ja	s. oben
Benzodiazepin	Status epilepticus, Angst, Schlaflosigkeit, Muskelspasmen (seltener)	Nein	Midazolam, Lorazepam, Clonazepam sind in der Palliative Care bevorzugt, da diese auch s. c. verabreichbar sind. Diazepam ist nicht s. c. applizierbar.

Arzneimittel	Indikation	Off-label	Bemerkungen
Dexamethason	Hirnmetastasen Spinale Kompression Übelkeit Ileus u. a.	Nein Nein Nein Ja	In der Onkologie/Palliative Care wird häufig Dexamethason verwendet. Für die Notfallsituation kann sicherlich auch ein anderes Glukokortikosteroid verwendet werden, das man gut kennt. Äquivalenzdosis beachten und allenfalls im Notfallkoffer notieren
Furosemid	Lungenödem, Überwässerung Sterberasseln	Nein Ja	Furosemid kann s. c. verabreicht werden Furosemid kann beim Sterberasseln, das auf Buscopan oder Atropin nicht anspricht, versucht werden.
Metamizol	Schmerzen	Nein	Universell einsetzbares Schmerzmittel der Stufe 1 Auch s. c. applizierbar
Metoclopramid	Übelkeit Erbrechen	Nein	Applikation s. c. ist möglich
Morphin, Opioide	Schmerz Dyspnoe	Nein Ja	Es kann auch ein anderes Opioid verwendet werden. Im Notfallkoffer genügt eine Opioid, das man gut kennt. Morphin und Tramadol können sowohl i. v., s. c. und auch topisch (Mucositis) appliziert werden. Bei Niereninsuffizienz können Morphin und Tramadol gegeben werden; aber Dosis anpassen (bei terminaler NI auf 25 % der üblichen Dosis reduzieren). Morphin nicht über mehr als 3 Tage bei Niereninsuffizienz
Neuroleptika: Haloperidol, Levomepromazin	Übelkeit Delir/Unruhe Schlaflosigkeit	Ja Nein	Haloperidol kann weiterhin als sicheres Notfallmedikament bei der Therapie des Delirs eingesetzt werden Beide Arzneimittel sind s. c. applizierbar Levomepromazin kann als sedierendes Neuroleptikum auch als Schlaf- und Beruhigungsmittel eingesetzt werden

Nachschlagewerke

Es werden hier bewusst Werke empfohlen, die von längerem Bestand sind, wohl wissend, dass es auch noch viele andere gibt.

Elektronische Nachschlagewerke

Unter http://www.palliativedrugs.com findet sich das elektronische Nachschlagewerk für die Arzneimitteltherapie in der Palliative Care. Es enthält Informationen zu:

- einzelnen Arzneimitteln
- Therapieschemata und Therapieempfehlungen inkl. Konsensuspaper
- subkutanen Verabreichungsformen inkl. Kompatibilitäten zwischen Arzneimitteln in Spritzenpumpen und deren wissenschaftlichen Grundlagen.

Diese Adresse ist bisher kostenlos, was sich allerdings bald ändern könnte.

Es gibt neuerdings eine deutsche Übersetzung dieser Seite unter www.palliativedrugs.com/palliative-care-formulary.html, diese ist zurzeit kostenlos.

Nachschlagewerk in Buchform

Das Buch «Arzneimitteltherapie in der Palliativmedizin» basiert auf dem Palliative Care Formulary (PCF), dem Arzneimittelbuch im englischen Sprachgebiet. Es wurde von C. Bausewein et al. ins Deutsche übersetzt und adaptiert. Der Inhalt basiert auf der obigen elektronischen Datensammlung.

Literatur

Bausewein C, Remi C, Twycross R, Wilcock A. Arzneimitteltherapie in der Palliativmedizin. Verlag Urban&Fischer, München-Jena 2005

www.palliative.ch/index.php?id=157
www.palliativedrugs.com/en/palliative-care-formulary.html

23. Off-Label-Anwendung von Medikamenten in der Palliative Care

Christian Bernet

Definition

Die Verwendung eines von Swissmedic (Schweizerisches Heilmittelinstitut) zugelassenen Arzneimittels **außerhalb** der in der Zulassung beantragten Gebrauchsmodalitäten.

Die von der zuständigen Arzneimittelbehörde (Swissmedic für die Schweiz) erteilte Marktzulassung eines Medikaments legt die Indikationen, Dosierungen, Art der Verabreichung, Anwendungsdauer und Zielpopulation (z.B. Erwachsene oder Kinder) der Behandlung fest.

«Die Marktzulassung wird von einem Pharmaunternehmen beantragt; dieses übernimmt die Verantwortung für die Risiken, die mit der Anwendung des Produkts nach der Markteinführung bei einer genehmigten Indikation verbunden sind: Entwicklung und Registrierung eines Medikaments sind lange und kostspielige Verfahren.» (Blondon 2008) Das Pharmaunternehmen muss Studien einreichen, welche die Wirkung und Sicherheit der Substanz belegen.

Aus diesen Gründen ist es verständlich, dass der Antrag oder die Ausweitung einer Zulassung vor allem mit kommerziellen Überlegungen zusammenhängt und dass die zugelassenen Indikationen häufig die «verwaisten» Patienten vernachlässigen (Kinder, Schwangere, ältere oder sehr alte Patienten, multimorbide oder an seltenen Krankheiten leidende Patienten sowie auch Palliativpatienten).

Die Off-Label-Anwendung von Medikamenten ist **häufig**. Sie wird bei erwachsenen Patienten auf 20% der Verschreibungen in der ambulanten Behandlung und auf 25% im stationären Umfeld geschätzt (Bennet/Simpson 2002), in der Pädiatrie gar auf 50% (bis zu 90% in der neonatologischen Intensivpflege). Bei Palliativpatienten wird von einer Prävalenz der Off-Label-Verschreibungen von mehr als 65% ausgegangen (Gazarian et al. 2006).

Es ist wichtig, daran zu erinnern, dass die Off-Label-Verschreibung von Medikamenten **legal** ist und auf Verantwortung des verschreibenden Arztes und des dispensierenden Pharmazeuten erfolgt («Sorgfaltspflicht», HMG).

Eine solche Verschreibung gilt als gerechtfertigt, wenn sie sich auf Daten aus der medizinischen Fachliteratur stützt (Fachliteratur im weiteren Sinn: Artikel und Studien aus der evidenzbasierten Medizin, aber auch Lehrbücher, Empfehlungen medizinischer Fachgesellschaften oder Expertenmeinungen) oder wenn folgende Bedingungen erfüllt sind:

- Der Patient leidet an einer schweren, lebensbedrohenden Krankheit.
- Es ist keine praktikable und wirksame Alternative bekannt.
- Die individuelle Abwägung des Verhältnisses von Nutzen und Risiko der Anwendung ergibt ein positives Resultat (siehe Pavis/Wilcock 2001 für weiterführende Angaben).

Im Falle einer Off-Label-Verschreibung sollte der Patient in Kenntnis gesetzt werden und ein Eintrag im Patientendossier erfolgen. In der Praxis wird es allerdings häufig unterlassen, den Patienten zu informieren; die Gründe dafür sind vielfältig und reichen von Zeitmangel und Vorbehalten gegen die aktuelle Entwicklung der Kommunikation mit dem Patienten bis zur Unkenntnis des Off-Label-Charakters der Verschreibung.

Außer der Erwägung berufsethischer und rechtlicher Fragen ist es ebenso wichtig, den Patienten darüber zu informieren, dass die Kosten einer solchen Medikation nicht von der Krankenkasse im Rahmen der Grundversicherung getragen werden (besonders nach der Entlassung aus dem Spital, wo sie aufgrund der Pauschalvergütung «untergeht»).

Beispiele für gebräuchliche Off-Label-Anwendungen in der Palliativpflege (allesamt auf umfangreiche Daten aus der Fachliteratur gestützt):

- In Bezug auf die **Indikation**: Markantestes Beispiel ist die Anwendung von Morphin zur symptomatischen Behandlung von Dyspnoe. Auch der Einsatz von Neuroleptika (typische und atypische) gegen Übelkeit zählt dazu.
- In Bezug auf die **Population**: Beispielsweise Haldol® (Haloperidol) als Mittel der Wahl gegen Delirium (akuter Verwirrtheitszustand), da Neuroleptika nur für «Patienten mit psychotischer Erkrankung» zugelassen sind (im Übrigen ist anzumerken, dass Risperidon als einziges Neuroleptikum zur Bekämpfung von demenzbedingten Verhaltensstörungen zugelassen ist).
- In Bezug auf die **Dosierung** (Normal- und Maximaldosen): Die Marktzulassung von Primperan®-Injektionslösung (Metoclopramid) sieht eine Tagesmaximaldosis von 40 mg vor. In den palliativmedizinischen Abteilungen wird sie jedoch häufig in Dosen von bis zu 120 mg täglich verwendet. Ein anderes Beispiel ist Buscopan® (Butylscopolaminiumbromid), dessen zugelassene Tagesmaximaldosis bei 100 mg liegt, das aber in Dosen von bis zu 240 mg täglich eingesetzt wird.

- In Bezug auf die **Behandlungsdauer**: Bestimmte nichtsteroidale Antirheumatika (NSAR) sind nur für eine kurze Therapiedauer zugelassen (wenige Tage), während es in der Praxis erforderlich sein kann, sie länger zu verabreichen (z.B. Tora-dol® [Ketorolac] 10–30 mg Injektionslösung höchstens 2 Tage lang).
- In Bezug auf die **Art der Verabreichung**: Ein Großteil der Medikamente, die zur intravenösen und/oder intramuskulären Injektion zugelassen sind, werden häufig subkutan verabreicht (Morisson et al. 2012). Beispiele: Lasix® (Furosemid), Haldol® (Haloperidol), Nozinan® (Levomepromazin), Rivotril® (Clonazepam), Rocephin® (Ceftriaxon), Primperan® (Metoclopramid), Buscopan® (Butylscopolaminiumbromid).

Dieses ebenso interessante wie in der klinischen Praxis unumgängliche Thema kann im Rahmen dieses Textes nur oberflächlich behandelt werden. Für genauere Informationen und Literaturhinweise verweisen wir auf die Bigorio-Empfehlungen 2012 im Anhang 6 dieses Buches.

Nicht dargestellt werden hier die «Unlicensed Drugs». Hierbei handelt es sich um Medikamente, die in der Schweiz nicht zugelassen sind, die aber in anderen (westlichen) Ländern registriert sind. Die obgenannten Grundsätze gelten im Allgemeinen auch für diese Medikationen. Ein klassisches Beispiel aus der Inneren Medizin ist die Anwendung von Colchicin gegen akute Gichtanfälle. Aus der Palliativmedizin sind hier beispielsweise Glycopyrronium (Robinul®) oder Scopolamin als transdermales Pflaster (Transcop®) zur Linderung der terminalen Rasselatmung zu erwähnen.

Für einzelne Medikamente und Verabreichungen wird auf Anhang 6 verwiesen.

Literatur

Bennet M, Simpson K. The use of drugs beyond licence in palliative care and pain management. Palliative Medicine 2002; 16: 367–368

Blondon K et al. La prescription «off-label». Revue Medicale Suisse 2008; 4: 1661–5

Gazarian M et al. Off-label use of medicines: Consensus recommendations for evaluating appropriateness. Medical Journal of Australia 2006; 185 (10): 544–548

Morisson S et al. Médicaments administrables par voie sous-cutanée en soins palliatifs: revue de la littérature et recommandations. Médecine palliative 2012; 11: 39–49

Pavis H, Wilcock A. Prescribing of drugs for use outside their product licence in palliative care: a survey of specialists in the United Kingdom. British Medical Journal 2001; 323: 484–485

Recommandations de l'Association des pharmaciens cantonaux suisses et de Swissmedic au sujet de l'utilisation des médicaments au sens de l' «off label use». 2006

24. Palliative Care neurologischer Erkrankungen

Gian Domenico Borasio, Heidrun Golla, Raymond Voltz, Johanna Anneser

Einleitung

Etwa 25 % der Menschen in der Schweiz versterben an einer bösartigen Tumorerkrankung, wogegen in den meisten palliativmedizinischen Einrichtungen > 90 % der Patienten an einem Tumor leiden. Dies hat einerseits historische Gründe, liegt aber auch daran, dass Patienten mit so genannten nichtmalignen Erkrankungen trotz deutlich verkürzter Lebenserwartung und schweren körperlichen und/oder psychosozialen Einschränkungen nicht als Palliativpatienten gesehen werden. Dies hängt auch mit den sehr unterschiedlichen zeitlichen Verläufen bei neurologischen Erkrankungen zusammen, die sich nicht einfach in das klassische, onkologisch geprägte Palliativschema einordnen lassen (**Tab. 24-1**).

Gelegentlich besteht auch eine gewisse Sorge der behandelnden Ärzte, die Patienten durch die Einbeziehung palliativmedizinischer Angebote zu «erschrecken». Dies mag zwar verständlich sein, jedoch sollte auch reflektiert werden, dass Patienten und ihren Angehörigen in diesem Fall möglicherweise hilfreiche Unterstützungsangebote vorenthalten werden.

In diesem Kapitel werden exemplarisch für die große Vielfalt der neurologischen und neurodegenerativen Erkrankungen die amyotrophe Lateralsklerose und der Schlaganfall behandelt. Die anhand dieser Erkrankungen aufgezeigten

Tabelle 24-1: Zeitliche Verläufe neurologischer Erkrankungen.

(sub)akut progredient (Tage bis Wochen)
Progressive Stroke, Meningitis/Enzephalitis, CJD
chronisch progredient (Monate bis Jahre)
ALS, Hirntumore, Chorea Huntington, Muskeldystrophien, Multiple Sklerose, Morbus Alzheimer
chronische Behinderung (+/– Fluktuationen)
Schlaganfall, apallische Syndrome, Multiple Sklerose, Morbus Parkinson

Prinzipien lassen sich auch auf andere neurologische Erkrankungen übertragen (Tab. 24-1).

Amyotrophe Lateralsklerose (ALS)

Definition und Epidemiologie

Die amyotrophe Lateralsklerose gilt als paradigmatisch für nichtonkologische Erkrankungen in der Palliativmedizin. Sie ist die häufigste degenerative Motoneuron-Erkrankung beim Erwachsenen (Prävalenz 6–8/100.000).

Der klinische Verlauf ist charakterisiert durch fortschreitende Lähmungen, Atrophien und Spastik der willkürlich aktivierbaren Skelettmuskeln infolge Degeneration der zentralen und peripheren Motoneurone. Muskelkrämpfe, Spastik, Schluckstörungen, progrediente Bewegungs- und Sprechunfähigkeit sowie Ateminsuffizienz treten regelhaft, wenn auch in unterschiedlicher Ausprägung und Reihenfolge auf. Die Augen- und Sphinktermotilität ist fast immer klinisch ausgespart, ebenso das sensorische und autonome Nervensystem. Bei ca. 50 % der Patienten treten milde kognitive Defizite auf, bei ca. 10 % entwickelt sich eine frontoparietale Demenz mit Verlust der Urteilsfähigkeit.

Ätiologie und Pathogenese der ALS sind noch weitgehend ungeklärt. Die einzige zugelassene Therapie (das Riluzol) verlängert das Leben der Patienten um ca. 3 Monate. Die mittlere Überlebensdauer beträgt 3 Jahre, wobei etwa 10 % der Patienten 10 Jahre und länger überleben. Der Tod tritt durch Ateminsuffizienz ein, oft vergesellschaftet mit einer Aspirationspneumonie. Aufgrund der meist schon bei Diagnosestellung vorhandenen und im Verlauf der Erkrankung zunehmenden Symptome und Einschränkungen ist die Behandlung der ALS von Beginn an als palliativmedizinisch zu betrachten (**Abb. 24-1**).

Kommunikation

Das A und O der Palliativmedizin, und der Medizin überhaupt, ist die Arzt-Patienten-Kommunikation. Palliative Care beginnt schon bei der Mitteilung der Diagnose einer lebensbedrohlichen Erkrankung. Wir wissen durch viele Studien, gerade auch bei ALS, dass dies oft insuffizient erfolgt: Die Patienten klagen über unverständliche Ärztesprache, unzureichende Information über Hilfsmöglichkeiten, das Fehlen ehrlicher Aussage zur Prognose und allgemein einen Mangel an Empathie. Zudem schaffen die heutigen Informationsmöglichkeiten über das Internet eine ganz andere Basis für das Arzt-Patienten-Gespräch als früher, sodass es sich sehr empfiehlt, jedes Aufklärungsgespräch mit der Frage zu beginnen: «Was wissen oder vermuten Sie schon über Ihre Krankheit?» Die Antworten sind oft erstaunlich präzise.

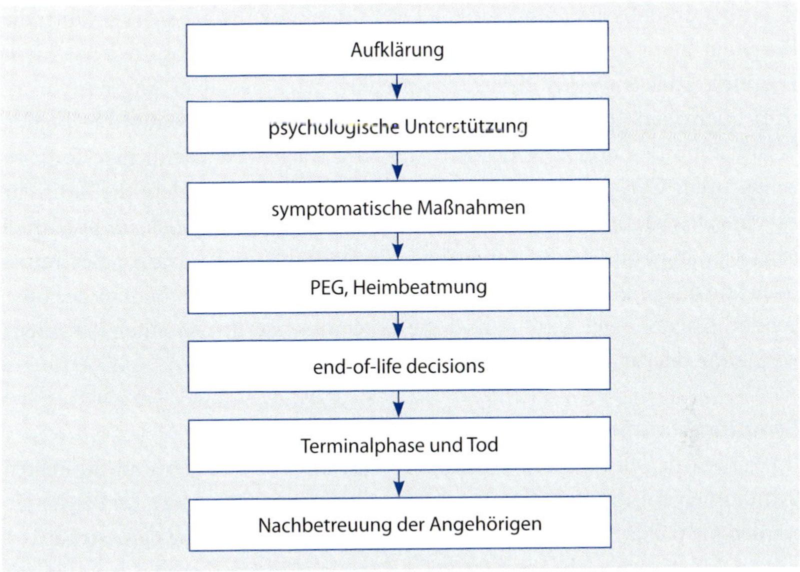

Abbildung. 24-1: Verlauf der Palliativbetreuung bei ALS.

Die drei Grundregeln des Aufklärungsgesprächs sind einfach zu merken:

- Information, die der Patient wünscht, darf nicht vorenthalten werden.
- Information, die der Patient nicht wünscht, darf nicht aufgezwungen werden.
- Der Arzt muss sich an den verbalen und nonverbalen Reaktionen des Patienten orientieren.

Aufklärung ist ein Prozess, kein Einmal-Ereignis. Der Patient wird Inhalte verdrängen, sie aber beim nächsten Besuch wieder hören wollen. Wie schon der Philosoph Søren Kierkegaard sagte: «Wenn wir jemanden helfen wollen, müssen wir zunächst herausfinden, wo er steht. Das ist das Geheimnis der Fürsorge. Wenn wir dies nicht tun können, so ist es eine Illusion zu meinen, wir könnten anderen helfen».

Antizipation und Advance Care Planning

Im Verlauf der ALS treten erwartbare Komplikationen auf, deren Folgen für die Lebensqualität der Patienten und Angehörigen signifikant durch vorausschauende Planung der Versorgung (neudeutsch: Advance Care Planning) gelindert werden können. Zum Advance Care Planning gehört die rechtzeitige Information über absehbare Entwicklungen der Erkrankung. Es hat sich bewährt, die Patienten beim Auftreten der ersten Symptome der Ateminsuffizienz (meist Dyspnoe-Attacken unter Belastung) proaktiv nach etwaigen Ängsten vor einem qualvollen Tod durch Ersticken zu befragen. Diese werden regelmäßig bejaht. Eine Beschreibung des bei ALS zu erwartenden friedlichen Tods im Schlaf unter CO_2-Narkose lindert diese Ängste. Sie stellt zudem die Basis dar für eine Diskussion über die Wünsche des Patienten im Hinblick auf potenziell lebensverlängernde Maßnahmen wie nichtinvasive oder invasive Beatmung oder künstliche Ernährung (s.u.). Diese Diskussion wird im Beisein der pflegenden Angehörigen geführt und die Ergebnisse werden in einer Patientenverfügung oder in einem Betreuungsplan niedergelegt.

Symptomkontrolle

Im Verlauf der Erkrankung treten eine Vielzahl von direkten und indirekten Symptomen auf, die in der Regel gut behandelbar sind (**Tab. 24-2**). Im Folgenden werden die palliativen Optionen für die wichtigsten Symptome dargestellt.

Der **Muskelschwäche** sollte mit regelmäßiger Physiotherapie (nie bis zur Erschöpfung) und der rechtzeitigen Verschreibung notwendiger Hilfsmittel (z.B. Peronäusschiene, Rollstuhl, Hilfsmittel zum Ankleiden und zum Essen) begegnet werden. Um Unabhängigkeit und Mobilität so lang wie möglich zu erhalten, ist die frühzeitige Einschaltung eines Ergotherapeuten zu empfehlen.

Einer **Dysphagie** sollte zunächst mit einer Veränderung der Speisenkonsistenz (Vermeidung von Dünnflüssigem und Krümeligem) begegnet werden (vgl. das speziell für ALS-Patienten konzipierte Kochbuch «Ernährung bei Schluckstörungen», Kohlhammer-Verlag 2011). Schlucktraining durch spezialisierte Logopädinnen kann hilfreich sein. Wenn die orale kalorische Zufuhr unzureichend oder die subjektive Belastung durch die Schluckstörungen erheblich wird, sollte *frühzeitig* eine perkutane Enterogastrostomie (PEG) erwogen werden. Wichtig ist es, den Patienten zu erläutern, dass es hierbei primär

Tabelle 24-2: ALS-bedingte Symptome.

Primär	Sekundär
• atrophische Paresen • Faszikulationen, Crampi • Spastik • Dysarthrie • Dysphagie • Dyspnoe • pathologisches Lachen/Weinen	• psychische Störungen • Schlafstörungen • Obstipation • Pseudo-Hypersalivation • Verschleimung • Hypoventilationssymptome • muskuloskelettaler Schmerz

um ihre Lebensqualität geht und dass die Ernährung über die PEG-Sonde auch jederzeit wieder beendet werden kann, wenn sie nicht mehr erwünscht ist. Die Anlage einer PEG im fortgeschrittenen Stadium der Erkrankung ist in aller Regel nicht zu empfehlen.

Die **Dysarthrie** ist für Patienten und Angehörige besonders belastend. Zum Erhalt der Kommunikationsfähigkeit ist zu Beginn Logopädie hilfreich. In späteren Stadien kommen elektronische Kommunikationshilfen zum Einsatz.

Die **Dyspnoe** ist das schwerste Symptom der ALS. Zu Beginn steht die Angstkomponente in der Regel im Vordergrund, sodass kurz wirksame Benzodiazepine (z.B. Lorazepam 0,5–1 mg s.l.) zu empfehlen sind. Im weiteren Verlauf kann eine nächtliche Hypoxie/Hyperkapnie die Lebensqualität erheblich beeinträchtigen (Zusammenfassung der Folgesymptome in **Tab. 24-3**). Bei guter Motivation und supportivem familiären Umfeld sollte eine nichtinvasive Heimbeatmung über Maske erwogen werden. Diese wird nachts angewendet und kann die Symptome der chronischen respiratorischen Insuffizienz sehr wirkungsvoll lindern. Primäres Ziel ist dabei immer die Verbesserung der Lebensqualität, nicht die Lebensverlängerung. Technische und finanzielle Probleme stehen bei einer nichtinvasiven Beatmung meist weniger im Vordergrund als der zusätzliche pflegerische Aufwand. Die meisten Patienten entscheiden sich bei Fortschreiten der Krankheit gegen die Einleitung einer invasiven Beatmung, zumal es darunter zum kompletten Verlust der Bewegungs- und Kommunikationsfähigkeit kommen kann (Locked-in-Syndrom).

Eine Sauerstoffgabe ist bei ALS in der Regel nicht indiziert, da keine Austauschstörung besteht und die Gefahr der Austrocknung der Mundschleimhäute gegeben ist. Bei chronischer Dyspnoe ist Morphin (beginnend mit 2,5–5 mg p.o./s.c./i.v. alle 4 h; Dosis nach der klinischen Wirkung titrieren) das Medikament der ersten Wahl. Bei korrekter Anwendung werden dabei weder die Blutgase noch die Ventilationsparameter negativ beeinflusst.

Tabelle 24-3: Symptome der chronischen respiratorischen Insuffizienz.

• Ein- und Durchschlafstörungen, Alpträume • Müdigkeit und Einnicken am Tage • morgendlicher Kopfschmerz, Abgeschlagenheit • Leistungsabfall, Konzentrationsstörungen • Nervosität, Hyperhidrosis, Tremor • Depressionen, Angstzustände • Tachykardie und Tachypnoe	• Einsatz der auxiliären Atemmuskulatur • Dyspnoe, Stimmveränderungen, hartnäckige Bronchialverschleimung • rezidivierende respiratorische Infekte • Appetitlosigkeit, Gewichtsverlust • rezidivierende Gastritiden • persistierende Ödeme • Kopf-, Nacken- und Gliederschmerzen • Sehstörungen, Schwindel, Synkopen • Zyanose

Verschleimung und Pseudohypersalivation: Zähe tracheobronchiale Sekrete können häufig nicht abgehustet werden, was für die Patienten sehr unangenehm ist und Erstickungsgefühle auslösen kann. Zunächst lohnt ein Versuch mit medikamentösen Maßnahmen zur Sekretolyse (z.B. N-Acetylcystein) sowie der Einsatz von mechanischen «Abhusthilfen» (z.B. Cough-Assist) unter lungenärztlicher Aufsicht.

ALS-Patienten haben – bedingt durch die Schluckstörung – oft einen Überschuss an Mundspeichel (Pseudohypersalivation). Dieser kann medikamentös behandelt werden (**Tab. 24-4**) oder mit Injektionen von Botulinustoxin in die Speicheldrüsen.

Schmerzen sind v.a. bedingt durch Spastik (s.o.) sowie durch unphysiologische Belastungen der Knochen, Ligamente und Gelenke, die ihre schützende Muskelhülle infolge Atrophie verloren haben. Behandelt wird zunächst mit einer Kombination aus nichtsteroidalen Antiphlogistika und Physiotherapie, bei stärkeren Schmerzen sind Opioide nach WHO-Schema notwendig. Als Prophylaxe dienen regelmäßige, v.a. passive krankengymnastische Übungen und häufige Lagewechsel (auch nachts).

Eine **Obstipation** tritt regelhaft als Folge von u.a. Bewegungsmangel, Medikamenten, Dehydratation und falscher Diät bei Dysphagie auf. Zu empfehlen sind diätetische Maßnahmen (Ballaststoffe, Nahrungsmittel mit hohem Wassergehalt), Überprüfen der Medikation (cave Muskelrelaxanzien, Sedativa und Anticholinergika) und Laxanzientherapie (obligat bei bettlägerigen Patienten sowie bei Opioidgabe).

Typisch für die ALS ist das Auftreten von **unkontrolliertem Lachen oder Weinen** (früher auch als «pseudobulbärer Affekt» bezeichnet), eine für den Kranken und seine Umgebung oft sehr belastende Symptomatik, die aber von den Patienten selten erwähnt wird. Das Symptom reagiert gut auf niedrig dosiertes Amytriptylin oder Fluoxetin.

Tabelle 24-4: Medikamente bei Pseudohypersalivation.

Medikament	Mittlere Tagesdosis
Amitriptylin	10–100 mg
Transdermales Scopolamin	1–2 Pflaster
Butylscopolamin	10–60 mg
Glycopyrroniumbromid	0,2 mg 4 × tgl. s.c./i.v.

Psychische Symptome bestehen vor allem in einer reaktiven Depression, die meist kurz nach Diagnosestellung auftritt. In schweren Fällen sollten eine Psychotherapie (fast immer als Familientherapie sinnvoll) und eventuell eine antidepressive Medikation eingeleitet werden.

Psychosoziale und spirituelle Aspekte

Die meisten Patienten wünschen, zu Hause zu sterben. Die häusliche Betreuung von ALS-Patienten scheitert aber häufig an der unzureichenden Pflegeversorgung, da aufgrund der Schwere der Behinderung in fortgeschrittenen Stadien eine Rund-um-die-Uhr-Betreuung notwendig ist. Die Überlastung der pflegenden Angehörigen kann durch den Einsatz von Freiwilligen und durch kurzfristige stationäre Aufenthalte zur Entlastung der Familie (sog. «Respite Care») aufgefangen werden. Eine frühzeitige Zusammenarbeit mit Palliative-Care-Einrichtungen ist unbedingt zu empfehlen.

Die Schwere und Ausweglosigkeit der Erkrankung führt in fortgeschrittenen Stadien nicht selten zum Verlust des Lebenssinns und zu schweren existenziellen bzw. spirituellen Krisen. Eine frühzeitig beginnende psychologische und/oder spirituelle Begleitung von Patient und Familie kann helfen, diese Entwicklung abzumildern. Suizidwünsche treten bei einigen ALS-Patienten trotz bester Palliative Care auf und sind zu respektieren. Auf der anderen Seite gibt es auch ALS-Patienten, die eine erstaunliche persönliche Entwicklung durchmachen und glaubhaft behaupten, dass ihre Lebensqualität mit der Erkrankung besser ist als vor der Erkrankung.

Terminalphase

Fast alle ALS-Patienten sterben friedlich im Schlaf. Wichtig ist es, im Vorfeld der Terminalphase Ängste vor einem qualvollen «Tod durch Ersticken» zu zerstreuen (s.o.). Bei Angstzuständen sind Benzodiazepine anzuwenden und bei Atemnot Morphin – nicht umgekehrt. Eine Sauerstoffgabe ist in der Regel nicht sinnvoll und kann in der Terminalphase zu Durstgefühlen aufgrund von Austrocknung der Mundschleimhäute führen.

Trauerbegleitung

Aufwendige Pflege, Einschränkung der Kommunikation und allfällige kognitive Störungen machen die Begleitung von ALS-Patienten zu einer schweren Belastungsprobe für die pflegenden Angehörigen. Das gilt auch für andere progrediente neurodegenerative Erkrankungen wie Morbus Parkinson oder Morbus Alzheimer. Das Risiko einer komplizierten Trauer ist erhöht, das proaktive Angebot einer professionellen Trauerbegleitung daher besonders wichtig.

Schlaganfall

Definition und Epidemiologie

Definition: Ein Schlaganfall ist ein plötzlich auftretendes, schweres vaskuläres Ereignis im Gehirn, verursacht durch Minderdurchblutung (Ischämie, ca. 85 %) oder durch Blutung (ca. 15 %). In ischämischen Arealen kann es zu sekundären Einblutungen kommen. Achtung: Bei Tumorpatienten besteht ein erhöhtes Schlaganfallrisiko, u. a. durch Einblutung in Hirnmetastasen.
Epidemiologie: Die jährliche Inzidenz von Schlaganfällen liegt bei etwa 6/1000 Männer und 4,5/1000 Frauen (altersabhängig: 45–54 J. 0,8/1000, 75–84 J. 9,4/1000). Die Schlaganfallraten in Westeuropa sind deutlich niedriger als in Osteuropa. Etwa 20 % aller Patienten mit Schlaganfall versterben innerhalb von einem Monat, weitere 10 % im ersten Jahr und weitere 5 % im darauffolgenden zweiten Jahr.

Sonderformen des Schlaganfalls

Maligner Mediainfarkt: ausgedehnter, raumfordernder Infarkt der A. cerebri media, v. a. bei jüngeren Patienten. Knapp 50 % der Patienten überleben das Ereignis mit mäßiger bis schwerer Behinderung, etwa 30 % versterben in der Akutphase.
Basilaristhrombose: Hier kommt es zur Infarzierung von Hirnstammarealen und schweren neurologischen Störungen u. a. zu schweren Lähmungen aller Extremitäten und zum Locked-in-Syndrom (s. o.). Die Mortalität beträgt nach der Einführung der Lysebehandlung noch etwa 40–60 %.
Zerebrale Massenblutung: Die Prognose ist von der Lokalisation und Größe der Blutung abhängig. (Blutungsvolumen > 50 ml → Letalität 50 %). Schwere neurologische Restdefizite sind häufig.
Subarachnoidalblutung: Blutung in den Liquorraum, meist aus einem Hirnarterienaneurysma. Die 30-Tages-Mortalität beträgt 45–50 %.

Palliativbetreuung

Der plötzliche, unvorbereitete Beginn der Symptome (s. u.) und die begleitende Bewusstseinsstörung sind typisch für einen Schlaganfall. Das ist eine grundsätzlich andere Situation im Vergleich zu chronischen oder subakuten Krankheiten, da keine Vorbereitungszeit besteht und die Symptomkontrolle wie auch die pflegerische Versorgung erschwert sind. Folgenden Symptomen kommt eine besondere Bedeutung zu:

- **Dekubitus und Kontrakturen:** Hier sind die pflegerischen Maßnahmen die wichtigste Intervention zur Vorbeugung, insbesondere die regelmäßige fachgerechte Lagerung.

- **Schluckstörungen:** betreffen etwa 50 % aller Patienten mit Schlaganfall, zumindest in der Anfangsphase, und stellen einen negativen prognostischen Faktor dar. Es kommen diätetische Maßnahmen (Veränderung der Speisenkonsistenz) und logopädisches Schlucktraining zum Einsatz; evtl. PEG-Anlage.
- **Inkontinenz:** Eine Harninkontinenz tritt bei 30–80 %, eine Stuhlinkontinenz bei 30–40 % der Patienten auf. Sie sind mit erhöhter Mortalität assoziiert, für die Patienten sehr belastend und erfordern besondere Sorgfalt bei der Pflege. Die frühzeitige Anlage einer suprapubischen Blasenfistel ist, auch im Hinblick auf die Infektionsprophylaxe, besser als eine länger andauernde Katheterisierung.
- **Sprach- und Sprechstörungen:** Sie erschweren die Anpassung an die Situation und die Krankheitsverarbeitung erheblich. Die daraus resultierende soziale Isolation wird von den Patienten oft als die stärkste Beeinträchtigung erlebt. Notwendig ist ein einfühlsames Eingehen auf die nonverbalen Äußerungen der Patienten.
- **Depression:** «Post-Stroke-Depression»: Eine relevante Depression tritt bei ca. 25 % der Schlaganfallpatienten auf. Die Ursachen sind wahrscheinlich sowohl organisch als auch seelisch reaktiv bedingt. Psychotherapeutische Begleitung kann ebenso indiziert sein wie antidepressive Behandlung (Serotonin-Wiederaufnahmehemmer).
- **Schmerzen** sind bei Schlaganfallpatienten häufig unterschätzt und können unterschiedliche Ursachen haben: Lagerungsbedingte muskuloskelettale Schmerzen sind primär physiotherapeutisch und pflegerisch zu behandeln. In bis zu 72 % entwickelt sich ein Schulter-Hand-Syndrom, mit Ödemen und trophischen Hautveränderungen, das gut auf kurzfristige Steroidgabe anspricht. Kopfschmerzen treten oft bei Infarkten im hinteren Strombahngebiet auf. Bei Thalamusinfarkten sind auch therapeutisch schwer beherrschbare zentrale neuropathische Schmerzsyndrome möglich, welche die Einschaltung eines Schmerzspezialisten notwendig machen.

Psychosoziale Aspekte

Angehörige von Schlaganfallpatienten sind wegen des plötzlichen Beginns ohne die Möglichkeit der Vorbereitung besonders belastet. Hinzu kommen die eingeschränkte Kommunikation mit dem Patienten, die Unsicherheit über die weitere klinische Entwicklung und die Last der ggf. zu treffenden Therapieentscheidungen. Notwendig ist hier eine engmaschige psychologische und sozialarbeiterische Unterstützung der gesamten Familie. Die Angehörigen sollten zur verbalen und nonverbalen Kontaktaufnahme mit dem Patienten aufgefordert und in die Evaluation seines Allgemeinzustands eingebunden werden. Dazu ist eine Edukation durch Ärzte, Pflegende oder andere Fachkräfte sinnvoll. Wichtig sind vor allem klare und verständliche Erläuterungen der klinischen Situation und der weiteren Therapieplanung seitens der behandelnden Ärzte.

Ethisch-rechtliche Aspekte

Bei vielen Schlaganfallpatienten ist die Urteilsfähigkeit infolge von Bewusstseinsstörung, kognitivem Defizit oder Beeinträchtigung der Kommunikationsfähigkeit derart eingeschränkt, dass eigenständige Therapieentscheidungen nicht möglich sind. Hier ist zunächst der schriftlich festgelegte Wille des Patienten (Patientenverfügung) zu befolgen, falls vorhanden. Ansonsten ist der gesetzlich festgelegte Vertreter (in der Regel der Ehepartner) gemäß dem seit 1.1.2013 in der Schweiz geltenden Erwachsenenschutzrecht zu befragen. Dieser hat sich allerdings an dem mutmaßlichen Patientenwillen zu orientieren und seine Entscheidung dahingehend zu begründen.

Sollte der vorausverfügte oder mutmaßliche Patientenwille – z.B. angesichts schwerer und voraussichtlich irreversibler Hirnschäden – eindeutig so auszulegen sein, dass der Patient unter den gegebenen Umständen keine weiteren lebensverlängernden Maßnahmen wünschen würde, so sind diese als Folge der dann zwingend durchzuführenden **Therapiezieländerung** zu unterlassen. Dies betrifft auch die künstliche Ernährungs- und Flüssigkeitsgabe, außer der Patient äußert Zeichen von Hunger- oder Durstgefühlen, die in jedem Fall zu stillen sind. Entsprechende palliativmedizinische Maßnahmen sind einzusetzen, um Leiden vorzubeugen (v.a. Mundpflege zur Verhinderung von Durstgefühl).

Literatur

Albom M. Dienstags bei Morrie: Die Lehre eines Lebens. Goldmann Taschenbuch, 2002

Borasio GD. The role of palliative care for patients with neurological diseases. Nat Rev Neurol 2013; 9: 292–295

Borasio GD, Husemeyer IM (Hrsg.). Ernährung bei Schluckstörungen. 7., überarb. Aufl. Kohlhammer-Verlag, Stuttgart 2011

Creutzfeldt CJ, Holloway RG, Walker M. Symptomatic and palliative care for stroke survivors. J Gen Intern Med 2012; 27: 853–860

Mitchell D, Borasio GD. Amyotrophic lateral sclerosis/motor neurone disease. Lancet 2007; 369: 2031–2041

Oliver D, Borasio GD, Johnston W (Hrsg.). Palliative Care in Amyotrophic Lateral Sclerosis – From Diagnosis to Bereavement. 3rd ed. Oxford University Press, Oxford 2014

Simmons P. Learning to fall. The blessings of an imperfect life. Bantam Dell, 2003

Voltz R, Bernat J, Borasio GD, Maddocks I, Oliver D, Portenoy R (Hrsg.). Palliative Care in Neurology. Oxford University Press, Oxford 2004

SAMW und FMH (Hrsg.). Rechtliche Grundlagen im medizinischen Alltag – Ein Leitfaden für die Praxis. 2., überarb. und erw. Aufl. 2012. Online unter: www.samw.ch/de/Publikationen/Leitfaden.html

25. Palliativmedizin in der Pädiatrie

Eva Bergsträsser

Einleitung

Palliative Care bei Kindern unterscheidet sich in einigen Aspekten von Palliative Care bei Erwachsenen. Dazu gehören insbesondere das Krankheitsspektrum, die Altersspanne vom Neugeborenen über das Kleinkind zum Jugendlichen und der Kontext der Familie. Aufgrund der Seltenheit palliativer Betreuungssituationen im Kindesalter und folglich geringer Erfahrung der Leistungserbringer in der Grundversorgung wurden Kinder und Jugendliche in die Gruppe der Patienten eingestuft, die prinzipiell die Indikation einer spezialisierten Palliative Care erfüllen (1).

Lebenslimitierende Erkrankungen im Kindesalter (0–18 Jahre)

Das Krankheitsspektrum kann zum einen über vier Diagnosegruppen wie in England üblich (2) oder aber nach Häufigkeiten der Todesfälle im Kindesalter beschrieben werden.

Die vier Diagnosegruppen:

- **lebensbedrohliche Erkrankungen**, für die kurative Behandlungsmöglichkeiten bestehen, die aber versagen können (z.B. Krebserkrankung, Herzfehler)
- **Erkrankungen mit eingeschränkter Lebenserwartung,** für die mit heutigen Behandlungsmethoden über lange Zeit ein normales Leben möglich ist (z.B. Cystische Fibrose, HIV-Infektion)
- **progredient verlaufende Erkrankungen ohne kurative Behandlungsoptionen**, die mit einer palliativen Behandlung über Jahre verlaufen können (z.B. Stoffwechsel-, neuromuskuläre Erkrankungen)
- **irreversible, nichtprogredient verlaufende Erkrankungen** mit schwerer Behinderung, die aufgrund erhöhter Vulnerabilität (z.B. bezüglich rezidivierender Pneumonien) eine verkürzte Lebenserwartung haben (z.B. schwerste Zerebralpararese nach Frühgeburt, Trauma, Insult oder ZNS-Infektion).

Ausgehend von Todesfällen im Kindesalter, die weniger als 1 % aller Todesfälle ausmachen, sterben ca. 50 % dieser Kinder im 1. Lebensjahr und von diesen zwei Drittel in den ersten 4 Lebenswochen infolge Fehlbildungen, Frühgeburtlichkeit oder Komplikationen der Neugeborenenperiode. An zweiter Stelle stehen Todesfälle durch Unfälle und an dritter folgen Todesfälle durch neurologische, onkologische oder kardiologische Erkrankungen.

Die Betreuung, Behandlung und Begleitung von Kindern und deren Familien

Die Grundsätze der palliativen Betreuung eines Säuglings, Kindes oder Jugendlichen entsprechen denen von Erwachsenen. Die primären Betreuungspersonen des Kindes sind die Eltern oder Sorgeberechtigten. Sie werden in das Betreuungskonzept und v.a. in Entscheidungsprozesse integriert. Das kranke Kind und seine Geschwister werden entsprechend ihrem Alter, der Entwicklung und Befindlichkeit je nach eigenen Bedürfnissen und Wünschen der Eltern bez. Informationen und Entscheidungen einbezogen. Prinzipiell ist eine offene und ehrliche Information des Kindes wünschenswert. Um diesen Grundsätzen gerecht zu werden und ggf. Meinungsverschiedenheiten begegnen zu können, haben sich regelmäßige Treffen des Betreuungsteams und Rundtischgespräche mit den Eltern, ggf. dem Kind, insbesondere aber dem Jugendlichen und anderen für die Familie wichtigen Vertrauenspersonen bewährt.

Der Ort der Betreuung und seine Implikationen

Der Ort der Betreuung richtet sich nach dem Kind, seinen medizinischen Problemen und eigenen Bedürfnissen und nach den Eltern, ob sie sich z.B. die intensiver und komplexer werdende Betreuung des Kindes zutrauen und ob sie über die dafür nötigen Ressourcen und eigenen Kräfte verfügen. Idealerweise wird der Wunsch des Kindes berücksichtigt. Bei der Wahl des Ortes sollte immer eine höchstmögliche Flexibilität, auch für Veränderungen, vorhanden sein.

Die Betreuung zu Hause erfordert je nach Krankheit des Kindes professionelle Unterstützungspersonen vor Ort und im Hintergrund. Dazu gehören mindestens pädiatrische Pflegefachpersonen, der Kinderarzt und – vor allem in ländlichen Gebieten – der Hausarzt und der das Kind und die Familie betreuende Spezialist (wie bspw. ein Onkologe oder Stoffwechselspezialist).

Die Betreuung in der Klinik hat unterschiedlichste Facetten, die erklären, warum es kaum sinnvoll ist, Kinder auf einer Palliativstation gemeinsam zu betreuen. Die meisten Todesfälle in Kinderspitälern werden auf pädiatrischen oder neonatologischen Intensivstationen registriert. Viele dieser Todesfälle sind unerwartet (bspw. infolge Frühgeburtlichkeit, perinataler Komplikationen, Unfällen, Krankheits- oder Therapiekomplikationen jenseits der Neugeborenenperiode). Viele dieser Kinder versterben innerhalb weniger Stunden bis Tage, sodass der Schwerpunkt der Betreuung (etwas pointiert ausgedrückt) eher in der Zeit um und nach dem Tod des Kindes liegt.

Bei Kindern mit Erkrankungen aus den Diagnosegruppen 3 und 4 (s.o.) können sich die Betreuungsphasen in der Klinik über Wochen und Monate erstrecken, dies meistens auf den ihnen vertrauten Bettenstationen (Säuglingsstation, Neurologie oder Neuro-Rehabilitation). Spezialisierte Abteilungen sind für Kinder mit onkologischen, kardiologischen oder nephrologischen Erkrankungen, sofern sie nicht zu Hause betreut werden können, ein über Jahre vertraut gewordener Ort, an dem neben den kranken, palliative Betreuung brauchenden Kindern auch ihre Eltern und Geschwister sich «zu Hause» fühlen.

Das Betreuungsteam

Die klare Definition des Betreuungsteams, der Zuständigkeiten und Erreichbarkeit ist vor allem in Phasen prognostischer Unsicherheit, Instabilität des Kindes und am Lebensende von höchster Bedeutung. Die Zusammensetzung des Teams ergibt sich aus der Erkrankung des Kindes, den daraus resultierenden Problemen und Bedürfnissen, dem Ort der Betreuung und der Familie.

Im Kern besteht das Team aus Pflegefachpersonen und Ärzten und wird je nach Kind und Familie ergänzt durch Physio-, Ergotherapie, Ernährungsberatung, Psychologie, Sozialberatung, Seelsorge und Freiwilligen.

Neben dem **spezialisierten pädiatrischen Palliative Care (PPC) Team** spielen die zuvor involvierten **Spezialisten** in der Beratung und Begleitung der Familie und des Betreuungsteams häufig bis zum Lebensende eine wichtige Rolle.

Dies v.a. in Bezug auf:

- Fragen zum Wiederholungsrisiko einer genetischen Erkrankung
- Kenntnis des Verlaufs einer Erkrankung
- spezifische Behandlung von kardialen, metabolischen, nephrologischen, neurologischen oder onkologischen Problemen.

Behandlungs- und Notfallplan

Der Behandlungs- und Notfallplan, auch im Sinne eines «**Advance Care Planning**», ist das Bindeglied zwischen dem kranken Kind und seiner Familie und den Institutionen (bspw. Kinderklinik oder Tagesstätte), Organisationen (bspw. ambulante Kinderkrankenpflege oder Freiwilligenorganisation) und den Fachpersonen. Dieser wird zu Beginn eines «Auftrages», in Abstimmung mit der Familie, ggf. dem Kind oder Jugendlichen erstellt, regelmäßig evaluiert und adaptiert, aber auch ad hoc angepasst. Der Plan soll eine nahtlose Kommunikation und eine Handlungsfähigkeit auch in unvorhergesehen oder Notfallsituationen gewährleisten. Ein standardisierter Behandlungsplan für Kinder fehlt bisher in der Schweiz, allerdings arbeitet eine Pflegefachgruppe (PPC-Pflege-Netzwerk) an einem solchen Dokument, das idealerweise allen, inkl. der Familie, über eine Internetplattform zugänglich sein wird.

Die **Grundpfeiler des Behandlungs- und Notfallplans** sind:

- demografische Angaben zu Kind und Familie
- Betreuungsteam mit Telefonnummern und Vertretung
- Diagnosen
- Rea-Status und Angaben, was im Falle einer Verschlechterung zu tun ist
- Allergien, Unverträglichkeiten
- fixe und Bedarfsmedikamente mit Dosierung und Angaben zur Steigerung im Falle ungenügender Symptomkontrolle
- pflegerische Maßnahmen und Hilfsmittel
- Indikation zur Hospitalisation
- Wünsche des Kindes und der Familie.

Für die umfassende Erfassung und Dokumentation der Krankheits- und Betreuungssituation wie auch der Bedürfnisse und dem Informationsstand von Kind und Familie eignen sich die Leitfragen des Entscheidungsinstrumentes aus Seattle (3–4) (**Tab. 25-1**).

Erkennen und Behandeln von Symptomen

Je nach Krankheitsbild sind sehr unterschiedliche Symptome oder Symptomcluster zu erwarten. Die größten Erfahrungen und wissenschaftlichen Dokumentationen stammen aus dem Bereich der Onkologie.

Am häufigsten sind vermutlich Schmerzen. Weiterhin sind in der Lebensendphase zu erwarten:

- Probleme der Ernährung und Flüssigkeitsaufnahme
- Übelkeit und Erbrechen

Tabelle 25-1: Advance Care Planning (4) (used, translated and adapted with permission, PACT – Pediatric Palliative Care Service, Seattle Children's Hospital, Seattle, Washington, USA).

Elemente für den individuellen Entscheidungsprozess	
Medizinische Faktoren	**Lebensqualität (QOL)**
Perspektive des Behandlungsteams • aktuelle medizinische Situation • Behandlung inkl. Ziel (z. B. Lebensverlängerung, Verbesserung Lebensqualität, Symptomkontrolle) • Sind die Behandlungsziele realistisch? • Vorgehen, falls Behandlungsziele nicht erreicht werden	**Aus medizinischer Perspektive** • Was kann bez. QOL erreicht werden? • Gibt es Behandlungen, die die QOL verbessern oder auf die zur Erhaltung der QOL verzichtet werden muss?
Perspektive des Patienten/der Familie • Einschätzung der medizinischen Situation und der Behandlungsmöglichkeiten • Wie steht der Patient/die Familie den Einschätzungen und Behandlungszielen des Behandlungsteams gegenüber? • Müssen Therapie-Entscheidungen getroffen werden?	**Aus Patienten-/Familien-Perspektive** • Was sind die Wünsche, Bedürfnisse, Hoffnungen, Erwartungen? • Was bedeutet QOL auf körperlicher, emotionaler, spiritueller Ebene? • Welche Symptome belasten und interferieren mit QOL?
Zusammengefasst • Welches sind die medizinischen Hauptprobleme des Kindes? • Was sind die Behandlungsziele? • Wo liegt der Nutzen und wo Gefahren in den gesetzten Zielen?	**Zusammengefasst** • Was kann für die QOL und was zur Linderung von Leiden getan werden?
Wünsche des Patienten und der Familie	**Umgebungsfaktoren**
Wer trifft Entscheidungen? • Welche Informationen werden zur Entscheidungsfindung benötigt? • Besteht ein ausreichendes Verständnis, auch bez. Nutzen/Risiko einer Therapie? • Welche Wünsche hat der Patient und werden diese berücksichtigt? • Stimmen die Einschätzungen und Ziele des Behandlungsteams mit denen der Familie/des Patienten überein? **Bei urteilsfähigen (mündigen oder nichtmündigen) Kindern** • Hat das Kind etwas im Sinne einer Patientenverfügung (Wish document) geäußert oder niedergelegt? **Bei nichturteilsfähigen Kindern** • Welche Wünsche haben die Eltern und wird das Kindswohl gewahrt?	• Gibt es familiäre Faktoren, die Entscheidungen beeinflussen (Sprache, psychosoziale Aspekte, Trennung der Eltern)? • Gibt es andere, übergeordnete Einflussfaktoren wie kulturell-religiöse Regeln, die die Familie beeinflussen?

- Obstipation oder Diarrhö
- Blutungen und Anämie
- respiratorische Probleme und Dyspnoe
- Müdigkeit und Schwäche
- Fieber
- neurologische Symptome wie: Krampfanfälle, erhöhter Hirndruck, Spastizität, Dystonie, Myoklonien, Bewusstseinsstörung und -eintrübung
- Ängste, Unruhe, Schlafstörungen.

Wichtig sind eine gute Erfassung und Dokumentation der Symptome und eine Gewichtung, die am besten vom Kind selbst erfolgen sollte. Validierte Instrumente zur Symptomerfassung außerhalb von Schmerzen liegen für Kinder nicht vor. In Deutschland (Verein Eigenes Leben) wird das von Collins für krebskranke Kinder entwickelte «Memorial Symptom Assessment Scale» (MSAS) (5–6) verwendet.

Schmerzen

Für eine effektive Schmerzkontrolle sind eine an Alter und Entwicklung angepasste Erfassung (Schmerzmessung), eine körperliche Untersuchung des Kindes und evtl. andere diagnostische Maßnahmen zur Ursachenklärung notwendig. Bei einem gut bekannten Kind bereitet die Schmerzmessung meist keine Schwierigkeiten, bei unbekannten Kindern ist die Einschätzung vonseiten der Eltern sowie die genaue Beobachtung durch erfahrene Pflegekräfte häufig wegweisend. Die Einschätzung kann schwierig sein, wenn ein Kind aufgrund seiner Schmerzen und Ängste z.B. bezüglich invasiver Maßnahmen zur Schmerzbekämpfung ruhig und zurückgezogenen wirkt, was über das Ausmaß der Schmerzen nicht hinwegtäuschen darf. Ein versuchsweise gegebenes Schmerzmittel kann über solche schwierig zu beurteilende Situationen Aufschluss geben.

Schmerzen und andere Symptome können auch von Eltern heruntergespielt werden, weil Schmerzen und eine Behandlung mit Opioiden mit dem nahenden Tod assoziiert werden und der Gewinn einer guten Schmerzkontrolle damit ausgeblendet wird.

Schmerzmessung

Für die verschiedenen Altersstufen liegen validierte eindimensionale, jedoch keine multidimensionalen Messinstrumente vor. Auch bei Kindern gilt der Grundsatz, dass die beste Schmerzbeurteilung die des Patienten selbst ist. Bei Patienten, die aufgrund ihres Alters, ihrer Entwicklung (inkl. schwerer Behinderung und fehlende verbale Kommunikation) oder der Schwere ihrer Erkrankung dazu nicht in der Lage sind, werden die entsprechenden Messinstrumente eingesetzt.

Schmerz-Messinstrumente

- **Berner Schmerzscore für Neugeborene** (BNS) (7): neu- und frühgeborene Kinder mit und ohne maschinelle Beatmung (**Abb. 25-1**)
- **Kindliche Unbehagens- und Schmerzskala KUSS** (8): für nichtbeatmete Neugeborene, Säuglinge und Kleinkinder bis 4 Jahre (**Tab. 25-2**)
- **Non-Communicating Children's Pain Checklist – Revised** (NCCPC-R) (9): Dieses Instrument, entwickelt von Lynn Breau (Canada), eignet sich für die Erfassung von Schmerzen bei schwerstbehinderten, verbal nicht kommunizierenden Kindern auch im Alltag (**Abb. 25-2**).
- **Visuelle Analogskala** (VAS): Alter: Kinder ab 12 Jahren. Verschiedene Instrumente sind verfügbar. Bei Kindern über 12 Jahren kann wie bei Erwachsenen eine Zahlen- oder Farbskala verwendet werden. Bei jüngeren Kindern ab 4 Jahren haben sich Gesichterskalen bewährt. Die Kinder geben hierauf das von ihnen empfundene Ausmaß ihrer Schmerzen analog zu dem Lächeln bzw. Ausdruck des Gesichtes an (**Abb. 25-3**).
- **Gesichterskala nach Bieri** (10–11): Alter: Kinder ab 4 Jahren (**Abb. 25-4**).

Schmerztherapie

Für Kinder mit persistierenden Schmerzen wurde 2012 eine **neue WHO-Richtlinie** publiziert (12) mit einer 2-Stufen- statt bisher 3-Stufen-Therapie:

- **Stufe 1** enthält die Medikamente Paracetamol und Ibuprofen.
- **Stufe 2** enthält stark wirksame Opioide mit Morphin als «First-Line»-Opioid.

Schwache Opioide wie Codein und Tramadol werden von der WHO für Kinder nicht mehr empfohlen. Für Codein ist dies wegen der Metabolisierung über CYP2D6 (Aktivität bei Kindern deutlich niedriger als bei Erwachsenen) gut nachvollziehbar, für Tramadol jedoch weniger gut, da sich Tramadol im klinischen Alltag als sehr gutes Schmerzmittel auch in der palliativen Betreuung von Kindern bewährt. Ob Morphin unter den stark wirksamen Opioiden das «First Line» uneingeschränkt verdient, ist auch bei Kindern umstritten, es liegen jedoch keine Studien vor, die für eine Änderung die notwendige wissenschaftliche Grundlage liefern.

Zusätzlich werden wie bei Erwachsenen **Co-Analgetika** gegeben, wobei es leider keine guten Studien, aber zunehmend gute klinische Erfahrungen gibt.

Berner Schmerzscore für Neugeborene (BSN)

UniversitätsSpital Zürich — **Dept. Frauenheilkunde Klinik für Neonatologie**

Parameter	0	1	2	3	Zeit und Score	
Schlaf	Ruhiger Schlaf oder Phase physiologischer Wachheit	Oberflächlicher Schlaf mit Augenblinzeln	Erwacht spontan	Kann nicht einschlafen		
Weinen	Kein Weinen	Kurze Weinphase (weniger als 2 Min.)	Vermehrtes Weinen (mehr als 2 Min.)	Vermehrtes und schrilles Weinen (mehr als 2 Min.)		
Beruhigung	Keine Beruhigung nötig	Weniger als 1 Min. zur Beruhigung nötig	Mehr als 1 Min. zur Beruhigung nötig	Mehr als 2 Min. zur Beruhigung nötig		
Hautfarbe	Rosig	Gerötet	Leicht blass, evtl. marmoriert	Blass, marmoriert, zyanotisch		
Gesichtsmimik	Gesicht entspannt	Vorübergehendes Verkneifen des Gesichts	Vermehrtes Verkneifen des Gesichts und Zittern des Kinns	Dauerhaftes Verkneifen des Gesichts und Zittern des Kinns		
Körperausdruck	Körper entspannt	Vorwiegend entspannt, kurze Verkrampfung	Häufige Verkrampfung, aber auch Entspannung möglich	Permanente Verkrampfung		
Atmung	Normal und ruhig (Ausgangswert)	Oberflächlich, Zunahme der Frequenz um 10 bis 14 innerhalb von 2' und/oder thorakale Einziehungen	Oberflächlich, Zunahme der Frequenz um 15 bis 19 innerhalb von 2'. Vermehrt thorakale Einziehungen	Oberflächlich und unregelmässig. Deutliche Zunahme der Frequenz um ≥ als 20 innerhalb von 2' und/oder starke thorakale Einziehungen		
Kein Schmerz:	0 bis 8 Punkte	**Schmerz:** ≥ 9 Punkte		**Total subjektive Indikatoren →**		
Herzfrequenz	Normal (Ausgangswert)	Zunahme von 20 bpm oder mehr bpm vom Ausgangswert innerhalb von 2' **mit** Rückgang zum Ausgangswert innerhalb von 2'	Zunahme von 20 bpm oder mehr bpm vom Ausgangswert innerhalb von 2' **ohne** Rückgang zum Ausgangswert innerhalb von 2'	Zunahme von 30 oder mehr bpm vom Ausgangswert oder vermehrte Bradykardien innerhalb von 2'		
0_2-Sättigung	Senkung von 0% bis 1,9%	Senkung von 2% bis 2,9%	Senkung von 3% bis 4,9%	Senkung von 5% und mehr		
			Kein Schmerz: 0 – 10 Punkte **Schmerz:** ≥ 11 Punkte	**Total Gesamtskala →**		

Abbildung. 25-1: Berner Schmerzscore für Neugeborene (BNS) (mit freundlicher Genehmigung von Eva Cignacco, Pflegewissenschaftliches Institut Basel).

NCCPC-R NON-COMMUNICATING CHILDREN´S PAIN CHECKLIST - REVIDIERTE VERSION

KINDERSPITAL ZÜRICH
Universitäts-Kinderkliniken Eleonorenstiftung

Name des Kindes ______ Geburtsdatum: ______

Wieviele Male in den letzten 2 Std. hat das Kind folgendes Verhalten gezeigt? Die Einstufung soll nicht auf dem typischen Verhalten basieren oder in Beziehung zu dem vorge-nommen werden, was es normalerweise tut. Bitte tragen Sie pro Zeile eine Zahl ein. Falls ein Punkt nicht anwendbar ist, d.h. ein Kind grundsätzlich nicht fähig ist, ein Verhalten oder einen Ausdruck von sich aus zu zeigen (z. B. das Kind isst keine feste Nahrung oder kann nicht greifen), oder grundsätzlich nicht bekannt ist, ob dieses Verhalten vom Kind überhaupt gezeigt werden kann, tragen Sie für diesen Punkt „nicht beurteilbar" (NB) ein.	nicht vorhanden	nur ein wenig	ziemlich oft	sehr oft	nicht beurteilbar	Zeit von bis	Zeit von bis	Zeit von bis	Zeit von bis	Zeit von bis	Zeit von bis	Zeit von bis	Zeit von bis	Zeit von bis	Zeit von bis
Verbal															
1. Stöhnen, jammern, wimmern (ziemlich leise)	0	1	2	3	NB										
2. Weinen (mässig laut)	0	1	2	3	NB										
3. Schreien, brüllen (sehr laut)	0	1	2	3	NB										
4. Bestimmter Laut oder Ausdruck für Schmerz (z. B. Wort, Schrei, Art v. Lachen)	0	1	2	3	NB										
Beziehung / Kontakt															
5. Unkooperativ, griesgrämig, gereizt, unzufrieden	0	1	2	3	NB										
6. Weniger Kontakt zu anderen, zurückgezogen	0	1	2	3	NB										
7. Sucht Trost oder körperliche Nähe	0	1	2	3	NB										
8. Schwer ablenkbar, kann nicht zufriedengestellt oder abgelenkt werden	0	1	2	3	NB										
Gesichtsausdruck															
9. Stirnrunzeln	0	1	2	3	NB										
10. Augenbewegungen, beinhaltet: zusammenkneifen, weit geöffnet, verdrehen	0	1	2	3	NB										
11. Mundwinkel nach unten ziehen, lächelt nicht	0	1	2	3	NB										
12. Lippen: schmollen, zusammenpressen, zittern	0	1	2	3	NB										
13. Zähneklappern , Zähneknirschen, Kaubewegungen, Zunge herausstrecken	0	1	2	3	NB										
Aktivität															
14. Bewegungslos, weniger aktiv, ruhig	0	1	2	3	NB										
15. Herumzappeln, erregt, sehr unruhig	0	1	2	3	NB										
Haltung Körper und Extremitäten															
16. Schlaff	0	1	2	3	NB										
17. Steif, spastisch, angespannt, starr	0	1	2	3	NB										
18. Herumfuchteln oder einen schmerzenden Körperteil berühren	0	1	2	3	NB										
19. Schützt, bevorzugt oder schont schmerzhafte Stelle	0	1	2	3	NB										
20. Reflexartiges Wegziehen oder bewegt Körperteil weg, reagiert empfindlich auf Berührung	0	1	2	3	NB										
21. Den Körper in einer bestimmten Art bewegen, um Schmerzen anzuzeigen (z. B. Kopf zurückwerfen, Arme hängen lassen, Knie anziehen, etc.)	0	1	2	3	NB										
Physiologische Zeichen															
22. Schlottern, zittern	0	1	2	3	NB										
23. Veränderte Hautfarbe, Blässe	0	1	2	3	NB										
24. Schwitzen, Ausdünstung	0	1	2	3	NB										
25. Tränen	0	1	2	3	NB										
26. Scharfes Einatmen, nach Luft schnappen	0	1	2	3	NB										
27. Atem anhalten	0	1	2	3	NB										
Essen / Schlafen															
28. Isst weniger, kein Interesse am Essen	0	1	2	3	NB										
29. Schläft mehr als üblich	0	1	2	3	NB										
30. Schläft weniger als üblich	0	1	2	3	NB										
	Schmerzindex (SI):														
Interpretation: SI ≤ 6 keine Schmerzen	Datum:														
SI ≥ 7 Schmerzen sind vorhanden	Visum:														
Version Juni 06 / Schmerzfachgruppe Rehab. Affolten a. Albis und Chirurgie, K. Marfurt-Russenberger, M. Kleinknecht	In Anlehnung an Version 01/04 Breau, L., Mc Grath, P., Finley, A., Camfield, C., Non-communicating Children's Pain Checklist – Revised Version (NCCPC-R)														

Abbildung. 25-2: Non-Communicating Childrens's Pain Checklist – Revised (NCCPC-R) (reproduziert mit freundlicher Genehmigung des Kinderspital ZH, Frau Dr. E. Bergsträsser).

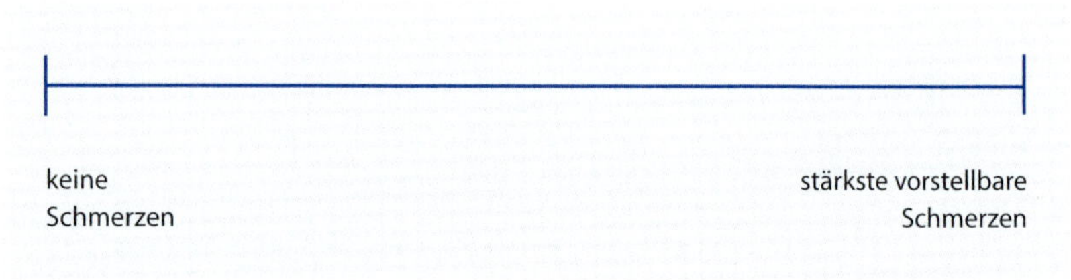

Abbildung 25-3: Visuelle Analogskala.

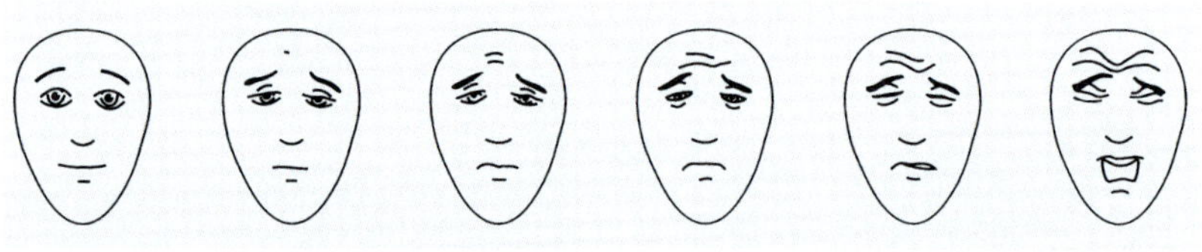

Abbildung 25-4: Gesichterskala nach Bieri.

Tabelle 25-2: KUSS-Schmerzskala.

Beobachtung	Bewertung	Punkte
Weinen	Gar nicht	0
	Stöhnen, Jammern, Wimmern	1
	Schreien	2
Gesichtsausdruck	Entspannt, lächelnd	0
	Mund verzerrt	1
	Mund und Augen grimassieren	2
Rumpfhaltung	Neutral	0
	Unstet	1
	Aufbäumen, Krümmen	2
Beinhaltung	Neutral	0
	Strampelnd, tretend	1
	An den Körper gezogen	2
Motorische Unruhe	Nicht vorhanden	0
	Mäßig	1
	Ruhelos	2

Dazu gehören v.a. Antikonvulsiva (Gabapentin und Pregabalin), Ketamin, Clonidin, Bisphosphonate und Antidepressiva (auf trizyklische Antidepressiva sollte wegen kardialer Komplikationen verzichtet werden).

Da Eltern das Kind häufig zu Hause selbstständig betreuen, müssen sie bezüglich Indikation, Verabreichung, zu erwartenden Wirkungen und Nebenwirkungen eines Medikaments genau instruiert werden. Neben einer medikamentösen Behandlung sollten nichtmedikamentöse Maßnahmen ausgeschöpft werden. Vor allem in der ambulanten Behandlung ist die Opioidtherapie sehr vorsichtig, gut steuerbar und deshalb mit einem kurz (und schnell) wirksamen Opioid (Morphin-Tropfen oder Dauertropf) und nicht mit einem Pflaster zu beginnen.

1. Stufe: Basisanalgetika:

- Paracetamol
  - p.o. oder rektal 15–20 mg/kg alle 4–6 Std. (max. 90 mg/kg/d bzw. 4g/d)
  - i.v. 15 mg/kg alle 6 Std. (max. 75mg/kg/d bzw. < 3,75 g/d)
  - cave: Leberinsuffizienz (Abbau > 90 % hepatisch)
- NSAID wie:
  - Diclofenac (für Kinder > 1 Jahr, > 10 kg)
    - p.o. oder rektal 1 mg/kg alle 8–12 Std.
  - Ibuprofen (> 6 Monate)
    - p.o. oder rektal 10 mg/kg alle 6–8 Std.
  - cave: Niereninsuffizienz, Blutungsrisiko (Thrombozytenaggregationshemmung)
- Metamizol (max. 65 mg/kg/d)
  - p.o. oder i.v. 8–16 mg/kg alle 4–6 Std.
  - cave: hypotone Krise bei zu rascher intravenöser Applikation
- schwache bis mittelstarke Opioide:
  - Tramadol (für Kinder > 1 Jahr, > 10 kg)
    - p.o. 1–2 mg/kg alle 6 Std. (max 50 mg/Dosis)
  - Nalbuphin
    - i.v. oder s.c. 0,1–0,2 mg/kg (max. 10 mg/Dosis)
    - Dauerinfusion: 0,5 mg verdünnt auf 50 ml NaCl 0,9 %, davon 3–5–8 ml/h
    - (5 ml/h = 0,05 mg/kg/h)
    - cave: Ceiling-Effekt

2. Stufe: starke Analgetika:

- Morphin (ohne Maximaldosis)
  - Säuglinge < 6 Monate beginnen mit 1/3–1/2 der Startdosis

  - p.o. oder rektal 0,1–0,2 mg/kg alle 4 Std. (bzw. 1 mg/kg/24 Std.)
  - p.o. retardiert: Dosis des kurzwirksamen Morphins über 24 Std. auf retardiertes Morphin umrechnen. Gabe alle 8–12 Std. (siehe Erwachsene) – zusätzlich Reservedosis, ca. 5–10 % der Tagesdosis als kurzwirksames Morphin verordnen.
  - i.v. oder s.c. 0,01–0,05 mg/kg als Einzeldosis
  - Dauerinfusion: 0,5 mg verdünnt auf 50 ml NaCl 0,9 %, davon 1–5 ml/h
  - (1 ml/h = 10 µg/kg/h); Reservedosis entspricht der Stundendosis, darf zusätzlich 6×/ Std. mit Pause von 5–10 min zwischen den Boli gegeben werden.
- Fentanyl (ohne Maximaldosis)
  - Dauerinfusion: 0,5–1 µg/kg/h; Reservedosis siehe unter Morphin Dauerinfusion.
  - Transdermales Fentanyl ist kein First-Line-Medikament. Wie bei Erwachsenen mögliche Grundmedikation bei erreichter guter Schmerzkontrolle mit anderem Opioid (gemäß üblichem Umstellungsschema). Wechsel i.d.R. nach 72 Std., manchmal ist ein häufigerer Wechsel erforderlich. Wie bei retardiertem Morphin ist die Verordnung von schnell wirksamem Morphin bei Durchbruchschmerzen nötig.

Hinweise zur Opioidbehandlung bei Kindern

Opioide können und sollen bei Kindern mit stärksten Schmerzen eingesetzt werden. Vorsichtsmaßnahmen, i.S. einer vorsichtigen Anfangsdosierung, sind bei Säuglingen in des ersten 6 Lebensmonaten und bei sog. «Opioid-naiven» Patienten, d.h. solchen, die bisher noch nicht mit Opioiden behandelt wurden, zu beachten.

Retardierte Opioide können auch bei Kindern eingesetzt werden. Es wird empfohlen, die Anfangsmedikation mit einem schnell wirksamen Opioid (z.B. Morphintropfen) durchzuführen und nach Erreichen einer befriedigenden Schmerzkontrolle auf ein lang wirksames Opioid umzustellen. Dabei ist zu beachten, dass kleine Kinder häufig höhere Dosierungen benötigen und gelegentlich das 12-stdl. zu applizierende Morphin 8-stdl. gegeben werden muss.

Bei unzureichender Opioidwirkung erfolgt die **Dosissteigerung** in Schritten von 25 bis 30 % der vorgängigen Tagesdosis. Bei stärksten Schmerzen müssen schnellere Dosisanpassungen vorgenommen werden. Die akute Intervention erfolgt mit einem schnell wirksamen Opioid.

Opioidwechsel erfolgen gemäß den Richtlinien für Erwachsene (s. Kap. 5). Erfahrungsgemäß kann bei einer Rotation die errechnete Äquivalenzdosis um ca. 20 % reduziert werden.

Andere Opioide (Hydromorphon, Oxycodon, Methadon) können auch bei Kindern eingesetzt werden.

Behandlung von Opioid-Nebenwirkungen

- **Atemdepression:** tritt bei korrekter Dosierung selten auf; manchmal ist eine Sauerstoffgabe und ggf. Atemstimulation oder bei Überdosierung und fehlender Spontanatmung eine Maskenbeatmung und evtl. Naloxongabe (0,01 mg/kg/Dosis; nach Bedarf wiederholen) nötig. In der Folge Fortsetzung der Opioidbehandlung mit 50 %iger Reduktion.
- **Obstipation:** Meistens ist Laktulose oder Macrogol ausreichend und soll gleichzeitig mit dem Start von Opioiden verordnet werden.
- **Pruritus:** v.a. zu Anfang einer Opioidbehandlung mit Morphin, spricht meist gut auf Antihistaminika an; bei manchen Kindern ist ein Opioidwechsel nötig. Ansonsten ist ein Behandlungsversuch mit niedrig dosiertem Naloxon (13) bei intravenöser Applikation (0,25–1,5 µg/kg/h) zu erwägen.
- **Übelkeit:** keine prophylaktische Behandlung; in Reserve: Dimenhydrinat, Clemastin, Hydroxyzin, Ondansetron oder Naloxon (siehe Pruritus).
- **Harnverhalt:** Behandlungsversuch mit Bethanecholchlorid (0,2 mg/kg alle 4–6 Std.), Wirkeintritt nach 30–90 min.
- **Verwirrtheit oder Halluzinationen:** In dieser Situation ist eine Dosisreduktion oder ein Opioidwechsel notwendig.

Ernährung und Flüssigkeitsaufnahme

Für Eltern ist dies oft ein zentrales Problem, an dem sich die Schwere der Krankheit des Kindes und die eigene Hilflosigkeit ablesen lassen. Ebenso können die Gewichtsabnahme, das Körperbild und die zunehmende Schwäche für Jugendliche extrem belastend sein. Ein erster Schritt im Vorgehen sollte es sein, diesem Thema Raum zu geben und dessen Bedeutung zu erfragen, womit sich Eltern, Kinder und Jugendliche ernst genommen fühlen. Im Weiteren geht es um die Abklärung möglicher Ursachen, die häufig jedoch nicht vollständig behoben werden können. Aber auch hier kann das Verstehen der Betroffenen zu einer Erleichterung und Entlastung von möglichen Schuld- und Versagensgefühlen beitragen. Erfahrungen bez. medikamentöser Maßnahmen liegen nur vereinzelt vor. Der Einsatz von Steroiden sollte wegen seiner z.T. stark dysphorischen Wirkung bei Kindern sehr zurückhaltend erfolgen. Der Einsatz von Sondennahrung oder eine parenterale Ernährung sollte individuell und situationsgerecht erwogen werden.

Übelkeit und Erbrechen

Übelkeit und Erbrechen treten relativ häufig auf und können je nach Ursache (Opioid-Nebenwirkung, Ileus, Hirndruck usw.) medikamentös meist gut kontrolliert werden. Antihistaminika und selektive Serotonin-Rezeptor-(5HT3-) Antagonisten führen meistens zu einer Verbesserung. Metoclopramid sollte wegen seiner extrapyramidalen Nebenwirkungen v.a. bei kleineren Kindern nur in ausgewählten Situationen und mit den entsprechenden Instruktionen eingesetzt werden bzw. in Kombination mit Diphenhydramin. Bezüglich Cannabinoiden bei therapieresistenter Übelkeit oder Octreotid bei Ileus liegen in der Pädiatrie einzelne Fallberichte mit erfolgreichem Einsatz dieser Substanzen vor.

- Hydroxin: p.o. 0,5–1 mg/kg alle 4–6 Std.
- Ondansetron: p.o. oder i.v. < 4 Jahre: 2 mg, 4–11 Jahre 4 mg, > 12 Jahre 8 mg alle 8 Std.

Obstipation oder Diarrhö

Obstipation tritt vorwiegend aufgrund der Behandlung mit Opioiden, Immobilität, verminderter Nahrungs- und Flüssigkeitsaufnahme auf. Um Folgeprobleme einer Obstipation mit Unwohlsein/Bauchschmerzen zu vermeiden, sollte bereits präventiv behandelt werden. Bei manifester Obstipation muss die Behandlung intensiviert und konsequent kontrolliert werden. Bei Kindern reicht in der Regel der Einsatz von Laktulose oder Macrogol aus, manche bevorzugen Einläufe oder andere bewährte Maßnahmen und Medikamente.

- Laktulose: p.o. < 1 Jahr: 5 ml, 1–6 Jahre: 5–10 ml, 7–14 Jahre 15 ml, > 14 Jahre 15–45 ml (morgens)
- Macrogol 4000 (1 Teelöffel = 5–10 g): p.o. 1 Teelöffel 1–3 × / d
- Bisacodyl: p.o. 4–12 Jahre: 5 mg, > 12 Jahre 5–10 mg (abends).

Diarrhö wird als Folge einer Überdosierung von Laxanzien oder als Nebenwirkung anderer Medikamente wie Antazida, Antibiotika u.a. oder einer abdominalen Bestrahlung und gehäuft bei Kindern mit HIV-Infektionen gesehen. Medikamentös können Loperamid oder Colestyramin und Morphintropfen oder Morphin s.c. versucht werden.

Blutungen und Anämie

Treten v.a. bei onkologischen Patienten auf und werden angepasst an die Situation symptomatisch mit Thrombozyten- und Erythrozytensubstitutionen behandelt. Schleimhautblutungen können mit einem Fibrinolysehemmer (Tranexamsäure) in Form von Tabletten, intravenös oder als Mundspüllösung behandelt werden.

Respiratorische Probleme und Dyspnoe

Respiratorische Probleme können bei vielen der oben aufgeführten Erkrankungen auftreten. Abgesehen von der terminalen Phase mit «Todesrasseln» muss mit respiratorischen Problemen bei Kindern mit den folgenden Krankheitsbildern gerechnet werden: ZNS-Prozesse, primäre Lungenleiden (z.B. Cystische Fibrose), Lungenmetastasen (z.B. bei Osteosarkom), schwere Herzinsuffizienz, ausgeprägte Skoliose oder rezidivierende Aspirationspneumonien. Die zentral bedingten Hypopnoen sind im Gegensatz zu allen anderen Pathologien nicht mit Dyspnoe, sondern eher mit Müdigkeit oder Kopfschmerzen am Morgen assoziiert.

Die Behandlung der Dyspnoe erfolgt wie bei Erwachsenen mit Opioiden, Sauerstoffgabe und ggf. Anxiolytika sowie allenfalls einer Pleuradrainage und Entlastung von ausgeprägtem Aszites. Zusätzlich sind einfache Maßnahmen wie eine bequeme und aufrechte Position sowie Zufuhr von frischer Luft oder ein Ventilator hilfreich.

Müdigkeit und Schwäche

Zu dieser Problematik, die vor allem von Familien retrospektiv nach dem Tod eines Kindes als belastend beschrieben wird, gibt es kaum Erfahrungen zur Behandlung, bspw. mit Methylphenidat.

Fieber

Fieber tritt v.a. bei Kindern mit fortgeschrittenen Krebserkrankungen oder in Form eines zentralen Fiebers bei ZNS-Erkrankungen auf. Die Behandlung ist häufig schwierig und sollte neben medikamentösen auch physikalische Maßnahmen wie Coolpacks oder eine Kühlmatte beinhalten.

Neurologische Symptome

Krampfanfälle können, v.a. wenn sie unerwartet auftreten, für das Kind und die Betreuungspersonen bedrohlich sein. Eine frühzeitige Aufklärung und Behandlungsinstruktion der Eltern haben deshalb eine große Bedeutung. Für die akute Krampfkontrolle kann rektal zu applizierendes Diazepam eingesetzt werden. Alternativ dazu kann auch die Midazolam-Infusionslösung bukkal oder nasal (0,2 mg/kg; max. 10 mg) verabreicht und, falls der Anfall nach 5–10 min nicht sistiert, wiederholt werden.

Erhöhter Hirndruck, v.a. im Zusammenhang mit Hirntumoren, sollte in enger Zusammenarbeit mit Neuro-Onkologen und Neurologen behandelt und begleitet werden.

Spastizität und Dystonie können sich je nach Grunderkrankung in der Lebensendphase weiter verschlechtern und die Befindlichkeit des Kindes zusätzlich beeinträchtigen. Die medikamentösen Möglichkeiten sind begrenzt und sollten in enger Kooperation mit den involvierten Neurologen abgestimmt werden.

Angst, Unruhe, Schlafstörungen

Kinder reagieren wie Erwachsene mit Ängsten auf schwere und bedrohliche Erkrankungen und hierbei v.a. auch auf die Reaktionen der Umwelt. Häufig verstärken fehlende Informationen die Ängste von Kindern. Unruhe und Schlafstörungen können eine Folge sein. Weiterhin werden aggressive Verhaltensweisen beobachtet, die in einem Wechsel mit Rückzugserscheinungen auftreten können. Neben der Suche nach der Ursache dieser psychischen Veränderungen ist die Begleitung der Eltern im Verstehen und Akzeptieren dieser Reaktionen wichtig.

Rolle der palliativen Sedierung bei Kindern

Auch bei Kindern und v.a. Jugendlichen kann der Einsatz einer palliativen Sedierung sinnvoll und notwendig sein. Diese sollte spezialisierten Fachpersonen mit genügend Erfahrung in diesem Bereich vorbehalten bleiben.

Gespräche über Sterben und Tod mit Kindern und deren Familien

In der Begleitung des Kindes, seiner Eltern, Geschwister und anderer wichtiger nahestehender Menschen werden verschiedene Themenkomplexe eine Rolle spielen:

- Umgang mit der Krankheit und ihrer Unheilbarkeit: Viele Familien beschäftigt noch lange die Frage, ob wirklich alles für ihr Kind getan wurde. Diese Fragen müssen immer wieder aktiv aufgegriffen und beantwortet werden. Gelegentlich hilft das Vermitteln einer Zweitmeinung.
- Umgang mit Fragen zu Sterben und Tod: **Das kranke Kind:** Kinder sind sich in der Regel schon sehr früh über die Schwere ihrer Krankheit bewusst. Häufig sind ihre Äußerungen dazu verschlüsselt und müssen erst «übersetzt» werden. Vorsicht ist geboten vor vorschnellen Antworten auf Fragen – zuerst sollte die Bedeutung einer gestellten Frage verstanden werden. Fragen dürfen mit Gegenfragen beantwortet werden. Die Auseinandersetzung mit dem Krankheitsverständnis und **Todeskonzept** bei Kindern in den unterschiedlichen Altersstufen kann hier hilfreich sein.

- **Geschwisterkinder**: Neben eigenen Schuldgefühlen haben sie oft das Gefühl, ihrem kranken Geschwisterkind werde eine Behandlung vorenthalten. Sie brauchen diesbezüglich Informationen und Sicherheiten.
- **Eltern**: Sie sollen in einem offen geführten Gesprächsprozess Möglichkeiten haben, Fragen zu stellen, um sich auf Kommendes vorzubereiten. Wichtig ist die Versicherung, dass jederzeit jemand für sie und das Kind erreichbar ist.
- Unterstützung der Geschwister:
  - Unterstützung im Alltag (Schule, Sportverein, Freunde)
  - Einbezug in die Pflege des kranken Geschwisterkindes in der Klinik und zu Hause
  - Geschwistergruppen, in denen die Aufmerksamkeit allein auf sie gerichtet wird.
- Unterstützung der Eltern:
  - Unterstützung im Alltag (Haushaltshilfe, finanzielle Unterstützung, vorübergehende Freistellung von der Arbeitsstelle)
  - professionelle Unterstützung in der Pflege des Kindes zu Hause.
- Trauerbegleitung nach dem Tod des Kindes: Die Trauerbegleitung nach dem Tod ist ein wichtiger Bestandteil der Begleitung, der manchmal auch delegiert werden muss. Eine Nachbesprechung und das Angebot für weitere Kontakte (telefonisch, brieflich, Mail oder kurze Treffen in der Klinik oder an anderem Ort) können für Familien von großer Wichtigkeit sein.

Vorstellungen von Sterben und Tod bei Kindern

Das Verständnis für den Begriff «Tod» ist beim Kind wie beim Erwachsenen beeinflusst durch Erfahrungen in der Familie, im soziokulturellen Umfeld und durch das Alter und die psychoemotionale Entwicklung.

Kinder mit einer schweren, lebensbedrohlichen oder -limitierenden Erkrankung haben reifere und häufig sehr klare Vorstellungen von ihrer eigenen Situation. Da sie dieses Wissen nicht immer in vollem Umfang verbalisieren, wird ihr Wissen häufig von Erwachsenen unterschätzt.

Bis 3 Jahre wird «Tod» noch nicht verstanden. Der Tod z. B. einer Bezugsperson wird als schwerwiegender Verlust empfunden. Kinder reagieren mit Angst, Verzweiflung, Aggression oder Depression.

Zwischen 3 und 6 Jahren dominiert das Gefühl der Angst vor einer Trennung von den Eltern, vom Verlassen der Angehörigen. Das Kind nimmt die Ernsthaftigkeit der Krankheit und ihre Folgen, z. B. Schmerzen, wahr und fühlt sich dadurch bedroht. Es fasst den Tod als einen reversiblen Zustand auf, der graduell («ein bisschen tot») und nur für einige Funktionen zutreffend sein kann. In seinem magischen Denken stellt es sich vor, dass es selbst den Tod hervorrufen oder verschulden kann. «Ich war böse zur Großmami und habe mich mit ihr gestritten, deshalb ist sie jetzt tot.»

Zwischen 6 und 10 Jahren wird die Endgültigkeit des Todes verstanden. Der Tod wird mit dem Altern des Menschen in Verbindung gebracht; dass auch Kinder sterben können, ist häufig nicht bekannt. Der Tod wird personifiziert, z.B. im Bild des Sensenmanns oder Todesengels. Er erscheint beeinflussbar und wird als Zeichen der Strafe verstanden. Schuldgefühle und Ängste können Ausdruck dieses Todeskonzeptes sein.

Ab 10 Jahren versteht das Kind die Bedeutung des Todes als universales, unvermeidliches und irreversibles Ereignis.

Referenzen

1. Grünig A. Indikationskriterien für spezialisierte Palliative Care. In: Bundesamt für Gesundheit (BAG), Schweizerische Konferenz der kantonalen Gesundheitsdirektorinnen und -direktoren (GDK) (eds.). Bern 2011
2. A Guide to the Development of Children's Palliative Care Services. Bristol: Association for Children's Palliative Care (ACT). 2009
3. Baker JN, Hinds PS, Spunt SL, Barfield RC, Allen C, Powell BC et al. Integration of palliative care practices into the ongoing care of children with cancer: individualized care planning and coordination. Pediatr Clin North Am 2008 Feb; 55 (1): 223–50, xii
4. Wrede-Seaman L. Pediatric Pain and Symptom Management Algorithms for Palliative Care. Intellicard, Inc., Yakima, Washington 2005
5. Collins JJ, Byrnes ME, Dunkel IJ, Lapin J, Nadel T, Thaler HT et al. The measurement of symptoms in children with cancer. J Pain Symptom Manage 2000 May; 19 (5): 363–77
6. Collins JJ, Devine TD, Dick GS, Johnson EA, Kilham HA, Pinkerton CR et al. The measurement of symptoms in young children with cancer: the validation of the Memorial Symptom Assessment Scale in children aged 7–12. J Pain Symptom Manage 2002 Jan; 23 (1): 10–6
7. Cignacco E, Mueller R, Hamers JP, Gessler P. Pain assessment in the neonate using the Bernese Pain Scale for Neonates. Early Hum Dev 2004 Jul; 78 (2): 125–31
8. Finke W, Dubbel G, Sittl R. Postoperative Schmerztherapie. In: Zernikow B (ed.). Schmerztherapie bei Kindern, Jugendlichen und jungen Erwachsenen. 4th ed. Springer Verlag, Heidelberg 2009: 258–78
9. Kleinknecht M. [Reliability and validity of the german language version of the «NC-CPC-R»]. Pflege 2007 Apr; 20 (2): 93–102
10. Bieri D, Reeve RA, Champion GD, Addicoat L, Ziegler JB. The Faces Pain Scale for the self-assessment of the severity of pain experienced by children: development, initial validation, and preliminary investigation for ratio scale properties. Pain 1990 May; 41 (2): 139–50
11. Hicks CL, von Baeyer CL, Spafford PA, van Korlaar I, Goodenough B. The Faces Pain Scale-Revised: toward a common metric in pediatric pain measurement. Pain 2001 Aug; 93 (2): 173–83
12. World Heatlh Organization. Persisting pain in children. WHO, Geneva 2012

13. Maxwell LG, Kaufmann SC, Bitzer S, Jackson EV Jr, McGready J, Kost-Byerly S et al. The effects of a small-dose naloxone infusion on opioid-induced side effects and analgesia in children and adolescents treated with intravenous patient-controlled analgesia: a double-blind, prospective, randomized, controlled study. Anesth Analg 2005 Apr; 100 (4): 953–8

Literatur und wertvolle Links

Bergsträsser Eva. Palliative Care bei Kindern. Schwerkranke Kinder begleiten, Abschied nehmen, weiterleben lernen. Huber Verlag 2014

Breau LM, McGrath PJ, Camfield CS, Finley GA. Psychometric properties of the non-communicating children's pain checklist-revised. Pain 2002; 99(1–2): 349–57

Zernikow B (Hrsg.). Palliativversorgung von Kindern, Jugendlichen und jungen Erwachsenen. Springer Medizin Verlag, Heidelberg 2008

Together for short lives and Association for Children's Palliative Care UK: http://www.act.org.uk/

Kompetenzzentrum Pädiatrische Palliative Care, Universitäts-Kinderkliniken Zürich: http://www.kispi.uzh.ch/Kinderspital/Medizin/PalliativeCare_de.html

26. Palliativmedizin in der Geriatrie

Roland Kunz

Einleitung

In den Industrienationen erleben wir eine eindrückliche Zunahme der Lebenserwartung. Sicher haben verschiedene sozioökonomische Faktoren entscheidend dazu beigetragen (Wohlstand, soziale Sicherheit, verändertes Gesundheitsbewusstsein und -verhalten). Immer mehr Menschen erreichen ein Alter von 80 bis über 90 Jahren, aber auch, weil viele früher tödliche Krankheiten behandelbar geworden sind. Dadurch sind Sterben und Tod heute vor allem ein Phänomen des Alters geworden.

Mit zunehmendem Alter steigt die Wahrscheinlichkeit, dass Krankheiten nicht mehr definitiv geheilt werden können, jedoch durch die medizinische Behandlung in chronische, mehr oder weniger progrediente Krankheiten umgewandelt werden. Die steigende Lebenserwartung hat immer komplexere Situationen zur Folge durch das Nebeneinander von verschiedenen chronischen Leiden. Die mit dem Alter steigende Prävalenz der Demenzerkrankungen kann die Begleitung und Betreuung geriatrischer Patienten zusätzlich erschweren. Als Folge der geschilderten Entwicklung besteht in der Geriatrie ein sehr großer Bedarf an Palliative Care, welcher im Zuge der Anti-Aging-Erwartungen unserer Gesellschaft oft nur ungenügend gedeckt wird.

Multimorbidität

Der geriatrische Patient leidet sehr oft an verschiedenen chronischen Krankheiten gleichzeitig. Im Gegensatz zum onkologischen Patienten, bei dem der Krebs als Grundkrankheit im Vordergrund steht und sowohl Lebensqualität wie Prognose bestimmt, sind es beim alten Menschen alle Krankheiten miteinander, welche sich gegenseitig beeinflussen, sich in den Symptomen addieren und in den Auswirkungen auf die Aktivitäten des täglichen Lebens potenzieren.

Unklare Prognose

Oft ist nicht voraussehbar, welche Diagnose schließlich zum Tode führen wird. Die Patienten befinden sich in einem labilen Gleichgewicht der verschiedenen Störungen und häufig in einem Zustand allgemeiner Gebrechlichkeit («Frailty») mit hohem Betreuungsbedarf. Die Verschlechterung in einem System kann das Gleichgewicht zum Kippen bringen und zu einer lebensbedrohlichen Situation führen. Solche Verschlechterungen sind oft nicht voraussehbar. Entsprechend schwierig ist es, eine Prognose zu stellen und Entscheidungen zu treffen. Eine terminale Phase kann beim multimorbiden geriatrischen Patienten häufig nicht abgegrenzt werden, wodurch auch die Angehörigen mit einer großen Ungewissheit belastet werden. Entsprechend wichtig sind vorausschauende Diskussionen über das Vorgehen bei einer allfälligen Verschlechterung, um die Entscheidungsfindung in der Akutsituation zu erleichtern.

Umfassende statt organzentrierte Sichtweise

In einer Zeit der zunehmenden Spezialisierung der Medizin besteht die Tendenz zu einer fragmentierten Sichtweise durch die einzelnen Organspezialisten, die beim multimorbiden alten Menschen in erster Linie die Behandelbarkeit der einzelnen Organstörung sehen und die Auswirkung auf die Gesamtsituation und die Lebensqualität des Patienten vernachlässigen. Die Gefahr besteht, dass die erfolgreiche Durchführbarkeit einer Behandlung zum Kriterium wird und der wahre Gewinn für den Patienten in den Hintergrund gerät.

Die komplexe Situation des geriatrischen Patienten erfordert ein umfassendes und kontinuierliches Assessment seiner Funktionen und Symptome, seiner physischen, psychischen, sozialen und spirituellen Bedürfnisse, seiner Ziele und seines Willens, aber auch der Belastung, Befindlichkeit und Tragfähigkeit des Betreuungsnetzes. Erst dieses breite Assessment ermöglicht eine Entscheidungsfindung, die alle für den Patienten relevanten Aspekte einbezieht.

Assessment

Allgemeine Aspekte

Palliative Care in der Geriatrie kann niemals losgelöst von der übrigen Geriatrie verstanden werden. Die Multimorbidität des alten Menschen erfordert ein Nebeneinander einerseits von rehabilitativen, kurativen Anstrengungen und andererseits von rein palliativen Maßnahmen, wobei sich im Krankheitsverlauf das Verhältnis immer mehr auf die palliative Seite verschiebt. Ein umfassendes geriatrisches Assessment hat deshalb einerseits Funktionseinschränkungen und erhaltene Ressourcen zu erfassen, andererseits Symptome, welche einer vorwiegend palliativen Behandlung bedürfen.

Prioritäten des Patienten

Das Nebeneinander von chronischen, oft langjährigen Krankheiten, vorwiegend altersbedingten Funktionseinschränkungen und von Symptomen neu aufgetretener Krankheiten, zum Beispiel einer Krebskrankheit, ergibt nach einem umfassenden Assessment eine lange Liste von Problemen und Symptomen. Zur Behandlungsplanung ist deshalb primär eine Liste zu erstellen, die alle vom Patienten geäußerten Symptome und Befindlichkeitsstörungen sowie alle mit spezifischen Assessment-Instrumenten erfassten Funktionseinschränkungen auflistet. In Anlehnung an ESAS (s. Anhang 1) ist daraufhin mit dem Patienten eine subjektive Gewichtung vorzunehmen.

> Die Behandlung der Probleme, denen der Patient die höchste Priorität zumisst, wird ihm den größten Gewinn an Lebensqualität bringen. Oft sind dies nicht Symptome und Einschränkungen, welche leicht erfassbar und offensichtlich sind, sondern dem Behandelnden unbedeutend erscheinen und deshalb ohne sorgfältiges Assessment unbehandelt bleiben.

Assessment der Symptome und Behinderungen des alten Menschen

Es lohnt sich, auch in der auf palliative Behandlung ausgerichteten Situation den geriatrischen Patienten möglichst breit und offen zu erfassen. Dies bedeutet, dass zum einen seine Symptome systematisch erfasst und dokumentiert werden sollen.

Häufige Symptome

- Schmerzen
- Atemnot
- Übelkeit
- Appetitlosigkeit
- Obstipation
- Müdigkeit
- Schlaflosigkeit
- Juckreiz
- vermehrter Speichelfluss
- trockener Mund
- Angst
- Depression

Andererseits ist beim alten Menschen jenen Funktionsstörungen besondere Beachtung zu schenken, welche oft keinen Zusammenhang mit der aktuellen Hauptdiagnose haben, vom Patienten nicht erwähnt werden, jedoch seine Lebensqualität zusätzlich beeinträchtigen und oft durch einfache rehabilitative Maßnahmen gebessert werden können. Mit geeigneten Assessment-Instrumenten sind die erhaltenen und beeinträchtigten Funktionen und Fähigkeiten zu erfassen (eine Sammlung der wichtigsten geriatrischen Assessment-Instrumente findet sich in den Waid Guides (s. Literatur S. 278).

Funktionsstörungen

- Bewegungseinschränkungen (der unteren und oberen Extremitäten) durch Lähmungen, degenerative Prozesse
- Gleichgewichts- und Gangstörungen (Sturzangst kann für den Patienten dominierend werden)
- Sprachstörungen (Aphasien und oft unbemerkte Sprachverständnisstörungen)
- Hörstörungen (führen oft zu Rückzug, Isolation und Depression)
- Sehstörungen (führen zu Leseunfähigkeit, eingeschränkter Compliance)
- Inkontinenz (Urin- und/oder Stuhlinkontinenz, bewirkt oft soziale Isolation)
- Kauprobleme (Zahnstatus, schlecht sitzendes Gebiss).

Kognitive Störungen

Kognitive Probleme werden mit zunehmendem Alter immer häufiger. Rund ein Drittel der Menschen über 85 Jahren sind von Demenzproblemen betroffen, in Pflegeheimen sind es sogar zwei Drittel. Deren Beeinträchtigungen betreffen folgende Bereiche:

- Gedächtnisstörungen
- Orientierungsstörungen
- verändertes Körperschema (erschwerte Lokalisierung von Beschwerden)
- Wahrnehmungsstörungen
- Kommunikationsstörungen (erschwerte Symptomerfassung)
- Denkstörungen (Verstehen von Zusammenhängen)
- Handlungsplanungsstörungen
- Apraxien (z. B. selbstständiges Essen)
- Persönlichkeitsveränderungen (Enthemmung, Indifferenz usw.)
- affektive Veränderungen (Aggressionen, Gleichgültigkeit usw.)
- emotionale Reaktionen (Depressionen, Apathie).

Tabelle 26-1: Der Uhren-Test.

Auftrag an den Patienten: Zeichnen Sie eine Uhr, die 10 nach 11 zeigt!
Kriterien: Alle 12 Ziffern korrekt auf dem Zifferblatt eingezeichnet. Beide Zeiger in richtiger Stellung.

Bei allen älteren Patienten ist ein Screening der kognitiven Fähigkeiten durchzuführen, da Patienten mit leichter Beeinträchtigung ihre Defizite im Allgemeinen gut überspielen können. Die Nichtberücksichtigung dieser Einschränkungen kann zu falscher Beurteilung und zu mangelhafter Compliance durch Überforderung führen. Als Screening-Instrumente eignen sich der MMS (s. Anhang 2, Werte unter 27/30 sind verdächtig auf eine kognitive Beeinträchtigung) oder der Uhren-Test (**Tab. 26-1**). Die Befragung der betreuenden Angehörigen, wie der Patient seinen Alltag bewältigt und ob er vermehrt auf Unterstützung zurückgreift, kann wichtige zusätzliche Hinweise auf eine kognitive Verschlechterung liefern.

Werden diese Aufgaben nicht korrekt bewältigt, empfiehlt sich eine eingehendere neuropsychologische Abklärung, um die Fähigkeiten und Einschränkungen des Patienten genauer einschätzen zu können und Überforderungen zu vermeiden und die Betreuung entsprechend zu planen.

Differenzialdiagnose Delir

Kurzfristig auftretende Verwirrungszustände (Delir) sind von einer Demenz abzugrenzen. Die wichtige Fremdanamnese ergibt Aufschluss über die Entwicklung der Symptomatik. Ein Delir erfordert eine entsprechende Abklärung, um zugrunde liegende Ursachen gezielt zu behandeln. Häufigste Ursache eines Delirs sind beim alten Menschen Infekte, oft asymptomatische Harnwegsinfekte.

Assessment der Risiken

Um die Lebensqualität geriatrischer Patienten nachhaltig zu bewahren, ist eine vorausschauende Beurteilung möglicher Risiken notwendig. Aufgrund alterungsbedingter und degenerativer Prozesse bestehen für folgende Komplikationen erhöhte Risiken:

- **Druckulkus:** Haut- und Muskelatrophie sowie durch Kreislaufschwäche bedingte verminderte Mikrozirkulation und Immobilität (Sedativa!) erhöhen das Risiko.
- **Stürze:** Bewegungseinschränkungen, orthostatische Probleme, Gleichgewichtsstörungen und Sensibilitätsstörungen infolge Polyneuropathie führen zur Sturzgefährdung.
- **Schwindel:** Eingeschränkte Kreislauffunktionen erhöhen die Sensibilität auf Anämien.
- **Medikamentennebenwirkungen:** Die Multimorbidität führt zur Polypharmakotherapie, womit das Interaktionsrisiko steigt und iatrogene Probleme häufig werden.
- **Toxizität:** Eingeschränkte Nieren- und Leberfunktion sowie oft verminderte Flüssigkeitsaufnahme erhöhen die Gefahr toxischer Medikamentennebenwirkungen.

Beurteilung von Krankheitsverlauf und Prognose

Chronische Leiden wie Herz- und Lungenkrankheiten zeichnen sich durch einen langsam progredienten Verlauf aus, der immer wieder durch akute Dekompensationen unterbrochen wird. Eine Prognose zu stellen, wann eine solche Dekompensation schließlich zum Tode führen wird, ist selten möglich. Das zwischenzeitlich gute Befinden hindert Patient und Angehörige oft daran, sich der Todesnähe bewusst zu sein. Der vorausschauende palliative Therapieansatz erfolgt deshalb häufig zu spät.

Eine vorausschauende Besprechung der möglichen nächsten Dekompensation und des Vorgehens in diesem Falle unter Berücksichtigung des Willens des Patienten kann Notfallhospitalisationen von Patienten verhindern, welche zu Hause sterben möchten.

Multimorbide schwerkranke Menschen (Frailty) können sich über Monate in einem fragilen Gleichgewicht befinden, das innert weniger Tage zum Tode führen kann. Palliative Care steht hier im ganzen Verlauf im Vordergrund.

Symptomtherapie beim multimorbiden geriatrischen Patienten

Die palliative Behandlung der Symptome des älteren Menschen in seinem letzten Lebensabschnitt unterscheidet sich von der Behandlung jüngerer onkologischer Patienten. Wir werden mit einer Vielzahl von Symptomen, Funktionsstörungen und Beschwerden konfrontiert, die einerseits durch sein fortgeschrittenes Alter und chronische, nicht terminale Erkrankungen bedingt sind, andererseits durch Symptome und Probleme seiner finalen Krankheit. Diese Kumulation führt zu komplexen, polyätiologischen Symptomen, welche oft schwieriger zu beeinflussen sind und in ihrer Kausalität nicht sicher zugeordnet werden können. Entsprechend groß ist der Bedarf in dieser Patientengruppe für eine wohlüberlegte Symptomtherapie. Wir können kaum alle Probleme behandeln, weshalb primär die Symptome zu behandeln sind, welche die Lebensqualität des alten Menschen am stärksten beeinträchtigen.

Schmerzen

Chronische Schmerzen sind, unabhängig von den Grundkrankheiten, das wohl häufigste Symptom in der Geriatrie. Je nach Untersuchung leiden bis 60 % der alten Menschen täglich unter Schmerzen. Etwa ein Drittel leidet unter kontinuierlichen Schmerzen, zwei Drittel berichten über intermittierend auftretende Schmerzzustände. Gerade wegen dieser Häufigkeit besteht die Gefahr, dass sowohl beim Patienten wie beim Behandlungsteam der Eindruck entsteht, dies sei bis zu einem gewissen Grade ein normales Phänomen des Alters. Der ältere Mensch äußert seine Schmerzen deshalb weniger nachdrücklich und wird oft mit bagatellisierenden Antworten vertröstet.

Ältere Menschen haben keine verminderte Schmerzempfindung, wie häufig postuliert wird. Die Schmerzschwelle ist unverändert, hingegen werden Schmerzen vermehrt über die langsameren C-Fasern geleitet und weniger über die Aδ-Fasern, was zur Folge hat, dass der Schmerzeintritt langsamer und der Schmerzcharakter eher dumpf und tief erlebt wird.

Häufigste Schmerzursachen im Alter

- degenerative Gelenkerkrankungen
- degenerative Wirbelsäulenveränderungen
- Osteoporose
- Frakturfolgen
- krebsbedingte Schmerzen
- neuropathische Schmerzen:
  - Post-Zoster-Neuralgien
  - Polyneuropathien
  - zentrale und periphere Schmerzen nach Schlaganfall

Auswirkungen chronischer Schmerzen

Folgen von chronischen Schmerzen werden oft nicht in ihrem Zusammenhang erkannt, sondern als eigenständige Störungen betrachtet und behandelt. Häufige Probleme alter Menschen, die durch Schmerzzustände bedingt sein können, sind:

- **Schlafstörungen**: Fragen Sie den Patienten, warum er nicht schlafen kann. Eine analgetische Therapie kann die bessere Lösung als Sedativa sein.
- **Isolation, Interesselosigkeit**: Immobilität als Schmerzfolge führt zu Rückzug und sozialer Isolation. Die soziale Vereinsamung hat ihrerseits eine negative Auswirkung auf die Schmerzverarbeitung.
- **Depressionen**: Altersdepressionen bis zu fehlendem Lebenswillen können durch unbehandelte Schmerzzustände ausgelöst werden.
- **Appetitlosigkeit, Gewichtsverlust**: Schmerzen reduzieren die Freude am Essen.
- **Inkontinenz**: Schmerzhaft eingeschränkte Mobilität kann zu funktioneller Urin-Inkontinenz und als Folge zu verminderter Flüssigkeitsaufnahme führen.

Schmerzassessment

Aus den oben erwähnten Gründen, die zu verminderter Schmerzäußerung führen können, ist ein gutes Schmerzassessment mit gezielter, routinemäßiger Befragung des alten Menschen von entscheidender Bedeutung. Hörstörungen und kognitive Defizite sowie eine verlangsamte Reaktionsweise erfordern Geduld und Anpassung beim Assessment. Nicht nur das Vorhandensein von Schmerzen ist zu erfassen, sondern auch Dauer, Intensität und beeinflussende Handlungen und Umstände sowie die Auswirkungen auf die Alltagsaktivitäten. Oft kann schon durch Anpassungen im Pflegealltag (z. B. Art der Mobilisation) eine Erleichterung erreicht werden.

Instrumente der Schmerzerfassung

Neben den üblichen Tools wie der VAS (wird in senkrechter Anwendung wie ein Thermometer oft besser verstanden) haben sich beim geriatrischen Patienten Assessment-Instrumente bewährt, welche auf Fragebogen basieren. Dazu gehört das McGill-Pain-Questionnaire, das jedoch sehr zeitaufwendig ist. Einfacher in der Anwendung ist die in **Tabelle 26-2** dargestellte Skala.

Schmerzerfassung bei kognitiv beeinträchtigten Patienten

Die Anwendung der etablierten Schmerz-Assessment-Tools setzt eine weitgehend erhaltene Kommunikationsfähigkeit und kognitive Kompetenz voraus. Kognitive Einschränkungen können die Anwendung von abstrakten Erfassungsinstrumenten wie der VAS erschweren oder verunmöglichen; auch Skalen mit Gesichtern überfordern ihr Vorstellungsvermögen. In leichteren De-

Tabelle 26-2: Philadelphia Geriatric Center Pain Intensity Scale.

1. Wie stark sind Sie in den letzten Wochen ganz allgemein durch Schmerzen beeinträchtigt worden?
2. Wie stark sind Sie im Moment durch Schmerzen beeinträchtigt?
3. Wie stark sind Sie von den Schmerzen beeinträchtigt, wenn sie am stärksten sind?
4. Wie viele Tage in der Woche werden die Schmerzen richtig schlimm?
5. Wie stark werden Sie von den Schmerzen beeinträchtigt, wenn sie am schwächsten sind?
6. Wie stark haben die Schmerzen ihre Alltagsaktivität beeinträchtigt?

Mit Ausnahme von Punkt 4, für den die Anzahl Tage verzeichnet wird, gilt folgende Skala:
1 = überhaupt nicht, 2 = ein wenig, 3 = mäßig, 4 = ziemlich stark, 5 = sehr stark.

menzstadien ist eine Befragung noch möglich, wobei auf einfache Fragestellung zu achten ist. Zeitliche Zusammenhänge gehen aber meistens schon früh verloren, der Patient vergisst schmerzauslösende Umstände oder kann sich nicht mehr an den starken Schmerz erinnern, den er eine Stunde vorher verspürte. Je mehr die Kommunikationsfähigkeit verloren geht, umso wichtiger wird die Beobachtung des Patienten.

Mögliche schmerzbedingte Verhaltensänderungen:
- Veränderungen von Mimik, Ausdruck
- Haltungsänderung, Schonhaltungen
- erschwerte Mobilisation (inkl. Abwehrverhalten)
- Reaktionen während der Pflege
- affektive Veränderungen: Apathie, Reizbarkeit, Aggressionen
- Lautäußerungen wie Stöhnen, Schreien, Weinen
- motorische Unruhe, Wandern
- Schlafstörungen, Verweigerung der Nahrungsaufnahme.

Instrumente zur Verhaltensbeobachtung helfen, verändertes Verhalten zu erfassen und zu dokumentieren. Dadurch kann nach eingeleiteter Schmerztherapie der Erfolg beurteilt werden, wobei auch bei maximaler Schmerztherapie nicht alle Verhaltensstörungen verschwinden werden, da sie teilweise durch die Grundkrankheit Demenz bedingt sind. Bewährte Skalen zur Beobachtung und Dokumentation von Verhaltensänderungen sind Doloplus und ECPA (s. Anhang 4).

Schmerzlokalisation

Die Lokalisation von Schmerzen kann sich bei dementen Patienten sehr schwierig gestalten. Eine oft veränderte Körperwahrnehmung verunmöglicht es dem Patienten, den Ort des Schmerzes zu zeigen. Auf die Frage «Tut es hier weh?» antworten die Patienten oft mit ja, wobei diese Antwort an den verschiedensten Stellen des Körpers wiederholt wird.

Die genaue Beobachtung des Verhaltens des Patienten, seiner Bewegungen und die Überprüfung seiner **Anamnese** können wichtige Hinweise zur Lokalisation liefern. Das Krankheitsbild Demenz dominiert oft so stark, dass schmerzhafte Nebendiagnosen nicht mehr beachtet werden. Das Studium der Krankengeschichte und die Erhebung einer Schmerzanamnese mit den Angehörigen kann wichtige Hinweise liefern bezüglich möglicher Ursachen und Reaktionen.

Schmerzempfindung

Das oft gehörte Vorurteil, Demenzkranke seien weniger schmerzempfindlich als andere Menschen, konnte experimentell nicht bestätigt werden. Die Schmerzschwelle bleibt unverändert, nur die Schmerztoleranz erhöht sich leicht. Dies ist möglicherweise durch die Unfähigkeit zur raschen, adäquaten Reaktion zu erklären.

Schmerztherapie

Die Grundsätze der medikamentösen Schmerztherapie, wie sie im Kap. 5 beschrieben werden, gelten auch in der Geriatrie. Besonders zu beachten sind aber einige Veränderungen in der Pharmakokinetik:

- **Nierenfunktion:** Die Kreatinin-Clearance nimmt mit zunehmendem Alter ab, ein normales Serum-Kreatinin kann darüber hinwegtäuschen. Die häufig verminderte Flüssigkeitsaufnahme kann den Metabolismus zusätzlich beeinflussen.
- **Leberfunktion:** Die altersbedingte Atrophie der Leber verlangsamt den Metabolismus.
- **Kreislauffunktionen:** Eine häufig bestehende Herzinsuffizienz kann die Kreislauffunktion verlangsamen, was sich verzögernd auf den Wirkungseintritt auswirkt. Die periphere Zirkulation ist oft reduziert, wodurch die Resorption von peripher verabreichten Analgetika (v. a. bei subkutaner oder transdermaler Applikation) verzögert und vermindert werden kann.

- **Hautatrophie:** Im Alter besteht allgemein eine deutliche Atrophie der Haut inklusive des subkutanen Fettgewebes. Transdermale Systeme sind dadurch in ihrer Wirkung oft unberechenbar.
- **Wasser- und Fettverteilung:** Das totale Körperwasser ist reduziert, der relative Anteil Körperfett steigt an. Dadurch verändern sich die Verteilvolumina für wasser- bzw. fettlösliche Substanzen, was zu verminderter Clearance bzw. zu längeren Halbwertszeiten führt.
- **Proteinbindung:** Die Abnahme der zirkulierenden Proteine und ihrer Bindungskapazität erhöht die Gefahr toxischer Wirkungen. Verminderte Proteinbindung erleichtert die Passage von Analgetika durch die Blut-Hirn-Schranke, wodurch zentralnervöse Nebenwirkungen begünstigt werden.

Grundsätze der Schmerztherapie:

- **Start low – go slow:** Wegen des veränderten Metabolismus ist die Therapie mit kleinen Dosen einzuleiten und schrittweise zu erhöhen. Eine Monitorisierung der Wirkung und der Nebenwirkungen hilft bei der Dosis- und Dosierungsintervallanpassung.
- **Geeignete Galenik:** Geriatrische Patienten haben oft Mühe, neben den anderen Medikamenten noch eine Anzahl größerer Schmerztabletten zu schlucken.
  - Das Ausweichen auf Tropfen oder Brausetabletten kann die Verabreichung erleichtern.
  - Retardierte Präparate erleichtern die Compliance, vor allem beim alleinstehenden Patienten.
  - Kindersichere Tropfflaschen können von vielen alten Menschen nicht mehr geöffnet werden, ihre Handhabung ist deshalb zu überprüfen.
- **Interaktionen:** Bei der oft großen Anzahl anderer Medikamente, welche eingenommen werden, steigt die Gefahr von Interaktionen. Eine regelmäßige Überprüfung aller verordneten Medikamente bezüglich weiterbestehender Indikation ist sinnvoll. Zusätzlich ist der Patient zu befragen, welche anderen, nicht rezeptpflichtigen Medikamente er möglicherweise einnimmt.

Hinweise zu den einzelnen Analgetikagruppen (Grundsätze s. Kap. 5)
Analgetika der WHO-Stufe I (nichtopioide Analgetika):

- Paracetamol:
  - Gute Verträglichkeit auch beim alten Menschen.
  - Elimination kaum verändert.
  - Probleme: kurze Wirkdauer, große Tabletten → Patienten schlucken nicht die vorgeschriebene Dosis, häufig zu niedrig dosiert.

  - Tipp: Brausetabletten oder Kapseln verwenden, welche geöffnet werden können.
- Metamizol:
  - Zeigt neben analgetischer auch spasmolytische Wirkung.
  - Tropfen als beliebte galenische Form.
  - Agranulozytose-Risiko: selten, reversibel.
  - Blutdrucksenkung: selten problematisch bei peroraler, jedoch häufig bei parenteraler Verabreichung. Von intravenöser Applikation ist deshalb bei alten Menschen abzusehen.
- NSAR:
  - Werden zu häufig eingesetzt in der Geriatrie.
  - Sind nur indiziert, wenn der antiphlogistische Effekt erwünscht und nötig ist. Schmerzen des Bewegungsapparates sind bei geriatrischen Patienten vorwiegend degenerativen Ursprungs und höchstens kurzfristig entzündlich überlagert.
  - Beachte: Langzeittherapien sind wegen der steigenden Häufigkeit gefährlicher Nebenwirkungen zu vermeiden (gastrointestinale NW bleiben bei alten Menschen oft asymptomatisch bis zur lebensgefährlichen Blutung, die Gefahr der Nephrotoxizität ist im Alter erhöht, Wasserretention kann zur kardialen Dekompensation führen).
  - Tipp: Opioide sind bei degenerativen Schmerzursachen eine besser verträgliche Alternative!

Analgetika der WHO-Stufe II (sog. schwache Opioide):
- Tramadol:
  - Breite galenische Palette mit Kapseln, Tropfen, Suppositorien und Retardformen.
  - Übelkeit als NW häufiger als bei jüngeren Patienten.
  - Enzymatische Aktivität der Leber zum Umbau in die aktiven Metaboliten ist reduziert.
  - In niedriger Dosierung gute Verträglichkeit, ab Dosen von 200 mg/d rasche Zunahme vor allem von zentralnervösen Nebenwirkungen (Verwirrung, Schwindel).
  - Wechsel auf ein starkes Opioid vor der Maximaldosis von 400 mg/d empfohlen.

Analgetika der WHO-Stufe III (sog. starke Opioide):
- Morphin:
  - Das Opioid der ersten Wahl auch beim alten Menschen: breite galenische Palette mit kurzwirksamen Tropfen und Tabletten zur Therapieeinlei-

tung und als Reserveverordnung, mit retardierten Präparaten in Tabletten-, Kapsel- und Suspensionsform.
- Gute Verträglichkeit bei langsamer Aufdosierung.
- Bei Schluckproblemen kann retardiertes Morphinsulfat als Suspension eingesetzt werden, Sevre-Long®-Kapseln dürfen geöffnet werden und können so auch über eine Ernährungssonde verabreicht werden.

- Hydromorphon:
  - Erste Alternative zu Morphin beim geriatrischen Patienten.
  - Kaum aktive Metaboliten → auch bei Niereninsuffizienz mit Dosisanpassung einsetzbar.
  - Kurzwirksame (Hydromorphon-Tropfen, Kapseln) und retardierte Formen verfügbar.
  - Kapseln dürfen geöffnet werden.
- Oxycodon:
  - Vergleichbare Indikation wie Hydromorphon, ebenfalls bezüglich Niereninsuffizienz.
  - Kurzwirksame Tropfen und retardierte Tabletten.
  - Als Kombinationspräparat mit Naloxon erhältlich, indiziert bei starker Obstipation (aber nur, wenn diese tatsächlich durch das Opiat verursacht wird).
- Methadon:
  - Schwierige Dosis-Titration wegen individuell variierender Halbwertszeit und Akkumulation.
  - Intensive Begleitung während der Einstellungsphase notwendig.
  - Nicht abhängig von der Nierenfunktion.
  - Gehört in die Hände von Ärzten, die im Umgang mit Methadon erfahren sind.

Transdermale Systeme (Fentanyl und Buprenorphin):
- Sind in der Geriatrie zurückhaltend anzuwenden wegen der langen Wirkdauer mit schlechter Steuerbarkeit.
- Eignen sich nicht als Einstiegsopiate, da eine Titration nicht möglich ist und der Wirkungseintritt verzögert erfolgt.
- Hautatrophie und fehlendes subkutanes Fettgewebe sowie schlechte periphere Zirkulation können die Resorption unberechenbar machen.
- Eine Reservemedikation mit einem kurzwirksamen Opioid ist immer zu verordnen.

Opioid-Nebenwirkungen beim älteren Patienten:
Die Opioid-Nebenwirkungen unterscheiden sich nicht grundsätzlich von denen bei jüngeren Patienten (s. Kap. 5). Das Risiko für folgende unerwünschte Reaktionen ist aber beim alten Menschen erhöht:

- **Obstipation:** Ältere Menschen sind praktisch immer von einer Obstipation betroffen (Immobilität, verminderte Flüssigkeitsaufnahme, obstipierende Medikation). Deshalb ist unbedingt bei Beginn einer Opioidtherapie eine begleitende laxative Behandlung zu verordnen:
  - Keine Quellmittel (ungenügende Flüssigkeitsaufnahme, fehlende Peristaltik)
  - Osmotisch wirkende Laxanzien wie Lactitol, Lactulose (in höherer Dosierung meistens störender Meteorismus) oder Magnesiumhydroxid
  - Peristaltikförderung und Sekretionsförderung durch Natriumpicosulfat (Tropfen) oder Senna-Produkte
  - CO_2-Suppositorien (Lecicarbon®) oder Miniklistiere bei fehlendem Defäkationsreiz.
- **Harnverhalten:** Vor allem bei vorbestehender Prostataerkrankung oder Therapie mit Anticholinergika wegen Urininkontinenz besteht ein deutlich erhöhtes Risiko für Harnverhalten. Patient und Betreuungspersonen sind darauf hinzuweisen, in der Akutsituation ist eine Katheterisierung unumgänglich.
- **ZNS-Symptome:** Verwirrungszustände und Halluzinationen treten bei alten Menschen gehäuft auf wegen vorbestehender Niereninsuffizienz oder Dehydratation (cave: Diuretika) mit Akkumulation von toxischen Metaboliten. Therapie der Wahl:
  - Hydrierung (p.o. oder mittels subkutaner Infusion)
  - Haloperidol oder Risperidon bei Halluzinationen (s. auch Kap. 4)
  - Opioidwechsel (z.B. auf Hydromorphon, Oxycodon).

Neuropathische Schmerzen
Periphere und zentrale neuropathische Schmerzen werden bei alten Menschen gehäuft festgestellt. Post-Zoster-Neuralgien, periphere Neuropathien und Schmerzzustände nach zerebralen Schlaganfällen sind dabei häufiger als krebsbedingte Infiltrationen und Kompressionen von Nervengewebe. Der Erfolg üblicher Analgetika ist oft ungenügend, es bestehen aber folgende adjuvante Therapieoptionen:

- Antikonvulsiva: Gabapentin 300–3600 mg/d oder Pregabalin 150–600 mg/d
- Steroide: v.a. bei Kompressionssymptomatik

- Antidepressiva: Tricyclica wie Amitriptylin 25–100 mg/d oder Clomipramin 25–150 mg/d (Vorsicht: Delir-Risiko durch anticholinerge NW).

Hinweise zur Therapie weiterer Symptome

Depressionen

Die Prävalenz von Depressionen ist im fortgeschrittenen Alter deutlich erhöht. Auf ihren Zusammenhang mit chronischen Schmerzen wurde bereits hingewiesen. Eine depressive Grundstimmung kann andere Symptome verstärken. Als Assessment-Instrument bietet sich die Geriatric Depression Scale an (s. Waid Guide). Folgende Antidepressiva bewähren sich beim geriatrischen Patienten:

- SSRI: gute Verträglichkeit. Mit halbierter Einstiegsdosis beginnen und über einige Wochen steigern bis zum gewünschten Effekt. NW: gastrointestinale Beschwerden, innere Unruhe. Nicht mit Tramadol kombinieren (Serotoninsyndrom).
- Mirtazapin: 15–30 mg am Abend, wirkt leicht sedierend.
- Mianserin: 15–60 mg am Abend, stärker sedierend, Alternative bei Schlafstörungen.
- Venlafaxin: 37,5–150 mg. Nicht mit Tramadol kombinieren (Serotoninsyndrom).

Schlafstörungen

Schlafstörungen im Alter sind häufig, oft sind Schmerzzustände oder Nycturie ursächlich mitbeteiligt und mitzubehandeln. Vorsicht ist geboten bei der Anwendung üblicher Sedativa wegen der erhöhten Sturzgefahr. Als Alternativen bieten sich an:

- sedierende Antidepressiva (siehe oben)
- Pipamperon: 20–40 mg vor dem Schlafen (v. a. bei Tag-Nacht-Umkehr)
- Clomethiazol: 1–2 Kapseln v. a. bei Erregungszuständen oder als Reserve.

Halluzinationen, Wahnvorstellungen

Nach Ausschluss einer Medikamentennebenwirkung gezielte Behandlung mit Neuroleptika.

- Risperidon: 0,25 bis max. 2 mg/d
- Quetiapin: 50–200 mg/d
- Haldol 2–5 mg/d (längerfristige Verabreichung vermeiden wegen Nebenwirkungen).

Verwirrtheitszustände, Delir

Primär ist die Ursache zu suchen: Nebenwirkung anderer Medikamente (Opiat-Metaboliten), asymptomatische Infekte (Harnwege!), Dehydratation, Stoffwechsel- und Elektrolytstörungen sowie Hirnmetastasen oder zerebrovaskuläre Ereignisse. Symptomatische Therapie mit:

- Neuroleptika (siehe oben)
- Lorazepam Expidet: können beim erregten Patienten in den Mund gelegt werden. Die Resorption erfolgt aber gastrointestinal.

Die Angehörigen des geriatrischen Patienten

Sofern der schwerkranke alte Mensch noch einen Partner hat, ist dieser meistens ebenfalls in fortgeschrittenem Alter und deshalb oft auch in reduziertem Gesundheitszustand. Seine Belastbarkeit ist begrenzt, trotzdem übernimmt er aus moralischer Verpflichtung Betreuungsaufgaben bis zur Überforderung. Rechtzeitige Organisation von Entlastung und Unterstützung ist notwendig, um akute Dekompensationen mit notwendiger Spitaleinweisung beider Partner zu vermeiden:

- Spitex und Hauspflege
- geriatrische Tageskliniken
- vorübergehende Entlastungsaufenthalte in einem Pflegeheim.

Angehörige von Demenzpatienten

Die Betreuung dementer Patienten ist besonders belastend, da sie sich nicht nur auf pflegerische Maßnahmen beschränkt, sondern eine Überwachung rund um die Uhr erfordert. Es sind weniger die mnestischen Störungen, die belastend sind, als vielmehr die affektiven und psychotischen Verhaltensstörungen, nach denen gezielt gefragt werden soll. Zeitliche Entlastung, um Freiraum für die Betreuer zu gewinnen, ist ebenso wichtig wie fachliche Beratung und Begleitung.

Für die Kinder von Demenzkranken kommt der Konflikt hinzu, Entscheidungen für die Eltern übernehmen zu müssen, die früher für die Kinder entschieden haben. Je nach familiärer Biografie kann dies zu einer extremen Überforderung führen. Unterstützung können Beistandschaften bringen. Es wird hier auch auf das 2013 in Kraft getretene neue Erwachsenenschutzrecht verwiesen.

Entscheidungssituationen beim älteren Menschen

Den Möglichkeiten der Medizin sind durch das Alter kaum mehr Grenzen gesetzt. Umso wichtiger wird eine sorgfältige Entscheidungsfindung vor jeder Intervention. Voraussetzungen dazu sind:

- Erfassung des Willens des Patienten (bei Kommunikationsunfähigkeit: Berücksichtigung einer vorliegenden Patientenverfügung)
- Einbezug der Biografie des Patienten
- Klarheit von Arzt, Patient und Angehörigen über Diagnosen, Behandlungsoptionen und Prognose mit und ohne Therapie
- Abschätzen der Belastung durch mögliche Abklärungen und Therapien
- Beurteilung, ob die geplante Maßnahme die Lebensqualität stützt oder in erster Linie der Lebenserhaltung dient.

Es ist eine gemeinsame Entscheidungsfindung zwischen Betreuungsteam, Patient und Angehörigen anzustreben. Dabei ist zu berücksichtigen, dass der alte Mensch in angemessener Form informiert wird und die notwendige Zeit zur Entscheidung erhält. Kann der Patient seinen Willen nicht mehr ausdrücken (z. B. Demenzpatienten), ist gemäß seiner Patientenverfügung zu entscheiden (siehe auch med.-ethische RL Patientenverfügung der SAMW sowie Adressen für Patientenverfügungen im Serviceteil, S. 452) bzw. seine bevollmächtigte Vertrauensperson einzubeziehen.

Flüssigkeits- und Nahrungszufuhr

Bei ungenügender Nahrungs- und Flüssigkeitsaufnahme stellt sich die Frage, ob sie Folge einer behandelbaren Störung ist oder im Rahmen einer terminalen Verschlechterung auftritt.

Behandelbare Störungen sind:

- Erkrankungen der Mundhöhle wie schlecht sitzendes Gebiss, Entzündungen
- ösophageale Störungen wie Reflux- oder Soorösophagitis
- neurologische Schluckstörungen
- Geschmacksstörungen
- Apraxie

Durch **geeignete Nahrungsformen** (Flüssigkost, eingedickte Flüssigkeiten, Fingerfood) kann oftmals eine ausreichende Ernährung sichergestellt werden.

Ernährungssonden sind nur nach sorgfältiger Abwägung einzulegen. Aspirationen können dadurch nicht verhindert werden. Wenige Bissen und Schlucke bedeuten oft mehr Lebensqualität für den Betroffenen als eine optimale Kalorienmenge und ermöglichen den Angehörigen, ihre Zuwendung auszudrücken.

Bei nicht terminaler **Dehydratation** kann Flüssigkeit vorübergehend als subkutane Infusion (infraklavikulär über Butterfly 1000 ml Mischinfusion über 6–12 Std.) verabreicht werden (s. Kap. 17), was auch im Pflegeheim oder zu Hause möglich ist. Beim sterbenden Patienten ist im Allgemeinen von einer parenteralen Flüssigkeitszufuhr abzusehen, da sie andere Symptome verstärken kann.

Literatur

American Geriatrics Society Panel on Persistent Pain in Older Persons. The Management of Persistent Pain in Older Persons. J Am Geriatr Soc 2002; 50 (S6): 205–224, www.americangeriatrics.org/products/positionpapers/persistent_pain_guide.shtml

Freedman GM. Chronic pain: Clinical management of common causes of geriatric pain. Geriatrics 2002; 57: 36–41, www.geri.com/geriatrics/article/articleDetail.jsp?id=19037

Kojer M, Schmidl M. Demenz und Palliative Geriatrie in der Praxis. Springer, Wien/New York 2011

Publication of the World Health Organization Collaborating Center for Policy & Communications in Cancer Care. Aging, Pain and Cancer: The Role of Geriatrics, Oncology and Palliative Care. Cancer Pain Release 2004; 17 (1–2): 1–12, www.whocancerpain.wisc.edu/eng/17_1-2/17_1-2.html

SAMW-Richtlinien: www.samw.ch/de/Ethik/Richtlinien/Aktuell-gueltige-Richtlinien.html

Waid Guides: www.docspace.ch oder www.alzheimerforum.ch; zu beziehen bei Novartis, Südbahnhofstr. 14d, Postfach, 3014 Bern

27. Die «Vergessenen»

Gérard Pralong

«Was mit Worten nicht gesagt wird, drückt sich in Leiden aus.» (J. Salomé)

Einleitung

In diesem Kapitel wird daran erinnert, dass sich der Palliative-Care-Ansatz nicht auf die Pathologien und Symptome beschränkt, die üblicherweise in der palliativmedizinischen Literatur thematisiert werden. Vielmehr kann eine palliative Sichtweise auch in klinischen Situationen und an Pflegeorten von Nutzen sein, für die es in der medizinischen Fachliteratur an evidenzbasierten Daten mangelt.

Ohne Anspruch auf Vollständigkeit zu erheben, widmet sich dieses Kapitel also einigen «vergessenen» Themen der Palliativpflege. Diese mit der palliativmedizinischen Dimension kompatiblen Situationen weisen bestimmte Besonderheiten und Eigenarten auf, die wir erläutern werden.

Die Situation in der Intensivpflege

In den Intensivstationen werden zahlreiche Patienten aufgenommen, bei denen sich die Frage nach einer Sterbebegleitung stellt. Ebenso wie in den Abteilungen für Palliativpflege ist hier die Zahl der Todesfälle hoch (im Durchschnitt wöchentlich zwei bis drei Todesfälle pro Einheit zu 14 Betten). Diese Todesfälle sind oft absehbar, unabhängig davon, ob sie unerwartet, erwartet oder geplant auftreten.

In Anbetracht der oftmals engen Verknüpfung zwischen kurativer und palliativer Pflege in den Intensivstationen darf die palliative Sichtweise hier nicht mehr nur eine Möglichkeit sein, sondern muss eine Notwendigkeit darstellen.

Bei einem *unerwarteten Todesfall* kann die palliative Sichtweise außer Acht gelassen werden. Er betrifft Patienten, die in intensivmedizinische Betreuung mit einem therapeutischen Ziel aufgenommen werden, und erfolgt im Allgemeinen aufgrund einer Komplikation, die das plötzliche Ableben verursacht.

Erwartete oder *geplante Todesfälle* hingegen fallen in den Bereich der Palliativpflege. Sie treten infolge einer langsamen, negativen und vorhersehbaren Entwicklung bei Patienten ein, die häufig ein hohes Lebensalter erreicht haben und polymorbid sind, oder nach einer ersten Reanimation, einem größeren chirurgischen Eingriff oder einer chronischen Krankheit.

Pflegende und Angehörige

Die Pflegenden sind häufig gezwungen, von einer Logik des Kampfes um das Patientenleben zu einer Logik überzugehen, bei der die Sterbebegleitung im Vordergrund steht. Dieser Paradigmenwechsel erfordert ein interdisziplinäres Vorgehen, das die Intensivstationen organisieren müssen.

Zwischen den Pflegenden und den Angehörigen findet eine Interaktion im Hinblick auf den Patienten statt, dessen Körper nicht mehr nur als Gegenstand gilt, sondern der als Mensch in seiner Gesamtheit gesehen wird.

Pflegende und Angehörige haben gemeinsame und besondere Bedürfnisse (**Tab. 27-1**), und es ist von großer Wichtigkeit, diese durch eine Qualitätsbetreuung zu erfüllen. Die Ärzte dürfen nie vergessen, dass ihrer Rolle hoher symbolischer Stellenwert zukommt und dass die Patientenbegleitung nicht dem Pflegepersonal allein überlassen werden darf, sondern ebenso wie die rein fachlichen Aspekte ein fester Bestandteil ihrer Pflichten ist.

Abbruch der lebenserhaltenden Maßnahmen

Sind die lebenserhaltenden Maßnahmen *sinnlos* und die Situation hoffnungslos geworden, ist es wichtig, sich mit dem Team zu besprechen, sich mit den Angehörigen zu treffen und neue Ziele festzulegen.

Da der Patient meist nicht mehr in die Entscheidung eingebunden werden kann, sind sein mutmaßlicher Wille, seine Werte oder im Idealfall seine *Patientenverfügung* in Betracht zu ziehen. Die Verantwortung, die lebenserhaltenden Maßnahmen abzubrechen, darf nicht von der Familie getragen werden.

Die medizinethischen Grundsätze und die Empfehlungen der Schweizerischen Akademie der Medizinischen Wissenschaften (SAMW) dienen als nützlicher Leitfaden.

Es ist entscheidend, den Abbruch der Maßnahmen zur Lebenserhaltung zu *antizipieren*, damit er nicht mit einer Art von Euthanasie oder Tötung in Zusammenhang gebracht wird.

Der Abbruch der lebenserhaltenden Maßnahmen bedeutet nicht, dass auch die Begleitung des Patienten abgebrochen wird. Es ist Aufgabe der Pflegenden, die Angehörigen zu *unterstützen* und einen Tod in *Würde* zu gewährleisten.

Tabelle 27-1: Gemeinsame und unterschiedliche Bedürfnisse von Patienten/Angehörigen.

Bedürfnisse der Pflegenden und Angehörigen
• Gegenseitiges Zuhören Sich über die erlebten Emotionen austauschen • Häufige Besprechungen und Erklärungen (kontinuierliche Betreuung) • Einbezug der Ärzte Klare medizinische Informationen • Stabilität des Pflegeteams (Sicherheit) Bestimmung von Pflegenden und Ärzten zu Ansprechpartnern (Vertrauensbeziehung)
Bedürfnisse der Pflegenden
• Interdisziplinarität • Detaillierte Informationsweitergabe • Fortbildung • Supervision • Kenntnis der Lebensgeschichte der Patienten • Akzeptanz des Todes, der eigenen Vergänglichkeit • Richtiger Umgang mit Schuldgefühlen (der Tod ist kein Versagen)
Bedürfnisse der Angehörigen
• Definition und Wertschätzung ihrer Rolle • Berücksichtigung ihres Standpunkts (ohne Anspruch auf Mitentscheidung) • Geeignetes Umfeld, in dem Intimität möglich ist • Möglichkeit, sich als Familie zu versammeln • Flexible Besuchszeiten • Zeit, die ihnen gewidmet wird, und Informationen (alle Maßnahmen müssen erklärt werden) • Kompetenz der Pflegenden

Es müssen alle erdenklichen Schritte unternommen werden, um die *bestmögliche Lebensqualität* des Patienten sicherzustellen, falls nötig mittels erhöhter Sedativa- und Opioid-Dosen. Durch betreuende Gesten und Anwesenheit kann verhindert werden, dass sich der Patient alleingelassen fühlt.

Tod

Auf die medizinisch-technischen Rituale folgen spirituelle und manchmal religiöse Rituale, bei denen die kulturelle Vielfalt unserer Gesellschaft berücksichtigt wird. Für diese Phase der Begleitung, die nicht mit dem Tod endet, kann die Sichtweise des Seelsorgers sehr wichtig sein. Den Personen, die während der intensivmedizinischen Betreuung des Patienten eine Beziehung zu den

Angehörigen aufgebaut haben, obliegt es zudem, ein Umfeld bereitzustellen, in dem ein Zugang zum Verstorbenen in Würde möglich ist, sowie bei den administrativen Schritten und der Trauerbegleitung hilfreich zu sein. In manchen Fällen ist eine *Nachbesprechung* mit den Angehörigen und Pflegenden angebracht.

Terminale Niereninsuffizienz

Die Bevölkerungsalterung, die mit hohem Lebensalter häufig einhergehenden Komorbiditäten sowie die verschiedenen Möglichkeiten zur Therapie von Nierenkrankheiten bringen einen Anstieg der Patientenzahl mit sich, für die eine Dialysebehandlung von Nutzen sein kann.

Sowohl im häuslichen Umfeld als auch im Spital könnte diesen Patienten – ebenso wie allen chronisch Kranken – ein Palliative-Care-Ansatz zugutekommen, insbesondere im Moment, in dem sie auf die Dialysebehandlung verzichten oder sie sich für den Abbruch ihrer Dialyse entscheiden.

Verzicht auf die Dialyse

Die Entscheidung, eine Dialysebehandlung zu beginnen, ist manchmal schwierig, besonders bei älteren Patienten, die häufig an zahlreichen Komorbiditäten leiden. In den Entschluss fließen medizinische, ethische und wirtschaftliche Überlegungen ein, und er setzt die freie Einwilligung des Patienten und der Angehörigen voraus. Eine solche langfristige Behandlung, die mit zahlreichen Einschränkungen und Komplikationen einhergeht, erfordert eine psychologische Vorbereitung und eine Antizipation, die in den Verantwortungsbereich des behandelnden Arztes oder des Nephrologen fallen. Denn die Erwartungen und Bedürfnisse des Patienten und seiner Angehörigen lassen sich mit größerer Leichtigkeit bestimmen, wenn noch ein gewisser Spielraum besteht und noch keine Notfallsituation eingetreten ist, in der eine wohlerwogene Entscheidung nicht mehr leicht möglich ist.

Verzichtet der Patient im Vollbesitz seiner Urteilsfähigkeit und in Kenntnis der gesamten Sachlage auf die Dialysebehandlung, fällt dem Arzt die Aufgabe zu, ihn in diesem Entschluss zu begleiten und in der Lage zu sein, auf alle seine Ängste hinsichtlich der Entwicklung seines Zustands ohne Dialyse zu reagieren.

Sieht man von akuten Verläufen ab, entsteht eine dialysepflichtige Niereninsuffizienz im Allgemeinen im Laufe mehrerer Monate oder gar Jahre. Die angemessene und die Lebensqualität verbessernde Behandlung der Symptome schließt regelmäßige Kontrollen und die Anpassung der biologischen Parameter ein, deren Störung vermeidbare Symptome auslösen kann:

- Krämpfe, Arrhythmien (Kontrolle des Kaliumspiegels und des Säure-Basen-Gleichgewichts)
- Juckreiz (Kalzium-Phosphat-Gleichgewicht)
- Ermüdbarkeit (Eisen- und Hämoglobinbilanz)
- Wasserretention (Flüssigkeitsbilanz und Gewichtskontrolle).

Renal eliminierte Arzneimittel sollten vermieden oder ihre Dosis an die verbleibende Clearance angepasst werden.

Abbruch der Dialyse

Sobald das körperliche und/oder psychische Leiden die Dialyse nicht mehr akzeptabel erscheinen lässt, müssen der Patient und die Angehörigen in ihren Erwägungen geleitet werden. Die Entscheidung zum Dialyseabbruch muss eingehend und ungeachtet einer vorübergehenden Krisensituation durchdacht werden. Ein allfälliger depressiver Zustand ist festzustellen und zu behandeln. Häufig handelt es sich um ältere Patienten, für welche die Dialyse aufgrund des Autonomieverlusts und der mit ihr einhergehenden Komorbiditäten unerträglich wird.

Hat der Patient einen Entschluss gefasst, so muss seine Entscheidung respektiert werden. Alle Informationen über die Entwicklung seines Zustands nach Beendigung der Dialyse, über die Betreuungsmodalitäten und die Orte, an denen er begleitet werden kann, sind ihm zur Verfügung zu stellen.

In vielen Fällen ist schon bei der Beendigung der Dialyse eine Hospitalisierung an geeigneter Stelle nötig, etwa in einer palliativmedizinischen Abteilung, da meist schon nach einigen Tagen Symptome auftreten. Falls das familiäre Umfeld dazu angetan ist und eine Partnerschaft zwischen dem behandelnden Arzt und einem mobilen Palliativteam besteht, kann auch vorgeschlagen werden, eine häusliche Begleitung zu versuchen.

Die häufigsten Symptome sind Somnolenz, Juckreiz und von der Wasserretention ausgelöste Dyspnoe, seltener tritt signifikante Übelkeit auf. Als Maßnahmen sind die Beschränkung der Flüssigkeitszufuhr (500 ml/Tag zusätzlich zum ausgeschiedenen Volumen) und Verhütung des Juckreizes (Hydroxyzin, einmal täglich) angebracht.

In besonders schweren Fällen können auch der Einsatz stark wirksamer Schmerzmittel und/oder eine sedierende Behandlung erforderlich sein, um auch bei Vorhandensein refraktärer Symptome die bestmögliche Lebensqualität zu gewährleisten.

Mehrfachbehinderte Patienten

Die Verbesserung der medizinischen Betreuung hat einen Anstieg der Lebenserwartung mehrfachbehinderter Menschen möglich gemacht (75 Jahre bei geistig Behinderten, 65 Jahre bei Trisomie-Patienten, 45 Jahre bei Menschen mit schwerer Mehrfachbehinderung). Dies stellt die Angehörigen, Sozialpädagogen und Pflegenden allerdings vor die komplexen Probleme, die mit der Alterung einhergehen können, wenn etwa Demenz, Krebserkrankungen oder lokomotorische Komplikationen Schmerzen auslösen und die Lebensqualität beeinträchtigen.

Dass der Palliativpflege bei der Betreuung Mehrfachbehinderter heutzutage ein hoher Stellenwert zukommt, ist nunmehr unbestritten, unabhängig davon, ob eine Erbkrankheit, ein perinataler Sauerstoffmangel, eine ante- oder neonatale Infektion oder eine zerebrale Leukomalazie die Ursache ist.

Palliativpflege beschränkt sich dabei nicht auf das Lebensende und ermöglicht im häuslichen Umfeld oder in soziopädagogischen Einrichtungen die lebenslange, würdige Begleitung des Patienten; sie verbessert die Qualität des Lebens und bewahrt dessen Sinn.

Ein zentrales Ziel ist es, dem mehrfachbehinderten Patienten das Verbleiben in seiner gewohnten Lebensumgebung zu ermöglichen und dadurch das Herumirren zwischen den einzelnen Spezialbehandlungen zu vermeiden.

Pflegende und Angehörige

Die Begleitung mehrfachbehinderter Patienten erfordert die Zusammenarbeit zwischen den Angehörigen, Sozialpädagogen und Pflegenden. Diese interdisziplinäre Kooperation ist Voraussetzung für ein besseres Verständnis der Bedürfnisse der Betroffenen und ermöglicht die Festlegung adäquater, gemeinsamer Ziele.

Die Personen des *persönlichen Umfelds* (Angehörige und/oder Pädagogen) sind aufgrund ihrer langfristigen Kenntnis des Patienten als Partner bei der Pflege anzusehen, können aber auch selbst einer Betreuung bedürfen, wenn sie Phasen der Verdrängung, Wut, Depression oder Angst durchleben. Sie müssen unterstützt werden, um Schuldgefühle, Erschöpfung und sozialen Rückzug abzuwenden. Diese Unterstützung setzt ein Klima des Vertrauens und des Dialogs voraus.

Den *Pflegenden* obliegt die Erfüllung aller Grundbedürfnisse (atmen, essen und trinken, ausscheiden, sich bewegen, schlafen, lernen).

Damit die richtige therapeutische Distanz ungeachtet der manchmal sehr engen Beziehung zwischen Pflegenden und Patienten gewahrt werden kann, ist es wichtig, sich selbst und seine Grenzen zu kennen sowie mit seinen Emotionen umgehen zu können.

Die Qualität der Pflege wird durch das Erlernen von *Kommunikationstechniken*, durch Fortbildung zur Aktualisierung der Kompetenzen, durch externe Supervision und die Stabilität des Pflegepersonals gesteigert.

Darüber hinaus müssen die Möglichkeiten zum vernetzten Arbeiten zwischen den Einrichtungen und Spitälern, in denen die Aufnahme Mehrfachbehinderter möglich ist, entwickelt werden.

Symptome

Neurologische und respiratorische Störungen, Erkrankungen des Stütz- und Bewegungsapparates, Verdauungsstörungen (Schluckbeschwerden, Aspiration, Verstopfung) sowie Infektionen (der Harnwege oder im HNO-Bereich) erfordern eine Herangehensweise, die kurative und palliative Pflege kombiniert.

Die Behandlung der Symptome wird durch die Kommunikationsprobleme erschwert, die bei vielen Mehrfachbehinderten zu beobachten sind. Die Angehörigen und Sozialpädagogen leben im Alltag mit den Betroffenen zusammen und können deshalb allfällige Veränderungen am besten wahrnehmen und interpretieren. Sie müssen in die diagnostischen und therapeutischen Überlegungen der Ärzte und Pflegenden eingebunden werden, da diese in vielen Fällen nicht in der Lage sind, ihre Beobachtungen zu deuten und die versteckten Botschaften zu entdecken, wofür Zeit und Geduld vonnöten sind.

Die bei Mehrfachbehinderten auftretenden *Schmerzen* sind häufig chronisch und beeinträchtigen die Lebensqualität von etwa 90 % unter ihnen. Bestimmte Schmerzen werden von den Pflegenden aufgrund einer gewissen Voreingenommenheit nicht erkannt, zumal manche Mehrfachbehinderte nicht die üblichen Zeichen des Schmerzes zum Ausdruck bringen (etwa Patienten, die trotz Knochenbrüchen gehen). Die Angst vor dem Unbekannten, die Unsicherheit gegenüber den Pflegenden und einer medizinischen Umgebung sowie die Unfähigkeit, sich verbal auszudrücken, tragen zu einer Steigerung der Schmerzen bei.

Das *Erkennen des Schmerzes* ist keine leichte Aufgabe. Von zentraler Bedeutung ist es, zuzuhören, jegliche Veränderung zu beobachten, bei eingeschränkter Kommunikationsfähigkeit Instrumente wie die ECPA-Skala (s. Anhang 4) zu verwenden und ein Behandlungsdossier anzulegen, das möglichst viele Beobachtungen der Gewohnheiten des Patienten umfasst (Haltung, Mimik, Spastik). Neurovegetative Anzeichen (Herz- und Atemfrequenz, Blutdruck, Schwitzen) sind ebenfalls nützlich, um Schmerzen zu entdecken und ihre Intensität zu bestimmen.

Die *Ursachen* des Schmerzes sind vielfältig: ungünstige Positionierung, Druckstellen, Dekubitus, Spastik, Knochenbrüche, Dekonditionierung, Muskelretraktion, Fehlhaltungen, Blähbauch, Verstopfung oder gastroösophagealer Reflux. Zu diesen spezifischen, mit der Behinderung verbundenen Schmerzen kommen andere Ätiologien, die durch aufmerksame und tägliche Beobachtung entdeckt und identifiziert werden müssen.

Für die *Behandlung* gelten die üblichen Regeln der Palliativpflege, während die Vorurteile, die allzu oft die Begleitung Mehrfachbehinderter beeinträchtigen, außer Acht gelassen werden müssen. Die Gabe von Opioiden ist nicht kontraindiziert, allerdings müssen allfällige Verstopfung und Atemstörungen regelmäßig kontrolliert und behandelt werden.

In vielen Fällen wird die transdermale Verabreichung der Opioide bevorzugt (Buprenorphin und Fentanyl als Matrixpflaster, nach Morphintitration zu Behandlungsbeginn), da sie im Vergleich zur subkutanen oder oralen Gabe (Schluckbeschwerden) wenig invasiv ist.

Je nach Art und Ätiologie des Schmerzes ist überdies die Gabe von Co-Analgetika (nichtsteroidale Antirheumatika, Carbamazepin, SSRI, Benzodiazepine) in Betracht zu ziehen.

Teil der Begleitung dieser Patienten ist auch die *Prävention*, die in Physio- und Ergotherapie, Krankenpflege, korrekter Hygiene, Achtung des individuellen Lebensrhythmus sowie komplementärmedizinischen Maßnahmen zur Entspannungsförderung besteht.

Fazit

Die vergessenen Situationen der Palliativpflege weisen also zahlreiche Gemeinsamkeiten auf. Die komplexe Behandlung der Symptome, die schwierige Kommunikation, die zentrale Rolle des familiären Umfelds, die nötige Unterstützung der Angehörigen und Pflegenden sowie die Begleitung in der Verlust- und Trauerphase sind allesamt Aspekte des palliativen Ansatzes und rechtfertigen die Einordung dieser Situationen unter die «vergessenen».

Literatur

Davison SN et al. Hope and advance care planing in patients with end stage renal disease. British Medical Journal 2006; 886: 1–5

Pfister G. Personnes polyhandicapées: pour une approche palliative de la douleur. Infokara 2002; 3: 100–102

Ricou B, Chevrolet JC. Mourir aux soins intensifs. Revue médicale suisse 2002; 2398: 1318–1322

Tuffrey-Wijne I. The palliative care needs of people with intellectual disabilities: a literature review. Palliative medicine 2003; 17: 55–62

Van-Daele S. Soins palliatifs et réanimation: un paradoxe. Infokara 2001; 61: 32–36

www.pcpld.org/Resources and Articles (Palliative Care for People with Learning Disabilities)

28. Rehabilitation in der Palliativmedizin

Stephan Eberhard, Nina Forkel

Einleitung

Die Rehabilitation ist das medizinische Fachgebiet mit der Zielsetzung des Erhalts der größtmöglichen Autonomie bei Patienten mit akuten und chronisch progredienten Erkrankungen. Als Beispiel seien hier chronische Krankheiten des Nervensystems wie z.B. Multiple Sklerose, chronisch-progrediente rheumatologische Erkrankungen, wie z.B. rheumatoide Arthritis, oder auch internistische Erkrankungen, wie chronisch-obstruktive Lungenerkrankungen, und onkologische Erkrankungen genannt. Bei den meisten dieser chronischen Krankheitsformen wird heute leider noch nicht an den eigentlich palliativen Kontext gedacht. Dies bleibt oft den onkologischen Erkrankungen und den Motoneuron Diseases (insbesondere ALS) vorbehalten.

Das folgende Kapitel geht auf die grundlegenden Überlegungen zur Indikationsstellung, Verschreibung und Durchführung einer Rehabilitationsbehandlung ein. Diese gelten in jeder Krankheitsphase und für alle Altersklassen und sollten adäquat, z.B. an die Krankheitsprognose, angepasst werden. Für spezielle Fragestellungen zu einzelnen Krankheitsbildern empfehlen sich die Konsultation entsprechender Fachliteratur, der konsiliarische Beizug eines Fachspezialisten oder die Kontaktaufnahme mit einer spezialisierten Rehabilitationsklinik.

Definition der Rehabilitation

Die **Rehabilitation** ist die medizinische **Behandlungsmethode,** welche das Ziel hat, die **Partizipationsfähigkeit** der Betroffenen zu erhalten oder zu verbessern. Sie bedient sich dazu eines koordinierten interdisziplinären und multiprofessionellen Vorgehens.

Partizipation meint hier das Einbezogensein in eine Lebenssituation. Die Fähigkeit, an einer Lebenssituation teilzunehmen, ist abhängig von den Funktionen und Aktivitäten, die ein Mensch in seiner üblichen Umwelt respektive in seinem sozialen Umfeld benötigt, um ins gesellschaftliche Leben integriert zu sein.

Rehabilitationsbehandlung

Evaluation der Rehabilitationsbedürftigkeit

Die Rehabilitationsbedürftigkeit beruht immer auf den im Alltag des Patienten auftretenden Einschränkungen seiner Autonomie, den Wünschen des Patienten, den daraus abgeleiteten Behandlungszielen und Behandlungskonzepten sowie der Motivation des Patienten und seines Umfelds, an solchen Maßnahmen aktiv teilzunehmen. Eine Abschätzung der Leistungs- und Partizipationsfähigkeit im Alltag und somit des Rehabilitationsbedarfs lässt sich mittels der Skala in **Tabelle 28-1** leicht vornehmen. Ab Stufe 2 sind Rehabilitationsmaßnahmen in Erwägung zu ziehen und gehe es nur darum, den Patienten mit adäquaten Hilfsmitteln zu versorgen und ihn in deren Gebrauch zu schulen. Ab Stufe 5 ist eine Rehabilitationsbehandlung in der Regel nicht mehr indiziert.

Planung der Rehabilitationsbehandlung

Jede Rehabilitationsbehandlung soll unter Einbezug des Patienten und seiner Angehörigen geplant werden. Es gilt folgende Abschätzungen vorzunehmen:

- Bestehen realistische/realisierbare Rehabilitationsziele?
- Wie ist die Prognose betreffend der Zielerreichung einzuschätzen?
- Sind die definierten Rehabilitationsziele in realistischer Zeit zu erreichen?
- Welche Maßnahmen sollen sinnvollerweise angewendet werden?

Die **Rehabilitationsprognose** lässt sich wie folgt definieren (Bundesarbeitsgemeinschaft für Rehabilitation 2004):

> Die Rehabilitationsprognose ist eine medizinisch begründete Wahrscheinlichkeitsaussage für den Erfolg der Rehabilitation
> - auf der Basis der Erkrankung, des bisherigen Verlaufs, des Kompensationspotenzials/der Rückbildungsfähigkeit unter Beachtung und Förderung individueller Ressourcen (Rehabilitationspotenzial einschließlich psychosozialer Faktoren)
> - über die Erreichbarkeit eines festgelegten Rehabilitationsziels
> - durch eine geeignete Rehabilitationsmaßnahme
> - in einem notwendigen Zeitraum.

Der Entscheid, ob ein Patient **ambulant oder stationär** rehabilitiert werden soll, hängt insbesondere von folgenden Faktoren ab:

- Existiert für den Patienten in erreichbarer Umgebung (max. 30 km Distanz) ein entsprechendes Angebot?

Tabelle 28-1: Leistungsfähigkeit im Alltag (adaptiert nach ECOG-PSR).

0	Voll funktions- und partizipationsfähig. • braucht krankheitsbedingt keine Hilfsmittel • geht den gewohnten Freizeitaktivitäten nach
1	Fähigkeit selbstständig zu leben trotz Funktionseinschränkungen • bei erhaltener Arbeitsfähigkeit
1 +	• allenfalls unter Einhaltung von zusätzlichen Ruhezeiten • mittels Arbeitsplatzanpassung • mittels Hilfsmitteln • eingeschränkt in den gewohnten Freizeitaktivitäten
2	Fähigkeit selbstständig zu leben trotz Funktionseinschränkungen und fähig «leichte» und an die Situation angepasste Arbeiten zu verrichten
2 +	• allenfalls unter Einhaltung von zusätzlichen Ruhezeiten • mittels Arbeitsplatzanpassung • mittels Hilfsmitteln • eingeschränkt in den gewohnten Freizeitaktivitäten
3	Fähig selbstständig zu leben, aber so stark eingeschränkt, dass keine zusätzlichen Tätigkeiten verrichtet werden können • weniger als 50 % der «wachen» Zeit im Bett
4	Fähig mittels zusätzlicher Hilfe alleine zu leben • mehr als 50 % der «wachen» Zeit im Lehnstuhl oder im Bett
5	Vollständig pflegeabhängig

- Ist der Patient mit vernünftigem Aufwand transportfähig?
- Ist die Pflege des Patienten zu Hause gesichert?

Stationäre Rehabilitation lässt sich nicht immer wohnortnah durchführen. Wohnortnähe hat zwar den theoretischen Vorteil, dass Angehörige in den Rehabilitationsprozess einbezogen und geschult werden können, allerdings können überfürsorgliche Angehörige die Rehabilitation auch behindern oder sogar unmöglich machen. In diesen Fällen profitiert der Patient von einer vorübergehenden Distanzierung zu seinem Wohnort. Er erhält so die Chance, Kräfte zu mobilisieren, welche es ihm ermöglichen, seine Selbstständigkeit weitgehend wiederzuerlangen.

Das Vorgehen zur Rehabilitationsplanung ist in **Abbildung 28-1** dargestellt.

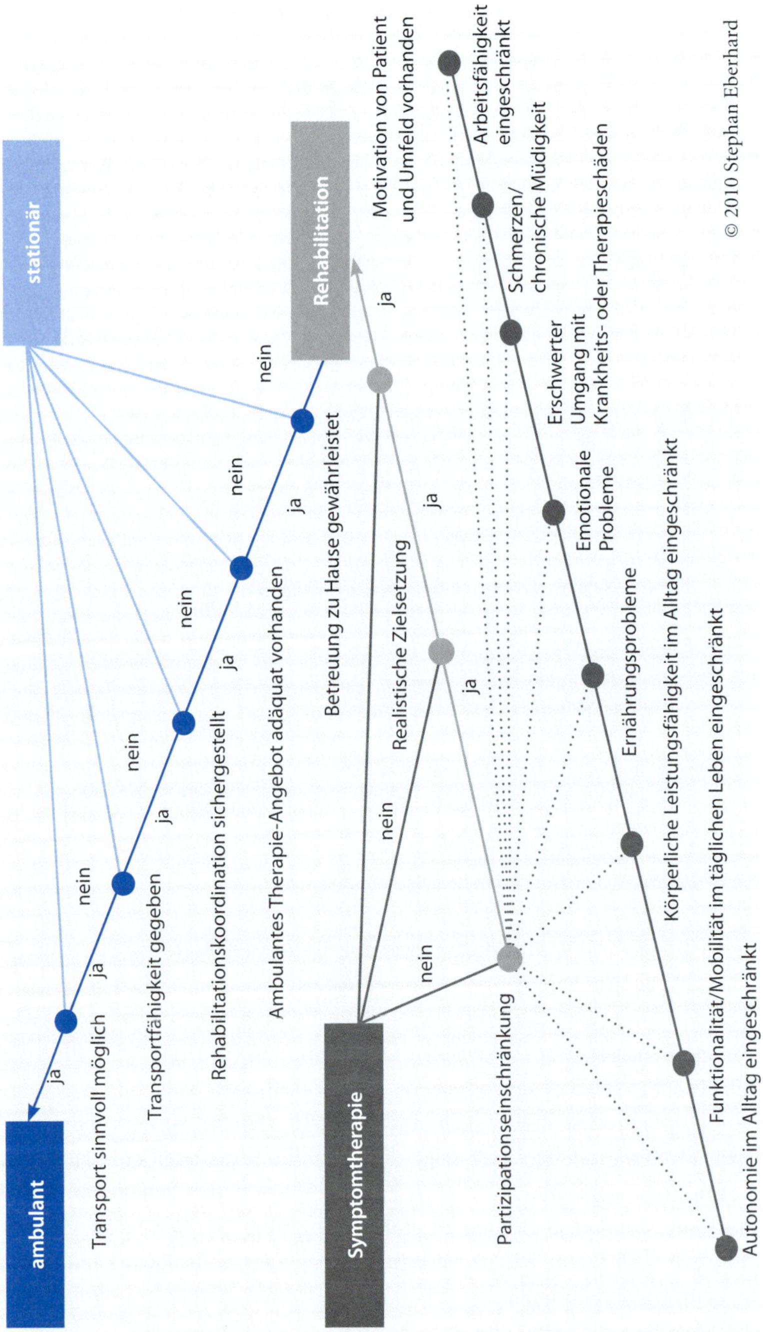

Abbildung 28-1 Rehabilitationsplanung.

Verschreibung der Rehabilitationsbehandlung

Rehabilitation findet immer auf Verordnung und unter Supervision eines Arztes statt. Die Rehabilitation ist eine Pflichtleistung nach Krankenversicherungsgesetz (KVG) Art. 25 Abs. d. Bei ambulanten Programmen ist mit dem Anbieter abzuklären, ob für alle geplanten Maßnahmen einzelne Verordnungen ausgestellt und Kostengutsprachen eingeholt werden müssen oder ob das Programm von den Kostenträgern akzeptiert wird und somit als Ganzes verordnet werden kann.

Für die stationäre Rehabilitation definiert die Krankenpflegeleistungsverordnung (KLV), Anhang 1, Art 11 das Vorgehen: «Die Kostenübernahme erfolgt nur auf vorgängige besondere Gutsprache des Versicherers und mit ausdrücklicher Bewilligung des Vertrauensarztes oder der Vertrauensärztin.» Besonders zu beachten ist, dass die aufnehmende Rehabilitationsklinik einen entsprechenden Leistungsauftrag für das gewünschte Rehabilitationsgebiet aufweist, ansonsten kann die Kostengutsprache nicht erteilt werden. Das Kostengutsprachegesuch sollte in der Regel vom einweisenden Arzt gestellt werden. Zur Verfassung desselbigen kann **Tabelle 28-2** als Hilfestellung beigezogen werden. Je präziser das Gesuch verfasst ist, umso besser kann es vom Vertrauensarzt beurteilt werden.

Es ist zwischen Rehabilitation und Kur zu unterscheiden, da es sich dabei in der Schweiz um juristisch definierte Begriffe handelt. Eine Rehabilitation stellt eine Pflichtleistung gemäß KVG dar, während eine Kur im Rahmen der obligatorischen Krankenpflegeversicherung (OKP) mit CHF 10,- pro Tag und maximal 21 Tagen pro Kalenderjahr unterstützt wird (KLV Art. 25).

Der verordnende Arzt informiert das **Rehabilitationsteam** (darunter versteht man die an der Rehabilitation des Patienten beteiligten Fachleute) über:

- bisherige Diagnostik
- Krankheitsverlauf und Prognose
- bisherige und aktuelle Behandlung
- vom behandelnden Arzt vorgeschlagenes Procedere zur weiteren Diagnostik und Behandlung
- Informationsstand des Patienten und der Angehörigen über die Krankheitsprognose
- Rehabilitationsziel: Was soll in der speziellen Situation des Patienten verbessert werden?

Tabelle 28-2: Checkliste Kostengutsprache für die stationäre Rehabilitation.

Inhalt	Hintergrund
Diagnosen	Es sind die behandlungsbedürftigen Diagnosen und die für den speziellen Fall im Kontext wichtigen Nebendiagnosen aufzuführen
Rehabilitationsziel	Es muss nachvollziehbar dargelegt werden, welche Ziele man mit dem stationären Rehabilitationsaufenthalt erreichen will. Generell beziehen sich die Ziele auf die Wiederherstellung der Autonomie des Patienten. Es muss auch dargelegt werden, aufgrund welcher Funktionseinschränkungen die Autonomie nicht mehr gegeben ist.
Rehabilitationsmaßnahmen Aufenthaltsdauer	Mit welchen konkreten Maßnahmen kann das formulierte Ziel erreicht werden? Wie viel Zeit wird dafür veranschlagt?
Rehabilitationsprognose	Wie wird die Prognose für die Zielerreichung eingeschätzt. Ein entscheidender Punkt ist hier die Motivation des Patienten und seines Umfeldes.
Umfeld des Patienten	Weshalb ist der Patient in seinem angestammten Umfeld nicht betreubar? **Achtung**: Soziale Probleme sind nicht Sache des OKP (obligatorische Krankenpflege)-Versicherers und können nur sehr zurückhaltend und maximal als Co-Faktor für eine stationäre Rehabilitationsindikation herangezogen werden.
Wann muss eine Kostengutsprache für eine stationäre Rehabilitation bewilligt werden?	Eine stationäre Behandlung ist, nach der Rechtssprechung des Bundesgerichts indiziert, wenn: • Ambulante Maßnahmen wirkungslos bleiben. • Die Pflege ambulant nicht gewährleistet werden kann. • Die Therapieintensität ambulant nicht gewährleistet werden kann. • Die medizinische Versorgung ambulant nicht gewährleistet werden kann. • Publizierte Indikationskriterien (Hüft- und Knie-TP) eine Indikation liefern. • Die Therapie als wirksam, zweckmäßig und wirtschaftlich beurteilt wird. • Die vorgesehene Institution einen Leistungsauftrag zur Behandlung des vorliegenden Leidens besitzt.

Wichtig:

- Falls eine erste Kostengutsprache abgelehnt wird, so heißt dies oft, dass der Vertrauensarzt aufgrund der ihm vorliegenden Informationen die Indikation für die geplante Maßnahme nicht nachvollziehen kann. Bei gegebener medizinischer Indikation ist ein präzisiertes Kostengutsprachegesuch einzureichen.

- Eine Ablehnung der Kostengutsprache ist rechtlich gesehen nur ein Vorbescheid. Dieser muss zwingend auch dem Versicherten zugestellt werden. Ist dieser damit nicht einverstanden, so kann er schriftlich eine rekursfähige Verfügung verlangen und gegen den Entscheid bis vor das Bundesgericht rekurrieren (Instanzenzug: OKP Versicherer/kantonales Versicherungsgericht/Bundesgericht). Der Rechtsweg muss vom Patienten als Vertragspartner der OKP-Versicherung beschritten werden. Stellvertretung durch den Arzt oder die Klinik ist nicht zulässig. Der Rechtsweg in der OKP Versicherung (KVG) ist kostenlos.
- Eine rekursfähige Verfügung kann durch den Patienten zeitgleich mit der ärztlichen Wiedererwägung verlangt werden.

Durchführung der Rehabilitationsbehandlung

Jede Behandlung beginnt mit einer klinischen Beurteilung der Behinderung des Patienten, bei Bedarf wird diese durch ein standardisiertes Assessment ergänzt. Anschließend wird mit ihm und allenfalls seinen Angehörigen die Behandlungszielsetzung festgelegt und die darauf ausgerichtete Rehabilitationsplanung erstellt. Der Rehabilitationsplanung liegt immer ein Behandlungskonzept zugrunde, welches auf die individuellen Zielsetzungen angepasst wird. Die Zielsetzung und die Planung werden in zweckmäßigen Zeitabständen überprüft. Jede Rehabilitationsbehandlung ist terminiert; entweder über die Zielsetzung und die entsprechende Zielerreichung oder bei fehlendem Therapieerfolg trotz adäquater Anpassung der Zielsetzung des Behandlungskonzeptes und der Behandlungsmaßnahmen. Die Koordination sowie die ärztliche Überwachung des Therapieprogramms müssen gesichert sein.

Das Rehabilitationsteam muss sich über Vorsichtsmaßnahmen und Kontraindikationen im Klaren sein. Dies betrifft unter anderem:

- Knochenfestigkeit (z. B. bei Knochenmetstasen, Osteoporose)
- Wunden und Hautschädigungen, welche die Belastbarkeit vermindern oder z. B. Wassertherapie verunmöglichen
- kardiopulmonale Probleme und Einschränkungen (z. B. Limitierung der max. Trainingsherzfrequenz, Training unter Zugabe von Sauerstoff)
- metabolische Probleme, welche beachtet werden müssen (z. B. Hypoglykämien unter körperlicher Belastung)
- Blasen- und Darmfunktionsstörungen, auf welche das Programm angepasst werden muss.

Jede Rehabilitationsbehandlung sollte mit einem zusammenfassenden Bericht zuhanden des verordnenden Arztes abgeschlossen werden.

Rehabilitation bei Patienten in fortgeschrittenen Krankheitsstadien

Patienten in fortgeschrittenen Krankheitsstadien stellen für die betreuenden Behandlungsequipen immer wieder Herausforderungen dar. Sie möchten ihre Autonomie behalten und gelegentlich äußern sie unrealistische Wünsche betreffend Behandlungsoptionen. Auch diese Patienten können von Rehabilitationsmaßnahmen profitieren. Allerdings ist die Indikation mit großer Sorgfalt zu stellen und die Zielsetzung gründlich auf die Realisierbarkeit zu reflektieren. Insbesondere sind folgende Punkte zu beachten:

- Sind sowohl Patient als auch sein Umfeld für Rehabilitationsmaßnahmen motiviert?
- Ist dem Patienten allenfalls eine Distanzierung von seinem Umfeld emotional zumutbar?
- Lässt das Umfeld des Patienten rehabilitative Maßnahmen zu (bauliche Gegebenheiten, Betreuungssituation)?
- Kann durch rehabilitative Maßnahmen der Verbleib in der angestammten Umgebung erreicht werden?
- Sind sich sowohl Patient als auch sein Umfeld darüber im Klaren, dass die Rehabilitation nichts an der Krankheitsprognose ändern wird?

Literatur

Braddom RL. Physical Medicine and Rehabilitation. Saunders Elsevier 2007

Cheville AL. Cancer rehabilitation. Seminars in Oncology 2005; 32: 219–224

Delbrück H, Haupt E. Rehabilitationsmedizin. Urban Schwarzenberg 1998

Delisa J (ed.). Physical Medicine & Rehabilitation, Principles and Practice. Lippincott Williams & Wilkins 2005

Eberhard S. Onkologische Rehabilitation; Nationales Krebsprogramm für die Schweiz 2011–15. Oncosuisse 2011 (www.oncosuisse.ch): 148–161

Feuerstein M. Work and Cancer Survivors. Springer 2009

Franklin D, Delengowski AM, Yeo TP. Facing Forward: Meeting the rehabilitation needs of cancer survivors. Oncology 2010; 24 (10): 21–3, 29–3

Handbuch der Schweizer Krankenversicherung 2012, Santésuisse 2012

Stubblefield MD, O'Dell MW. Cancer Rehabilitation, Principles and Practice. Demos Medical Publishing 2009

Teil 4:
Arbeitsweisen in der Palliativmedizin

29. Die Rolle der Pflege

Maya Monteverde, Luisella Manzambi

Einführung

Palliative Care zeichnet sich durch gelebte Interprofessionalität und Interdisziplinarität aus. Verschiedene Berufsgruppen und verschiedene Disziplinen innerhalb der jeweiligen Berufsgruppen haben ein gemeinsames Ziel: das Erlangen oder Wiederherstellen einer möglichst guten Lebensqualität von Patientinnen und Patienten, welche an einer lebensbedrohlichen und unheilbaren Krankheit leiden. Dieses Ziel soll durch die Gewährung der Selbstbestimmung der Betroffenen, durch ein ausgezeichnetes Symptommanagement, durch das Vermitteln von Sicherheit und durch individuell angemessenen Support sowohl von Betroffenen wie auch von deren Angehörigen gewährleistet werden.

Die Pflege hat eine tragende Rolle. Wesentliche Aufgaben bestehen in der Beziehungsgestaltung mit dem Patienten und seinen Angehörigen, in der Planung von adäquaten Interventionen, deren Durchführung und Evaluation, im Entscheidungsfindungsprozess sowie in der Patienten- und Angehörigen-Edukation. Eine effiziente Edukation macht die Betroffenen zu Experten ihrer Erkrankung. Eine professionell gestaltete Pflege, im spitalexternen sowie im spitalinternen Bereich, schließt das soziale Umfeld des erkrankten Menschen (sofern vorhanden) stets in die geplanten Pflegemaßnahmen mit ein.

In diesem Kapitel werden zentrale Aufgaben von Pflegenden, welche in Palliative-Care-Einrichtungen tätig sind, beschrieben. Die unterschiedlichen Rollen der Pflege im spitalinternen und spitalexternen Bereich werden dargestellt.

Die Rolle der Pflegenden im spitalexternen Umfeld

Pflegende, welche in der Spitex tätig sind (sei es in der palliativen Grundversorgung oder in der spezialisierten Versorgung), arbeiten sehr selbstständig und müssen in der täglichen Praxis Entscheide über das weitere Vorgehen oft alleine fällen. Sie sehen sich in der Zusammenarbeit mit den Hausärzten mit anderen Frage- und Problemstellungen konfrontiert als Pflegende in Institutionen. Der Hausarzt wiederum ist darauf angewiesen, dass die Spitexpflegenden ihm die genauen Beobachtungen und Wahrnehmungen über den Zustand des kranken Menschen mitteilen, weil er Patienten, welche zu schwach sind, um in die Arztpraxis zu kommen, nur bei seinen Hausbesuchen sieht. In einigen Kantonen gibt es zusätzlich zur örtlichen Spitex spezialisierte Spitexorganisationen (SEOP, Onko-Spitex, Onko Plus, palliativer Brückendienst), welche als Erstliniendienste funktionieren und nicht multiprofessionell organisiert sind. Andere Kantone haben mobile Palliative-Care-Teams, welche als Zweitliniendienste auftreten und in der Regel multiprofessionell zusammengesetzt sind.

In der palliativen Betreuung zu Hause sind meistens verschiedene Berufsgruppen, Organisationen und Einzelpersonen involviert. Dieser Aspekt erfordert eine Klärung der Fallführung oder die Klärung, wer für welche Bereiche zuständig ist. Sind die Zuständigkeiten und die Fallführung nicht geklärt, führt dies zu Verunsicherungen bei den Betroffenen und ihren Angehörigen. Konkurrenzsituationen unter den verschiedenen Professionen sind eine zusätzliche Belastung und müssen rasch ausgeräumt werden (vgl. auch Kap. 34).

Die Pflege zu Hause beinhaltet unterschiedliche Bereiche, Funktionen und Aufgaben. Je nach Gesundheitszustand des Patienten sind unterschiedliche Interventionen nötig und möglich. Sie reichen von einfachen Hilfeleistungen bei der Körperpflege bis hin zur Pflege von vollständig bettlägerigen und sterbenden Menschen. Ärztlich verordnete Maßnahmen, wie Injektionen, Wundversorgung, enterale und parenterale Ernährung, Infusionen, Bluttransfusionen, Einsatz von Schmerzpumpen und andere Tätigkeiten, gehören ebenso zum Arbeitsfeld von Spitexpflegenden wie die Beratung und Edukation von Patienten und Angehörigen im Umgang mit der Krankheit und den belastenden Symptomen sowie die Evaluation der getroffenen Maßnahmen zur Symptomlinderung.

Das gemeinsame Erarbeiten von Bewältigungsstrategien in Bezug auf den Rollenwechsel in der häuslichen Situation (z.B. der Ehemann wird plötzlich pflegender Angehöriger), Gespräche über Abschied, Sterben und Tod sind weitere wichtige Aspekte in der häuslichen Pflege. In sehr komplexen Krankheitssituationen organisieren die Pflegenden ein Netzwerk von Nachtwachen und Ehrenamtlichen zur Entlastung von pflegenden Angehörigen.

Gemeinsam statt einsam: der Runde Tisch

Wenn Spitexpflegende bei den Patienten zu Hause neu auftretende Probleme erkennen, ist der Hausarzt in der Regel nicht anwesend. Deshalb findet die Kommunikation zwischen Pflege und Hausarzt häufig telefonisch, per Fax oder E-Mail statt. Bei telefonischen Kontakten besteht die Schwierigkeit, dass sich der Hausarzt in seiner Praxis mitten in der Sprechstunde befindet und deshalb keine Zeit hat, Maßnahmen für die weitere Pflege oder medikamentöse Änderungen zu besprechen. Die Durchführung eines Runden Tischs ist für die Betreuung zu Hause daher eine hilfreiche Methode, um die Zusammenarbeit zwischen Pflege und Hausarzt zu vereinfachen und Zuständigkeiten zu klären. Weiter eignet sich der «Runde Tisch» dazu, die zu erwartenden Schwierigkeiten gemeinsam zu besprechen und zusammen nach möglichen Lösungen zu suchen. Am «Runden Tisch» nehmen nach Möglichkeit der Patient, seine pflegenden Angehörigen, der Hausarzt, die Spitex, das mobile Palliative-Care-Team und weitere an der Pflege beteiligte Personen oder Institutionen teil. Antizipierend können so Maßnahmen entwickelt werden, welche sowohl den Betroffenen wie auch den pflegenden Angehörigen und den Spitexpflegenden Sicherheit vermitteln. Es wird besprochen, was zu tun ist, wenn zum Beispiel der Patient seine Medikamente nicht mehr schlucken kann, wenn er nicht mehr isst und trinkt, wenn eine Infektion auftritt, wenn er nicht mehr aufstehen kann, wenn Symptome wie Angst, Unruhe, Schlaflosigkeit, Schmerzen, Übelkeit, Atemnot und weitere auftreten. Diese Fähigkeit der Antizipation kann dazu führen, dass möglicherweise eintretende Notfallsituationen vorweggenommen oder sogar vermieden werden, indem mit den beteiligten Personen gemeinsam ein «Notfallplan» oder eine «Notfallbox» erstellt wird. Ein weiterer Inhalt des Runden Tischs besteht darin, zu erfassen, wie es den pflegenden Angehörigen geht, welches ihre Ressourcen sind, wie sie mit den verschiedenen Belastungsfaktoren umgehen können, ob sie mehr Unterstützung oder Erholungspausen in der täglichen Pflege benötigen und wie es ihrer eigenen Gesundheit geht. Der «Runde Tisch» bietet den Angehörigen Raum, über die eigenen Gefühle wie Angst, Trauer, Wut, Verzweiflung sprechen zu können. Eine mögliche Grundlage für die Durchführung des Runden Tischs bietet der Betreuungsplan (siehe dazu Kap. 35).

Patienten- und Angehörigen-Edukation zu Hause

Da Patienten und ihre Angehörigen oft nicht wissen, wie der mögliche Krankheitsverlauf aussehen könnte, wissen sie auch nicht, worauf sie achten müssen, welche Schwierigkeiten oder Komplikationen auftreten können. Deshalb müssen sie geschult werden und brauchen klare Informationen, um auftretende Probleme rechtzeitig erkennen zu können. Zudem brauchen sie das Wissen, wie sie bei den jeweiligen Symptomen oder Schwierigkeiten handeln können. Die Pflegenden sollten die Kunst beherrschen, die «richtigen» Fragen zu stellen, weil die Betroffenen nicht wissen, was sie nicht wissen, und deshalb auch nicht wissen können, welche Fragen sie stellen müssten, um die für ihre Situation zutreffenden Antworten zu erhalten.

Pflegende Angehörige wissen nicht, wie sich ihre Rolle im Familienkontext verändern wird, wenn sie plötzlich die Pflege eines schwerkranken und sterbenden Menschen übernehmen. Sie befinden sich zudem in einer Doppelrolle: Einerseits gehören sie zum «Pflegeteam», andererseits sind auch sie selbst «Pflegeempfänger».

Tabelle 29-1 zeigt konkrete Maßnahmen auf, wie das behandelnde Team Patienten und ihre betreuenden Angehörigen in ihren verschiedenen Aufgaben beraten und unterstützen kann. Die Informationen beinhalten Tipps bezüglich Symptommanagement, Ernährung, Körperpflege und Ausscheidung. Die Schulung besteht darin, pflegenden Angehörigen Lagerungs- und Mobilisierungsmöglichkeiten zu zeigen. Bei der Beratung geht es darum, pflegenden Angehörigen im Umgang mit Symptomen, Nebenwirkungen, Notfallmaßnahmen und in der Verabreichung von Medikamenten Sicherheit zu vermitteln. Weiter gehört zur Beratung, betreuende Angehörige über die Zeichen des nahenden Todes aufzuklären.

Tabelle 29-2 richtet sich an die in Tabelle 29-1 beschriebenen Bedarfskategorien und beschreibt jeweilige mögliche Aufgaben seitens des Hausarztes und seitens der Pflege. Die Partner Hausarzt und Spitex können daraus entnehmen, was sie von ihrem Gegenüber erwarten dürfen. Die beiden Tabellen haben keinen Anspruch auf Vollständigkeit.

Die Rolle der Pflegenden in Institutionen

> *«Am Anfang unseres Studiums wurde uns gesagt, dass wir für die Patienten und für ihre Angehörigen, die zu Besuch kamen, die Gastgeber sind.»*
> (Saunders, 2003)

Der Patient aber, der in ein Krankenhaus oder in eine ähnliche Struktur kommt, betritt für ihn unbekanntes Gebiet. Die Einweisung erfolgt oft aufgrund einer sich allgemein verschlechternden Situation, weil Symptome auftreten, deren Behandlung zu Hause nicht möglich ist, und weil die Angehörigen am Ende ihrer Kräfte sind. Der Patient und die Angehörigen befinden sich in dem Moment, in dem sie das Behandlungsteam[1] kennenlernen, also in einer Krisensituation.

[1] Unter Behandlungsteam verstehen wir das Team aus Ärztinnen/Ärzten sowie Pflegefachpersonen.

Tabelle 29-1: Edukationsbedarf von schwerkranken Menschen und ihren pflegenden Angehörigen. (Quelle: Bee et al. 2008, Ellershaw et al. 2003 und Kern et al. 2007, Darstellung Autorinnnen)

Bedarfskategorien	Benötigte Informationen/ Befähigungen	Verantwortliche Berufsgruppe
Medikation und Schmerzmanagement	Kenntnisse über Schmerzarten, Schmerzerfassung und Behandlung; Kenntnisse über Wirkung und Nebenwirkungen von Medikamenten; Kenntnisse über Maßnahmen bei Nebenwirkungen; Anwendungen von komplementären Maßnahmen	Hausarzt, Spitex, mobiles Palliative-Care-Team[1]
Körperliche Symptome und Symptomlinderung	Kenntnisse über den Umgang mit Schwäche und Fatigue; Kenntnisse über Maßnahmen bezüglich Dyspnoe, Übelkeit und Erbrechen, Stomatitis und Soor, Ödeme, Haut- und Wundpflege; Erkennen von Symptomen	Hausarzt, Spitex, mobiles Palliative-Care-Team
Ernährung	Tipps bezüglich Ernährung und Ernährungstechniken; Umgang mit Appetit- und Gewichtsverlust; Prävention und Umgang mit Dehydratation; Tipps zur Mundpflege	Spitex, mobiles Palliative-Care-Team, Ernährungsberatung
Körperpflege und Ausscheidung	Tipps und Unterstützung bei der Körper- und Haarpflege; Umgang mit der Ausscheidung; Umgang mit Stuhl- oder Urininkontinenz; Umgang mit Blasenkatheter	Spitex
Lagerung	Kenntnisse über Lagerungs- und Mobilisationstechniken	Spitex, Physiotherapie
Technische Ausrüstung	Kenntnisse über Verfügbarkeit, Zugang und Gebrauch von technischen Hilfsmitteln; Kenntnisse über optimale Positionierung von Pflegebetten	Spitex
Professionelle und ehrenamtliche Unterstützung	Zugang zu 24-Stunden-Erreichbarkeit; Zugang zu Nachtbetreuung; Kenntnisse über örtliche Ressourcen	Spitex, mobiles Palliative-Care-Team, Nachtwachen, Ehrenamtliche
Notfallmaßnahmen und Sterbeprozess	Kenntnisse bezüglich Notfallmaßnahmen; Zugang zu Notfalldiensten; Kenntnisse über Zeichen eines nahenden Todes	Hausarzt, Spitex, mobiles Palliative-Care-Team

[1] In der Tabellenübersicht steht das mobile Palliative-Care-Team für die spezialisierte ambulante Versorgung, sei es als Erst- oder Zweitliniendienst.

Tabelle 29-2: Aufgabenteilung von Pflege und Hausarzt in Bezug auf den Edukationsbedarf.

Bedarfskategorien	Aufgaben des Hausarztes	Aufgaben der Pflege
Medikation und Schmerzmanagement	• Informiert Patient und Angehörige über Wirkungen und Nebenwirkungen der verschriebenen Medikamente • Stellt Rezepte rechtzeitig aus • Verordnet adäquate Reserven	• Überwacht die verordnete Therapie • Gibt Rückmeldung an Hausarzt über die Wirksamkeit der Therapie • Berät den Patienten und die Angehörigen im Hinblick auf Nebenwirkungen über entsprechende Maßnahmen
Körperliche Symptome und Symptomlinderung	• Informiert Patient und Angehörige über die möglichen Symptome	• Beobachtet den Gesundheitszustand des Patienten und spricht ihn darauf an • Erfasst die Symptomlast des Patienten mittels eines Instruments, wie ESAS (s. Anhang 1) • Führt Wundpflege durch • Leitet Ergebnisse und Beobachtungen an den Hausarzt weiter
Ernährung	• Bespricht mit Patient und Angehörigen die möglichen Folgen von Kachexie und Dehydratation • Klärt mit dem Betroffenen ab, welche Interventionen gewünscht oder nicht gewünscht sind	• Informiert über adäquate Nahrungsmittel • Führt Mundpflege durch, schult die Angehörigen • Führt Infusionstherapien, enterale oder parenterale Ernährungsmaßnahmen durch
Körperpflege und Ausscheidung	• Klärt mit dem Patienten, ob gegebenenfalls ein Blasenkatheter gewünscht ist	• Übernimmt die Körperpflege, die Handhabung von Blasenkathetern, Sonden oder Stomien
Lagerung	• Verordnet gegebenenfalls ein Rezept für Physiotherapie	• Instruiert und schult Angehörige über Lagerungstechniken
Technische Ausrüstung	• Stellt die benötigten Verordnungen aus • Verfasst gegebenenfalls einen Brief zu Händen des Vertrauensarztes der Krankenkasse bezüglich Rückerstattung	• Klärt ab, welche Hilfsmittel benötigt werden • Organisiert die Hilfsmittel • Schult die Angehörigen in derem Gebrauch

Bedarfskategorien	Aufgaben des Hausarztes	Aufgaben der Pflege
Professionelle und ehrenamtliche Unterstützung	• Siehe oben	• Schätzt mit den Angehörigen den Pflegebedarf ein • Organisiert und koordiniert die benötigte Betreuung
Notfallmaßnahmen und Sterbeprozess	• Klärt und bespricht mit dem Patienten und den Angehörigen, welche Notfallmaßnahmen auftreten können • Bespricht das Vorgehen in Notfallsituationen (Einweisung ins Spital/Hospiz? Verbleib zu Hause?) • Verordnet allfällige Notfallmedikamente • Bespricht mit den Angehörigen, wie der Sterbeprozess aussehen kann	• Organisiert die Notfallbox und bespricht sie mit Patienten und Angehörigen • Beobachtet das Befinden der Angehörigen, vemittelt Sicherheit, unterstützt die Angehörigen in den Krisensituationen und während des Sterbeprozesses

Folgende Aspekte einer Behandlung in einer medizinisch-pflegerischen Struktur werden hier betrachtet:

- Eintritt
- Kennenlernen des Patienten und Aufbau einer Beziehung mit ihm und seinen Angehörigen
- schnelle erste Behandlung der Symptome.

Auch wenn die Angehörigen in vielen Gesundheitseinrichtungen rund um die Uhr Zutritt haben, so verlieren sie zum Teil ihre Rolle als Pflegende und können sich wieder vermehrt um sich selbst kümmern.

Eintritt

> *«The caring process is facilitated through a combination of science, presence, openness, compassion, mindful attention to detail, and teamwork.»*
> (N. Coyle, 2006)

Nancy Coyle fasst es treffend zusammen: Die Pflege einer kranken Person ist eine Kombination aus Wissen, Präsenz, Offenheit, Mitgefühl, Detailtreue und Teamwork.

Unsere Fähigkeit, als Behandlungsteam den Patienten bei seinem Eintritt zu empfangen, ist bereits ein wichtiger Faktor bezüglich der Pflege.

Im konkreten Fall organisieren wir in meinem Arbeitsumfeld den Eintritt eines Patienten seit einiger Zeit so, dass das erste Gespräch zusammen mit dem Arzt und der Pflegefachperson stattfindet. Ob geplanter Eintritt oder Notfall – nach dem Studium der Patientendokumentation begeben sich Arzt und Pflegefachperson für die Anamnese des vorliegenden Falls und die klinische Untersuchung gemeinsam zum Patienten, sodass der Patient und/oder die Angehörigen nicht zweimal ähnliche Fragen beantworten müssen. Für die Pflegefachperson bietet sich dabei die Gelegenheit, nach der Untersuchung mit den Angehörigen Kontakt aufzunehmen.

Dieses Vorgehen ermöglicht es, dass Arzt und Pflegefachperson sich von Anfang an gemeinsam ein Bild der Situation, die zur Einweisung geführt hat, machen können. Gleichzeitig können im Behandlungsteam die unmittelbaren Ziele und der Verlauf des stationären Aufenthalts besprochen werden.

Der Patient bleibt Gast im Krankenhaus, sein Zuhause ist anderswo. Unser Handeln soll darauf ausgerichtet sein, dem Patienten den Aufenthalt zu erleichtern. Seinen Bedürfnissen soll sowohl von ärztlicher wie auch von pflegerischer Seite Rechnung getragen werden.

Kennenlernen des Patienten und Aufbau einer Beziehung mit ihm und seinen Angehörigen

Die Pflegefachperson begleitet den Patienten im Krankenhaus während seines Aufenthalts und beobachtet die Entwicklung über einen längeren Zeitraum. Durch die Unterstützung bei Aktivitäten, die der Patient nicht mehr alleine ausführen kann, wird die Pflegefachperson zu einer Art Stellvertretung und auch oft Zeuge der Anstrengungen, die der Patient unternimmt. Sie ist in manchen unangenehmen Momenten zugegen. Eine Geste, ein Satz kann jederzeit zu zwar informalen, aber auf der emotionalen Seite intensiven Gesprächen führen.

Die Ärztin, der Arzt kommt auf Visite, die meist kürzer ist als die Einsätze der Pflegefachperson. Sie kann aber wichtige Impulse geben, sodass für alle ein genaueres Bild der kranken Person und ihrer Angehörigen entstehen kann.

Die Angehörigen des Patienten müssen sich erlauben, ihre Rolle als Pflegende zum Teil abzugeben und selbst Aufmerksamkeit zu bekommen. Die vom Behandlungsteam organisierten Gespräche mit dem Patienten und eben auch den Angehörigen sind in diesem Sinne wichtige Elemente.

Manchmal finden diese Gespräche auch ohne den Patienten statt, weil dieser nicht teilnehmen kann oder auch um den Angehörigen die Gelegenheit zu geben, frei zu berichten, ohne Rücksicht nehmen zu müssen. Im letzteren Fall wird dem Patienten erklärt, dass es dabei nicht um Gespräche geht, die hinter seinem Rücken abgehalten werden sollen, sondern darum, dass die Angehörigen in dieser auch für sie schwierigen Situation genügend Raum bekommen.

Schnelle erste Behandlung der Symptome

Der Aufenthalt in einer Gesundheitseinrichtung erfolgt oft aufgrund einer Verschlechterung der allgemeinen Situation beziehungsweise aufgrund von Symptomen und Bedürfnissen, die zuhause nicht angemessen angegangen werden können.

Im Krankenhaus stehen Spezialisten und moderne Technologien zur Verfügung – Patienten sowie Angehörige erwarten oft, dass «etwas Konkretes» unternommen wird, das möglicherweise zur Heilung führt, so wie sie es auch schon erlebt haben.

Gerade weil das Krankenhaus ein Ort ist, wo der Fokus auf der Diagnose und der Therapie liegt, bestehen bei der Betreuung schwerkranker Patienten grosse Herausforderungen bezüglich der palliativen Pflege, die in einem solchen Fall Priorität hat. Jeder Schritt muss soll sorgfältig überlegt sein.

Der Handhabung der Symptome, die auch im Krankenhaus bei einer palliativen Behandlung eine der wichtigsten Punkte darstellt, ist dieses Buch gewidmet. Zudem enthält es ein Ad-hoc-Kapitel über den «Entscheidungsprozess»:

- Wo befindet sich der Patient auf seinem Lebensweg («quantitative Prognose»)?
- Welche Befragungen und Untersuchungen sind in der bestimmten Situation angezeigt und unterstützen den Patienten bzw. belasten ihn nicht?
- Welche Eingriffe sind angemessen?
- Welches sind die wahrscheinlichsten Komplikationen in dieser Situation («qualitative Prognose») und welches sind die notwendigen vorbeugenden Maßnahmen bzw. die zu ergreifenden Schritte, falls doch Komplikationen auftreten?

Diese und andere Fragen tauchen bei dem Behandlungsteam auf. Wenn «nachdenken bedeutet, mit Ernsthaftigkeit, Entschlossenheit und relativer Ruhe zu denken» (F. Ostaseski, 2005), dann wird offensichtlich, dass das Team Zeit braucht, die gesammelten Daten zu studieren sowie sich über Ansichten und Empfindungen auszutauschen, damit gemeinsam ein Behandlungsprozedere erarbeitet werden kann.

Eine professionelle therapeutische Haltung gegenüber dem Patienten und seinen Angehörigen setzt in der Tat eine effiziente Kommunikation im Behandlungsteam voraus und dass alle wissen, warum welche Entscheidungen auch immer getroffen worden sind.

Im Krankenhausbereich überschneiden sich übrigens viele Aufgaben der Pflegefachpersonen mit jenen der Berufskolleginnen und -kollegen, die im Hauspflegedienst arbeiten:

- Einschätzung der Ausgangslage
- Ausführung der Verordnungen und der beschlossenen Eingriffe
- Beobachtung der Entwicklung über längere Zeit
- Einschätzung der bis zu einem gewissen Zeitpunkt erlangten Resultate
- Anpassung der Medikamente und der Eingriffe zusammen mit dem Arzt.

Zweifelsohne hält die Pflegefachperson eine wichtige Rolle bezüglich der Einschätzung der Therapiewirksamkeit inne.

Nachdem der Patient und seine Angehörigen empfangen worden sind, nachdem mit ihnen eine Beziehung im Rahmen der Pflege aufgebaut worden ist und nachdem auf Basis der Symptomatik die ersten wirksamen Therapieschritte eingeleitet worden sind, ergeben sich mindestens drei mögliche Szenarien:

- 1. Die Situation des Patienten stabilisiert sich und/oder verbessert sich derart, dass sein Austritt nach Hause oder in die vorgängige Einrichtung in Erwägung gezogen werden kann. Falls der Patient nach Hause geht, müssen auch die Angehörigen miteinbezogen werden, und die Planung des Austritts muss sorgfältig angegangen werden. Unter diesem Gesichtspunkt enthält dieses Buch das Kapitel 35: «Austrittsplanung und Betreuung zu Hause».
- 2. Die Situation des Patienten stabilisiert sich, aber erreicht nicht ganz das Niveau wie vor dem Eintritt, der allgemeine Zustand bleibt verschlechtert, und der Patient benötigt eine intensivere Behandlung, die die Angehörigen zu Hause, wenn auch mit Unterstützung, nicht bewerkstelligen können. Der Patient braucht ein neues «Zuhause», wo er die benötigte (nicht akute) Behandlung erhält. Wo vorhanden, ist die ideale Lösung eine Institution für palliative Pflege.
- 3. Der Patient ist am Ende seines Lebenswegs angekommen. Er braucht die für diese Situation angemessene Lebensendpflege. Auch hier sind entsprechende Kompetenzen des Behandlungsteams gefragt.

Ein Hinweis auf die Lebensendpflege

> *«Eine sterbende Person zu pflegen fordert eure tiefsten Überzeugungen heraus», schreibt Ostaseski (2005) und fügt hinzu, dass es «eine Reise ist, bei der man nie aufhört, zu lernen, die uns immer neue Gebiete entdecken lässt».*

Gemäß dem Bundesamt für Statistik (BfS) ist in der Schweiz das Alters- oder Pflegeheim der Ort, wo die meisten Menschen sterben, an zweiter Stelle steht das Krankenhaus, an dritter Stelle das Zuhause oder ein anderer Ort[2]. Das Behandlungsteam muss sich entsprechend vorbereiten, um eine angemessene Unterstützung garantieren zu können.

Es gibt eine Fülle an entsprechender Literatur (Bücher, Artikel). Besonders erwähnenswert aufgrund seiner Konkretheit ist «The Liverpool care pathway for the dying patient» (LCP), ein Leitfaden für die Sterbebegleitung, der in den späten 1990er-Jahren vom Marie Curie Hospice in Zusammenarbeit mit einem Spezialistenteam des Royal Liverpool and Broadgreen University Hospital erarbeitet wurde, mit dem Ziel, das Wissen und die Kompetenzen der Hospizen in nicht spezialisierte Bereiche zu «exportieren». Der Leitfaden vermittelt der pflegenden Person absolut wichtige Kenntnisse, befreit einen aber nicht von einem vertieften Studium und persönlicher Weiterentwicklung, denn:

> *«Zwangsläufig waren die menschliche Basis wie auch die professionellen Grundlagen schon immer ausschlaggebend für unsere Arbeit.»*
> (C. Saunders, 2003)

Literatur

Aranda S, O'Connor M (eds.). Palliative Care Nursing: a guide to practice. 2nd ed. Ausmed Publications, 2003

Bee P, Barnes P, Luker K. A systematic review of informal caregivers' needs in providing home-based end-of-life care to people with cancer. Journal of Clinical Nursing 2008; 18: 1379–1393

Büker C. Pflegende Angehörige stärken. 1. Aufl. Kohlhammer, Stuttgart 2009

Costantini M et al. (eds.). Migliorare la qualità delle cure di fine vita. Erickson Gardolo, 2008

Ellershaw J, Ward C. Care of the dying patient: the last hours or days of life. BMJ 2003; 326: 30–34

Ferrell BR, Coyle N (eds.). Textbook of Palliative Nursing. 2nd ed. Oxford University Press, 2006

[2] http://www.bag.admin.ch/aktuell/00718/01220/index.html?lang=it&msg-id=32153

Foucault C (ed.). L'art de soigner en soins palliatifs – perspectives infirmières. 2nd ed. Les Presses de l'Université de Montréal, 2004

Kern M, Wessel H, Ostgathe E. Ambulante Palliativbetreuung – Einflussfaktoren auf eine stationäre Einweisung am Lebensende. Zeitschrift für Palliativmedizin 2007; 8: 155–161

Kränzle S, Schmid U, Seeger C. Palliative Care. Handbuch für Pflege und Begleitung. 3. Aufl. Springer, Heidelberg 2010

Ostaseski F (ed.). Saper accompagnare. Mondadori Milano, 2005

Perrig-Chiello P, Höpflinger F, Schnegg B. Forschungsprojekt im Auftrag von Spitex Schweiz. Pflegende Angehörige von älteren Menschen in der Schweiz. 2010. Gefunden am 26.09.2011 unter http://upload.sitesystem.ch/B2DBB48B7E/0CDC636B60/2FF10C60B3.pdf

Rabow M, Hauser J, Adams J. Supporting Family Caregivers at the End of Life. «They Don't Know What They don't know.» JAMA 2004; 291 (4): 483–490

Saunders C (ed.). Vegliate con me. Ed. Dehoniane Bologna, 2003

Zerwekh JV (ed.). Être infirmier en soins palliatifs. De Boeck, 2006

30. Ergänzende Dienste und Therapieformen

Susan Porchet

In den Jahren seit der letzten Publikation dieses Textbuches (2006) hat es in den meisten Bereichen von Palliative Care Entwicklungen und Verbesserungen gegeben. Viele Fachpersonen haben sich in dieser Fachrichtung weitergebildet und vielfältige zusätzliche Kompetenzen erworben. Dadurch fühlen sie sich sicherer und eigenständiger. Gleichzeitig sind administrative Abläufe anspruchsvoller und zeitaufwendiger geworden. So ist die Versuchung groß, vom ergänzenden Beizug weiterer Fachpersonen abzusehen, da das Kernteam, bestehend aus dem behandelnden Arzt und involvierten Pflegefachpersonen, die erforderliche Behandlung und Pflege in vielen Fällen allein meistern kann oder zu meistern versucht. Nicht selten wehren sich auch die Patienten und ihre Angehörigen gegen den Beizug von weiteren Fachpersonen. Sie befürchten zusätzliche Kosten und fühlen sich durch die entstehende Unruhe überfordert.

Obwohl die palliatvmedizinischen Maßnahmen differenzierter und meist wirksamer geworden sind, bleiben jedoch die Umstände für viele Patienten und ihre Nächsten, die mit schwerer Krankheit und der Endgültigkeit des Lebens konfrontiert sind, überwältigend.

> Das Lindern der Symptome ist Eines, die **Komplexität des Leidens ein Anderes. Beides rechtfertigt und erfordert bei schwierigen Situationen oft zwingend eine fachübergreifende, multiprofessionelle Zusammenarbeit.** Dazu müssen jedoch die Ressourcen weiterer Fachpersonen bekannt sein und vor allem wertgeschätzt werden. So wird die Zusammenarbeit fruchtbar und für Patient, Nächste und das Kernteam hilfreich.

Für die Grundversorgung soll hier vorab noch darauf hingewiesen sein, dass heute vielerorts ambulante Strukturen und Kompetenzen im Bereich Palliative Care vorhanden sind. Dazu gehören oft auch ergänzende Therapieformen. Die Vernetzung mit diesen bestehenden Strukturen soll vor allem den Patienten zu Hause zugutekommen.

Ein Blick auf die in **Tabelle 30-1** bewusst kurz gefasste, alphabetisch geordnete Übersicht gibt wichtige Hinweise zu Fachpersonen komplementärer Dienste.

Tab. 30-1: Funktionen verschiedener Fachpersonen in der Palliative Care.

Berufs-bezeichnung	berät/unterstützt bei	lindert Schmerzen/ Symptome durch
Aktivierungs-therapeut	• Aktivitäten des täglichen Lebens • eingeschränktem Handlungsspielraum	• Förderung/Erhaltung von körperlichen, geistigen und sozialen Fähigkeiten • Tagesgestaltung
Apotheker	• Fragen der «Compliance» • Zusammenstellung von Medikamenten • Unverträglichkeit von Medikamenten und Ernährungsprodukten • Problemen der Verabreichung	• Zusammenstellung spezieller Produkte • Herstellen von verträglicheren Mischungen und Konsis-tenzen • Beratung bei Aromatherapien
Atemtherapeut	• Atembeschwerden (z. B. bei Restriktion/Obstruktion) • Schleimansammlung in Atemwegen	• Atem- und Entspannungs-übungen • atmungserleichternde Übungen und Lagerungen
Ergotherapeut	• Einschränkungen der Aktivi-täten des täglichen Lebens • Haus-, Wohnungsan-passungen • Umgang mit Hilfsmitteln	• Anfertigen von angepassten Hilfsmitteln • Anleiten und Unterstützen bei der Anwendung von Hilfsmitteln • Beratung bei Anpassungen im Wohnbereich
Ernährungs-berater	• Ernährungsschwierigkeiten • Schluckbeschwerden • Schluckkomplikationen	• Planen und Begleiten von Ernährungsumstellung • Ernährungsempfehlungen
Hausdienst/ Haushilfe	• Pflege und Ordnung im Haushalt • Alltagsfragen	• Hilfe bei oder Übernahme der Haushaltführung • Hilfe beim Essen
Logopäde	• Sprach- und Sprechstörungen • Kau- und Schluckstörungen	• Sprach-, Sprech- und Schlucktraining • Zeigen von besonderen Techniken • Kommunikationshilfsmittel

Berufsbezeichnung	berät/unterstützt bei	lindert Schmerzen/Symptome durch
Musik-/Kunsttherapeut	• schwieriger Krankheitsverarbeitung • Angst- und Verspannungszuständen • komplexen Schmerzproblemen • Rückzug, Trauer, Wut, Aggression • Schlafstörungen • Verwirrtheit/Koma	• Finden von averbalen Ausdrucks- und Kommunikationsmöglichkeiten • gestalterisches Tun • Fördern und Stützen der sinnlichen Wahrnehmung • Impulse, die Lebensrückblick ermöglichen • Orientierungshilfen (z. B. Lieder)
Physiotherapeut	• Mobilisationsschwierigkeiten • Wundliegen • Lagerung bei speziellen Problemen • Geh- und Bewegungsstörungen	• physikalische Behandlungen • gezielte Bewegungsanleitung • speziell angepasste Lagerung • Lymphdrainage • Abklopfen bei Husten-, Schleimproblemen • Wickel
Psychiater/Psychologe (s. Kapitel 4)	• Krankheitsverarbeitung • Angst, Trauer, Depression • psychotischen Störungen • komplexen Familienproblemen • Krisen	• Gespräche, Unterstützung beim Formulieren von Gefühlen • Medikamente • Entspannungsübungen
Sozialarbeiter (s. Kap. 31)	• persönlichen und familiären Problemen • Finanzierungsfragen • Versicherungs- und Sozialleistungsfragen • Rechtsfragen und -verfahren • Auswahl von geeigneten Institutionen • Beschaffung von Hilfsmitteln • Austritts-, Übertrittsplanung	• Abklärungen • anteilnehmende Gespräche/niederschwelliges psychosoziales Angebot • Lösung von Sachfragen • Verbindung zu anderen Institutionen • Begleitung über längere Zeiträume

Aufgeführt sind einige Schwerpunkte für ihren Einbezug sowie kurze Hinweise zu ihrer Tätigkeit. Jeder Berufszweig verfügt jedoch noch über andere, hier nicht erwähnte Fähigkeiten. (Die Berufsbezeichnungen verstehen sich für die weiblichen und männlichen Formen.)

Es gibt kaum eine Institution, in der alle aufgeführten Berufsgruppen verfügbar sind. In einem Spital ist das Angebot anders als in Langzeitinstitutionen oder im Spitexbereich. Eine fachübergreifende Zusammenarbeit ist ebenso zwischen Hausarzt, ambulanten und stationären Einrichtungen sowie freiberuflichen externen Fachleuten möglich und oft angezeigt. Wichtig ist eine offene Kommunikationskultur, eine Bezugsperson für den Patienten sowie jemand im Behandlungsteam, der die Koordination der verschiedenen Therapien übernimmt.

Das Vernetzen solch vielschichtiger Ressourcen und Fähigkeiten fordert eine hohe fachliche, ethische, aber auch menschliche Kompetenz von allen Beteiligten. Gute Zusammenarbeit geschieht nicht einfach, sie muss gelernt und erarbeitet werden. Es ist unabdingbar, dass sämtliche dieser Fachpersonen gute Fähigkeiten in Gesprächsführung besitzen, da Patienten oft diese «Anderen» nutzen, um Anliegen und Sorgen anzusprechen, die sonst eher verschwiegen werden. Es wäre naiv, zu glauben, dass die hier empfohlene komplexe Zusammenarbeit nicht auch Rivalitäts- und Konkurrenzgefühle aufkeimen lässt. Gelingt jedoch die Zusammenarbeit, getragen von gegenseitigem Respekt, bereichert sie die Einzelnen mit einer Sensibilität im Zuhören, Verstehen und Erfassen von Zusammenhängen, was dem betroffenen Kranken und seinen Nächsten zugutekommt.

Literatur

De Bona P. Logotherapie im Pflegealltag. palliative-ch 2005; 2: 24–27

Fuchs C. Müdigkeit und Seelsorge. palliative-ch 2004; 3: 17–19

Griessmeier B, Bossinger W. Musiktherapie mit krebskranken Kindern. Fischer Verlag, 1994

Mühlbauer L. Ergotherapie in der ambulanten Palliative Care: Am Fallbeispiel einer Patientin mit Hirntumor. Akademiker Verlag, 2012

Porchet-Munro S. Music Therapy in Palliative Medicine. In: Doyle D, Hanks G, MacDonald N (eds.). Oxford Textbookof Palliative Medicine. 2nded. Oxford University Press, 1998: 855–860

Porchet-Munro S, Stolba V, Waldmann E. Mehrere Köpfe sind besser als einer: 44–50. Kommunikation – eine unabdingbare Voraussetzung: 95–97. Betroffen sind alle: 98–100. In: Den letzten Mantel mache ich selbst. Über Möglichkeiten und Grenzen von Palliative Care. Schwabe Verlag, 2005

Summer I. Palliative Atemtherapie. Zeitschrift für Palliativmedizin 2006, Thieme

Nieland P. Palliative Physiotherapie Möglichkeiten und Grenzen. 2. Aargauer Palliative Care Tagung 28.10.2010, www.palliative-ag.ch

Zimmermann M. Kunsttherapie im Kontext von Palliative Care. Sept. 2013. www.palliativ-portal.de

31. Soziale Arbeit – Psychosoziale Aspekte

Barbara Bucher

Einführung

Die Integration psycho-sozialer, psychologischer, spiritueller, kultureller und ethischer Aspekte gehört zum Grundverständnis des multidimensionalen Palliative-Care-Ansatzes. Was dies in der Praxis bedeutet, was unter psychosozialer Betreuung verstanden wird, wem dafür in welchem Maße Kompetenzen zugesprochen werden und inwieweit die Soziale Arbeit bisher an der «umfassenden» Versorgung beteiligt und als Ressource wahrgenommen wird, ist noch «Work in Progress». Unbestritten ist, dass wir als Gesellschaft aufgefordert sind, auf die Veränderungen, welche sich auf Grund hochspezialisierter Medizin und besserer Lebensbedingungen ergeben, nicht nur zu reagieren, sondern die daraus resultierenden Anforderungen zu antizipieren. Hierbei kommen der Sozialen Arbeit als klassischer «Schnittstellen-Disziplin» mehrere Aufgaben zu (**Tab. 31-1**): Zum einen soll sie mit spezifischem Wissen und konkreter Hilfestellung zur Verbesserung der Lebenssituation von Patienten und deren Angehörigen direkt beitragen und zum anderen dem Behandlungsteam/dem Hausarzt als Ressource zur Verfügung stehen. Darüber hinaus ist die Soziale Arbeit von Berufes wegen verpflichtet, auf Veränderungen im Gesundheits- und Sozialwesen aufmerksam zu machen, sich am gesellschaftlichen Diskurs darüber zu beteiligen und für soziale Anliegen einzustehen.

Einbezug der Sozialen Arbeit

Der Einbezug von Fachpersonen der Sozialen Arbeit im Zusammenhang mit Palliativsituationen ist in der hausärztlichen Praxis, der Spitex und im kommunalen Sozialwesen noch zu wenig etabliert. Dies hat verschiedene Gründe: Meistens verstehen sich die Grundversorger als «von Hause aus» umfassende Betreuer und beim Einbezug weiterer Fachstellen wird ein Mehraufwand befürchtet. Außerdem sind die Unterstützungsangebote der ambulanten Beratungsstellen und Spitalsozialdienste, wie auch die spezifischen Kompetenzen derer Mitarbeiter zu wenig bekannt oder begrenzt verfügbar. In Spitälern und spezialisierten Palliativ-Einrichtungen gehört der Einbezug der Sozialen Arbeit

Tabelle 31-1: Übersicht Themenkatalog Soziale Arbeit in der Palliative Care.

- **AHV/ALV** (Anträge Rente, HE Hilflosenentschädigung, Hilfsmittel, EL)
- **Angehörige** Beratung, Organisation Entlastung, Lohnausfall-Fragen
- **Arbeit** (Arbeitsunfähigkeit, Arbeitsrecht, Re-Integration, Arbeitslosigkeit)
- **Assessment** (Sozialanamnese, Genogramm, Ressourcen, Distress-Barometer)
- **Aus-/Übertrittsplanung**
- **Case Management** Koordination der Hilfsmassnahmen & Fachleute auf Wunsch
- **Coping** Eigene Bewältigungsstrategien und Selbständigkeit fördern
- **EL** Ergänzungsleistungen (IV und AHV, beantragen)
- **Entlastung** in der Pflege, Betreuung, Haushalt organisieren
- **Erbrecht** Beratung
- **Erwachsenenschutz** (Gefährdungsmeldung, Abklären Vertretungsperson etc.)
- **Finanzen** (Klären Unterstützungsanspruch Sozialhilfe, EL, Budgetberatung, Gesuche finanzielle Unterstützung)
- **Freiwilligen-Koordination**
- **Hilflosenentschädigung** (IV/AHV, Antragsstellung, Hilfe beim Ausfüllen etc.)
- **Hilfsmittel** (Rollstuhl, Spitalbett, Treppenlift, Rollator, Perücke, Fahrzeug etc.)
- **IV** Invalidenversicherung (Antrag IV, Rente, HE Hilflosenentschädigung, Hilfsmittel)
- **KESB** Kindes- und Erwachsenenschutzbehörde, Anträge freiwillige Beistandschaft, Gefährdungsmeldung, Meldung betr. Validierung Vorsorgeauftrag
- **Krankenkasse** (Krankentaggeld, Anträge Kostenübernahme, Prämienverbilligung)
- **Krisenintervention** (in Krisensituationen ambulant/stationär)
- **Patientenverfügung** Beratung
- **Pensionskasse** (Rentenanspruch, Vorbezug)
- **Pflegeheim** (Vorbereiten Eintritt Pflegeheim, Entlastungsaufenthalte)
- **Round-table-Gespräche** organisieren und leiten
- **Spitex** Organisation/Zusammenarbeit
- **Sterbewunsch** Anliegen aufnehmen, Information, Vernetzen mit Fachpersonen
- **Testament** Beratung
- **Todesfall** Vorbereiten und Hilfe bei den Formalitäten
- **Trauer** Beratung, Vermitteln von Selbsthilfegruppen
- **Urteilsfähigkeit** Ersteinschätzung, weitere Abklärung anregen bei Bedarf
- **Vernetzen** mit Fachpersonen (Hausärzte, Pflege, Psychologie, Psychiatrie, Seelsorge, etc)
- **Vorsorgevollmacht** Beratung
- **Witwen-/Waisenrente** (Beantragen)

allmählich zum Standard – entsprechend den EAPC-Empfehlungen und den Vorgaben der Nationalen Strategie.

Wichtige Zusammenarbeits-Partner

Folgende Beratungsstellen und Fachpersonen sollten in die Begleitung von Palliativpatienten einbezogen und deren Dienstleistung eingefordert werden können (siehe auch Service-Teil).

- Krebsliga, Lungenliga, Rheumaliga, MS-Gesellschaft usw.
- Pro Senectute, Pro Infirmis, Caritas, Rotes Kreuz
- Spital-Sozialdienste, Psychologische und Psychiatrische Dienste
- Seelsorge, Kirchliche Sozialdienste
- Gemeinde-Sozialdienste, KESB-Beauftragte, Beistände
- Entlastungsdienste zur Begleitung Schwerkranker und Sterbender
- Jugend- und Familienberatung, Sozialpädagogische Familienbegleitung
- Freiwilligen-Dienste
- Private Pflege- und Hausbetreuungsdienste
- Dolmetscher, Interkulturelle Vermittler

Psychosoziale Auswirkungen bei schwerer Erkrankung – die Situation schwer kranker und sterbender Menschen

Von schwerer Krankheit sind Menschen jeder Altersgruppe betroffen. In jedem Falle hat die Erkrankung erhebliche Auswirkungen sowohl in Bezug auf das individuelle Erleben und Bewältigen der Beeinträchtigung, als auch auf objektiver Ebene, was die Möglichkeiten einer autonomen Lebensführung, sozialer Integration und Teilhabe innerhalb der Gesellschaft betrifft. Kommen vorbestehende Belastungsfaktoren oder eine besondere Lebenssituation dazu, kann von einem erhöhten, resp. sich kumulierenden Unterstützungsbedarf ausgegangen werden **(Tab. 31-2)**.

Der Gedanke, eigene Lebenspläne angesichts des nahenden Todes nicht verwirklichen zu können, löst verschiedenste Gefühle aus. Auch unabhängig vom Alter und – vielleicht von außen betrachtet, vielen Jahren erfüllten Lebens – wird der Verlust der eigenen Zukunft als schmerzlich empfunden und betrauert.

Verlust sozialer Rollen

Aufgaben und Rollen in Beruf, Familie und anderen Bezügen können sukzessive nicht mehr wahrgenommen werden. Als sehr einschneidend wird der (end-

Tabelle 31-2: Besonders vulnerable Ausgangslage – Unterstützungsangebot obligat.

- Alleinlebende betagte und/oder demente Patienten
- Patienten/Familien mit minderjährigen Kindern
- Kinder als Palliativpatienten
- Patienten mit besonderen Bedürfnissen (geistige oder körperliche Behinderung)
- Patienten mit psychosozialen Problemen (psychische Erkrankung, Sucht, Arbeitslosigkeit, Armut, Obdachlosigkeit, Gefangenschaft)
- Patienten in potentiellen Gefährdungssituationen (Verwahrlosung, Vernachlässigung, Misshandlung, Suizidalität)
- Patienten mit Migrationshintergrund (unsicherer Aufenthaltsstatus, Flüchtlinge)

gültige) Verlust der Arbeitsfähigkeit erlebt. Aber auch der Verzicht auf ein geliebtes Hobby, ein Ehrenamt abgeben zu müssen und Freundschaften nicht mehr gleichermaßen pflegen zu können, ist schmerzhaft.

Verlust der sozialen Sicherheit

Trotz unseres gut ausgebauten Sozialversicherungs- und Sozialwesens löst eine schwere und/oder chronische Erkrankung krankheitsbedingte Mehrkosten aus und verursacht finanzielle Einbußen. Die Angst der Betroffenen vor einem sozialen Abstieg ist nicht unbegründet. Nicht selten reduziert eine Angehörige (i.d.R. Ehefrauen, Mütter, Schwiegertöchter etc.) ihre Berufstätigkeit oder gibt die Arbeit ganz auf, um die Betreuung des Patienten zu übernehmen. Für den Ausgleich des entstehenden Lohnausfall gibt es bis anhin wenig, resp. nur partielle Entschädigungsmöglichkeiten.

Fallvignette

Herr F. wird der Krebsliga-Beraterin am interdisziplinären Wochen-Rapport im Spital angemeldet.
Die Diagnose eines metastasierenden Bronchus-Ca wird bei ihm nach Auftreten einer schweren Gangataxie (Hirn-Metastasen) gestellt. Herr F. ist 46 Jahre alt, verheiratet und hat zwei Kinder im Vorschulalter. Die sofortige Bestrahlung verbessert die neurologische Symptomatik, hingegen zeigt die begonnene Chemotherapie wenig Erfolg. Das Behandlungsteam macht sich Sorgen, ob und inwieweit der Patient seine Ehefrau und die Kinder

über seine Situation informiert hat, da er seine Ehefrau nie an die Verlaufsgespräche beim Arzt mitnehmen will. In Bezug auf sein Krankheitsverständnis zeigt er große Mühe, nachzuvollziehen, weshalb der Tumor und damit die Krankheit nicht einfach operiert und eliminiert werden können. Ein Gespräch mit dem Konsiliarpsychiater lehnt er vorderhand ab, ist aber offen für die Unterstützung durch die Sozialarbeiterin.
Dem Behandlungsteam war klar, dass dem Patienten wenig Zeit bleiben würde. Das Bearbeiten administrativer Anliegen (Finanzen, IV-Anmeldung, Krankentaggeld usw., siehe **Tab. 31-3**) bedeutete einerseits konkrete Entlastung und ermöglichte zudem das Gespräch über die schwierigeren Themen: körperliche Einschränkungen, Ungewissheit, Angst vor dem Sterben. Wichtig war die Information über die infauste Situation an den Case-Manager des Arbeitgebers, der mit seinem steten Nachfragen beim Patienten die unrealistische Erwartung der Arbeits-Wiederaufnahme triggerte. Der Patient starb vier Monate nach dem Erstkontakt. Seine Ehefrau hatte er stets über die Gespräche auf dem Laufenden gehalten und sie motiviert, die Hilfe «dann» später zu beanspruchen, was sie auch tat. Das Antizipieren ist in erster Linie Aufgabe der Fachpersonen. Mit der vorausschauenden Haltung und Planung ermöglichen und erleichtern sie dem Patienten und seinen Angehörigen eine aktive Auseinandersetzung mit ihrer Situation und dem bevorstehenden Abschied.

Verlust der Autonomie

Selbständigkeit und Selbstbestimmung – nicht angewiesen sein müssen auf Andere – ist heute für viele Menschen das wichtigste Lebens-Prinzip. Dieser Wunsch oder Anspruch nach fast absoluter Autonomie, verbunden mit hohen Machbarkeits-Ansprüchen, was die medizinische Behandlung betrifft, stellt an das Behandlungsteam oft nicht erfüllbare Erwartungen. Tatsächlich werden immer mehr Menschen mit einer schweren Erkrankung länger leben und als Folge davon oder auf Grund von Hochaltrigkeit auf Hilfe angewiesen sein. Ist die Urteilsfähigkeit eingeschränkt oder nicht mehr gegeben, sind wir gefordert, die Interessen und den mutmaßlichen Willen des Betroffenen nach bestem Wissen und Gewissen, jedoch auch unter Berücksichtigung der Schutzbedürftigkeit und unserer (Für-)Sorge-Verantwortung, wahrzunehmen. Über das aktuell vorherrschende Autonomie-Verständnis muss unter Fachleuten und in der Gesellschaft diskutiert werden. Die Gleichsetzung von Autonomie und

Tabelle 31-3: Themen der Sozialen Arbeit am Beispiel von Herrn F.

Themenübersicht	Psycho-soziale Interventionen
Finanzen	Budgetberatung bei knappem Haushaltsbudget Gesuch an Krebsliga zur Kostenübernahme Höchst-Franchise KK
Arbeitsunfähigkeit	IV-Anmeldung mit Patient ausgefüllt, Kontakt und Absprache mit dem Case-Manager des Arbeitgebers
Einbezug der Familie	Vergewissern, dass der Patient mit der Ehefrau spricht; Information zum Umgang mit den Kindern Hausbesuch vereinbart
Krankheitsverständnis	In Absprache mit dem Behandlungsteam regelmässiges Rekapitulieren der Krankheits-Situation und der Behandlung mit dem Patienten und Rückmeldung ans Team
Angst	Wöchentliche Termine auf Wunsch des Patienten zur Besprechung konkreter Anliegen und zur Angstbewältigung. Motiviert für psychiatrische Begleitung und Medikation
Noxen	Nikotin und Alkohol (Umgang damit thematisiert)
Absicherung im Todesfall	Überblick, wie seine Ehefrau und Kinder im Todesfall abgesichert sind
Ressourcen	Eruieren des sozialen Umfeldes und Stärken von Coping-Strategien
Vernetzen und Sicherstellen der Nachbetreuung Hinterbliebene	Einbezug des örtlichen Sozialdienstes und der Familienbegleitung bei instabiler Situation
Fazit	**Antizipieren: für Fachpersonen Pflicht**

Würde spricht denen Würde ab, die Autonomie einbüßen. Ein der Situation schwer kranker Menschen angemesseneres Konzept ist das der «relationalen Autonomie»: «Wir befinden uns das ganze Leben im Spannungsfeld von Unabhängigkeit und Abhängigkeit, von Selbstgesetzgebung und Fremdbestimmung, von Freisein und Gebundensein.» «Wir sind auf das Wohlwollen und die Fürsorge anderer angewiesen.» Oder noch konkreter: Es geht um eine «relative Autonomie», das heißt, dass den meisten Patienten durchaus bewusst ist, dass sie keine «absolute» Autonomie wiedererlangen werden, sondern dass so viel Autonomie wie möglich zu bewahren oder wieder herzustellen ist: Zum Beispiel den Bewegungsradius erweitern, selbst bestimmen, wer zu Besuch kommen darf; die Post selbst zu sichten, usw.

Schutzrechte

Erwachsenenschutz

Seit dem 1. Januar 2013 ist das neue Erwachsenenschutzrecht in Kraft. Im Kontext von Palliative Care stehen folgende Themen im Vordergrund:

Tabelle 31-4 zeigt die möglichen Maßnahmen zum Erwachsenenschutz. Ausschlaggebend ist die **«Schutz- und Hilfsbedürftigkeit aufgrund eines Schwächezustandes»:**

- Schutz- und Beistandsbedürftigkeit im persönlichen Bereich (gesundheitliche Versorgung, Hygiene, Ernährung)
- Schutzbedürftigkeit in finanziellen Angelegenheiten
- mangelnde Handlungsfähigkeit.

Patientenverfügung und **Vorsorgeauftrag** sind hilfreiche Instrumente, um dem sog. Patientenwillen gerecht zu werden und konfliktreiche Situationen im Falle der Schutzbedürftigkeit/Urteilsunfähigkeit zu minimieren. Hat jemand keine solchen Vorkehrungen getroffen, sind wir aufgefordert, eine sorgfältige Einschätzung (z.B. mit Hilfe eines ethischen Entscheidungsmodells) vorzunehmen und notwendige Schritte einzuleiten. Eine empathische und solidarische Haltung in der Kommunikation der für die Betroffenen vielleicht (vorerst) nicht verständlichen Maßnahme ist geboten. Schwierige Entscheide oder Schutzmaßnahmen aus Angst vor heftigen Reaktionen nicht zu treffen, wäre nicht angemessen.

Tabelle 31-4: Maßnahmen des Erwachsenenschutzrechtes.

1. Maßnahmen, die **von der betroffenen Person selbst** im Voraus getroffen werden können:
   Hier handelt es sich um Instrumente, mit denen das Selbstbestimmungsrecht auch über die Zeit der eigenen Urteilsfähigkeit hinaus gewahrt werden kann:
   a) Vorsorgeauftrag (Art. 360 ff.; muss bei Eintritt der Urteilsunfähigkeit via KESB validiert werden): Personensorge, Vermögenssorge, Vertretung im Rechtsverkehr
   b) Patientenverfügung (Art. 370 ff.; per sofort rechtsgültig)

2. Maßnahmen, die von **Gesetzes wegen** für urteilsunfähige Personen eintreten (gesetzliche Vertretungsberechtigungen nahe stehender Personen):
   - Vertretung bei medizinischen Maßnahmen (Art. 377)
   - Vertretung Ehegatten, eingetragene Partnerin (Art. 374)
   - Aufenthalt in Wohn- und Pflegeeinrichtungen (Art. 382)

3. **Behördliche** Maßnahmen (Art. 382): Beistandschaften und FU (Fürsorgerische Unterbringung, Art. 388 ff.)

Kindesschutz

Fragen des Kindesschutzes können in zweierlei Hinsicht auftauchen: Zum einen, wenn Kinder von Palliativpatienten in irgendeiner Weise (evtl. auch unabhängig von der Krankheit eines Elternteils) gefährdet, vernachlässigt oder misshandelt werden. Darauf ist speziell zu achten bei polytoxikomanen Patienten oder Patienten mit starken Wesensveränderungen auf Grund der Erkrankung und beispielsweise aggressivem Verhalten. Zum anderen, wenn Kinder als Palliativpatienten in irgendeiner Art gefährdet sind (vernachlässigt, physisch/psychisch misshandelt). Besonders zu erwähnen ist hier das Vorenthalten oder Verweigern medizinisch/pflegerischer Therapie und Behandlung aus ideologischen oder anderen Gründen.

Benefit des Einbezuges einer «third person»

Patient und Angehörige profitieren von der Möglichkeit, ihre Anliegen und Sorgen mit einer «Drittperson» zu besprechen, welche nicht direkt in die medizinische Behandlung und Pflege involviert ist, aber trotzdem über ihre spezifische Krankheit und deren Auswirkungen Kenntnisse hat. Sie adressieren allfällige Probleme tendenziell eher an die mit heiklen Themen vertrauten Fachpersonen (Ängste in Bezug auf die Krankheit, das Sterben, Verluste, Probleme in der Familie, Sucht, religiöse Fragen und Zweifel, finanzielle Sorgen), vorausgesetzt, ihr Gegenüber ist dafür kompetent, resonanzfähig und empathisch. Diese «Third Person»-Rolle können Sozialarbeiter, Seelsorger, Psychologen oder andere Fachpersonen wahrnehmen. Idealerweise können sie eine kontinuierlichere Begleitung, wenn möglich sowohl im stationären als auch im ambulanten Setting übernehmen. Patient und Angehörige schätzen u.a., dass sich diese Personen in der Regel mehr Zeit nehmen dürfen und dass sie im Verlaufe der Erkrankung punktuell oder regelmäßig in Kontakt bleiben können und auch für die Hinterbliebenen noch verfügbar sein werden. Das Behandlungsteam kann profitieren, indem es von gewissen Aufgaben entbunden wird, die Drittperson zuweilen eine Katalysator- oder Mediatoren-Rolle übernehmen kann und die Nachhaltigkeit der Betreuung gewährleistet ist.

Gelingende interprofessionelle Zusammenarbeit – An- und Herausforderung

Die Dienste der psychosozialen Fachbereiche müssen niederschwellig angeboten werden, spezifische Themen vorausschauend bearbeiten und flexibel auf die Anforderungen der Palliativsituation reagieren können. Voraussetzung ist die Fachkompetenz in der eigenen Profession *und* in Palliative Care. Was den Informationsaustausch und das Klären der Aufgaben und Rollen betrifft, besteht eine gegenseitige «Bring- und Hol-Pflicht».

Kommunikation und Beziehung/Kohärenzgefühl und Meaning

Ein offenes Ohr; eine der Situation und dem Gegenüber angepasste Sprache; eine wohlwollende, freundliche Haltung, die Fähigkeit, auch heftige Reaktionen und Gefühle mit-auszuhalten und ein verlässlicher Ansprechpartner sein. Unterstützen, dass Patient und Angehörige so viel wie möglich selbst Einfluss nehmen können. Ermuntern, ihrer Situation eine für sie zutreffende (Be-)Deutung zu geben. Anregen, wichtige Beziehungen zu pflegen oder zu klären. Abschiednahme ermöglichen.

Trauer

«Hinterbliebenentrauer wird heute als aktives Geschehen interpretiert und Trauernde werden als (autopoietisch) Lernende begriffen, die die Verantwortung für ihr Weiterleben und ihr Handeln nach dem Verlust übernehmen. Trauer umfasst die ganze (leibliche, psychische, soziale, spirituelle, geistige, biographische, geschichtliche und kulturelle) Wirklichkeit des Menschen. Ob und wie ein Mensch mit einem Verlust weiterlebt, wird durch ein Wechselspiel von Individuum und (kleiner – familiärer, sozialer, kirchengemeindlicher – und großer – kultureller, nationaler, ethnischer, religiös-konfessioneller) Umwelt (Inderdependenz!) beeinflusst. Einigkeit besteht in der Forschung darüber, dass sich keine zeitlichen Aussagen über die Dauer der Trauer machen lassen.» (Lamp & Smith, 2004, S. 1142)

Jeder Mensch erfährt im Laufe seines Lebens verschiedene Arten von Verlusten. Wie ein Mensch die jeweiligen Verluste erlebt und welche Bewältigungsmöglichkeiten ihm dabei bisher zur Verfügung standen, resp. ob diese hilfreich waren, beeinflussen wiederum das Erleben und Verarbeiten weiterer Verluste. Gemäß WHO-Definition gehören die Unterstützung des Sterbenden in seinem Trauerprozess und die Begleitung der Angehörigen während der Zeit des Abschiednehmens und über den Tod hinaus zur umfassenden Betreuung. Im institutionellen Kontext endet der Kontakt und die Begleitung der Angehörigen nach dem Versterben des Patienten/Bewohners meistens. Zu Begegnungen mit den Hinterbliebenen kommt es regelmäßiger in der hausärztlichen Praxis, im Spitex-Alltag, in der Seelsorge und in den Beratungsstellen, welche die Möglichkeit und den Auftrag haben, Hinterbliebene weiter zu begleiten (z. B. Krebsliga, Pro Senectute usw.). Das Thema Trauer, Erkennen und Kennen von verschiedenen Trauerphänomenen und Trauerritualen, der sorgfältige und kompetente Umgang mit Sterbenden und Trauernden als Fachperson, das Entwickeln einer Sorge- und Abschiedskultur in der eigenen Institution, die Selbstreflexion und der bewusste Umgang mit der eigenen Trauer gehören in dieses Kapitel. Da es den Rahmen dieses Buches sprengen würde und zudem laufend sehr gute, auf die neueste Forschung abgestimmte Literatur erscheint, wird auf die spezifische Literatur verwiesen, die in der untenstehenden Liste mit * gekennzeichnet ist.

Literatur

Altilio T, Otis-Green S. Oxford Textbook of Palliative Social Work. Oxford University Press 2011

Ansen H, Gödecker-Geenen N, Nau H. Soziale Arbeit im Krankenhaus. Ernst Reinhardt Verlag, München 2004

Beresford P, Adshead L, Croft S. Palliative Care, Social Work and Service Users – Making Life Possible. Jessica Kingsley Publishers, London Philadelphia 2007

Bitschnau KW. Autonomie – relative Autonomie: Noch ein bisschen was vom Leben haben, Hospiz-Verlag, Ludwigsburg 2014

Bitschnau KW. Noch ein bisschen was vom Leben haben – Transitionen auf Palliativstationen begleiten – eine internationale Studie, Band VII Schriftenreihe des Wissenschaftlichen Beirates des DHPV e.V., Hospiz-Verlag, Ludwigsburg 2014

Breitbart WS, Alici Y. Psychosocial Palliative Care. Oxford University Press 2014

Brennan J. Cancer in Context – A practical guide to supportive care. Oxford University Press 2004

Chochinov HM. Dignity Therapy: Final Words for Final Days. Oxford University Press 2012

Conradi E. Take Care: Grundlagen einer Ethik der Achtsamkeit. Campus Verlag 2001

*Dobrick B. Wenn die alten Eltern sterben. Das endgültige Ende der Kindheit. Kreuz Verlag, Stuttgart 1989

Domenig D. Transkulturelle Kompetenz. Lehrbuch für Pflege-, Gesundheits- und Sozialberufe. 2. Aufl., Verlag Hans Huber, Bern 2007

*Firth P, Luff G, Oliviere D. Facing Death, Loss, Change and Bereavement in Palliative Care. Open University Press 2005

Graf M. Beurteilung der Urteilsfähigkeit als zentrales Element im Spannungsfeld zwischen Selbstbestimmung und Schutz. Referat Fachtagung Neues Kindes- und Erwachsenenschutzrecht v. 11./12.09.2012

*Graves D., Talking with bereaved people. An Approach for Structured and Sensitive Communication, Jessica Kingsley Publishers, London 2009

*Herbert M. Tod und Trauer. Hilfe für sterbende Kinder und ihre trauernden Eltern und Geschwister. Verlag Hans Huber, Bern 1999

Jenny A. Lebenswelt- und Alltagsgestaltung – Die Bedeutung der Sozialen Arbeit in Palliative Care am Beispiel der Caritas Luzern. Masterarbeit (MAS). Edition Soziothek 2012

Kissane DW, Bultz BD, Butow PM, Finlay IG. Handbook of Communication in Oncology and Palliative Care. Oxford University Press 2010

KOKES-Praxisanleitung Erwachsenenschutzrecht. Dike Verlag AG, Zürich/St. Gallen 2012

*Lamp I, Smith S. Trauer und Beratung, in: Nestmann, F, Engel F, Sickendiek U (Hrsg.). Das Handbuch der Beratung. Schuber 2004

*Murray Parkes C, Prigerson HG. Bereavement. Studies of Grief in Adult Life. Routledge, New York 2010

*Neimeyer RA. Grief and Bereavement in Contemporary Society. Bridging Research and Practice. Taylor & Francis Group, New York 2011

Oliviere D. Death, Dying, and Social Differences. Oxford University Press 2012

Pestalozzi-Seger G. Chronisch krank – was leisten die Sozialversicherungen ? Leitfaden 2014. Herausgeber: Krebsliga Schweiz, Lungenliga Schweiz, Bern 2014

Reith M, Payne M. Social Work in End of Life and Palliative Care. The Policy Press, Bristol 2009

*Schärer-Santschi E. Trauern – Trauernde Menschen in Palliative Care und Pflege begleiten. Verlag Hans Huber, Bern 2012

Student JC, Mühlum A, Student U. Soziale Arbeit in Hospiz und Palliative Care. Verlag Reinhardt 2004

Wasner M, Pankofer S. Soziale Arbeit in Palliative Care: Ein Handbuch für Studium und Praxis. W. Kohlhammer, Stuttgart 2014

*Worden JW. Beratung und Therapie in Trauerfällen, Ein Handbuch. 4. Aufl., Verlag Hans Huber, Bern 2011

*Znoj H. Komplizierte Trauer: Leitfaden für Therapeuten. Hogrefe, Göttingen 2004

32. Die Seelsorge

Theophil Spoerri

Vorbemerkung

Dieses Buch richtet sich primär an Ärzte und ist in deren wissenschaftlicher Fachsprache verfasst. Das Kapitel «Seelsorge» ist dagegen von einem Theologen geschrieben und verwendet eine Sprache, die in einer medizinischen Publikation fremd klingen mag.

> *«Jeder Mensch hat im weitesten Sinn spirituelle Bedürfnisse, vor allem dann, wenn er spürt, dass er dem Tode nahe ist. Ihn auf dieser Suche zu begleiten, ist nicht nur Aufgabe der Seelsorger, sondern auch all derer, die ihn umgeben. Aber nicht etwa, um ihm ihre eigenen Überzeugungen aufzudrängen, sondern um ihm zu helfen, seine eigene Wahrheit zu finden.» (Altern in der Schweiz: Bilanz und Perspektiven/Bericht der Eidg. Kommission, S. 480, EDMZ 1995)*

Auch wenn der Mediziner in der Regel der Symptomkontrolle Priorität einräumt, beschäftigen sich Menschen an ihrem Lebensende zunehmend auch mit Sinnfragen. Oft kommt die Beachtung von existenziellen und spirituellen Fragen zu kurz, obschon bekannt ist, dass Spiritualität und Religiosität gerade in dieser Lebensphase einen wichtigen Einfluss auf die Lebensqualität haben können. Auf wenigen Seiten kann die Rolle der Seelsorge nicht umfassend dargestellt werden. Es soll aber aufgezeigt werden, dass die Seelsorge und der Seelsorger eine Ressource darstellen, an die der Arzt in der Hitze des Gefechts nicht denkt – oder erst, wenn er mit seinem pharmakologischen Latein am Ende ist.

Was ist Seelsorge?

Seelsorge ist die Hinwendung zu einem Menschen, der sich geistig und seelisch in einer Spannung oder akuten Notlage befindet. Seelsorge nimmt den Menschen in seiner Ganzheit von Körper, Seele und Geist wahr und bietet ihm eine **Beziehung** an, die er als hilfreich und tröstend erfahren kann.

Nach diesem Verständnis ist Seelsorge nicht zwingend etwas explizit Religiöses und schon gar nicht konfessionell Kirchliches. Jeder Mensch kann für einen andern Menschen zum «Seelsorger» werden, wenn er sich ihm zuwendet und ihn in seiner Ganzheit respektvoll wahrzunehmen versucht. Seelsorge ist daher keine Disziplin, welche exklusiv von theologisch ausgebildeten und kirchlich approbierten Pfarrerinnen und Pfarrern ausgeübt werden kann oder darf. Jeder Mensch, der andere Menschen palliativ begleitet, kann ihnen in einer «seelsorgerlichen Haltung» begegnen, ohne es als «Seelsorge» zu deklarieren.

Seelsorge ereignet sich in der **Beziehung** zwischen zwei oder mehr Menschen, wenn diese Beziehung als tröstend erfahren wird. Das Wort «**Trost**» ist etymologisch mit den Begriffen «Treue» und «Vertrauen» verwandt (vgl. englisch: «to trust»). «Trösten» bedeutet: einem von Angst oder bedrängenden Vorstellungen und Fragen verunsicherten Menschen so begegnen, dass er ein Stück Vertrauen, Gelassenheit und Hoffnung gewinnen kann.

Seelsorge ist nicht Psychotherapie. Sie verfolgt kein therapeutisches Ziel, obschon sie durchaus «heilend» auf die Seele wirken kann.

Spiritualität lässt sich nicht auf Religion reduzieren. Ein Unterstützungsangebot muss deshalb an eine respektvolle Haltung gekoppelt sein. Unter keinen Umständen dürfen Seelsorger, Seelsorgerinnen die Notlage von Patienten für kirchlich-religiöse Missionierung missbrauchen.

Individuelle Kompetenzen

Identifikation der Bedürfnisse

Da im Prinzip jeder Mensch spirituelle Bedürfnisse hat, gehört die Wahrnehmung dieser Dimension zu einer integralen Versorgung. Oft ist es dabei schwierig, die Bedürfnisse in Worten und damit auf der kognitiven Ebene auszudrücken. Umso wichtiger ist es, diese zu erkennen. Es gibt dazu verschiedene Evaluationsinstrumente (**Tab. 32-1**). Es wird empfohlen, sich eines anzueignen, das dem eigenen Empfinden und Verständnis am ehesten entspricht. Der Untersucher kann die vorgeschlagenen Fragen anwenden, oder besser, sich von diesen in freier Interpretation leiten lassen.

Haltung

Die Beschreibung bezieht sich auf individuelle Kompetenzen, wie sie von allen beteiligten Betreuern/Teammitgliedern erwartet werden sollen:

- Respekt vor der Individualität des Gegenübers, vor dem was er glaubt, oder nicht glauben kann

Tabelle 32-1: Beispiele von Assessment-Instrumenten für spirituelle Bedürfnisse.

SPIR	HOPE
Spirituelle Überzeugungen: Würden Sie sich im weitesten Sinn als gläubigen Menschen betrachten? **P**latz im Leben: Sind diese Überzeugungen wichtig für Ihr Leben und für Ihre gegenwärtige Situation? **I**ntegration: Gehören Sie einer religiösen Gemeinschaft an? **R**olle des Betreuers: Wie soll ich als Betreuer mit diesen Fragen umgehen?	**H**ope: Quellen von Hoffnung, Sinn, Tost, Kraft usw. **O**rganised: Zugehörigkeit zu einer organisierten Glaubensgemeinschaft **P**ractice: persönliche spirituelle Praxis **E**ffects: Auswirkung der Spiritualität auf den Gesundheitszustand
SPIR hilft, die Bedeutung der spirituellen Dimension zu erfassen, und die Erwartungen an die Betreuer in dieser Dimension zu identifizieren. **HOPE** unterstützt bei der Erkennung von Hoffnungs- und Sinnesressourcen.	

- aktives Zuhören
- dableiben, auch wenn keine Lösungen sichtbar sind
- auf die eigene Intuition achten und dementsprechend handeln
- seine Grenzen erkennen und einhalten.

Für die Vertiefung wird insbesondere auf das «Consensus Paper» von Bigorio 2008 (s. Literatur) hingewiesen.

Warum professionelle Seelsorger?

Zur Ganzheit des Menschen gehören auch seine religiösen Vorstellungen und Erfahrungen, sein Glauben und seine Zweifel, seine in der Religion und kirchlichen Lehre verankerten Wert- und Moralvorstellungen, seine Fragen nach dem Sinn seines Lebens und Sterbens. Kurz: Seine Spiritualität.

Jeder Mensch ist berechtigt, mit andern Menschen über solche intimen Themen zu reden. Aber nicht alle fühlen sich dazu innerlich frei und befugt. Vielleicht haben sie sich selber noch nie intensiv mit derartigen Fragen auseinandergesetzt. Deshalb halten sie sich für nicht kompetent und weichen diesen Themen aus, obschon die Patienten das Bedürfnis signalisieren, darüber zu sprechen. In dieser Situation ist es sinnvoll, den Dienst eines professionellen Seelsorgers oder einer Seelsorgerin in Anspruch zu nehmen.

Professionelle Seelsorger verfügen idealerweise über eine theologische Ausbildung und psychologisch-therapeutische Zusatzausbildungen (z.B. «Clinical Pastoral Training», CPT). Sie können dem kranken oder sterbenden Patienten, seinen Angehörigen, sowie dem Betreuungsteam Hilfe bieten, *sofern jemand auf die Idee kommt*, sie einzubeziehen.

In früheren Zeiten – vor der weltanschaulichen und religiösen Pluralisierung und vor der Entfremdung großer Teile der Gesellschaft von den Kirchen – war es selbstverständlich, den Gemeinde- oder den Spitalpfarrer als Seelsorger ans Krankenbett zu rufen. Heute ist diese Selbstverständlichkeit weitgehend verloren gegangen.

Pastoralpsychologisch ausgebildete Seelsorger und Seelsorgerinnen sehen ihre Aufgabe nicht primär darin, kirchlich-religiöse Rituale abzuwickeln, sondern sich als **Beziehungsperson** für Menschen zur Verfügung zu stellen, welche sich in schwierigen Lebenssituationen befinden.

Was ist die Aufgabe des professionellen Seelsorgers?

Sobald sich ein Pfarrer oder eine Pfarrerin, als «Seelsorger» vorstellt, werden sie von den Angesprochenen spontan in den Rahmen von Gott, Religion, Glauben, Kirche usw. gestellt, selbst wenn in ihrem Gespräch diese Themen gar nicht im Mittelpunkt stehen. Durch ihre bloße Präsenz erinnern sie an «Gott» (was immer die Angesprochenen darunter verstehen) und werden gleichsam dessen Repräsentant. Sie werden aber auch zur Übertragungsfigur für deren positive und negative Erfahrungen mit Religion und Kirche.

Fragen nach dem Sinn oder dem verfehlten Sinn ihres Lebens tauchen auf und werden vielleicht nur vorsichtig angedeutet. Es ist die Aufgabe des Seelsorgers, genau hinzuhören und solche Andeutungen einfühlend aufzunehmen.

Ihre Kernaufgabe liegt dort, wo es um **«letzte Fragen»** geht: die Fragen nach der Schuld in verfehlten Lebensbeziehungen, dem Sinn eines vielleicht (noch) nicht erfüllten Lebens und die Frage nach der Gerechtigkeit Gottes oder des Schicksals angesichts eines unbegreiflichen Leidens und unzeitigen Sterbenmüssens. Ihnen darf der Seelsorger nicht ausweichen – vor allem nicht in religiöse Floskeln! – oder sich für nicht zuständig erklären. Das bedeutet aber nicht, dass er auf diese letztlich nicht allgemein zu beantwortenden «letzten Fragen» allgemein gültige Antworten bereithalten muss. Der Seelsorger hat aber die Pflicht und gleichzeitig das Vorrecht, diese «letzten Fragen» aushalten zu müssen und zu dürfen, zusammen mit den Menschen, welche als unmittelbar Betroffene um eine «letzte Antwort» ringen.

Konkrete Situationen der professionellen Seelsorge

In folgenden Situationen ist die Unterstützung durch den Seelsorger besonders hilfreich:

Stützende Gespräche während der Krankheit

Manche Ärzte und Pflegende fragen erst in der Endphase, ob der Sterbende den Besuch eines Pfarrers oder einer Seelsorgerin wünsche. Dahinter steckt die alte Vorstellung, es brauche beim Übergang von «dieser» zu «jener» Welt den Beistand eines Priesters.

Manche meinen auch, ein Besuch des Seelsorgers *vor* dem unmittelbar bevorstehenden Ableben könne als böses Omen verstanden werden, das den Patienten unnötig beunruhige; es sei deshalb zu vermeiden (der Pfarrer als «Bote des Todes»).

Für schwer kranke Menschen kann es jedoch eine Hilfe bedeuten, wenn sie vor ihrem Tod mit einem einfühlsam zuhörenden Menschen, der nicht zum therapeutischen Team gehört und nicht unter Zeitdruck steht, über Dinge reden können, die sie beschäftigen und bedrücken. Auch für ihre Angehörigen und für die Betreuenden kann der Einbezug der Seelsorge eine wichtige Entlastung sein.

Scheuen Sie sich nicht, den Seelsorger, die Seelsorgerin als Beziehungsperson einzuführen, auch wenn der Patient noch nicht unmittelbar am Sterben ist!

Religiöse Symbolhandlungen und Rituale

Menschen an der Grenze vom «Hier» zum «Dort» und/oder ihre Angehörigen haben oft das Bedürfnis, diese Situation durch eine religiöse Handlung zu gestalten, um sie besser bewältigen zu können. In der Regel betrachten sie den Pfarrer, Priester oder die Seelsorgerin als zuständige Person, um solche Rituale auszuführen. Je nach Religion und Konfession erwarten sie **sakramentale Handlungen**: zum Beispiel die Krankensalbung (nicht die «Letzte Ölung»!), die Beichte, das Abendmahl oder die Kommunion; Gebete, Lieder, Bibellesung oder auch frei gestaltete Abschiedsrituale.

Für **Angehörige nichtchristlicher Religionen** (Juden, Muslime, Hindus, Buddhisten) kann es ebenso wichtig sein, dass kompetente Vertreter ihrer Religion benachrichtigt werden, welche die Sterberituale gemäß ihrer Tradition durchführen können. Sollte kein Vertreter ihrer Religion zur Verfügung stehen, kann ihnen *probeweise* das Angebot gemacht werden, zur Unterstützung einen christlichen Seelsorger, eine Seelsorgerin beizuziehen.

Dieses Bedürfnis nach religiösen Ritualen ist zu respektieren – unabhängig von der persönlichen Weltanschauung oder Kirchenzugehörigkeit des ärztlichen oder des pflegenden Personals.

Trauerfeier und Beerdigung

In der Regel ist es die Aufgabe des Gemeindepfarrers, die Trauerfeier durchzuführen. Wenn sich aber im Verlauf der palliativen Begleitung eine persönliche Beziehung zwischen dem Sterbenden oder seinen Angehörigen und dem Seelsorger der stationären Institution entwickelt hat, taucht oft der Wunsch auf, er oder sie möge auch die Abschiedsfeier gestalten. In diesem Fall liegt es in deren Ermessen – in Absprache mit den Organen der Kirchgemeinde – zu entscheiden, ob er oder sie dem Wunsch der Angehörigen entsprechen wollen.

Begleitung der Angehörigen

Der Tod eines geliebten Menschen kann die Angehörigen in tiefer Trauer und Verzweiflung zurücklassen, aus der sie ohne Hilfe schwer herausfinden. Im Rahmen ihrer Kapazität stehen der Seelsorger, die Seelsorgerin auch für die Begleitung dieser Menschen zur Verfügung. Überdies können sie sie auf möglicherweise bestehende «Trauergruppen» und «Trauerseminare» hinweisen.

Professionelle Seelsorge ist oft eine leicht zugängliche, aber schlecht genutzte Ressource. Ärzte, Ärztinnen und Pflegende denkt daran!

Literatur

Bigorio 2008: Empfehlungen zu Palliative Care und Spiritualität: Konsens zur «best practice» für Palliative Care in der Schweiz, 2008. www.palliative.ch/index.php?id=157

Chochinov HM. Dying, dignity, and new horizons in palliative end-of-life care. CA Cancer J Clin. 2006;56(2):84-103

Odier C. Accompagnement spirituel ou «faire passer un chameau par le trou d'une aiguille», Frontières 2004

Puchalski CM. Interdisciplinary Spiritual Care for Seriously Ill and Dying Patients: A Collaborative Model; Cancer J 2006;12:398-416

Puchalski CL, Ferrell B, Virani R, Otis-Green S, Baird P, Bull J, Chochinov H, Handzo G, Nelson-Becker H, Prince-Paul M, Pugliese K, Sulmasy D. Improving the quality of spiritual care as a dimension of palliative care: the report of the Consensus Conference. J Palliat Med. 2009 Oct;12(10):885-904. doi: 10.1089/jpm.2009.0142.

Rougeron C. Les besoins spirituels des malades en fin de vie à domicile, Le Courrier de l'éthique médicale (7), n° 2, 2e semestre 2007, p 17-19

Sandrin L. Abbi cura di te. C'è un tempo per gli altri e un tempo per sé, Camilliane, Torino 2007

Spoerri T. Spitalseelsorge als Anachronismus. Ein Bericht. Friedrich Reinhardt Verlag, Basel, 2004

33. Der Hausarzt

Christoph Cina

Die Kernkompetenzen des Hausarztes als Spezialist seines Fachgebietes «Hausarztmedizin» umfassen die Erfüllung der Primärversorgungsaufgaben und die Fähigkeit, einen personenbezogenen Ansatz im Umgang mit Patienten und Problemen anzuwenden. Der Hausarzt ist in der Regel die erste Anlaufstelle der Patientinnen und Patienten mit häufig unspezifischen und ungeklärten Beschwerden. Die allgemeinmedizinische Konsultation soll sich zu einer effektiven Arzt-Patienten-Beziehung entwickeln und eine Langzeitbetreuung nach Maßgabe der Bedürfnisse des Patienten ermöglichen. In Würdigung der Anliegen der Patienten und der im Gesundheitswesen zunehmend beschränkten Ressourcen ist es die Aufgabe des Hausarztes, eine optimale Behandlungsstrategie zusammen mit dem Patienten zu erarbeiten. Die Betreuung in einem umfassenden Ansatz bedingt die konstruktive Zusammenarbeit mit anderen in der Primärversorgung tätigen Berufspersonen und den Einbezug und die Koordination von weiteren Fachkräften mit dem Ziel einer wirksamen und angemessenen Leistungserbringung. Er bleibt dabei der Interessensvertreter des Patienten. In der täglichen Praxis betrifft diese Zusammenarbeit prioritär die Spitex, aber auch die Physio- und Ergotherapie und Ernährungsberatung. Hinzu kommen Spezialärztinnen und Ärzte sowie Psychologen.

Die Tätigkeit des Hausarztes ist gesellschaftsorientiert, d.h., die gesundheitsbezogenen Bedürfnisse einzelner Patienten und der Gesellschaft, in der sie leben, sollen unter Berücksichtigung der verfügbaren Ressourcen in Einklang gebracht zu werden. Durch eine gut vernetzte Arbeitsweise wird einer Verschleuderung der Ressourcen entgegengewirkt. Dabei kommt ein biopsychosoziales Modell unter Einbezug kultureller und existenzieller Dimensionen zum Tragen. Als eine personenorientierte wissenschaftliche Disziplin müssen drei wesentliche Hintergrundelemente fundamental betrachtet werden:

1. Der Kontext: Betrachtung des Umfeldes der Person, der Familie, der Gemeinschaft und deren Kultur ist für die Entscheidungsfindung bzw. Betreuung der Patientinnen und Patienten bedeutsam.
2. Die Haltung: Sie ist Ausdruck der beruflichen Fähigkeiten, Wertvorstellungen und moralischen Überzeugungen des Hausarztes.

3. Der wissenschaftliche Ansatz: Die Anwendung einer kritischen und auf Forschung basierenden Arbeitsweise in der Praxis und die Förderung derselben durch kontinuierliches berufsbegleitendes Lernen und Qualitätsverbesserung.[1]

Die hausärztliche Tätigkeit ist einem großen Wandel unterworfen. Die demografische Entwicklung mit rasant steigender Lebenserwartung und damit verbunden eine zunehmende Zahl komplex kranker Menschen erfordern ein breites Angebot hochqualifizierter Hausärztinnen und Hausärzte. Die sinkende Attraktivität des Berufs Hausarzt und die Feminisierung mit dem Wunsch nach Teilzeittätigkeit wird zu einem bedrohlichen Personalmangel führen. In diesem angespannten Umfeld ist eine Entwicklung in Richtung Teammedizin zu beobachten und auch zu fördern. In der zukunftsorientierten Teammedizin zeichnet sich ein großer Trend Richtung Gemeinschaftspraxen bzw. Medizentren ab, in denen nicht nur neue Arbeitsmodelle mit Teilzeitstellen möglich werden, sondern auch die Integration anderer in der Primärversorgung tätigen Berufsgruppen angestrebt werden soll.

Der Erfolg dieser Gemeinschaftspraxen hängt nicht nur von einem attraktiven Geschäfts- und Arbeitsmodell und einem entsprechenden Rechtskleid ab, sondern prioritär von der guten Zusammenarbeit der Hausärzte im Verbund mit anderen Professionen wie MPAs, Pflege (Spitex), verschiedenen in der Beratung tätigen Berufsleuten, wie z.B. Ernährungsberatung, Diabetesberatung etc. und Physiotherapie. Diese Teamarbeit muss erlernt und immer wieder im gegenseitigen Respekt geübt werden.

Die gute Zusammenarbeit der Professionen untereinander ist nur durch eine gute Vernetzung möglich. Voraussetzung dazu sind gute zwischenmenschliche Beziehungen und digitale Instrumente, mit denen der fachliche Austausch sicher und schnell umgesetzt wird. Dabei werden die elektronische Krankengeschichte, das Internet und die digitalen Kommunikationssysteme eine wichtige Stellung einnehmen.

Der Hausarzt und Palliative Care

Nach diesen allgemeinen Ausführungen stellt sich die Frage, ob der Hausarzt für seine Aufgaben in Palliative Care in der Grundversorgung genügend qualifiziert ist oder ob die Situation in Aus-, Weiter- und Fortbildung verbessert werden könnte.

1 http://www.woncaeurope.org/Definition%20GP-FM.htm

Der aktuell gültige Lernzielkatalog beschreibt die hausärztlichen Funktionen. Damit diese Ziele erreicht werden können, bräuchte es dringend eine genügende Zahl Lernender und kompetente Lehrer. Diese beiden Voraussetzungen sind zurzeit in der Schweiz nicht zufriedenstellend gegeben.

Hausärztliche Herausforderungen und Aufgaben in Palliative Care

- Der Hausarzt kann für die häusliche Betreuung eines Patienten am Lebensende ein multidisziplinäres Team zusammenstellen, selbst an einem solchen mitwirken und nötigenfalls die Führung übernehmen. Er kann einen Behandlungsplan mit Partnern im Gesundheitswesen aufstellen, Behandlungsziele formulieren, umsetzen und gegenüber dem Patienten, den Angehörigen und den mitbeteiligten Betreuern kommunizieren.
- Er kann die palliative Therapie der häufigsten Symptome einer unheilbaren Krankheit gewährleisten wie Schmerzen und weitere Symptome mittels Anamnese, klinischer Untersuchung und Zusatzuntersuchungen erfassen; eine evidenzbasierte Behandlung mit Opioiden durchführen inklusive Reservedosis und zugleich zu erwartenden Nebenwirkungen vorbeugen; eine adjuvante Medikation und andere adjuvante Maßnahmen für eine effiziente Schmerzbehandlung einsetzen; er kann Behandlungen durchführen für Symptome wie Fatigue, Anorexie, Kachexie, Obstipation, Dyspnoe, Nausea, Erbrechen, Delir, Angst und Depression.
- Der Hausarzt kann den sterbenden Menschen in Bezug auf seine körperlichen, emotionalen, sozialen und existenziellen Bedürfnisse betreuen, psychosoziale und spirituelle Aspekte erfassen und berücksichtigen und mit Trauer umgehen; er kann Patientenverfügungen mit Patienten und Angehörigen erarbeiten und besprechen; unterscheiden zwischen ärztlich assistiertem Suizid, direkter und indirekter aktiver Sterbehilfe, terminaler Sedation sowie Behandlungsverzicht und -abbruch; mit dem Wunsch des Patienten nach Sterbehilfe umgehen und die entsprechenden Gespräche führen; Informationen über schwere Erkrankungen und deren Prognose verständlich dem Patienten und auch den Angehörigen kommunizieren.[2]

Neben der Integration der Lernziele in den entsprechenden Studiengängen gibt es schweizweit zunehmend qualitativ hochstehende Weiterbildungskurse und Fortbildungen. Eine gute Möglichkeit, die erwähnten Lernziele konkret zu

2 Lernzielkatalog Hausarzt SIWF FMH, www.fmh.ch/files/pdf4/aim_anhang_2_d.pdf

verfestigen, bieten die in verschiedenen Kantonen angebotenen hausärztlichen Praxisassistenz-Programme für Jungärzte.

Die Veränderungen im hausärztlichen Umfeld mit zunehmender Bildung von Gruppenpraxen erleichtern dem Hausarzt seine Arbeit durch den Einbezug von Kolleginnen und Kollegen. Hilfe kann von spezialisierten mobilen Palliative-Care-Teams oder von Palliative-Care-Stationen erwartet werden, wenn die eigene Kompetenz in komplexen Situationen nicht ausreicht. Neben verschiedener Fachliteratur sind zudem die Bigorio Best-Practice-Empfehlungen zu verschiedenen Themen wie Dyspnoe, Nausea, Delir etc. hilfreich. Diese Empfehlungen und weitere Informationen zu Palliative Care finden sich unter der Website www.palliative.ch.

Literatur

Jackson GL, Powers BJ, Chatterjee R, Bettger JP, Kemper AR, Hasselblad V, Dolo RJ, Irvine RJ, Heidenfelder BL, Kendrick AS, Gray R, Williams JW. The Patient-Centered Medical Home: A Systematic Review. Ann Intern Med 2013; 158: 169–178

www.annfammed.org
www.woncaeurope.org/library/documents

34. Interprofessionalität

Daniel Büche

Einleitung

Interprofessionalität – insbesondere interprofessionelle Teamarbeit – ist in der Palliative Care wichtig zur Zielerreichung. Doch was verstehen wir unter Interprofessionalität und wie können wir sie im Alltag umsetzen? Haben wir ein gemeinsames Verständnis von Interprofessionalität, so ist sie uns nützlich beim Assessment, der Diagnosestellung, der Entscheidungsfindung, dem Netzwerkaufbau und dem Support im System.

Definition

Interprofessionalität kann definiert werden als Zusammenarbeit zwischen verschiedenen Berufsgruppen mit folgenden Charakteristika:

«Interprofessionell zusammen arbeiten heißt, Verantwortung für gemeinsam abgesprochene Entscheidungen sowie für die Behandlung und Betreuung, die daraus erfolgen, übernehmen und Informationen austauschen sowie Arbeiten koordinieren.» (CochraneReview 2000 Bryant).

Interprofessionalität hat sich als Begriff in der angelsächsischen Literatur noch nicht durchgesetzt. So wird meist vom «Interdisciplinary Team» oder vom «Multidisciplinary Team» gesprochen und der Begriff «interprofessional» kommt praktisch nur als «Interprofessional Education» vor.

Unter Interdisziplinarität verstehen wir – im strengen Sinn des Wortes – die Zusammenarbeit von verschiedenen Professionellen unterschiedlicher Disziplinen der gleichen Profession, also z. B. von Ärzten (Profession) unterschiedlicher Fachrichtungen (Disziplinen), Onkologe mit Kardiologe.

Bedeutung

Basierend auf der obigen Definition hat das interprofessionelle Team die Aufgabe, mit dem Patienten gemeinsame Zielsetzungen für seine Betreuung zu erarbeiten, Entscheidungen gemeinsam zu fällen, die Aufgaben zwischen den Professionellen klar aufzuteilen und die Information zwischen den Professionen fließen zu lassen.

Wir brauchen also eine gemeinsame Zielvereinbarung, Kommunikationsbereitschaft, Kooperationsverhalten und eine Eigenverantwortlichkeit (**Tab. 34-1**).

Tab. 34-1: Kompetenzen für gelingende Interprofessionalität.

	Haltung	Fertigkeiten	Wissen um/von ...
Kommunikation	Kommunikationsbereitschaft	• Kommunikationsfähigkeit • Verhandeln • motivierende Gesprächsführung • Empathie	Kommunikationskonzept(e)
Entscheidung	Gemeinsam kommen wir zu kreativeren und zu einer größeren Anzahl von Lösungen.	Entscheidungsfreudigkeit	Grundprinzipien der Entscheidungsfindung
Kooperation	Kooperationsbereitschaft	Kooperationsfähigkeit	Stolpersteine der Kooperation
Grundwerte	Respekt		
	Wertschätzung	Kompetenzen zusprechen	
	Toleranz	Fehlerfreundlichkeit leben	Umgang mit Fehlern, Fehlerkultur
Profession	Professionalität		• berufsspezifisches Wissen • Wissen um Interprofessionalität
Rolle	Rollenbewusstsein		Rolle der anderen Professionen
	Eigenverantwortlichkeit: • Authentizität • Verlässlichkeit • Transparenz • Vorbildfunktion leben		
Team	Vertrauen in die Verlässlichkeit, die Kompetenzen der andern Professionen	Teamfähigkeit (inkl. Konfliktfähigkeit)	Wissen um Team, Teambildung, Teamprozesse, Arbeitsteilung

Gemeinsame Zielvereinbarung

Die gemeinsame Zielvereinbarung ist das Fundament der Arzt-Patienten-Beziehung in der Palliative Care. Die Ziele müssen formuliert und kommuniziert, somit explizit gemacht werden. Die mit dem Patienten vereinbarten Ziele können in den Professionen unterschiedlich sein, müssen aber gegenseitig kommuniziert und abgestimmt werden, damit sie zu einer gemeinsamen Vorgehensweise führen. So sollte zum Beispiel die Pflegediagnose mit der ärztlichen Beurteilung verglichen und die daraus folgenden Arbeiten koordiniert werden.

Kommunikationsbereitschaft

Die Kommunikationsbereitschaft beginnt mit der gemeinsamen Zielvereinbarung, geht in die Entscheidungsfindung über und verpflichtet sich der gegenseitigen Information über den Stand der Dinge.

Entscheidungsfindung in der Palliative Care bedeutet meist «Shared Decision Making» (s. Kap. 40). Sie basiert auf dem Informationsaustausch zwischen Professionellen, die an der Betreuung des Patienten beteiligt sind, dem Patienten sowie den Angehörigen. Auf dem so gemeinsam erworbenen Wissen kann die gemeinsame Entscheidungsfindung aufbauen. Je mehr Wissen aus verschiedenen Informationsquellen zusammenkommt, umso mehr Entscheidungsmöglichkeiten gibt es. Somit muss das Wissen aus den verschiedenen Professionen genutzt werden, um möglichst viele Entscheidungsmöglichkeiten für den Patienten aufzeigen zu können.

Kooperationsbereitschaft

Kooperationsbereitschaft ist in der Teamarbeit selbstverständlich. Doch sind wir uns bewusst, was dies bedeutet? Kooperationsbereitschaft umschreibt vor allem eine Haltung, geprägt durch gegenseitige Wertschätzung, Respekt, Vertrauen und durch das gegenseitige Zugestehen von Kompetenzen.

Stolpersteine der Kooperationsfähigkeit sind: Konfliktvermeidung, ungelöste Konflikte, nicht deklarierte Macht- oder Hierarchieverhältnisse, unklare Zielformulierungen, Missverständnisse und die Suche nach Fehlern beim andern. Es gilt, allfällige Konkurrenzsituationen zu identifizieren und anzusprechen bzw. zu vermeiden.

Eigenverantwortlichkeit

Eigenverantwortlichkeit ist nur möglich, wenn man als Teammitglied seine Rolle kennt und diese Rolle auch ausfüllen kann und will. Dabei setzt sich diese Rolle zusammen aus der Rolle durch die eigene Profession als auch aus der

Rolle im Team. Nur wenn jedes Teammitglied Eigenverantwortung übernimmt, kann das Team auch gemeinsam eine Verantwortung für die gemeinsame Zielsetzung übernehmen.

Zur Rolle und damit zur Eigenverantwortlichkeit gehören Eigenschaften wie Authentizität, Verlässlichkeit, Transparenz oder Vorbildfunktion.

Arbeitsteilung

Arbeitsteilung ist ein wesentlicher Bestanteil der Interprofessionalität. Diese ist am besten möglich, wenn jeder seine eigene Rolle kennt und über die Rolle und die Kompetenzen der anderen Teammitglieder Bescheid weiss. Die ideale Arbeitsteilung ist dann gefunden, wenn jedes Teammitglied sich sicher sein kann, dass es der/die Beste zur Erfüllung einer Aufgabe ist, wodurch seine/ihre Motivation steigt, diese zu erledigen. Wichtig ist dabei, dass immer wieder über den Stand der Arbeit informiert wird, damit keine Lücken, aber auch keine Doppelspurigkeiten entstehen! Es braucht also eine Koordination und jedes Teammitglied muss auch mal zurückstehen können bei Aufgaben, die es gerne übernehmen würde!

Wo kommt Interprofessionalität in der Palliative Care zum Tragen?

Interprofessionalität beim Assessment/der Diagnosestellung

Die Diagnose «Sterben(d)» ist ein Paradebeispiel für Interprofessionalität. Diese Diagnose «gehört» keiner Profession. Wir können sie nur stellen, wenn wir die oben beschriebenen Kriterien der Interprofessionalität ernst nehmen. Es ist für jegliche Profession oder Disziplin allein schwierig, die Diagnose «Sterbend» zu stellen, denn es gibt nur Indizien und keine Beweise dafür. Je mehr Indizien wir aber zusammentragen können, umso sicherer wird die Diagnose, und die Gefahr der Überdiagnose oder Unterdiagnose nimmt ab. Pflegende nehmen durch die lange Präsenzzeit am Krankenbett andere Zeichen wahr als der Palliative-Care-Arzt oder der Spezialarzt (sei es der Kardiologe, Nephrologe, Pneumologe u.a.). Die Ärzte hingegen haben das Wissen um die Krankheit, die Prognose, die Interventionsmöglichkeiten, und dies jeder aus der Sicht seiner Disziplin. Ebenso können sie häufig die Beobachtungen über einen längeren Zeitraum abstützen, was hilft, die Dynamik der Krankheit abzuschätzen. Dies macht klar, dass die Diagnose «Sterbend» eine interprofessionelle ist und dass es nicht darum geht, wer schlussendlich recht hat, sondern dass wir das Optimale für den Patienten machen.

Interprofessionalität bei der Entscheidungsfindung

Die interprofessionelle Entscheidungsfindung (Shared Decision Making) kommt speziell bei schwierigen Entscheidungen zum Tragen. Entscheidungen sind dann schwierig, wenn es mehrere mögliche Behandlungs- oder Betreuungswege gibt und wir Professionelle keine klare Behandlungs- oder Betreuungspräferenz haben, resp. keine haben können. Dabei kann es sich – wenn auch, nicht zwingend – um Dilemmata (Wahl zwischen zwei unerwünschten Möglichkeiten) handeln. Die schwierigen Entscheidungsfindungen basieren auf gemeinsamem Wissen, das wir miteinander teilen müssen. Auch hier ist wieder das Wissen von verschiedenen Professionen und verschiedenen Disziplinen gefragt und das Wissen jeder Profession und jeder Disziplin setzt sich aus Erfahrungswissen und erlerntem Wissen zusammen. Eine Einschätzung erfolgt wenn das Wissen ausgetauscht und kommuniziert ist. Aus diesen Erkenntnissen wird dann mit dem Patienten und allenfalls den Angehörigen eine Entscheidung getroffen, wobei häufig auch ethische Überlegungen mit einfließen.

Interprofessionalität im Netzwerk

Die Zusammenarbeit im Netzwerk ist immer interprofessionell. Sie geht sogar noch ein Stück weiter, da hier zusätzlich noch die Zusammenarbeit mit den Laien – sei es mit Angehörigen, sei es mit Freiwilligen und Ehrenamtlichen – gesucht wird. Die Zusammenarbeit in einem Team ist immer nur so gut wie dessen schwächstes Glied. Somit sind wir alle dafür verantwortlich, dass auch die Laien adäquat mit Haltung, Wissen und Fertigkeiten ausgestattet sind, damit sie ihren Aufgaben gewachsen sein können und damit wir ihnen gerecht werden können. Edukation, Wissenstransfer auf allen Ebenen, Aufbau von Kompetenzen sind die Zauberworte, die zum Erfolg führen. Das Wissen an einem Ort zu poolen nützt dem Netzwerk nichts. Dabei geht es nicht darum, dass jeder alles weiß, aber jeder muss über genügend Wissen und Fertigkeiten verfügen, damit er seine Aufgabe wahrnehmen kann und auch weiß, wann der Zeitpunkt gekommen ist, sich Unterstützung zu holen.

Schlussfolgerungen

Interprofessionalität ist uns nicht einfach dadurch gegeben, dass wir zusammenarbeiten. Interprofessionalität ist ein aktiver Prozess, der etwas mit der eigenen Rollenfindung, der Haltung der Interaktion mit den anderen Professionen zu tun hat. Sie bedingt ein tägliches Lernen. Dieses Lernen betrifft uns sowohl im Palliative-Care-Team als auch in unserer Zusammenarbeit mit anderen Teams.

Literatur

Arbeitsgruppe <Berufsbilder> der SAMW. Die zukünftigen Berufsbilder von Ärztinnen/Ärzten und Pflegenden in der ambulanten und klinischen Praxis. Schweiz Ärztezeitung 2007; 88 (46): 1942–1952

Bryant et al. Cochrane Review 2000

Büche D. Interprofessionalität. palliative-ch 2011; 1: 34–36

35. Austrittsplanung und Betreuung zu Hause

Maya Monteverde, Christoph Cina

Einführung

Die meisten Menschen wünschen, ihre letzte Lebensphase daheim zu verbringen und auch da sterben zu können. Jedoch leben nur etwa 20 % der Bevölkerung tatsächlich bis zu ihrem Tod zu Hause. Mit der Verbesserung der palliativen Betreuung zu Hause soll die Diskrepanz zwischen dem gewünschten und dem tatsächlichen Sterbeort von Patienten verkleinert werden. Palliative Care hat zum Ziel, eine bestmögliche Lebensqualität bis zum natürlichen Tod zu bieten unabhängig vom Lebensort der kranken Menschen. Das bedeutet, dass Schmerzen und andere Leiden auch zu Hause angemessen gelindert und dass Betroffene und Angehörige an ihrem Lebensort individuell begleitet werden sollen. Es bedeutet auch, dass ein stabiles Netzwerk von Fachpersonen aus verschiedenen Disziplinen, Freiwilligen und Angehörigen eine nahtlose Versorgung am Lebensende gewährleistet. Patientinnen und Patienten mit schweren, unheilbaren Krankheiten am Lebensende erleben jedoch oft mehrere Übergänge von einer Institution (Spital; Rehabilitation; Alters- und Pflegeheim) in die andere und auch wieder zurück nach Hause. Aus diesem Grund ist es wichtig, den Austritt sorgfältig und rechtzeitig zu planen.

Information des Patienten

Klare, ehrliche Informationen über die Krankheit und die erwartete Entwicklung ermöglichen es dem Patienten, Entscheidungen im Hinblick auf das Lebensende und den gewünschten Ort der Betreuung zu treffen. Wichtig ist, dass dieser Dialog den Rhythmus des Patienten und seiner Familie respektiert und keine Hoffnungen zerstört werden. Eine gute Symptomlinderung und ein beruhigendes Umfeld schaffen den erforderlichen geistigen Freiraum, um eine Heimkehr in Betracht zu ziehen. Ist dieser Wunsch einmal ausgesprochen und verstanden, sollen in einem Gespräch mit dem Patienten und den Angehörigen die Erwartungen, Befürchtungen und Ängste aller Beteiligten besprochen werden, ebenso die praktischen Folgen der Heimkehr sowie die Möglichkeiten und Grenzen der Betreuung zu Hause.

Vorbereitung der Heimkehr

Die Rückkehr nach Hause sollte schon in den ersten Tagen des Spitalaufenthalts geplant werden. Es braucht eine Vorbereitung, in die alle Beteiligten eingebunden sind: der Patient und seine Familie, der Spitalarzt und der Hausarzt, das Pflegepersonal im Spital und zu Hause, der Sozialdienst sowie die weiteren Fachleute (Physiotherapeuten, Ergotherapeuten, Seelsorger u.a.). Mit diesem Vorgehen kann die Kontinuität, Qualität und Kohärenz der Pflege gewährleistet werden.

Voraussetzungen für die Pflege zu Hause sind:

- Angehörige, welche die Pflege zu Hause übernehmen wollen
- Hausarzt, welcher regelmäßige Hausbesuche durchführt
- ein Pflege- und Betreuungsteam, welches bei Bedarf eine Erreichbarkeit rund um die Uhr gewährleistet.

Die Austrittsplanung umfasst wesentliche Aspekte wie:

- die frühzeitige Information an das nachbetreuende Team, insbesondere Hausarzt, spitalexterne Pflege und mobiles Palliative-Care-Team
- die Klärung der Aufgaben, welche von den Angehörigen, Freiwilligen und anderen involvierten Personen wahrgenommen werden können
- Erstellen eines Betreuungsplanes, inkl. Notfallplan: Klärung, ob Nachtwachen organisiert werden müssen
- die Sicherstellung der Medikation und des benötigten Materials. Medikamente und Material müssen bei Austritt in genügender Anzahl vorhanden sein. Allfällige Rezepte bereits Tage vor Austritt ausstellen, damit nicht vorhandene Medikamente durch den Hausarzt bzw. Apotheker bestellt werden können
- Ausstellen allfälliger Verordnungen für z.B. Physio- oder Ergotherapie oder andere ergänzende Therapieformen
- Klärung und Beschaffung von Hilfsmitteln wie Elektrobett, Nachtstuhl, Rollator, WC-Aufsatz, Sauerstoffkonzentrator, Telealarm usw. Dabei sind die lokalen Lieferfristen zu beachten
- Klärung der finanziellen Aspekte mit einem Sozialarbeiter: Wer übernimmt die allfallenden Kosten der pflegerischen Hilfsmittel und der Betreuung und Pflege zu Hause? Können durch die Pflege finanzielle Schwierigkeiten auftreten?

Informationen, Vorbereitung, Hilfe und Unterstützung für die Familie

Zu Hause übernehmen meistens die Angehörigen den Hauptteil der Pflege, sowohl am Tag als auch in der Nacht. Es ist deshalb wichtig, diese Personen besonders gut zu informieren und dabei auf folgende Punkte zu achten:

- auf Wünsche, Fragen und Ängste des Patienten und seiner Angehörigen eingehen
- Wissen über Verrichtungen weitergeben, die durch Familienangehörige erfolgen sollen (z.B. Mundpflege, Umlagerung usw.) sowie Aufklärung über den Nutzen der verschiedenen Behandlungen und die Modalitäten ihrer Anwendung oder Verabreichung
- Klärung der vorhandenen Ressourcen der pflegenden Angehörigen.

Zusammensetzung und Koordination des Betreuungsteams zu Hause

Die Betreuung zu Hause wird in der Regel von einem multiprofessionellen Team übernommen: Hausarzt, Spitex, mobiles Palliative-Care-Team, Nachtwachen, Freiwillige usw. Für eine effiziente Zusammenarbeit ist es nötig, dass die Mitglieder des Teams folgende Punkte definieren:

- Wer übernimmt die «Fallführung»?
- Welches sind die jeweiligen Verfügbarkeiten (z.B. Dienstzeiten, Wochenende, Nächte)?
- Wie und zu welchen Zeiten wird kommuniziert (z.B. Telefon, Fax, Mails)?
- Wann und in welcher Häufigkeit trifft man sich gemeinsam beim Patienten?

Möglichkeit einer Entlassung «auf Probe»

Es kann sinnvoll sein, eine provisorische Heimkehr vorzusehen, zum Beispiel für ein bis zwei Nächte, während denen das Spitalbett des Patienten frei gehalten wird. Wenn alles gut geht, kann der Patient zu Hause bleiben. Andernfalls kommt er ins Spital zurück, damit die aufgetretenen Probleme analysiert und die Rückkehrvorbereitungen vervollständigt werden können.

Übergabe

Das Spitalteam übergibt am Austrittstag schriftliche Informationen, z. B. einen Betreuungsplan, zu Händen des Hausarztes, der Spitex, des mobilen Palliative-Care-Teams und wenn nötig auch dem Patienten selbst, zur erforderlichen Behandlung und Pflege sowie zu voraussehbaren Komplikationen und den empfohlenen Maßnahmen bei deren Auftreten.

Lange Krankengeschichte am Lebensende bedarf einer elektronischen Aufarbeitung

Die Informationsmenge und Komplexität der Krankengeschichte von Menschen in ihrer letzten Lebensphase wird am besten mit einer strukturierten elektronischen Erfassung bewältigt. Um einen möglichst reibungslosen Übergang von einer Institution nach Hause zu gewährleisten, empfiehlt es sich, mit einem Betreuungs- und Maßnahmenplan zu arbeiten. Ein solches Instrument verhindert, dass die Behandlungskette von unheilbaren und schwerkranken Menschen reißt. Unnötige Spitalaufenthalte und Doppelspurigkeiten können reduziert werden, was in gewissen Fällen dazu beitragen kann, Kosten und Ressourcen zu sparen.

Als Beispiel eines solchen Instrumentes findet sich im Anhang 9 der Betreuungsplan des Kantons Solothurn.

Besonderheiten der Pflege und Behandlung zu Hause

Die Pflegepersonen sehen den Patienten nur punktuell, und meistens erfolgen ihre Interventionen zeitlich gestaffelt. Deshalb ist es wichtig, dass ihre Einschätzungen und Beobachtungen systematisch geschehen und in geeigneter Form weitergegeben werden. Die Häufigkeit der Evaluationen hängt vom klinischen Zustand des Patienten ab (vgl. Kap. 29).

- Die Intensität der Symptome kann z. B. mithilfe des ESAS überprüft werden (Edmonton Symptom Assessment System). Damit können die verschiedenen Pflegepersonen die Symptome im zeitlichen Verlauf und die Wirksamkeit der Behandlungen rasch visualisieren (s. Anhang 1).
- Besondere Aufmerksamkeit soll der frühzeitigen Erkennung von Verwirrtheitszuständen geschenkt werden, die für den Patienten und seine Familie sehr belastend sind und zu einer Rehospitalisierung führen können. Bei einer frühzeitigen Erkennung lassen sich die geeigneten therapeutischen Maßnahmen anordnen. Dazu soll den Personen im Umfeld erklärt werden, was sie beobachten können und was sie melden sollen; ferner ist ein regel-

mäßiges Monitoring der kognitiven Funktionen zu gewährleisten (s. Kap. 4 und Anhang 2).

- Mit einer regelmäßigen Evaluation der allgemeinen, medizinischen, psychosozialen und familiären Situation können die therapeutischen Ziele, die Behandlung, die Hilfe zu Hause und die Besuchsfrequenz ständig angepasst werden. Auch die Frage nach dem am besten geeigneten Pflegeort sollte man sich immer wieder stellen und mit Patient und Angehörigen besprechen.
- Die Einnahmezeiten von Medikamenten sollten so einfach wie möglich sein und auf die Lebensgewohnheiten des Patienten und der Familie Rücksicht nehmen. Ist die orale Verabreichung nicht möglich (Schluckschwierigkeiten, Nausea und/oder Erbrechen, Störungen der intestinalen Resorption), ist der subkutane Weg am besten geeignet, die Verabreichung von Medikamenten sicherzustellen. Viele Medikamente können subkutan gegeben oder in einer Infusion/Pumpe kombiniert und kontinuierlich verabreicht werden (s. Anhang 7).

Vorausschauend planen

Das Lebensende ist eine Zeit großer Empfindsamkeit und Instabilität. Die Situation kann sich vom einen Moment zum andern verändern und es kann leicht zu Krisen und Notfällen kommen, die sowohl den Patienten, seine Familie wie die Fachleute betreffen. Deshalb ist es nötig, auf verschiedenen Ebenen vorausblickende Maßnahmen zu ergreifen. Fragen wie die Gabe von Antibiotika, Flüssigkeitsgabe, künstliche Beatmung, Transfusion, Reanimation werden rechtzeitig vom Betreuungsteam mit dem kranken Menschen und seinen Angehörigen besprochen (vgl. auch Kap. 36).

Medikamente

- Medikamentenplan regelmäßig evaluieren und gegebenenfalls modifizieren, Opioid-Reserven immer an Basistherapie anpassen.
- Die Medikamente sollen in ausreichender Menge vorhanden sein, damit die Dosis angepasst werden kann (auch bei geschlossener Apotheke!).
- Reservemedikamente (auch für die subkutane Verabreichung) bereithalten für den Fall einer Verschlimmerung (z.B. schnell wirkendes Opiat bei Schmerzen, Haloperidol bei Agitation und Übelkeit, vgl. auch wichtigste Notfallmedikamente, Kap. 22).

stellt die Pflege und Betreuung sicher und kann bei Bedarf mehrmals täglich zum Einsatz kommen. Der Hausarzt trägt zur Sicherheit bei, indem er eine telefonische Erreichbarkeit anbietet, Hausbesuche durchführt und die medikamentöse Therapie überwacht und anpasst. Die Reorganisation des Notfallwesens erschwert jedoch nicht selten die Erreichbarkeit des betreuenden Haus- oder Spezialarztes. Damit steigt das Risiko, dass Patienten in Notfallsituationen unnötig hospitalisiert werden und dabei der Wille des Patienten missachtet wird. In komplexen palliativen Situationen gibt ein mobiles Palliative-Care-Team zusätzliche Sicherheit. Im Bedarfsfall können zu Hause auch Ehrenamtliche und Nachtwachen organisiert werden, um die pflegenden Angehörigen zu entlasten. Palliative Betreuung zu Hause kann nur erfolgreich umgesetzt werden, wenn diese Betreuung über 24 Stunden sichergestellt, gut koordiniert und im Betreuungsplan festgehalten wird. Die Patienten und ihre pflegenden Angehörigen wissen so, an wen sie sich wann und bei welchen Problemen wenden können.

Support der pflegenden Angehörigen

Im häuslichen Umfeld fehlt nicht selten der koordinierte Support durch Angehörige. Notfallmäßige Spitaleinweisungen sind die Folge, weil ein Assessment oder eine professionelle Unterstützung in der Krisensituation fehlt. Die Unterstützung aller involvierten Personen unter Einschluss des professionellen Betreuerteams und das Erfassen und Beurteilen der jeweiligen Grenzen der Belastbarkeit verdienen deshalb in diesem Kontext höchste Priorität.

Die Gefahr ist groß, dass die Familie sich bei der Pflege erschöpft. Oftmals geben die Familienmitglieder ihr Bedürfnis nach Unterstützung nicht oder nur sehr spät zu erkennen, da ihre Aufmerksamkeit sich auf den Patienten konzentriert. Deshalb ist es wichtig, dass das Pflegeteam diesen Punkt besonders beachtet und dabei folgende Elemente berücksichtigt:

- Die informellen Ressourcen der Familie präzisieren: Wer kann was wann tun?
- Die nötige externe Hilfe sicherstellen (z. B. für Haushaltsaufgaben).
- Spezifisch ausgebildete Freiwillige werden oft zu wenig eingesetzt. Ihre Beteiligung sollte frühzeitig vorgeschlagen werden, weil es oft schwer fällt, in den letzten Lebenstagen neue Personen einzubeziehen.
- Feste Zeitpunkte im Wochenablauf schaffen, die für Ruhe und Erholung reserviert sind, ohne dass bei den Familienmitgliedern dabei Schuldgefühle entstehen. Hilfreich kann es sein, wenn sich die Personen aus dem Umfeld an einem «Wochenbesuchsplan» beteiligen. Für eine Mindestzahl an ruhigen Nächten mit erholsamem Schlaf sorgen.

- Den Familienmitgliedern die Gelegenheit geben, über ihre Grenzen und ihre Befindlichkeit zu sprechen.
- Mit den Angehörigen über den Sterbeprozess sprechen, damit sie die «Symptome des Sterbens» erkennen können.
- Angehörige über die Möglichkeit von Trauerbegleitung und Hinterbliebenengruppen informieren.

Grenzen der Pflege zu Hause

Die Pflege zu Hause kann in folgenden Situationen an ihre Grenzen stoßen:

- Komplikationen, Verschlimmerung der Symptome oder der Pflegebedürftigkeit des Patienten, wodurch die Pflege für die Angehörigen untragbar werden kann.
- Pflegende Angehörige wollen oder können die Pflege nicht mehr übernehmen (Erschöpfung, eigene physische oder psychische Gesundheitsprobleme, fehlende Nachtruhe, berufliche Situation, fortgeschrittenes Alter, finanzielle Schwierigkeiten, Beziehungsprobleme).
- Bei alleinstehenden Patienten, welche sich eine Betreuung rund um die Uhr nicht leisten können.
- Durch bauliche Aspekte, wenn es keinen Platz für Hilfsmittel gibt.

In solchen Fällen tritt der ursprüngliche Wunsch auf das Sterben zu Hause oft in den Hintergrund; oder er soll nicht auf Biegen und Brechen durchgesetzt werden.

Zu Hause leben bis zuletzt

Falls sowohl der Patient wie auch seine pflegenden Angehörigen wollen, dass der Patient zu Hause sterben kann, und sein Lebensende absehbar wird, sollten folgende Vorkehrungen und Maßnahmen getroffen werden:

- Unnötige Medikamente und Behandlungen absetzen.
- Benötigte Medikamente, z.B. Opioide subkutan bei Schmerzen oder Dyspnoe, Haloperidol-Ampullen und/oder andere Sedativa (z.B. Levomepromazin oder Lorazepam bei Agitation, Anticholinergika-Ampullen oder -Suppositorien bei starker Sekretion der Luftwege (Deathrattle)), bereitstellen und die pflegenden Angehörigen instruieren, wie die entsprechenden Medikamente verabreicht werden sollen.
- Eventuell Legen eines subkutanen Zugangs (Butterfly oder Optiva).

- Wenn der Patient hohe Dosen an peroralen Opioiden hatte, ist die rechtzeitige Umstellung auf ein Opioid, welches subkutan über eine PCA-Pumpe mit Bolus-Funktion verabreicht werden kann, sinnvoll.
- Den Pflegebedarf neu einschätzen und anpassen.
- Die pflegenden Angehörigen kennen die Zeichen eines nahenden Todes, wie die Veränderungen der Nahrungsaufnahme (nicht mehr essen und trinken wollen), der Mobilität (zunehmende Bettlägerigkeit), der Atmung (Atempausen, Karcheln), des Bewusstseins (evtl. delirante Zustände oder nicht mehr ansprechbar sein), des sozialen Kontakts (Bedürfnis nach Ruhe).
- Die pflegenden Angehörigen wissen, was sie im Todesfall machen müssen (Information an Hausarzt, Spitex, mobiles Palliative-Care-Team)

Schluss

Symptomlinderung und Pflegeorganisation sind keine Ziele an sich. Sie dienen letztlich dazu, dem Patienten und der Familie die nötige Sicherheit zu vermitteln, damit diese die verbleibende Zeit ihren Prioritäten gemäß bewusst erleben und sich mit den wesentlichen Fragen beschäftigen können.

In den kommenden Jahren wird die Palliativpflege zu Hause ausgebaut werden, als Antwort auf die Bedürfnisse der Patienten und deren Angehörigen; sie darf aber keinesfalls gegen die Pflege im Spital ausgespielt werden. Es ist ganz im Gegenteil wichtig, dass jeder Patient einen optimalen Zugang zu Pflegeleistungen von hoher Qualität an demjenigen Ort erhält, der sich in seiner Situation am besten eignet und eine gute Kontinuität der Pflege gewährleistet.

Und schließlich stellt die Palliativpflege zu Hause nicht immer die bestmögliche Option dar. Wie es der Onkologe und Palliativmediziner der ersten Stunde, R. Schaerer aus Grenoble ausdrückte: « ... ist es nicht unsere Wunschvorstellung, die uns dahin gebracht hat, das Lebensende zu Hause zu idealisieren, wie wenn dies mehr im Sinne der Natur läge und der Tod zu Hause etwas von seiner Schrecklichkeit und Brutalität verlieren würde?»

Literatur

Binder J, von Wartburg L. Nationale Strategie Palliative Care 2010–2012. Bundesamt für Gesundheit [BAG] und Schweizerische Konferenz der kantonalen Gesundheitsdirektorinnen und direktoren [GDK]. Bern, 2011

Brazil K, Howell D, Bedard M, Krueger P, Heidebrecht C. Preferences for place of care and place of death among informal caregivers of the terminally ill. Palliative Medicine 2005; 19: 492–499

Dickmann A, Schneider J, Varge J (eds.). The syringe-driver: continuous subcutaneous infusion in palliative care. Oxford University Press, 2002

Ellershaw J, Ward C. Care of the dying patient: the last hours or days of life. BMJ 2003; 326: 30–34

Fischer S, Bosshard G, Zellweger U, Faisst K. Der Sterbeort: «Wo sterben die Menschen heute in der Schweiz?» Zeitschrift für Gerontologie und Geriatrie 2004; 37 (6): 467–474

Kränzle S, Schmid U, Seeger C. Palliative Care. Handbuch für Pflege und Begleitung. 3. Aufl. Springer, Heidelberg 2010

Nakamura S, Kuzuya M, Funaki Y, Matsui W, Ishiguro N. Factors influencing death at home in terminallyill cancer patients. Geriatrics Gerontology International 2010; 10 (2): 154–160

Perrig-Chiello P, Höpflinger F, Schnegg B. Forschungsprojekt im Auftrag von Spitex Schweiz. Pflegende Angehörige von älteren Menschen in der Schweiz. 2010. Gefunden am 26.09.2011 unter http://upload.sitesystem.ch/B2DBB48B7E/0CDC636B60/2FF-10C60B3.pdf

Rabow M, Hauser J, Adams J. Supporting Family Caregivers at the End of Life. «They Don't Know What They don't know.» JAMA 2004; 291 (4): 483–490

Steiner N. Mourir à la maison: un désir, un défi pour les soins palliatifs. InfoKara 2002; 17 (2): 45–47

Street A, Blackford J. Communication issues for the interdisciplinary community palliative care team. Journal of Clinical Nursing 2001; 10: 643–650

Street A, Blackford J, Turley A, Kelso J. Issues for General practitioners caring for dying patients in the home. Australian Journal of Primary Health-Interchange 1999; 5 (2): 9–19

Tang ST. When death is imminent: where terminally ill patients with cancer prefer to die and why. Cancer Nursing 2003; 26 (3): 245–251

Townsend J, Frank AO, Fermont D. Terminal cancer care and patient's preferences for place of death: a prospective study. BMJ 1990; 301: 415–417

Wiese C, Vagts D, Kampa U, Pfeiffer G, Grom U, Gerth M, Graf B, Zausig Y. Palliativpatienten und Patienten am Lebensende in Notfallsituationen. Empfehlungen zur ambulanten Vorsorgeoptimierung. Der Anaesthesist 2011: 1–10. DOI 10.1007/s00101-010-1831-6

Wright A, Keating N, Balboni T, Matulonis U, Block S, Prigerson H. Places of Death: Correlations With Quality of Life of Patients With Cancer and Predictors of Bereaved Caregivers' Mental Health. Journal of ClinicalOncology 2010; 1–8. DOI 10.1200JCO.2009.26.3863

36. Vernetzung und Schnittstellenmanagement

Andreas Weber

Einführung

Schwer und unheilbar Kranke benötigen aufgrund ihrer vielfältigen und stets wechselnden Bedürfnisse verschiedenste Fachleute aus diversen Organisationen, z. B. Spitex, psychologische Praxis, onkologisches Ambulatorium, die an unterschiedlichen Betreuungsorten zu Hause, im Pflegeheim, im Akutspital spezifische Leistungen erbringen. Idealerweise verfolgen alle diese Fachleute die gleichen Ziele, nämlich die des Patienten oder der Patientin, und jeder macht das, was er am besten kann, ohne Überschneidungen und ohne Betreuungslücken. Der Konsens über die gemeinsamen Ziele ist dabei die wichtigste und gleichzeitig auch die minimal erforderliche Grundlage.

Die Realität ist meistens nicht ideal. Aber was bewährt sich in der Praxis, um so komplexe Betreuungsprozesse zu planen, zu organisieren und sektorübergreifend zu steuern?

Betreuungsziele

Gemeinsame und allen bekannte Ziele sind eine entscheidende Voraussetzung für gute Zusammenarbeit. Im Rahmen eines palliativen Assessments sollten die Ziele des Patienten erhoben werden (s. auch Kap. 34). Möchte er die Krankheit noch bekämpfen oder sich auf die Erhaltung/Verbesserung seiner Lebensqualität konzentrieren? Welche lebensverlängernden Maßnahmen sind erwünscht («REA-Status»)? Was ist dem Patienten wichtig für die kommende Zeit? Möchte er noch etwas Bestimmtes erleben, z. B. den Lehrabschluss der Tochter? Wo möchte er die restliche Lebenszeit verbringen, wo sterben? Es bewährt sich, für solche Fragen eine Vorlage zu verwenden (s. Anhang 9). Die Befragung braucht Übung und Empathie. Einen Patienten, der noch gar nicht ans Sterben denkt, kann man nur mit Geschick fragen, wo er einst sterben möchte. Je nach Stadium der Krankheitsverarbeitung können gewisse Fragen erst zu einem späteren Zeitpunkt oder gar nie gestellt werden.

Die Zielfindung setzt voraus, dass der Patient über Chancen und Risiken möglicher Interventionen, um die Krankheit zu beeinflussen, verständlich informiert wird (s. Kap. 40). Im Spital bewährt sich eine Palliative-Care-Visite, an der Spezialisten für die entsprechende Hauptkrankheit (Onkologe, Kardiologe, Pneumologe usw), Stationsarzt und Pflege sowie ein Palliative-Care-Konsiliarteam teilnehmen und mit dem Patienten kongruente und realistische Betreuungsziele erarbeiten.

Es lohnt sich, die vom Patienten geäußerten Ziele konkret, manchmal wortgetreu, festzuhalten. Das kann im Spitalaustrittsbericht, im Spitaleinweisungsbrief eines Hausarztes, auf einem Notfallplan oder in einer Patientenverfügung sein; wichtig ist, dass diese Unterlagen allen Betreuenden bekannt und/oder zugänglich sind. Bei Veränderungen des Zustandes müssen auch die Ziele verifiziert und allenfalls neu formuliert werden.

Zusammensetzung des Betreuungsteams

Das Assessment wird aufzeigen, welche Fachleute, Angehörige, Freiwilligen nötig sind, um die Ziele des Patienten an seinem bevorzugten Lebensort zu erreichen. Im Akutspital muss bereits das Team für die Betreuung zu Hause oder im Pflegeheim zusammengestellt werden. Bestehende Beziehungen z.B. zum Hausarzt, zu einem Physiotherapeuten usw. werden genutzt und reaktiviert. Die betreuende Bezugsperson im Akutspital muss den nachgelagerten Sektor und die dort tätigen Leistungserbringer sowie deren Möglichkeiten und Grenzen kennen. Das kann am besten erreicht werden, indem spezialisierte Palliative-Care-Fachleute sowohl im ambulanten wie auch im stationären, evtl. auch im Langzeitbereich beruflich und konsiliarisch tätig sind.

Bei der Teamgröße ist zu beachten, dass ein größeres, multiprofessionelles Team zwar ein größeres Spektrum von Leistungen anbieten kann, aber auch ein größeres Risiko für Konflikte, Missverständnisse, Verzettelung und gegensätzliche Behandlungsstrategien mit sich bringt.

Organisation des Betreuungsteams

Die Verteilung der Aufgaben kann an einem Rundtischgespräch mit Teilnahme von Fachleuten, Patient und Angehörigen stattfinden. Die Organisation eines Runden Tisches kann jedoch in der Praxis oft schwierig oder gar unmöglich sein, meist wegen fehlender, gleichzeitiger und rechtzeitiger Verfügbarkeit der Fachleute. Falls im Akutspital ein Rundtischgespräch zur Organisation der poststationären Betreuung organisiert werden soll, kommen lange Anfahrtswege für Hausärzte und Spitex sowie die Unmöglichkeit, Weg- und Beratungszeit in Rechnung zu stellen, als zusätzliche Hindernisse dazu. So fehlen an diesen Treffen in Akutspitälern die Hausärzte fast immer. Eine praktikable Alternative ist, kurz nach dem Spitalaustritt den Runden Tisch zu Hause oder im Pflegeheim zu organisieren, mit Teilnahme des Palliative-Care-Konsiliarteams des Spitals. Hier sitzen Spitex und Hausärzte meist auch am Tisch oder um das Bett des Patienten und sie können ihren Aufwand verrechnen. Die Umsetzbarkeit des Betreuungsplans kann am Einsatzort getestet werden. Mängel bei der Entlassungsplanung werden sofort erkannt, z. B. Medikamente, die nicht mitgegeben oder nicht rechtzeitig bestellt wurden. Die Mängel können sofort behoben und in Zukunft vermieden werden.

Ein Rundtischgespräch ist aber auch zu Hause nicht in jedem Fall durchführbar und auch nicht immer nötig. Wenn folgende Regeln vereinbart werden, wird die Teamarbeit mit und ohne gemeinsame Treffen wesentlich verbessert:

- Alle Betreuenden verpflichten sich, Änderungen des Zustandes oder der Therapie über eine E-Mail-Verteilerliste zu versenden. Für die Patientenidentifikation wird dabei ein allen bekannter Code verwendet und der Patient unterzeichnet eine Einverständniserklärung für die E-Mail-Korrespondenz. Wenn möglich und erwünscht, werden auch der Patient und seine Angehörigen in die E-Mail-Korrespondenz einkopiert.
- Es wird festgehalten, an wen sich Patient und Angehörige bei Problemen in erster, zweiter, allenfalls dritter Linie wenden sollen. Es muss sichergestellt werden, dass rund um die Uhr eine über den Patienten und seine Betreuungsziele informierte Fachperson erreichbar ist.
- Für die häufigsten, bei der vorliegenden Grundkrankheit zu erwartenden Komplikationen wird, basierend auf den übergeordneten Betreuungszielen, ein Notfallplan erstellt (Advance Care Planning). Die für die vorgesehenen Notfallmaßnahmen notwendigen Medikamente oder Materialien werden bereitgestellt, allenfalls gleich beim Patienten zu Hause oder im Pflegeheim. Die Fachkompetenz zur Durchführung der Maßnahmen muss rund um die Uhr abrufbar sein. *(Beispiel: Falls bei einer Patientin mit fortgeschrittenem Ovarialkarzinom ein operatives Vorgehen bei erneutem Ileus nicht mehr infrage kommt, müssen parenterale Mittel zur Hemmung der Magendarmsekrete sofort vorhanden sein, auch die parenterale Schmerztherapie muss jederzeit installiert werden können, bei Bedarf müssen eine Magensonde und jemand, der diese mit Erfahrung einlegen kann, zur Verfügung stehen.)*

Dank der E-Mail-Korrespondenz weiß jeder, was die andern im Betreuungsteam tun, Fragen können diskutiert werden, alle, z. B. auch Angehörige im Ausland oder der Onkologe, der bei einem bettlägerigen Patienten zu Hause oft gar nicht mehr aktiv involviert ist, können konstruktive Ideen zur Lösung von Problemen einbringen.

Auch ein webbasiertes Patientendossier, zu dem alle Betreuenden Zugriff haben, könnte den Informationsfluss sicherstellen. Solche Patientendossiers müssten bedienerfreundlich sein und die bisherige Patientenakte im Sinne eines interaktiven und interdisziplinären Online-Dossiers mit einem entsprechenden Kommunikationstool ablösen. Die Erfahrung zeigt, dass solche Dossiers durch die Fachleute zurzeit wenig genutzt werden, da jeder mit seiner eigenen papierbasierten oder elektronischen Patientenakte vertraut ist und die Zeit nicht hat, sich noch in andere Dossiers einzuwählen. Einträge können hingegen aus der eigenen Patientenakte relativ einfach in eine E-Mail kopiert werden. Etliche IT-Systeme sind heute auch in der Lage, Verlaufs-, Medikamenten- oder Labordaten als pdf via E-Mail zu versenden. Wo möglich werden dabei verschlüsselte E-Mail-Kanäle verwendet. Wichtig ist, dass die Patienten sich bewusst sind und ohne Druck ihr Einverständnis geben, dass die verteilten Informationen den Kreis der Mitbetreuenden in nicht abschätzbarer Weise verlassen können. Die Erfahrung zeigt, dass für Schwerkranke ein guter Informationsaustausch unter den Fachleuten einen höheren Stellenwert hat als der Schutz ihrer medizinischen Daten.

Führung des Betreuungsteams

Die Führung von verschiedensten Fachleuten aus diversen Organisationen, mit jeweils eigenen Hierarchien, ist ohne Vorgesetztenfunktion, ohne Belohnungs- und Sanktionsmöglichkeiten anspruchsvoll. Wenn jedem Mitbetreuenden stets die vom Patienten vorgegebenen Betreuungsziele bewusst sind, jeder seine Aufgaben zur Zielerreichung kennt und über die Tätigkeiten der anderen informiert bleibt, kann sich die Führungsaufgabe darauf begrenzen, die Zielerreichung laufend zu kontrollieren (s. Controlling unten), Zielabweichungen allen mitzuteilen und für unerledigte Aufgaben einen Verantwortlichen zu suchen. In der Regel bewährt es sich, wenn jemand aus einem spezialisierten Palliative-Care-Team diese Führungsaufgabe übernimmt. Denkbar ist aber auch jemand aus der Spitex oder ein engagierter Hausarzt.

Controlling

Durch regelmäßige Berichte der Betreuenden, v. a. der Pflegenden, die schwerkranke Patienten meist am häufigsten sehen, können Zielabweichungen frühzeitig erkannt werden. Auch hier bewährt sich die E-Mail-Verteilerliste. Kleine Veränderungen, z. B. leichtes Fieber, werden von den einen Fachleuten oder den Angehörigen evtl. noch als harmlos interpretiert, andere sehen darin aber bereits Warnsignale für eine akute Komplikation, z. B. eine Sepsis unter Chemotherapie, oder, aus palliativer Sicht, eine erhöhte Gefahr für einen akuten Verwirrungszustand. Eine gute Symptomkontrolle wird erheblich erleichtert durch den Einsatz eines Monitoring-Instruments wie zum Beispiel das ESAS-Formular (s. Anhang 1). Die Resultate respektive dadurch sichtbare Auffälligkeiten können wöchentlich oder zweiwöchentlich dem ganzen Betreuungsteam zugestellt werden. Das Befinden der betreuenden Angehörigen sollte auch mindestens wöchentlich evaluiert und kommuniziert werden, sodass vor kritischer Überforderung nötige Unterstützungsangebote organisiert werden können.

Schlussfolgerungen

Acht von zehn Patienten werden im letzten Lebensjahr mindestens einmal, viele sogar mehrmals hospitalisiert und wieder nach Hause oder in ein Pflegeheim entlassen. Die Probleme auf physischer, psychischer, sozialer und spiritueller Ebene nehmen gegen das Lebensende exponentiell zu. Es ist meist unvermeidlich, aber auch hilfreich, wenn verschiedene Fachleute beigezogen werden. Entscheidend ist, dass die Betreuenden, die sich vor allem im ambulanten Sektor immer wieder in neuer Konstellation begegnen, als Team zusammenarbeiten. Dazu sind vom Patienten vorgegebene und allen bekannte Betreuungsziele, Absprache und vorausschauende Planung der Aufgaben und vor allem rascher Informationsfluss im ganzen Team von zentraler Bedeutung.

Literatur

Brumley R, Enguidanos S, Jamison P, Seitz BW, Morgenstern N, Saito S et al. Increased Satisfaction with Care and Lower Costs: Results of a Randomized Trial of In-Home Palliative Care. J Am Geriatr Soc 2007; 55: 993–1000

Detering KM, Hancock AD, Reade MC, Silvester W. The impact of advance care planning on end of life care in elderly patients: randomised controlled trial. BMJ 2010; 23: 340: c1345

Speck P. Teamwork in Palliative Care: Fulfilling or Frustrating? Auflage: 1. OUP, Oxford 14. September 2006

37. Patientenpfade

Steffen Eychmüller

Einleitung

Eigentlich ist das Begriffspaar «Patienten-Pfad» zu hinterfragen. Natürlich geht es um Patienten, aber es geht in der Palliative Care und ganz besonders am Lebensende um Menschen, deren Lebens-«Symphonie» sich dem Ende zuneigt. Dazu kommt, dass Menschen in dieser Situation eben häufig nicht auf Pfaden wandeln, die wir als Fachpersonen vorgeben. Im Dschungel ihrer individuellen Lebensgeschichten sind wir als Fährtenleser und getreue Weggefährten gefordert. Wir sollen herausfinden, welchen Weg oder welche Wege der Betroffene gerne gehen möchte. Wir folgen idealerweise den Betroffenen, geben allenfalls Anregungen bei der individuellen Pfadfindung.

Herausforderungen

Die Gestaltung oder das Gestaltungsangebot bei der Definition dieser Wege sind im so genannten Gold-Standard-Framework definiert. Die Pfade sind oft verschlungen. Zur Hilfe der Ordnung der Gedanken mögen die aus dem angelsächsischen Bereich ausgeliehenen «7 C» beitragen:

- Communication
- Coordination
- Control of Symptoms
- Continuity of Care
- Continued Learning
- Carer Support
- Care of the Dying Pathway

Es geht also um die Organisation der Betreuung, und dabei vor allem darum, den Patienten nicht nur zum passiven Erdulder der bestens organisierten «Betreuung» zu machen.

Soll

Aus dem Obengenannten ergibt sich, dass idealerweise der Betroffene selbst die Fäden in der Hand hält und «seinen» Pfad steuert. Dies betrifft z.B. auch die Dokumentation, die er «auf sich und mit sich trägt» (Coordination, Communication, Continuity), aber auch das Wissen, das ihm hilft bei der «Selbsthilfe («Endorsement») z.B. im Umgang mit einer Komplikation zu Hause (Control of Symptoms). Schnell wird klar, dass dies ein idealisierter Zustand ist. In der Palliative Care haben wir es mit vulnerablen Menschen und instabilen Situationen zu tun, wo ein Helfernetz einige Funktionen und Aufgaben stellvertretend übernehmen muss.

«Case Management» oder menschliche Zuwendung und Hilfestellung?

Unvermeidlich kommt deshalb die Rede auf die Rolle des «Case Managements». Dieser Begriff, welcher unter Hausärzten verständlicherweise auch negativ belastet ist, verdient mindestens ebenso viel kritische Reflexion wie «Patientenpfade». Entsprechende Angebote von außen sollten behutsam gemacht werden; in vielen Fällen ist der beste «Case Manager» der Patient selbst. In einem Anflug von Helfertum unterschätzen wir dabei möglicherweise seine Fähigkeiten oder wenigstens seinen Wunsch, die Zügel selbst in der Hand zu (be-)halten. Diese Art des Case Managements impliziert allerdings eine wesentliche Bedingung: eine frühzeitige Vorausplanung, die Antizipation von möglichen «Patientenpfaden», insbesondere auch bezüglich der involvierten Personen, die Information benötigen.

Wege für die Zukunft

Es wird empfohlen, eine gemeinsame Dokumentation zu erstellen, welche mit dem Betroffenen «mitwandert». Eine entsprechende Vorlage findet sich zum Beispiel im Netzwerk Solothurn (s. Anhang 9). Derartige patientennahe Krankengeschichten funktionieren auch auf elektronischer Basis.

Ein klar konfiguriertes regionales/lokales Palliativnetz mit bestens geregelter 24-Stunden-Erreichbarkeit (*eine* Telefonnummer) kann «Coordination», «Continuity» und «Communication» sehr erleichtern. Dazu führen derartige Netze nicht nur zu verbessertem «Continued Learning», in dem z.B. gemeinsame Empfehlungen ausgearbeitet und befolgt werden, sondern sie führen sogar noch zu einem weiteren wichtigen «C»: die «Costs» reduzieren sich signifikant allein durch bestens koordinierte Leistungen im Netz (Gomez et al. 2012). Ein Qualitätsindikator derartig organisierter Patientenpfade im Netz ist die Häufigkeit von Notfallhospitalisationen.

Mobile Palliative-Care-Teams, welche durch ihre Fachkompetenz schwierige Lebenssituationen meistern helfen, sind eine wichtige Stütze in der Grundversorgung. In vielen Modellen (Beispiel Hospice Tessin, www.hospiceticino.ch) können sie je nach Wunsch des Hausarztes nur komplementär unterstützen oder das Fallmanagement teilweise oder ganz übernehmen. Sie haben auch Zugang zu Institutionen der Akut- und Langzeitversorgung, um als Dreh- und Angelpunkt zusammen mit den Betroffenen und Angehörigen die schwierige Lebenssituation inklusive aller Notfälle zu übernehmen.

Fazit

- «Patientenpfade» sind nur gute Pfade, wenn der Betroffene weitgehend der Pfadfinder oder in der Pfadbestimmung berücksichtigt ist.
- Regionale Netzwerke in der Palliative Care sind evidenzbasiert sinnvolle Strukturen, um Menschen am Lebensende und ihren Angehörigen das Begehen der Pfade massiv zu erleichtern.
- Die Politik ist besonders in einem sektorisierten Gesundheitswesen (stationär akut, ambulant, stationär Langzeit) gefordert, die Rahmenbedingungen und besondere finanzielle Anreize für den Betrieb dieser Netzwerke zu definieren.

Literatur

Gomez-Batiste X et al. Identifying patients with chronic conditions in need of palliative care in the general population: development of the NECPAL tool and preliminary prevalence rates in Catalonia. BMJ Supportive and Palliative Care 2012

Hannson LC et al. Clinical and economic impact of palliative care consultation. JPSM 2008; 35 (4): 340–46

Shaw KL et al. Review: improving end-of-life care: a critical review of the gold standards framework in primary care. Palliat Med 2010; 24 (3): 319–27

Gold Standard Framework. www.goldstandardsframework.org.uk

38. Selbst- und Teampflege

Michaela Forster

Situation Arbeitsbereich Palliative Care

Die Arbeit mit Menschen in einer palliativen Situation bringt mit sich, dass die Mitarbeitenden oft mit Verlust, Sterben, Trauer und mit anderen belastenden Situationen konfrontiert sind. Gleichzeitig kann die Arbeit in diesem Feld sehr sinnerfüllend und lehrreich sein. Die Perzeption und Expression dieser Belastungen sind von Person zu Person sehr verschieden und werden durch eine Reihe von Faktoren, wie dem Charakter, der Kultur, der Lebenserfahrung oder der Lebenssituation u.a., beeinflusst.

Die interprofessionelle Zusammenarbeit ist in diesem Kontext eine Schlüsseleigenschaft, wozu unterschiedliche Kompetenzen gefragt sind. Das Zusammenspiel von zwei oder mehreren Personen kann motivierend und passend sein, es kann aber auch hinderlich und energieraubend sein.

In der interprofessionellen Zusammenarbeit ist es wichtig, dass:

- der Umgang mit sich und untereinander durch Empathie und Respekt geprägt ist.
- die Personen einen Sinn und Freude in ihrer Arbeit sehen.
- es klare und einfache Modalitäten der Zusammenarbeit gibt. So sollten z.B. Kommunikationsart und -wege geklärt sein, gegenseitige Erwartungen offen kommuniziert werden.
- die Zuständigkeiten und die Kompetenzen geregelt sind und in gegenseitigem Respekt anerkannt werden.
- die verschieden Professionen «am selben Strick ziehen», um die Lebensqualität der Betroffenen zu fördern. Das gemeinsame Ziel sollte definiert und allen beteiligten Professionen bekannt sein.
- die einzelnen Mitglieder sich regelmäßig weiterbilden, um ihr Wissen, ihre Haltung und ihre Fertigkeiten beruflich und privat weiter zu entwickeln. Eine interprofessionelle Weiterbildung kann die Kompetenz in der Teamarbeit stärken.

Insgesamt ist es von Vorteil, wenn sowohl die Einzelnen wie auch das Team «resilient» sind. Entsteht längerfristig ein Missverhältnis zwischen Last und

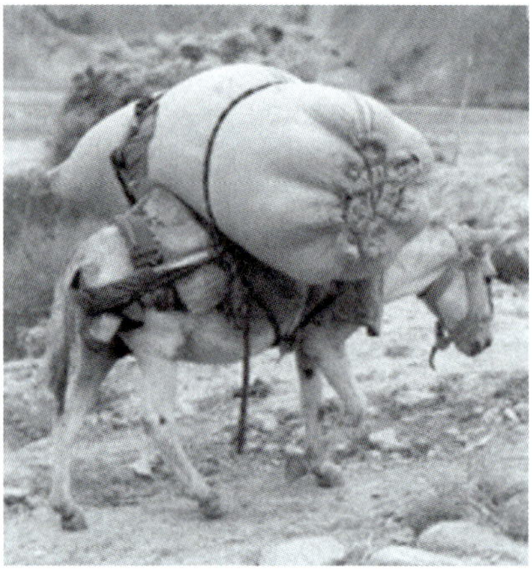

Abbildung 38-1: Beispiel für ein Missverhältnis zwischen Last und Kraft.

Kraft (s. **Abb. 38-1**), werden die Personen unzufrieden, ineffizient oder möglicherweise sogar krank. Die Arbeitsqualität verschlechtert sich, was wiederum die Belastung im Sinne eines Teufelskreises erhöht. Ein gesundes Gleichgewicht zwischen Belastung und Ressource ist im privaten wie im beruflichen Bereich wichtig, und die beiden Felder sind in Bezug auf ihren Anteil an der Erhaltung des Wohlbefindens nicht trennbar.

Was ist ein Team?

Ein Team ist mehr als eine Gruppe von Personen. Es hat eine eigene Identität und einen auf ein gemeinsames Ziel ausgerichteten Teamgeist. Es kann ihm als solches besser oder schlechter gehen. Dabei ist es «normal», dass es nicht ausschließlich gut läuft. Ein Team kann dann gesund bleiben, wenn alle Mitglieder in der Lage sind, ein gestörtes Gleichgewicht zwischen Last und Kraft zu identifizieren, zu korrigieren oder auszuhalten. Die Qualität eines Teams kann einen Einfluss auf die Lebensqualität der Patienten haben. Ein guter Teamgeist kann durchaus gesundenden Einfluss auf die Patienten und ihre Angehörigen ausüben.

Probleme – Lösungsansätze – Selbst- und Teampflege

Taucht ein Problem auf, muss zuerst reflektiert werden, wo/auf welcher Ebene (**Abb. 38-2**) dessen Ursache liegt und ob/wie es beeinflussbar ist. Wenn ein Problem durch die eigene Person bedingt ist, ist es einfacher zu verändern, als wenn

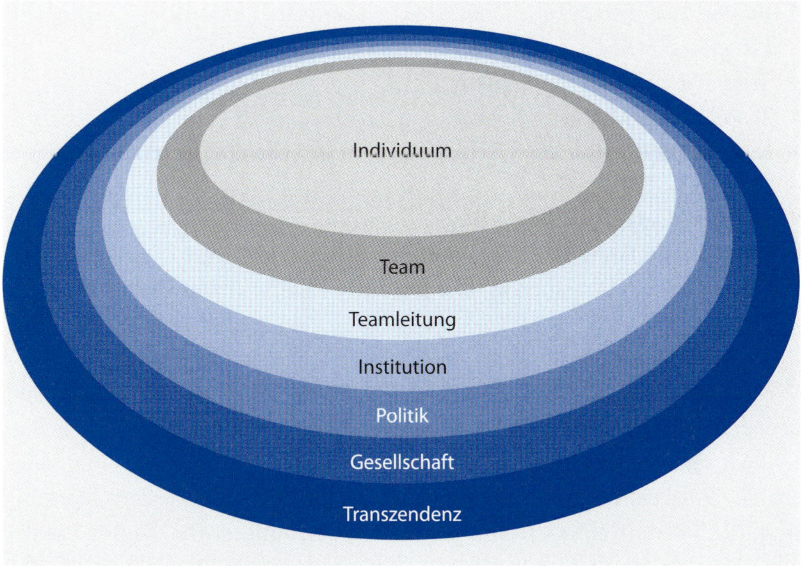

Abbildung 38-2: Modell der Zwiebel. (Quelle: Best Practice Bigorio 2010 «Caring for the Carers», Hess-Cabalzar-Forster-Neuenschwander, www.palliative.ch)*

ein Problem durch äußere Umstände (z.B. politische) gegeben ist. Die Vielschichtigkeit der im Alltag wahrgenommenen Belastungen kann lähmende Hilflosigkeit oder ausuferndes Chaos auslösen. Ein fehlendes Bewusstsein des Problems führt durch Kräfte raubende Stillstände und endlose Diskussionen ohne befriedigende Resultate regelmäßig in die Sackgasse. Solche Situationen erfordern ein Werkzeug, das hilft, Schwierigkeiten effektiv und klar einzuordnen.

Das Modell der «Resilienz» und das Modell der «Zwiebel» bieten sich als Möglichkeiten zur Analyse sowie zur Lösung eines Problems an.

Dieses Modell kann individuell bei sich selbst oder in Bezug auf das Team angewendet werden.

Das Zwiebel-Modell – Zuordnung der Ebenen

Die Ebenen der Problementstehung und -offenbarung werden im Zwiebel-Modell (**Abb. 38-2***@ Annina Hess Cabalzar) dargestellt. Es hilft, die jeweilige Thematik der zutreffenden Ebene (Individuum bis Transzendez) zuzuordnen und sie dann auch entsprechend anzugehen oder allenfalls zu akzeptieren. Die Übergänge sind für das Problem selbst, aber auch für dessen zeitlichen Verlauf in der Realität oft fließend.

- **Individuum:** Persönliche und fachliche Kompetenz, bewusster Umgang mit Leben und Sterben, geklärte Motivation für Arbeit in PC.
- **Team:** Gemeinsam statt einsam.
- **Teamleitung:** Mut zur Führung.
- **Institution:** Menschenbild/Grundlagen, personelle und materielle Ressourcen.
- **Politik:** Rahmenbedingungen erarbeiten.
- **Gesellschaft:** Bewusster Umgang mit Leben und Sterben.
- **Transzendenz:** Vertrauen in übergeordnete Zusammenhänge.

Das Resilienzmodell

Was ist Resilienz? Das Wort Resilienz stammt vom lateinischen *resiliere* und bedeutet «zurückspringen» oder «abprallen». In der Werkstoffkunde (aus dieser Welt stammt der moderne Gebrauch des Begriffs) bezeichnet es Materialien, die trotz extremer Belastungen nicht zerbrechen, also widerstandsfähig sind, die Toleranz eines Systems gegenüber Belastungen. Der Begriff hat der amerikanische Psychologe Jack Block ausgehend von der Physik erstmals 1950 in der Psychologie angewendet. Bahnbrechend für das Konzept Resilienz war die Kauai-Studie (1971) von Emmy Werner. Das meistbeachtete Ergebnis dieser Längsschnittstudie war, dass es Kinder gab, die sich trotz multiplen Belastungen positiv entwickelten. Diese Kinder werden als resiliente Kinder bezeichnet (Werner 2010).

Unter Resilienz in unserem Kontext wird die Fähigkeit einer Person, Gruppe oder Gesellschaft verstanden, Widrigkeiten unter Rückgriff auf persönliche und sozial vermittelte Ressourcen zu meistern und als Anlass für Entwicklung zu nutzen. Ein Individuum oder ein Team, das eine hohe Resilienz zeigt, kann Widrigkeiten standhalten oder sich nach einschneidenden Erlebnissen von diesen erholen und sich dadurch sogar weiterentwickeln.

Widrigkeiten (oder auch Risiko, Belastung genannt – **Abb. 38-3**) können einerseits vom Individuum (ich selbst, bspw. mein Perfektionismus) oder vom Patienten und/oder Angehörigen, vom Team, von der Teamleitung usw. kommen. Diese Widrigkeiten können einen Effekt auf die persönliche Identität, auf die Teamidentität, auf die Identität der Institution usw. haben. Es ist wichtig, zu verstehen, welche widrige Situation welche Identität «angreift» und welche Ressourcen (oder «Kraft», Protektion genannt – **Abb. 38-3**) zur Verfügung stehen, um sie abzuwehren. Resilienz kann als Pendant zur Vulnerabilität gesehen werden. Resilienz ist ein dynamischer Anpassungs- und Entwicklungsprozess, bei dem ein Individuum oder ein Team auf seine Umwelt reagiert.

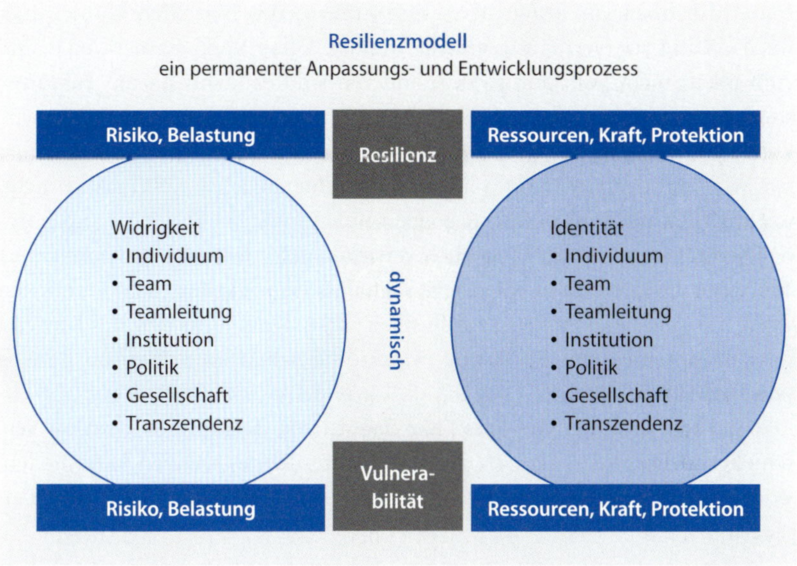

Abbildung 38-3: Wechselspiel zwischen Last und Ressource.

Eine Situation wird also je nach Identität unterschiedlich gewichtet und wird in unterschiedlichem Ausmaß als belastend empfunden. Es gibt keine per se resilienten Personen, sondern lediglich ein resilientes Verhalten in bestimmten Situationen. Beispiel: Wenn jemand den Tod eines Patienten gut wegsteckt, bedeutet das nicht automatisch, dass er auch mit dem Alkoholproblem eines Palliativpatienten einfach klarkommt. Dies hilft zu verstehen, warum einzelne Personen auf bestimmte Situationen stark reagieren, die von anderen als belanglos bewertet werden. Im Hinblick auf Krankheit oder das Altern ist resilientes Verhalten als wichtiger Schutzfaktor zu sehen, der bei der Krankheitsbewältigung protektiv wirken kann. Bei Personen mit hoher Resilienz werden persönliche Ressourcen wie Selbstsicherheit, Ausdauer, Freundlichkeit, Lösungsorientierung, Überzeugung, dass das Leben einen Sinn hat, sowie Merkmale wie Anpassungsfähigkeit, Optimismus, flexible Sicht auf sich selbst und den eigenen Lebensweg festgestellt. Im Umgang mit Risikoumständen (Widrigkeiten) spielen diese *Schutzfaktoren des Individuums* eine große Rolle, da diese Einfluss auf die Resilienz einer Person ausüben. Weiter sind *Schutzfaktoren des Umfelds* von großer Bedeutung. Die Fähigkeit, Hilfe anzufordern, Beziehungen zu kompetenten Mitarbeitenden und Privatpersonen zu haben, sowie die Verbundenheit mit anderen schützen und stärken vor «Angriffen». Ressourcen jedes Einzelnen können hier wechselseitig zur Verfügung gestellt werden. Diese Resilienzmerkmale sind zum einen nicht vollständig, zum anderen sind es keine starren Faktoren, sondern haben, wie oben erwähnt, je nach Situation verschiedene Auswirkungen. Wichtig zu wissen ist, dass jeder Mensch im Laufe des Lebens Zeiten hat, während derer er mal resilienter, mal vulnerabler ist. Resilienz ist nicht, wie anfänglich in der Forschung angenommen, ausschließlich eine angeborene Qualität, sondern sie kann auch verstärkt, gefördert und entwickelt werden. Aktuelle Literatur zur Resilienz sagt, dass Widrigkeiten nicht vermieden werden sollen, denn der Weg zur Resilienz sei u.a. auch ein Weg des Lernens. Dies ist eine mögliche Erklärung, warum die Arbeit im palliativen Bereich sehr lehrreich sein kann.

Zur Förderung der Resilienz, zur Selbst- und Teampflege kann an verschiedenen Punkten angesetzt werden. Ein resilientes Denken kann helfen, Widrigkeiten *und* Ressourcen rasch zu erkennen und darauf konstruktiv zu reagieren.

Es kann einerseits versucht werden, die einzelnen Ressourcen zu erhöhen oder zu entdecken (ressourcenzentrierte Strategie). Andererseits kann versucht werden, das Risiko/die Widrigkeit (risikozentrierte Strategie) zu minimieren. Ergänzend braucht es die Wachsamkeit und Gelassenheit, rechtzeitig die Grenzen zu sehen, wenn eine Zusammenarbeit trotz verschiedenster ressourcen- und risikozentrierter Strategien einfach nicht passt, nicht mehr beeinflussbar und änderbar ist. Diese Kenntnis braucht dann die Fähigkeit, zu handeln oder die Einstellung zu ändern, um sich selbst zu schützten und zu «pflegen».

Es wird also empfohlen, Lösungsansätze erst ins Auge zu fassen, wenn die jeweilige Störung der bzw. den Ebenen zugeordnet ist (Zwiebel-Modell). Als nächsten Schritt gilt es dann, sowohl Risiko als auch Ressource auf der richtigen Ebene zu ergründen. Aufgrund dieser Analyse kann das weitere sinnvolle Vorgehen in Form und Inhalt festgelegt werden.

Für eine Vertiefung und die Anleitung zum Gebrauch des vorgestellten Modells wird auf die «Bigorio-Empfehlung 2010» verwiesen. Dort werden Inhalte von möglichen Ressourcen und möglichen Widrigkeiten zusammengefasst benannt. Sie sind als Grundlage und Anregung für Diskussionen in den eigenen Arbeitsbereichen gedacht und können den eigenen Bedürfnissen angepasst werden.

Literatur

Ablett JR, Jones RSP. Resilience and well-being in palliative care staff: A qualitative study of hospice nurses' experience of work. Psycho-Oncology 2007; 16: 733–740

Fröhlich-Gildhoff K, Rönnau-Böse M. Resilienz. Ernst Reinhardt Verlag, München/Basel 2009

Leppert K, Gunzelmann T, Schumacher J, Strauss B, Brahler E. Resilience as a protective personality characteristic in the elderly. Psychother Psychosom Med Psychol 2005; 55 (8): 365–369

Monroe B, Oliviere D. Resilience in Palliative Care. Oxford University Press, Oxford/NewYork/Auckland 2009

Welter-Enderlin R, Hildebrand B. Resilienz – Gedeihen trotz widrigen Umständen. 3. Aufl. Carl-Auer Verlag, Heidelberg 2010

Werner EE. Wenn Menschen trotz widrigen Umständen gedeihen – und was man daraus lernen kann. In: Welter-Enderlin R, Hildebrand B. Resilienz – Gedeihen trotz widrigen Umständen. 3. Aufl. Carl-Auer Verlag, Heidelberg 2010

www.palliative.ch/fileadmin/user_upload/palliative/fachwelt/E_Standards/Bigorio_2010_DE.pdf

39. Ausbildung

Steffen Eychmüller

Einleitung

In diesem Kapitel werden nur die Inhalte für den medizinischen Bereich vorgestellt. Für andere Berufsgruppen finden sich wesentliche Quellen bei der European Association for Palliative Care (EAPC), u.a. für die Pflege, Sozialarbeit und die Psychologie.

Herausforderungen

Im deutschsprachigen Raum ist die Aus-, Weiter- und Fortbildung in der Palliativmedizin nur teilweise formalisiert. In allen deutschsprachigen Ländern gibt es mittlerweile verbindliche Lernzielkataloge für Palliative Care/End of Life Care im Studium. Diese sind jedoch sowohl bezüglich Inhalten als auch bezüglich Zeitbudget und Zuordnung nach Studienjahren sehr unterschiedlich konfiguriert.

Einen Facharzt-Titel für Palliativmedizin kennt keines dieser Länder. In Deutschland gibt es einen Schwerpunkt, in Österreich und der Schweiz existiert bis heute keine nationale formalisierte ärztliche Weiterbildung. Die Master-Programme sind in allen Ländern meist interprofessionell ausgerichtet und stehen damit auch dem ärztlichen Bereich offen.

Fortbildungsmöglichkeiten gibt es vielfach, wobei auffällt, dass im Gegensatz zum angloamerikanischen Raum das offizielle Engagement seitens Ärztekammern immer noch eher gering ist.

Ein schwerwiegendes Manko für die Zukunft liegt in der geringen Zahl an praktischen Weiterbildungsstätten, die sich an internationalem Niveau messen lassen. Außer in der Schweiz gibt es bislang im deutschsprachigen Raum noch keine Zertifizierung von Fachinstitutionen, und auch in diesen ist die Weiterbildungsqualität meist von einigen wenigen Schlüsselpersonen abhängig. Eine effiziente Multiplikation von Fachwissen der Palliative Care sowohl auf Stufe Grundversorgung als auch auf einem spezialisierten Niveau ist so kaum möglich. Man kann mit Recht anführen, dass heutige Spezialfächer wie Anästhesie,

Onkologie oder Pädiatrie geschichtlich einen vergleichbaren Weg des schrittweisen Aufbaus von Kompetenzen, Kompetenzträgern bis hin zu einem anerkannten Fachtitel gehen mussten. In Anbetracht der soziodemografischen Entwicklung ist zu hoffen, dass eine beschleunigte Variante dieses schrittweisen Anerkennungsparcours gemäß internationalen Vorerfahrungen möglich sein wird.

Soll in der Schweiz

Für Studenten

Eine Arbeitsgruppe innerhalb der Nationalen Strategie Palliative Care hat für das Medizinstudium Vorschläge zur Konkretisierung der Ausbildunginhalte in Palliative Care erarbeitet. Die vorgeschlagenen Empfehlungen zur Revision der Inhalte betreffen dabei in erster Linie die Ergänzung des Lernzielkatalogs Swiss Catalogue of Learning Objectives SCLO. Diese wurden von der SMIFK (Schweizerische Medizinische Interfakultätskommission) im November 2012 gutgeheißen. Zusätzlich wurden Empfehlungen zum Zugang und zur Umsetzung dieser Inhalte erarbeitet, die den Fakultäten im Sinn eines Leitfadens für die Umsetzung dienen sollen. Die Studierenden sollen, unabhängig vom Ort des Studiums, bezüglich Themen ein vergleichbares Angebot für die Ausbildung in Palliative Care erhalten. Als normative Grundlage dienen die Empfehlungen der European Association for Palliative Care (EAPC) zum Medical Undergraduate Training in Palliative Care.

Für Grundversorger

Wenn das Angebot während des Medizinstudiums einmal implementiert sein wird, sollte es gelingen, schrittweise die Inhalte der Palliative-Care-Grundversorgung in alle Weiterbildungs-Curricula zu integrieren. Hervorragende Fachliteratur liegt vor, um eine einfache Orientierung bezüglich Wissensinhalten, Fertigkeiten und Haltung zu ermöglichen. Eine «Nach-Ausbildung» für all diejenigen, die im Studium der Palliative Care noch nicht begegnet sind, wird heute in allen deutschsprachigen Ländern in Form von Grund- oder Basiskursen angeboten.

Für Spezialisten

Fachcurricula für eine spezialisierte Ausbildung stehen im deutschsprachigen Raum noch nicht zur Verfügung. Dies im Gegensatz zu vielen englischsprachigen Ländern, bspw. Australien, USA, UK u.a., wo dieses Angebot mit einem entsprechenden Facharzttitel zum Teil bereits seit Jahrzehnten zur Verfügung steht. Eine wesentliche Konsequenz dieser Entwicklung zeigt sich in der akademischen Verankerung. Alle diese Länder weisen ordentliche Professuren für Palliative Care aus, die vor allem von Medizinern, aber zunehmend auch von Pflegenden, Sozialarbeitern oder Psychologen besetzt werden. Palliative Care oder Palliativmedizin als Karrierepfad ist hierzulande noch ein Fremdwort. Die Weichen für das «Postgraduate Training» inklusive «Specialist Training» sind sowohl seitens der EAPC als auch seitens des schweizerischen Kompetenzkatalogs gestellt.

Wege für die Zukunft

Es bleibt zu wünschen, dass dieses Kapitel rasch einer erneuten Revision bedarf. Viel ist in Bewegung. Ob der (standes-)politische Wille ausreichen wird, um die Palliative Care bereits in naher Zukunft nachhaltig im Gesundheitswesen einerseits als Querschnittsfach und andererseits als Spezialität bzw. Schwerpunkt zu definieren und zu verankern, bleibt abzuwarten.

Ein enormes Potenzial ergibt sich aus der Möglichkeit, Palliative Care als ein Modell für Interprofessionalität zu etablieren und zu nutzen. In Anbetracht der Knappheit an medizinischen Grundversorgern empfiehlt sich das kompetenzgesteuerte Vorgehen bspw. im Sinn einer Advanced Practice Nurse (APN) gemäß internationalem Vorbild. Der Autor ist sicher, dass aufgrund der gesellschaftlichen Determinanten das ärztliche Rollenverständnis einem massiven Wandel unterworfen sein wird. Dabei hat das Berufsbild des Arztes mindestens ebenso viel zu gewinnen wie zu verlieren. Das Prinzip des «Learning Together to Work Togehter for Health», wie es die WHO bereits 1986 formuliert hatte, wird den ärztlichen Beruf, integriert in ein kompetentes Teamwork, attraktiver machen. Dieses «Together» könnte sich dann auch im akademischen Bereich bemerkbar machen: Interprofessionelle Lehrstühle wären dann nur konsequent und würden als «Role Models» Berührungsängste zwischen den Berufsgruppen abbauen helfen.

Literatur

Centeno C. Official certification of doctors working in palliative medicine in Europe: data from an EAPC study in 52 European countries. Palliative Medicine 2007; 21: 683–687

Dietz I, Elsner F, Schiessl C, Borasio GD. Die Münchner Erklärung – Eckpunkte zur Etablierung der Lehre im neuen Querschnittsbereich 13: Palliativmedizin an deutschen Fakultäten. GMS Z Med Ausbild 2011; 28 (4): Doc51

Pereira J, Pautex S, Cantin B, Gudat H, Zaugg K, Eychmüller S, Zulian G. Palliative care education in Swiss undergraduate medical curricula: a case of too little, too early. Palliat Med 2008; 22 (6): 730–5

Wasner M, Roser T, Fittkau-Tönnesmann B, Borasio GD. Palliativmedizin im Studium: Spiritualität und psychosoziale Begleitung als wichtige Lehrinhalte. Dtsch Ärztebl 2008; 105: A674–A676

Curriculum in Palliative Care for Undergraduate Medical Education – Recommendations of the EAPC (2007). http://www.eapcnet.eu/LinkClick.aspx?fileticket=VmnUSgQm5P-Q%3d
National strategy for palliative care in Switzerland. http://www.bag.admin.ch/themen/gesundheitspolitik/13764/13769/index.html?lang=de
Recommendations of the EAPC for the development of postgraduate curricula in palliative medicine (2009). http://www.eapcnet.eu/LinkClick.aspx?fileticket=2DHXbM1zaMI%3D
Swiss Catalogue of learning objectives for undergraduate medical training (SCLO). http://sclo.smifk.ch/sclo2008/

40. Entscheidungsfindung am Lebensende

Steffen Eychmüller

Was es zusammenzuführen gilt … Herausforderungen der Entscheidungsfindung am Lebensende

Entscheidungsfindung bei schweren Erkrankungen am Lebensende ist nicht eine ausschließlich medizinische Domäne. Oder deutlicher gesagt: Es wäre ein Fehler, solche Entscheide alleine aufgrund medizinischer Kriterien zu fällen («Medikalisierung der Entscheidungsfindung am Lebensende»). Sprechen wir über Entscheide, dann geht es vorderhand um Ziele, um Outcomes. Diese lassen sich in der Palliative Care oft in zwei Kardinalfragen zusammenfassen, wie «Was bereitet Ihnen am meisten Sorgen oder macht Angst?» (R. Twycross), und «Welche Dinge sind Ihnen in der verbleibenden Lebenszeit besonders wichtig?» (E. Cassell). Die medizinischen Maßnahmen müssen sich daran messen lassen, ob sie diese Fragen beantworten bzw. die Wünsche des Patienten ermöglichen helfen. Angstminderung und die Unterstützung in allen Belangen, die einen Verbleib in der gewünschten Lebensumgebung ermöglichen, sind häufige Ziele. Die Hauptbetroffenen, Patienten und ihre nächsten Angehörigen, sind oft in einer Ausnahmesituation: die Patienten körperlich geschwächt, oft kognitiv eingeschränkt, die Angehörigen massiven Stresssituationen ausgesetzt.

Die Qualität einer guten Entscheidungsfindung liegt zu einem großen Teil in ihrer Antizipation.

Eine sinnvolle Entscheidungsfindung am Lebensende beginnt deshalb weit vor der letzten Lebensphase. Die meisten Erkrankungen verlaufen chronisch, eine Vorbereitung auf das Lebensende und die damit verbundenen Fragen und Entscheide sind möglich. Frühes Thematisieren ist die Aufgabe der Fachpersonen; sich damit im Familienkreis aktiv auseinandersetzen ist Aufgabe der Betroffenen. Individuelle Ziele und das Abwägen der Optionen (nicht nur der medizinischen Maßnahmen, sondern auch bspw. Anpassungen in der eigenen Rolle und im Alltag) brauchen einen klaren Geist – und Zeit zum Reifen. «Last-Minute»-Entscheide folgen Notfallszenarien und werden meist von jenen gefällt, die die Patienten am wenigsten gut kennen.

Die «5 P» als Praxisleitfaden

Präferenzen/Prioritäten: Die individuellen Ziele des Patienten bestimmen die Therapieentscheide bei weit fortgeschrittenen Erkrankungen. Diese scheinbar patientenzentrierte Vorgehensweise muss reflektiert und relativiert werden. Die Präferenzen hängen von vielerlei Faktoren ab: «Traut» sich ein Patient gegenüber einem Arzt, seine individuellen Wünsche – nicht nur bezüglich medizinischer Maßnahmen! – vorzubringen, welchen Informationsstand hat er, welche Optionen sind benannt mit welcher Erwartung, was verspricht Hoffnung, will (und kann) er (noch) selbst entscheiden und hat er die Vorerfahrung, selbst Prioritäten setzen/Entscheide fällen zu können. Ärzte und auch Pflegende müssen akzeptieren können, dass für bestimmte dringliche Präferenzen (bspw. Regelung der finanziellen Situation) andere (Fach-)Personen (bspw. Sozialarbeiter oder auch Familienangehörige) geeignetere Kompetenzen vorweisen können als sie selbst.

Prognose/Progress: Die modernsten medizinischen Maßnahmen helfen nichts, wenn ihr erhoffter Effekt nicht mehr erlebt werden kann. Wesentlich bei solchen Maßnahmen ist also die zeitliche Überlebensprognose. Dabei muss man wissen, dass insbesondere Fachspezialisten (z.B. auch. Onkologen) bis zum Faktor fünf überoptimistisch prognostizieren (N. Christakis). Neben der Zeit interessieren aber auch andere prognostische Bereiche, die von Fries und Ehrlich 1985 zu den «5 D's» zusammengefasst wurden:

- «Death» – Wieviel Zeit bleibt bis zum Tod?
- «Disease» – Wie ist der erwartbare Verlauf der Krankheit?
- «Discomfort» – Welche Einschränkungen der Selbstständigkeit sind zu erwarten?
- «Drug»-Toxicity – Welche Nebenwirkungen sind bei medizinischen Interventionen möglich?
- «Dollars» – Was kostet das, auch im übertragenen Sinn, wenn man bspw. eine Therapiemaßnahme mit längerem Spitalaufenthalt «bezahlen» muss?

Ein Prognosegespräch sollte sich also nicht auf die Frage «Wie lange habe ich noch?» beschränken.

Probleme: Vergleichbar den Präferenzen lassen sich bei der Entscheidungsfindung die Sorgen und Probleme der Betroffenen ganz verschiedenen Bereichen zuordnen. Die Literatur (bspw. Gold Standard Framework, K. Steinhauser, P. Butow) legt nahe, was auch als sog. SENS-Modell der Problemstrukturierung beschrieben wird (S. Eychmüller, vgl. Kap. 35):

- S für Symptommanagement und Hilfe zur Selbsthilfe («Was kann ich selbst oder meine Angehörigen tun?»)
- E für Entscheide bzw. Präventivplanung («Was machen wir wenn, was machen wir auch nicht?»)
- N für Netzwerk («Wer steht mir/uns zuhause zur Verfügung – 24 Stunden?»)
- S für Support («Wer in meinem Umfeld braucht selbst Unterstützung, auch, wenn es mich nicht mehr gibt?»).

Personen: Entscheidungsfindung betrifft immer verschiedene Personen: den Patienten, die Angehörigen und, nicht zu vergessen, viele Fachpersonen selbst. So genanntes Ärzteshopping oder -hopping ist meist Ausdruck der verzweifelten Suche nach Hoffnung, aber auch nach einer geeigneten Persönlichkeit, die in diesen schweren Zeiten Sicherheit und vertrauensvolle «Bergführerschaft» verspricht. Bei allen Bemühungen um die beste Behandlungsoption kommt es immer wieder zu teilweise fatalen Schnittstellenproblemen, d.h., eine Hand weiß nicht, was die andere tut oder geraten hat. Case Management klingt hier nach Wunderlösung, ist es aber nicht, wenn nicht auch seitens des Patienten und der Angehörigen ein oder zwei Personen als Koordinatoren klar deklariert werden. Schriftliche Dokumente wie eine Patientenverfügung können helfen, ersetzen aber nie die wirksame Koordination und Kontinuität in der Kommunikation. Häufig sind so genannte ethische Entscheidungsprobleme keine ethischen Dilemmata, sondern bloße Kommunikationsprobleme. Hausärzte sind als «Bergführer» prädestiniert, vor allem wenn sie die Patienten seit Jahren kennen. Voraussetzung dazu ist, dass sie von den Fachspezialisten in dieser wichtigen Rolle ernstgenommen und deshalb regelmäßig informiert bzw. bei Entscheidungen eingebunden werden.

Potenzial: In der Palliative Care ist dies ein besonders wichtiges «P». Die Betroffenen erleben häufig nur noch Defizite, sind «professionelle Patienten», haben die Lektionen des Krankseins gelernt. Da braucht es besondere Energie und Aufmerksamkeit, um gemeinsam trotz sehr schwieriger Lebenslage doch noch eine Tür zu öffnen: Was macht ein wenig heil, auch wenn es keine Heilung gibt? Welches Potenzial an positiven Kräften kann der Betroffene und sein Umfeld mobilisieren, um den vielen Defiziten im Sinne der Salutogenese etwas entgegenzusetzen? Bereiche zu erkunden, die zur Stress- und Angstreduktion beitragen, wird oft als unmedizinisch angesehen, obschon gerade sie den berühmten wichtigen kleinen Unterschied machen können. Oft ist es schon die Reduktion des «medizinischen Lärmes» (beispielsweise weniger Routinekontrollen), die Platz und Ruhe schafft. Es geht aber auch darum, systematisch zu evaluieren, ob medizinische Maßnahmen, über die entschieden wird, nicht auch die Gefahr in sich tragen, das Potenzial, die Selbsthilfe bzw. eigenen Heilungskräfte zu vermindern, zum Beispiel durch stark sedierende Nebenwirkungen.

Kurativ und palliativ

Die Palliativmedizin der Neuzeit reihte sich in ihren Anfängen sequenziell an die so genannte kurative Medizin an nach dem Prinzip: «Wenn man nichts mehr tun kann, tritt die Palliativmedizin in Funktion.»

Im modernen Verständnis der Palliativmedizin gibt es nicht mehr ein «Entweder-oder», das von einem unausweichlichen Überhandnehmen eines fatalen Krankheitsverlaufs bestimmt wird, sondern zunehmend ein «Sowohl-als-auch». Kurativ und palliativ greifen ineinander hinein, wobei natürlich je nach Krankheitsstadium und potenziellen Möglichkeiten das eine oder das andere inter- und intraindividuell mehr gewichtet wird (integratives Modell). Diese scheinbar neue und trotzdem nahe liegende und banale Interpretation wurde in den 80er-Jahren vor allem am Beispiel der HIV-Krankheit sichtbar: Ein Patient hatte zwar eine zu 100% unheilbare Grundkrankheit mit absehbarer Überlebenszeit, war also in einer so genannten palliativen Situation. Gleichzeitig wies er aber vielleicht eine Komplikation der Grundkrankheit auf, zum Beispiel eine Pneumocystis-Pneumonie, welche als solche kurativ behandelt wurde.

Dieses Verwischen der Grenzen hat bewirkt, dass heute auch «von Anfang an palliative und vielleicht bis zum Schluss kurative Maßnahmen in Betracht gezogen werden können».

Das Konzept von kurativ und palliativ ist nicht evidenzbasiert. Es gibt weder einen «Marker» für kurativ noch für palliativ. Schwarz-Weiß-Denken zwischen kurativ und palliativ macht zunehmend der Berücksichtigung der Grautöne Platz. Möglicherweise macht es deshalb in der Zukunft mehr Sinn, statt «kurativ und palliativ» die Schwerpunkte «diagnosebezogen» und «problembezogen» nebeneinanderzustellen.

Entscheidungsfindung und Ethik

Viele Diskussionen zum besten Vorgehen bei weit fortgeschrittenen Leiden enden häufig in der Aussage, dass hier wohl ein ethisches Problem vorliege – eine Aussage, bei der sich kaum mehr jemand als kompetent einstuft und deshalb der Ruf nach einer diesbezüglichen Fachperson laut wird. In der klinischen Praxis sind jedoch ethische Dilemmata eher selten. Sehr viel häufiger geht es um Fragen des Fachwissens bzw. der klinischen Erfahrung (oder um Kommunikationsprobleme/-störungen, die nicht als solche erkannt werden).

Im ethischen Diskurs fällt auf, dass die Grundpfeiler der sog. Prinzipienethik besonders stark gewichtet werden bei der «ethischen» Entscheidungsfindung: Autonomie und Gerechtigkeit, neben Benefizienz und «Nicht-Schaden» sind häufig erwähnt (bspw. «der Patient wünscht diese Therapie»). Eher weniger Beachtung findet die sog. Care-Ethik (Gilligan 1982), welche bei fortgeschrittenem Leiden den Spielräumen der Entscheidung teilweise deutlich näher kommt: Autonomie wird relativiert im Sinn der bestehenden Abhängigkeit und Beziehungen (volle Entscheidungsfreiheit besteht ja de facto in diesen schwierigen Situationen nie); Gerechtigkeit (und die daraus abgeleiteten Rechtsansprüche) wird gemildert durch das Anerkennen der eigenen Vulnerabilität, der Verletzlichkeit, und damit durch die Akzeptanz, dass man der Fürsorge anderer in dieser Lebenssituation nun mal bedarf.

Das Problem mit der Lebensqualität als Zielkriterium

«Lebensqualität ist, was der Betroffene damit meint» (O'Doyle) und «Never try to define quality of life» (Carl Popper). Und dennoch ist die Verbesserung der individuellen Lebensqualität als Behandlungsziel, und damit Nagelprobe für jede Entscheidungsfindung, in der Definition der Palliative Care fest verankert (WHO 2002). Es ist sinnvoll, bescheidene Funktionsziele, die dem Betroffenen bei der Realisierung kleiner Wünsche helfen, als Fragmente einer gewissen Lebensqualität zu definieren. Das wesentliche Prinzip ist dabei ein Diskurs über das Soll und das Ist, und insbesondere den Abstand zwischen beidem. Dieser Abstand wird in der Forschung auch als sog. «Calman-Gap» bezeichnet. Ist dieser sehr groß («Mein Ziel ist, trotz multiplen Knochenmetastasen nochmals den Aletschgletscher hinunterzufahren»), ist oft das Leiden ausgeprägt. Entscheide in der Palliative Care sollen also helfen, diesen Abstand zwischen Ist und Soll möglichst nicht durch unrealistische Erwartungen zu vergrößern.

Entscheidungsfindung in sechs Schritten

- **Schritt 1: Ermittlung des aktuellen Leidens, der aktuellen Sorgen**: gemäß R. Twycross: «What causes you most suffering?» Beispiele:
  - Symptome: Dyspnoe, extreme Schwäche, Thoraxschmerzen, Kälteempfindlichkeit.

- Entscheidungen: Patient möchte den zuständigen Spezialisten nicht enttäuschen/verlieren, wenn er sich bspw. gegen eine tumorspezifische Behandlung entscheidet.
- Netzwerk: Angst vor Komplikationen zu Hause.
- Support: Sorge um Überlastung des Partners, zur Last fallen.

- **Schritt 2: Ermittlung der individuellen Ziele/Wünsche**: «Womit möchten Sie die verbleibende Lebenszeit am ehesten füllen/verbringen; was liegt Ihnen besonders am Herzen?» Definition möglichst gut überprüfbarer bescheidener, aber dafür erreichbarer Funktionsziele.
- **Schritt 3: Ermittlung von Maßnahmen, die rasch eine Verbesserung bringen**: Pharmakologisch steht der Einsatz von symptomatisch rasch wirksamen Medikamenten im Vordergrund, die innerhalb weniger Stunden (nicht Tage oder Wochen) zum Erfolg führen. Dazu zählen aber auch rasch stressmindernde, nichtmedikamentöse Maßnahmen, wie die Anwesenheit einer Person am Krankenbett, oder rasche Entlastung des Partners.
- **Schritt 4: Spezifische Beurteilung der gewählten Maßnahmen aus Sicht der Angehörigen und der vorbehandelnden Fachpersonen (Perspektivenwechsel)**: Welche Folgen hat der Entscheid/haben die Entscheide auf die Belastung der Angehörigen? Was meint der Hausarzt, der vorbehandelnde Fachspezialist?
- **Schritt 5: Evaluation der gewählten Maßnahmen in Bezug auf das erwartbare zeitliche Überleben**: Innerhalb welcher Zeitspanne darf die erwünschte Wirkung erwartet werden? Bereits kurzfristig (d.h. erste 24–48 Stunden)? Balance Wirkung/Nebenwirkung und Aufwand/Ertrag (nicht nur finanziell, sondern auch zeitlich).
- **Schritt 6: Beurteilung und Definition notwendiger Kommunikationsschritte der gefällten Entscheide**: Wer muss wie und worüber informiert werden? Was sollte in einem Vorsorgeauftrag oder in einer Patientenverfügung dokumentiert werden?

Anschließend: regelmäßige Beurteilung der getroffenen Maßnahmen auf ihre Wirksamkeit und Angemessenheit: Dieser wichtige Schritt ist nur umsetzbar, wenn vorhergehend eine saubere Beurteilung der Situation durchgeführt worden ist (Assessment!):

- Formulieren des Problems
- Erfassen der Ressourcen
- Festlegen eines entsprechend den Ressourcen realistischen Behandlungsziels
- Festlegen der Messparameter und/oder Indikatoren, mit welchen der Behandlungserfolg beurteilt wird.

Beispiel: Der Patient klagt über belastende Müdigkeit bei einem Hämoglobinwert von 9,7 g/l. Nach 2 Ek-Transfusionen steigt das Hb auf 12,3, die Müdigkeit bleibt unverändert: Die therapeutische Maßnahme hat in Bezug auf das Ziel versagt. Sie wird mit dieser Indikation beim erneuten Absinken des Hbs nicht wiederholt. Oder: Derselbe Patient hat ein Hb von 8,7 und klagt über belastende Stenokardien. Nach einer Transfusion verschwinden die Herzschmerzen: Das Ziel der Maßnahme ist erreicht.

Praktische Ratschläge

Gelegentlich sind so genannte zeitlich limitierte Maßnahmen notwendig, um die Wirkung auf die Symptome bei einem bestimmten Patienten beurteilen zu können.

Beispiel: Eine Patientin ist stark geschwächt, somnolent und verwirrt. Sie ist sehr dehydriert und die Laboruntersuchungen decken eine Hyperkalzämie auf. Obschon die Neoplasie im fortgeschrittenen Stadium auch selbst der Grund für diese Symptome sein kann, lässt sich durch Hydrierung in einem ersten Schritt und Kalziumsenkung mittels Bisphosphonat-Behandlung in einem zweiten Schritt die Verwirrung mit dem Ziel der klaren Kommunikation über ihre Ziele und Wünsche möglicherweise verbessern. Der Entscheid für eine Volumengabe und zusätzlich Bisphosphonatgabe kann deshalb gerechtfertigt sein. Das weitere therapeutische Vorgehen hängt von der Verbesserung der kognitiven Funktionen ab. Stellt sich durch diese zeitlich limitierte und probatorische Behandlung der Dehydratation/Hyperkalzämie eine Aufhellung des kognitiven Zustands ein, bietet sich die Gelegenheit für ein neuerliches Gespräch mit dem Patienten über die bestgeeignete Vorgehensweise bei einer weiteren Komplikation bzw. Verschlechterung, welches dann dokumentiert und kommuniziert wird.

Literatur

Bruera E, Lawlor P. Defining palliative care interventions. Journal of Palliative Care 1998; 14 (2): 23–24

Calman KC. Quality of life in cancer patients – an hypothesis. J Med Ethics 1984; 10 (3): 124–127

Christakis N. Death Foretold: Prophecy and Prognosis in Medical Care. The University of Chicago Press, 2001

Doyle D, Hanks G, Cherny N, Calman K. Introduction. In: Doyle D, Hanks G, Cherny N, Calman K (eds.). Oxford Textbook of Palliative Medicine. 3rd ed. Oxford University Press, Oxford 2004: 1–4

Eychmüller S. [SENS is making sense – on the way to an innovative approach to structure Palliative Care problems]. Ther Umsch 2012; 69 (2): 87–90

Saunders C. Foreword. In: Doyle D, Hanks G, Cherny N, Calman K (eds.). Oxford Textbook of Palliative Medicine. 3rd ed. Oxford University Press, Oxford 2004: XVII–XX

Singer PA, Martin DK, Merrijoy K. Quality end-of-life care: patients' perspectives. JAMA 1999; 281: 163–8

Twycross RG. Introducing Palliative Care. Radcliffe, 2003

Zweibel NR, Cassel CK. Treatment choices at the end of life: a comparison of decisions by older patients and their physician-selected proxies. Gerontologist 1989; 29: 615–21

Gold Standard Framework. www.goldstandardsframework.org.uk

Anhänge

Anhang 1: Edmonton-System zur Symptombeurteilung (Edmonton Symptom Assessment System – ESAS

Einführung

Patienten mit fortgeschrittenen Tumorkrankheiten weisen in der Regel mehrere Symptome auf, wodurch ein hoher Leidensdruck beim Patienten und seinen Angehörigen entsteht. Voraussetzung für eine effiziente und dauerhafte Symptomkontrolle ist die Beurteilung, die «Messung» und die systematische Beobachtung ihrer Entwicklung. Die verfügbaren spezifischen Bewertungsfragebögen, die einfach und schnell auszufüllen sind, stellen folglich einen wichtigen Fortschritt dar. Es wird empfohlen, vor der Anwendung eines solchen Beurteilungsverfahrens mit einem auf diesem Gebiet erfahrenen Behandlungsteam Kontakt aufzunehmen. Im Speziellen lohnt es sich, das Instrument mit Partnern der regionalen Palliativ-Care-Netzwerke zu vereinheitlichen, um den Informationsaustausch zu erleichtern.

Der Kranke ist die am besten geeignete Person zur Beurteilung der eigenen Symptome. Erfolgt die Beurteilung regelmäßig, dienen die vorherigen Bewertungen als Kontrolle (Bezugspunkt). Ein einfacher, rasch auszufüllender Fragebogen gewährleistet die Compliance auch bei Patienten, die sich in einem schlechten Allgemeinzustand befinden.

Durchführung

Das ESAS (**Abb. A-1**, **Abb. A-2**) besteht aus neun visuell-analogen Skalen zur Beurteilung der Intensität folgender Symptome:

- Schmerz
- Müdigkeit
- Übelkeit
- Depression
- Angst
- Somnolenz
- Appetitlosigkeit
- allgemeines Unwohlsein
- Atemnot
- evtl. andere Symptome.

Service: ______________________________

Name des Patienten: ______________________________

System zur Symptombeurteilung nach Edmonton (ESAS)

(Nicht validierte Übersetzung)

(Geben Sie mit einem Strich (oder Kreuz) durch die Linie an, wie stark Sie das Symtom verspüren)

keine Schmerzen	____________________	stärkste vorstellbare Schmerzen
keine Müdigkeit	____________________	stärkste vorstellbare Müdigkeit
keine Übelkeit	____________________	stärkste vorstellbare Übelkeit
keine Depression	____________________	stärkste vorstellbare Depression
keine Angstgefühle	____________________	stärkste vorstellbare Angstgefühle
nicht schläfrig	____________________	stärkste vorstellbare Schläfrigkeit
guter Appetit	____________________	völlig appetitlos
bestes allgemeines Wohlbefinden	____________________	maximal schlechtes Allgemeinbefinden
keine Atemnot	____________________	stärkste vorstellbare Atemnot
Andere (z. B. Husten, Juckreiz, Mundtrockenheit usw.)	____________________	

Ausgefüllt von: ____________________

Patient (P), Angehörige (A), Pflegende (Pf), Arzt (Ar), Patient mit Hilfe (PP)

Datum: ____________________ Stunde: ____________________

Abbildung A-1: ESAS-Formular.

Datum																				
Tag																				
Stunde																				
Schmerzen																				
Müdigkeit																				
Übelkeit																				
Depression																				
Angst																				
Schläfrigkeit																				
Appetitlosigkeit																				
Unwohlsein																				
Atemnot																				
Ausgefüllt von																				
	Code P – Patient A – Angehörige Pf – Pflegende Ar – Arzt PP – Patient mit Hilfe																			
Mini-Mental State Score																				

Abbildung A-2: Grafik zur Symptombeurteilung.

Jede Skala besteht aus einer 10 Zentimeter langen horizontalen Linie, deren linker Endpunkt der Abwesenheit des jeweiligen Symptoms und deren rechter Endpunkt der maximal vorstellbaren Intensität entsprechen.

Der Patient markiert auf den einzelnen Linien einen Strich entsprechend der Intensität seines jeweiligen Symptoms, wie er es in den vergangenen Stunden empfunden hat. Die Beurteilung kann auch anhand einer Zahlenskala von 0–10 erfolgen. Der Patient notiert dann auf der jeweiligen Linie die entsprechende Zahl. Beim ersten Mal sollte der Patient von einer mit dem Tool vertrauten Fachperson angeleitet werden.

Ist der Patient selbst nicht in der Lage, den Bogen auszufüllen, ist die Hilfe eines Angehörigen oder einer Pflegeperson erforderlich.

Im Falle von Kommunikationsstörungen (z. B. kognitive Beeinträchtigungen) erfolgt eine Fremdbeurteilung durch einen Angehörigen oder eine Pflegeperson, wie in den Unterlagen angegeben. In diesem Fall sind nur erkennbare Symptommanifestationen zu beurteilen, wie Schwäche (Beurteilung der bewussten Aktivitäten, nicht eventueller Agitationszustände), Nausea (Beurteilung der Häufigkeit des Aufstoßens, Erbrechens), Schläfrigkeit, Appetitlosigkeit (Beurteilung der Nahrungsaufnahme) und Dyspnoe (Beurteilung der Anzeichen für angestrengte Atmung und Atemnot). Für die Schmerzbeurteilung wird empfohlen, ein zusätzliches Instrument, z. B. ECPA (s. Anhang 4) zu verwenden.

Die für jedes Symptom vermerkten Werte werden in Zentimetern gemessen und in eine Grafik eingetragen. Bei jeder Visite wird diese Grafik aktualisiert. In ihr ist ebenfalls die Eintragung der kognitiven Entwicklung, z. B. anhand des Mini Mental State, möglich.

Die Pflegeperson oder der Arzt sollte dem Patienten vorschlagen, seine Symptome einmal täglich zu beurteilen, bis sie für mehr als 48 Stunden zufriedenstellend gelindert wurden. Danach genügt eine Beurteilung zwei- bis dreimal pro Woche. Bei Verschlechterung der Symptome muss eine Neubewertung erfolgen. In der Heimpflege ist es sinnvoll, das ESAS bei jedem Patientenkontakt auszufüllen. Die Beurteilung anhand des ESAS ist nur dann sinnvoll, wenn ihr Ergebnis weitergeleitet und interpretiert wird und gegebenenfalls eine Anpassung der Therapie erfolgt.

Das ESAS ist verfügbar in französischer, englischer, deutscher und italienischer Sprache sowie in Bildern für Analphabeten oder Personen, die die verwendete Sprache nicht beherrschen.

Interpretation

Das ESAS sollte Teil der Erstbeurteilung und der Behandlung aller Patienten in der Palliativmedizin sein. Es erlaubt den einzelnen Beteiligten, die Intensität der verschiedenen Symptome, ihre zeitliche Entwicklung, die Wirksamkeit der Therapie und die Schwere der unterschiedlichen Symptomtypen auf einen Blick zu erfassen.

Mithilfe des ESAS ist eine effiziente und schnelle Berichterstattung über den Zustand des Patienten zwischen den verschiedenen Fachpersonen am jeweiligen Behandlungsort und insbesondere zwischen den Ärzten und dem Pflegepersonal im Spital und zu Hause möglich.

Die Beurteilung der Intensität seiner Symptome durch den Patienten ist das einzig messbare Element seiner subjektiven Erfahrung. Sie stellt das Ergebnis eines Prozesses von der Entstehung bis zur Wahrnehmung im Gehirn dar, dessen Etappen derzeit noch nicht messbar sind (s. Kap. 3). Und sie wird durch verschiedene Faktoren bestimmt:

- Biografie
- Kultur
- Vorstellungen
- depressiver Zustand oder Somatisierung
- kognitive Funktionen.

Die Interpretation der verschiedenen Symptome muss daher deren mehrdimensionalen Charakter berücksichtigen.

Anhand des ESAS kann das Behandlungsteam mit dem Patienten über die Bedeutung der Symptome sprechen, wenn zwischen seiner Bewertung und seinen Äußerungen, seinem Verhalten oder seiner Medikamenteneinnahme Diskrepanzen aufzutreten scheinen.

Zuweilen gibt ein Patient der Intensität aller seiner Symptome die Wertung 9 oder 10. Damit verleiht er seinem gesamten Leiden Ausdruck, was eine medizinische und psychosoziale Neubewertung und eine interdisziplinäre Behandlung erfordert.

In diesen Fällen, und wenn keine zufriedenstellende Linderung der Symptome erreicht werden kann, sollte man nicht zögern, den Rat von Konsiliarärzten der Palliativbehandlung einzuholen.

	falsch	richtig	
1.	☐	☐	**Welcher Wochentag ist heute?** (z. B. Montag, Dienstag, Mittwoch usw.)
2.	☐	☐	**Welches Jahr haben wir?** (z. B. 2015, 2016 usw.)
3.	☐	☐	**Welche Jahreszeit ist jetzt?** (Frühling, Sommer, Herbst, Winter) Es gilt eine Toleranz von ± 2 Wochen, z. B. vom 7. März bis 4. April sind «Winter» und «Frühling» korrekt.
4.	☐	☐	**Welcher Monat ist jetzt?** (z. B. Januar, Februar, März usw.)
5.	☐	☐	**Der Wievielte des Monats ist heute?** (z. B. 4., 10., 21. usw.) Es gilt eine Toleranz von ± 1 Tag.
6.	☐	☐	**Wo sind wir hier?** (z. B. Praxisadresse, Name des Spitals, Adresse zu Hause usw.)
7.	☐	☐	**Auf welchem Stockwerk befinden wir uns?** (z. B. Parterre, 1. Stock usw.)
8.	☐	☐	**In welcher Ortschaft sind wir jetzt?** (z. B. Basel, Birsfelden, Zürich, Luzern usw.)
9.	☐	☐	**In welchem Kanton befinden wir uns?** (z. B. Basel-Stadt, Zürich, Bern usw.)
10.	☐	☐	**In welchem Land sind wir?** (z. B. Schweiz)

Sprechen Sie die 3 Wörter nacheinander langsam (ca. eines pro Sekunde) und deutlich vor. Lassen Sie den Patienten die 3 Wörter wiederholen, nachdem Sie alle drei Wörter gesagt haben.

11.	☐	☐	**Zitrone**
12.	☐	☐	**Schlüssel**
13.	☐	☐	**Ball**

Bei den Punkten **14–18** soll der Patient selbständig rechnen und von der Zahl 100 fortlaufend 7 subtrahieren.

Bitte zählen Sie von der Zahl 100 immer 7 weg, bis ich halt sage

(Aufforderung maximal zweimal am Anfang wiederholen, Antworten aufschreiben, Aufforderung «weiter» geben wenn nötig, dann jede Subtraktion einzeln bewerten).

14.	☐	☐
15.	☐	☐
16.	☐	☐
17.	☐	☐
18.	☐	☐

Abbildung A-3: MMS-Fragebogen.

Welche Wörter haben Sie mir vorhin nachgesprochen?

19.	☐	☐	**Zitrone**
20.	☐	☐	**Schlüssel**
21.	☐	☐	**Ball**

Zeigen Sie dem Patienten ihren «Bleistift» oder «Kugelschreiber» und danach ihre «Armbanduhr» und fragen Sie ihn:

22.	☐	☐	**Was ist das?** (korrekt ist die Benennung «Bleistift» oder «Kugelschreiber»)
23.	☐	☐	**Was ist das?** (korrekt ist die Bennennung «Armbanduhr»)
24.	☐	☐	**Sprechen Sie mir nach «Bitte keine Wenn und Aber.» (deutlich sprechen!!!)**

Legen Sie ein leeres A4 Blatt im Hochformat vor den Patienten auf den Tisch und geben Sie ihm folgende mündliche Instruktion zusammenhängend. Lassen Sie ihn erst danach die drei Punkte ausführen:

25.	☐	☐	**Nehmen Sie das Blatt Papier in die rechte Hand,**
26.	☐	☐	**falten Sie es in der Mitte,**
27.	☐	☐	**lassen Sie es auf den Boden fallen!**

Legen Sie Ihrem Patienten ein Blatt mit der Aufschrift «**Schließen Sie Ihre Augen!**» hin und sagen Sie:

28.	☐	☐	**Lesen Sie dies und führen Sie es aus!**

Geben Sie dem Patienten ein leeres Blatt (A4 Hochformat):

29.	☐	☐	**Schreiben Sie hier bitte einen vollständigen Satz!** (Richtig, wenn mindestens ein Subjekt und ein Verb vorkommen, Rechtschreibung und Grammatik unwichtig. Blatt zum Interview legen!)

Legen Sie dem Patienten ein Blatt mit diesen überlappenden Fünfecken vor (Hochformat).

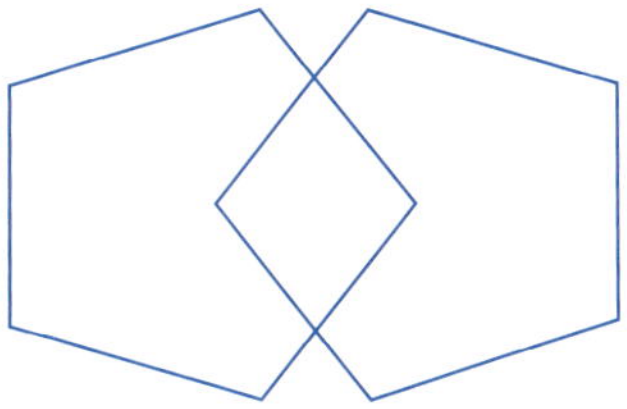

30.	☐	☐	**Zeichnen Sie bitte diese Figur ab!** Sie können ergänzen: **Es muss nicht schön sein, aber es muss stimmen.** (Auf separatem Blatt die vorgegebene Figur kopieren lassen. Vorlage nicht wegnehmen! Zittern und Verdrehen werden nicht gewertet. Richtig, wenn alle zehn Winkel vorhanden sind und zwei Winkel sich überschneiden. Blatt zum Interview legen!)

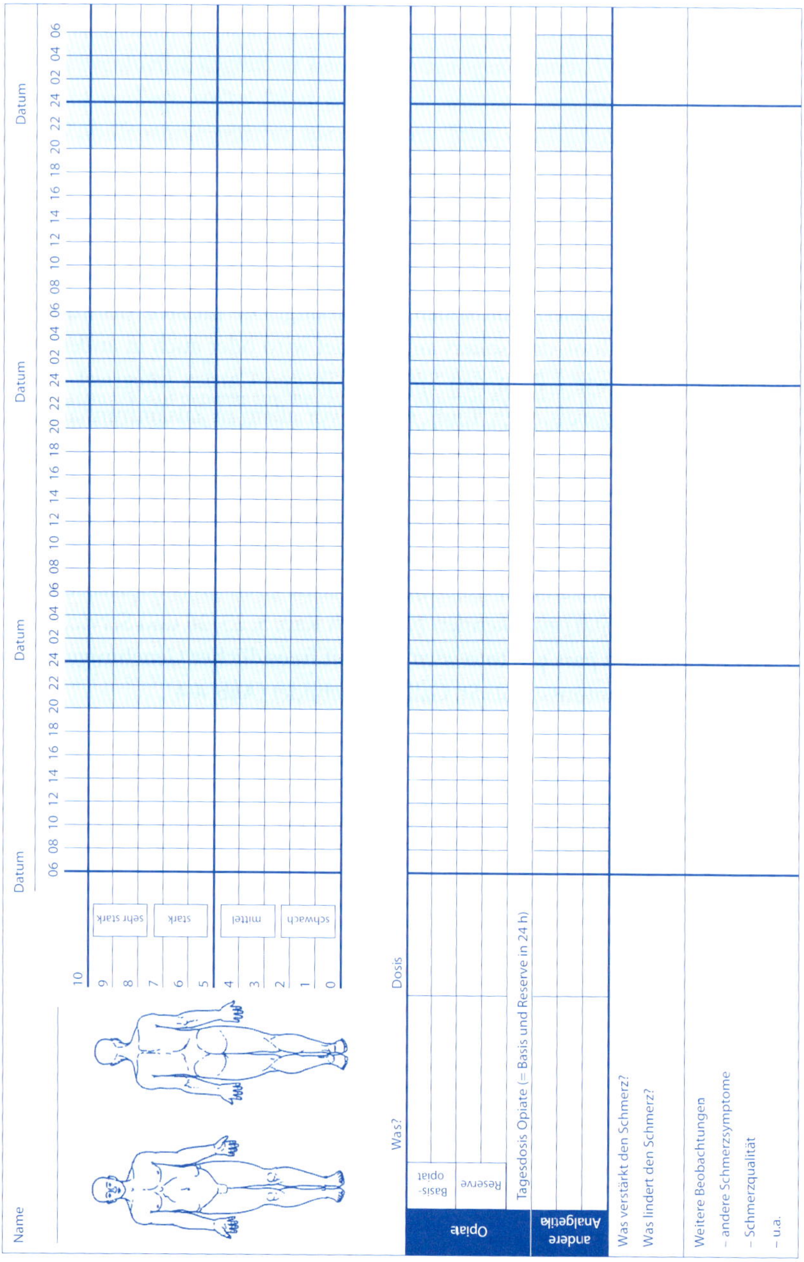

Abbildung A-4: Instrument zur Protokollierung des Schmerzverlaufs (mit freundlicher Genehmigung des Kantonspitals St. Gallen).

Anhang 4: Schmerzerfassung bei kognitiv beeinträchtigten Menschen mit ECPA (Echelle comportementale de la douleur pour personnes âgées non communicantes)

Dieses Instrument zur Heteroevaluation dient der Beobachtung und Dokumentation von schmerzbedingten Verhaltensänderungen bei älteren, kommunikationsbehinderten Personen oder Menschen mit Demenz. In insgesamt 8 Items werden Beobachtungen vor und während der Pflege sowie Auswirkungen auf die psychosozialen Aktivitäten erfasst und dokumentiert. Es besteht kein absoluter Grenzwert für Schmerzen; je höher das Gesamtscore ausfällt, umso größer ist die Wahrscheinlichkeit behandlungsbedürftiger Schmerzen. Nach eingeleiteter Schmerztherapie wird eine erneute Evaluation durchgeführt.

Im französischen und italienischen Sprachbereich wird oft an Stelle des ECPA das Instrument «Doloplus» eingesetzt. Die Autoren von Doloplus haben aber die deutsche Übersetzung nicht bewilligt. (www.doloplus.com)

Anwendungshinweise

- ECPA wird nur angewendet, wenn eine Schmerzerfassung mit üblichen Instrumenten unmöglich ist.
- Wachkoma-Patienten können mit ECPA nicht erfasst werden.
- ECPA wird von Pflegenden ausgefüllt, welche den Patienten mindestens in den letzten 2 Tagen gepflegt haben.
- ECPA ist ein Erfassungsinstrument für Verhaltensänderungen, welche auf Schmerzen hinweisen, jedoch kein direktes Schmerzerfassungsinstrument (**Abb. A-5**).

Literatur

Morello R, Jean A, Alix M, Sellin-Peres D, Fermanian J. A scale to measure pain in non-verbally communicating older patients: the EPCA-2. Study of its psychometric properties. Pain 2007; 133 (1–3): 87–98

http://geriatrie-albi.com/ECPAutilisation.htm (konsultiert am 18.7.2014)

Datum : Patient:	
vis. : Geb.: Zimmer:	
Dimension 1: Beobachtungen vor der Pflege	
ITEM 1 – Gesichtsausdruck: Blick und Mimik	
0	entspannter Gesichtsausdruck
1	besorgter, gespannter Blick
2	ab und zu Verziehen des Gesichts, Grimassen
3	verkrampfter u./o. ängstlicher Blick
4	vollständig starrer Blick/Ausdruck
ITEM 2 – Spontane Ruhehaltung (Suche einer Schonhaltung)	
0	keinerlei Schonhaltung
1	Patient vermeidet eine bestimmte Position, Haltung
2	Patient wählt eine Schonhaltung
3	Patient sucht erfolglos eine schmerzfreie Schonhaltung
4	Patient bleibt vollst. immobil (wie festgenagelt durch Schmerzen)
ITEM 3 – Bewegungen und Mobilität (im u/o außerhalb des Bettes)	
0	Patient mobilisiert und bewegt sich wie gewohnt*
1	Pat. bewegt sich wie gewohnt*, vermeidet aber gewisse Bewegungen
2	seltenere/verlangsamte Bewegungen entgegen Gewohnheit*
3	Immobilität entgegen Gewohnheit*
4	Apathie, Niedergeschlagenheit oder starke Unruhe entgegen Gewohnheit*
* im Vergleich zu den vorhergehenden Tagen	
ITEM 4 – Kontakt zur Umgebung (Blick, Gesten, verbal)	
0	üblicher Kontakt wie gewohnt*
1	Herstellen von Kontakt erschwert entgegen Gewohnheit*
2	Pat. vermeidet Kontaktaufnahme entgegen Gewohnheit*
3	Fehlen jeglichen Kontaktes entgegen Gewohnheit*
4	totale Indifferenz entgegen Gewohnheit*
* im Vergleich zu den vorhergehenden Tagen	

Abbildung A-5: ECPA (Morello R., Jean A., Alix M., Groupe Regates 2002, mit Erlaubnis auf deutsch übersetzt von R. Kunz, 2003, nicht validiert).

Dimension 2 : Beobachtungen während der Pflege	
ITEM 5 – ängstliche Erwartung bei Pflege	
0	Patient zeigt keine Angst
1	ängstlicher Blick, angstvoller Ausdruck
2	Patient reagiert mit Unruhe
3	Patient reagiert aggressiv
4	Patient schreit, stöhnt, jammert
ITEM 6 – Reaktionen bei der Mobilisation	
0	Pat. steht auf/lässt sich mobilisieren ohne spezielle Beachtung
1	Pat. hat gespannten Blick/scheint Mobilisation und Pflege zu fürchten
2	Pat. klammert mit den Händen/macht Gebärden während Mob. und Pflege
3	Patient nimmt während Mobilisation/Pflege eine Schonhaltung ein
4	Patient wehrt sich gegen Mobilisation oder Pflege
ITEM 7 – Reaktionen während der Pflege von schmerzhaften Zonen	
0	keinerlei Reaktionen während der Pflege
1	Reaktionen während Pflege, ohne Eingrenzung
2	Reaktion beim Anfassen od. Berühren schmerzhafter Zonen
3	Reaktion bei flüchtiger Berührung schmerzhafter Zonen
4	Unmöglichkeit, sich schmerzhafter Zone zu nähern
ITEM 8 – verbale Äußerungen während der Pflege	
0	keine Äußerungen während der Pflege
1	Schmerzäußerung, wenn man sich an den Patienten wendet
2	Schmerzäußerung, sobald Pflegeperson beim Patienten ist
3	spontane Schmerzäußerung od. spontanes leises Weinen, Schluchzen
4	spontanes Schreien oder qualvolle Äußerungen
	Total

Anhang 5: Der CAGE-Fragebogen

Der CAGE-Fragebogen gibt Aufschluss über eine Alkoholabhängigkeit. Studien zeigen, dass Ärztinnen und Ärzte aller Fachrichtungen den Alkoholismus bei hospitalisierten Patientinnen und Patienten zu selten diagnostizieren. Die Prävalenz von Alkoholismus in unserem Kulturkreis ist mit etwa 20% erstaunlich hoch. Die anamnestische Diagnose Alkoholismus kann ein Index für inadäquate Verhaltensweisen oder Reaktionen bei der Stressbewältigung im Alltag sein. Eine progressive, unheilbare Krankheit ist ein gewichtiger Stressfaktor. Die rein pharmakologische Schmerztherapie bei CAGE-positiven Patienten ist schwieriger und oft weniger erfolgreich als erwartet. Nicht selten brauchen die Patienten das Narkotikum nicht nur zur Schmerzbekämpfung, sondern auch zur Krankheitsverarbeitung (sog. «Chemical Coping»). Trotz wiederholter Medikamenteneinnahme, insbesondere von Opiaten als Reservedosis, verbessert sich die Schmerzexpression kaum (unverändert hohe VAS-Werte). Deshalb wird die Dosis ohne Wirkung, aber mit vielleicht zunehmender Nebenwirkung relativ rasch gesteigert.

Es ist wichtig, eine Alkoholanamnese zu erkennen. Sie bedeutet, dass man dem betroffenen Patienten oder der Patientin spezielle Hilfe im Sinne eines Counselings anbieten muss. Damit können bei der Schmerzlinderung und beim Analgetikakonsum Werte erreicht werden, die mit denen alkoholabstinenter Personen vergleichbar sind. Ohne spezielle Hilfe werden deutlich schlechtere Ergebnisse erzielt.

Der Fragebogen umfasst folgende 4 Fragen:

- Hatten Sie auch schon das Gefühl, dass Sie Ihren Alkoholkonsum reduzieren sollten? (**C**ut-down)
- Hat es Sie auch schon geärgert, wenn andere Leute Ihr Trinkverhalten kritisierten? (**A**nnoyed)
- Hatten Sie wegen Ihres Alkoholkonsums auch schon Gewissensbisse? (**G**uilty)
- Haben Sie morgens zum Aufwachen auch schon als erstes Alkohol getrunken, um Ihre Nerven zu beruhigen oder den Kater loszuwerden? (**E**ye-Opener)

Bei zwei oder mehr Ja-Antworten gilt das Testergebnis als positiv. Das bedeutet, die Diagnose Alkoholismus kann mit einer guten Sensitivität und Spezifität gestellt werden.

Ein positiver CAGE-Test ist prädiktiv für das Risiko eines nicht adäquaten Umgangs mit zentral wirkenden Schmerzmitteln und trägt dazu bei, Patienten zu identifizieren, bei denen sich die Schmerztherapie schwieriger gestalten könnte als erwartet (vgl. Kap. 5).

Es ist wichtig zu präzisieren, dass sich alle Fragen des CAGE-Fragebogens auch auf die Vergangenheit (und zwar auf das ganze Leben) beziehen. Häufig kann eine Frage nämlich fälschlicherweise mit Nein beantwortet werden, weil in den wenigen vorangehenden Jahren tatsächlich kein exzessiver Alkoholkonsum vorlag.

Der Fragebogen wird am besten in die Anamneseerhebung integriert. Auf diese Weise stellt man die Fragen ganz natürlich und wird weniger defensive Reaktionen erhalten.

Eine Studie von Steinweg u. Mitarb. hat ergeben, dass der Test eine Sensitivität von nur 32 % erreicht, wenn zur Einleitung eine allzu direkte Frage gestellt wird (zum Beispiel: «*Wieviel trinken Sie?*»). Geht dem Test ein unverfängliches Thema voran, werden 92 % erreicht. Die Spezifität des Tests beträgt über 80 %.

Literatur

Bruera E. Patient assessment in palliative cancer care. Cancer Treatment Reviews 1996; 22 (suppl. A): 3–12

Dhalla S, Kopec JA. The CAGE questionnaire for alcohol misuse: a review of reliability and validity studies. Clin Invest Med 2007; 30 (1): 33–41

Steinweg DL, Worth H. Alcoholism: the keys to the CAGE. Am J Med 1993; 94: 520–523

Anhang 6: Medikamente in der Palliative Care unter Berücksichtigung des Off-Label-Use

Die nachfolgenden Tabellen (**Tab. A-1**) wurden in Anschluss an das Bigoriomeeting 2012 (best practice palliative care, palliative ch) veröffentlicht. Sie sind auch elektronisch abrufbar unter www.palliative.ch >Fachwelt > Standards. Es werden ausschließlich Medikamente aufgeführt, welche in der Palliative Care regelmäßig außerhalb der offiziellen Indikationen verschrieben werden (vgl. Kap. 22 und 23). Dabei berufen wir uns auf die in der Schweiz anerkannten Indikationen, wie sie im Medikamentenkompendium in der Online-Version von Oktober 2013 aufgeführt werden. Die Medikamente sind so ausgewählt, dass sie für die allermeisten palliativen Situationen hilfreich sind. Die Angaben haben aber keinen Anspruch auf Vollständigkeit.

Die anerkannten Indikationen, welche sich nicht spezifisch auf palliativmedizinische Aspekte beziehen, sind aus Lesbarkeitsgründen nicht in den Tabellen aufgeführt.

Veränderung der galenischen Form, wie zum Beispiel das Öffnen einer Kapsel, das Zerreiben einer Tablette, das Halbieren einer nicht teilbaren Tablette, das Zerschneiden eines transdermalen Pflasters, sind Manipulationen, welche eigentlich mit einem Off-Label-Use vergleichbar sein könnten (vgl. Anhang 9). Solche werden aber in unseren Tabellen nicht berücksichtigt. Falls sich Fragen dieser Art stellen, empfehlen wir, die Webseiten http://pharmacie.hug-ge.ch/infomedic/utilismedic/tab_couper_ecraser.pdf und/oder http://pharmacie.hug-ge.ch/infomedic/utilismedic/patchs.pdf zu konsultieren.

Für die Mischung von mehreren Medikamenten in Infusionen, Pumpen oder Y-Schläuchen wird auf Anhang 7 verwiesen.

Tab. A-1: Medikamente in der Palliative Care *(Fortsetzung auf den nächsten Seiten)*
* = Off-Label-Use mit guter dokumentierter Evidenz
⚐/**Flag** = Medikament, dessen Verschreibung mit einem Spezialisten abgesprochen werden sollte

Wirkstoff	Übliche galenische Formen	Anwendung Zugelassene Indikationen
Amitriptylin	Übliche Darreichungsformen und Dosierungen: – Retardkapseln 25 mg – Retardkapseln 50 mg Spezialität: Saroten Retard®	Depressionen; refraktäre, chronische Schmerzen
Atropin	Übliche Darreichungsformen und Dosierungen: – Tropflösung 0,5 mg/1 ml – Injektionslösung 0,5 mg/1 ml Spezialitäten: Bellafit® und Generika	Spasmolytisch, anticholinerg
Baclofen	Übliche Darreichungsformen und Dosierungen: – Tabl. 10 mg – Tabl. 25 mg Spezialität: Lioresal®	Spastizität bei multipler Sklerose; spinale Spastizität;
Bisphos-phonate	Übliche Darreichungsformen und Dosierungen: Kaps., Tabl., Amp. Spezialitäten: Bonefos® (Clodronsäure), Bondronat® und Generika (Ibandronsäure); Aredia® und Generika (Dinatriumpamidronat); Zometa® und Generika (Zoledronsäure)	Tumorinduzierte Hyperkalzämie; Knochenmetastasen bei Mammakarzinom; Osteolysen bei multiplem Myelom
Bupre-norphin	sublingual Übliche Darreichungsformen und Dosierungen: – Sublingualtabl. 0,2 mg – Sublingualtabl. 0,4 mg Spezialität: Temgesic®	Akute und prolongierte mittelstarke bis starke Schmerzen; Schmerzen, die auf Herzinfarkt zurückzuführen sind
	– Sublingualtabl. 0,4 mg – Sublingualtabl. 2 mg – Sublingualtabl. 8 mg Spezialität: Subutex®	Subutex®: Substitutionsbehandlung bei Opioidabhängigkeit
	transdermal Übliche Darreichungsformen und Dosierungen: – Transdermales Pflaster 35 µg/h – Transdermales Pflaster 52,5 µg/h – Transdermales Pflaster 70 µg/h Spezialität: Transtec®	Akute und prolongierte mittelstarke bis starke Schmerzen

		Applikationswege und/oder besondere Dosierungen	
	Off-Label-Use	Zugelassene Indikationen	Off-Label-Use
	* Neuropathische Schmerzen Hypersalivation, Hyperhidrose	p. o.	
	Hypersalivation Terminale Rasselatmung	p. o. i. v., i. m., s. c.	
	Schluckauf	p. o.	
	* Durch Knochenmetastasen bedingte Schmerzen	p. o. i. v.	Clodronat: s. c. 1 500 mg in 50 bis 250 ml Glukose 5 % oder NaCl 0,9 %; Infusion innert 2 bis 3 Stunden
	Subutex®: Schmerzen	sublingual	
		transdermal	

Wirkstoff	Übliche galenische Formen	Anwendung
		Zugelassene Indikationen
—	injizierbar Übliche Darreichungsform und Dosierung: – Injektionslösung 0,3 mg/1 ml Spezialität: Temgesic®	Akute und prolongierte mittelstarke bis starke Schmerzen; Schmerzen, die auf Herzinfarkt zurückzuführen sind
Butylscopolamin-Bromid	Übliche Darreichungsformen und Dosierungen: – Injektionslösung 20 mg/1 ml – Tabl. 10 mg – Supp. 10 mg Spezialität: Buscopan®	Krämpfe und Motilitätsstörungen des Magen-Darm-Trakts
Ceftriaxon	Übliche Darreichungsformen und Dosierungen: – Injektionslösung 500 mg – Injektionslösung 1 g – Injektionslösung 2 g Spezialitäten: Rocephin® und Generika	Infektionen der Atemwege, im HNO-Bereich, abdominale Infektionen, Nieren- und Harnwegsinfektionen, Infektionen der Genitalorgane einschließlich Gonorrhoe; Sepsis; Infektionen der Knochen, Gelenke, Weichteile, der Haut sowie Wundinfektionen; Infektionen bei Patienten mit geschwächter Immunabwehr; Meningitis; Borreliose; perioperative Infektionsprophylaxe
Clonazepam	Übliche Darreichungsformen und Dosierungen: Injektionslösung 1 mg/1 ml – Tabl. 0,5 mg – Tabl. 2 mg – Tropfen 2,5 mg/ml Spezialität: Rivotril®	Epilepsie, Status epilepticus
Dexamethason	Übliche Darreichungsformen und Dosierungen: – Tabl. 1 mg – Tabl. 4 mg – Injektionslösung 4 mg/1 ml – Injektionslösung 8 mg/2 ml Spezialitäten: Fortecortin®, Mephameson® und Generika	Hirnödem; Zytostatika-induziertes Erbrechen Palliativtherapie maligner Tumoren[2]

1 Fichier d'administration des médicaments injectables, RefMed, CHUV 2013.

2 Diese Indikation ist nur für Fortecortin®-Tabletten zugelassen.

3 Die subkutane Verabreichung wird bei Dexamethason Helvepharm 5 mg genannt, nicht jedoch bei Fortecortin® und Mephameson® (Quelle: Pharmavista/e-mediat 2013). Die Tagesmaximaldosis beträgt 8 mg.

		Applikationswege und/oder besondere Dosierungen	
	Off-Label-Use	Zugelassene Indikationen	Off-Label-Use
		i. m., i. v.	s. c.
	* Sekretionshemmung in der Terminalphase * Darmverschluss	p. o., rektal, i. v., i. m., s. c.	Dosis über 100 mg/Tag
		i. v., i. m. (i. m. mit Lidocain 1 %)	s. c. mit Lidocain
	Neuropathische Schmerzen Terminale Agitiertheit Opioidinduzierte Myoklonien, die nicht auf die übliche Behandlung ansprechen	p. o., i. v., i. m.	s. c. Vorsichtsmaßnahmen: (1) Lösung darf nur nach Zusatz des Verdünnungsmittels verwendet werden (andernfalls Gefahr von Mikroembolien); (2) Zur Infusion PVC-freie Beutel und Schläuche verwenden[1].
	* Anorexie Schmerzen Übelkeit, Erbrechen Rückenmarkkompression * Darmverschluss Karzinomatöse Lymphangitis	p. o., i. v., i. m., (s. c.[3])	s. c. Subakutes oder chronisches Hirnödem: Dosis über 16 mg/Tag Anmerkung: 40–100 mg/Tag gegen akute Hirnödeme anerkannt

Wirkstoff	Übliche galenische Formen	Anwendung
		Zugelassene Indikationen
Diclofenac	Übliche Darreichungsformen und Dosierungen: – Tabl. 12,5 mg – Tabl. 25 mg – Tabl. 50 mg – Retardtabl. 100 mg – Injektionslösung 75 mg/3 ml Spezialitäten: Voltaren® und Generika	Entzündung und Schmerz, nach Verletzungen und operativen Eingriffen Migräneanfälle
Duloxetin	Übliche Darreichungsformen und Dosierungen: – Tabl. 30 mg – Tabl. 60 mg Spezialität: Cymbalta®	Depression; Rezidivprophylaxe depressiver unipolarer Störung; Schmerzen bei diabetischer Neuropathie; generalisierte Angststörung
Dipyron *siehe* Metamizol		
Fentanyl	transdermal Übliche Darreichungsformen und Dosierungen: – Transdermales Pflaster 12 µg/h – Transdermales Pflaster 25 µg/h – Transdermales Pflaster 50 µg/h – Transdermales Pflaster 75 µg/h – Transdermales Pflaster 100 µg/h Spezialitäten: Durogesic Matrix® und Generika	Mittelstarke bis starke prolongierte Schmerzen, bei welchen nichtopioide Analgetika und schwache Opioide ungenügend wirken
	parenteral Übliche Darreichungsformen und Dosierungen: – Injektionslösung 0,1 mg/2 ml – Injektionslösung 0,5 mg/10 ml Spezialitäten: Syntenil® und andere	Analgetikum für die Anästhesie; postoperative Schmerztherapie
	transmukosal Übliche Darreichungsformen und Dosierungen: – Bukkal-, Sublingual-, Lutschtabletten Spezialitäten: Effentora®, Abstral®, Actiq®	Durchbruchschmerzen bei chronischen Tumorschmerzen
Furosemid	oral Übliche Darreichungsformen und Dosierungen: – Tabl. 40 mg – Tabl. 500 mg Spezialitäten: Lasix® und Generika	Ödeme; Aszites; essenzieller Bluthochdruck leichten bis mittleren Grades

		Applikationswege und/oder besondere Dosierungen	
	Off-Label-Use	Zugelassene Indikationen	Off-Label-Use
		p.o. i.m., i.v.	s.c. Vorsichtsmaßnahme: Die Injektionslösung muss allein verabreicht werden.
	Andere neuropathische Schmerzen als die diabetische Neuropathie	p.o.	
		transdermal	
	Schmerzen außerhalb des perioperativen Kontextes	i.m., i.v. peridural (in Kombination mit Bupivacain)	s.c., intrathekal
		transmukosal	
	Dyspnoe (als Aerosol)	p.o.	s.c. Vorsichtsmaßnahme: Die Injektionslösung muss allein verabreicht werden. Aerosol

Wirkstoff	Übliche galenische Formen	Anwendung
		Zugelassene Indikationen
	parenteral Übliche Darreichungsformen und Dosierungen: – Injektionslösung 20 mg/2 ml – Injektionslösung 40 mg/4 ml Spezialitäten: Lasix® und Generika	Wie orale Formen, dazu noch: akute Herzinsuffizienz; unterstützend beim Hirnödem; hypertensive Krise; forcierte Diurese bei Vergiftungen
Gabapentin	Übliche Darreichungsformen und Dosierungen: – Tabl. 100 mg – Tabl. 300 mg – Tabl. 400 mg – Tabl. 600 mg – Tabl. 800 mg Spezialitäten: Neurontin® und Generika	Fokale (partielle) epileptische Anfälle; neuropathische Schmerzen bei diabetischer Neuropathie oder postherpetischer Neuralgie bei Erwachsenen Anmerkung: Zu den zugelassenen Indikationen von Pregabalin (Lyrica®) gehören periphere und zentrale neuropathische Schmerzen sowie generalisierte Angststörungen im Erwachsenenalter
Glyco-pyrronium-Bromid	Übliche Darreichungsform und Dosierung: – Injektionslösung 0,2 mg/1 ml Spezialität: Robinul® [ausländisches Produkt (D), ersetzt die vom Schweizer Markt zurückgezogene Spezialität]	Als Monopräparat ist Glycopyrronium-Bromid in der Schweiz nicht registriert (Unlicensed Use) In Deutschland registrierte Indikationen: Sekretionsminderung, Hemmung der Wirkung von Acetylcholin
Haloperidol	Übliche Darreichungsformen und Dosierungen: – Tabl. 1 mg – Tabl. 10 mg – Tropfen 2 mg/1 ml – Tropfen 10 mg/1 ml – Injektionslösung 50 mg/1 ml – Injektionslösung 100 mg/1 ml Spezialität: Haldol®	Akute und chronische Schizophrenie; paranoid-halluzinatorische Syndrome; Manien und maniforme Zustände; psychomotorische Erregungszustände; Übelkeit und Erbrechen. Adjuvantes Analgetikum bei starken, chronischen Schmerzen unterschiedlicher Ätiologien
Hydrocodon	Übliche Darreichungsformen und Dosierungen: – Tabl. 5 mg – Tabl. 10 mg Spezialität: Hydrocodon Streuli®	Symptomatische Hustenbehandlung für Situationen, in denen der Verlust der Schutzfunktion von Husten in Kauf genommen werden kann
	Übliche Darreichungsform und Dosierung: – Injektionslösung 10 mg/1 ml Spezialität: Hydrocodon®	

4 Bonnal K. & Buclin T., Commission Permanente des Médicaments, CHUV, Lausanne, Januar 2011

5 Analog zur Spezialität Dicodid® 15 mg/1 ml, die vom Schweizer Markt zurückgezogen wurde, und zu den Ampullen «Hydrocodon Inselspital 6 mg/ml» gemäß dem Fichier d'administration des médicaments injectables, RefMed, CHUV 2013.

		Applikationswege und/oder besondere Dosierungen	
	Off-Label-Use	Zugelassene Indikationen	Off-Label-Use
		i.v., i.m. (i.m. nur in nicht akuten Ausnahmefällen)	
	Andere neuropathische Schmerzen außer diabetischer oder postherpetischer Neuralgie	p.o.	
	* Terminale Rasselatmung	in Deutschland: i.v., i.m.	s.c.
	Hypoaktives Delirium Schluckauf Juckreiz	p.o., i.m.	s.c. i.v.[4]
		p.o.	
		s.c.[5]	i.v.

Wirkstoff	Übliche galenische Formen	Anwendung
		Zugelassene Indikationen
Hydromorphon	Übliche Darreichungsformen und Dosierungen: – Lösung 1 mg/1 ml – Kaps. 1,3 mg – Kaps. 2,6 mg – Retardkapseln 4 mg – Retardkapseln 8 mg – Retardkapseln 16 mg – Retardkapseln 4 mg – Amp. 2 mg/1 ml – Amp. 10 mg/1 ml – Amp. 20 mg/1 ml – Amp. 50 mg/1 ml Spezialitäten: Palladon®, Hydromorphoni hydrochrloridum Streuli®	Mittelstarke bis starke Schmerzen
Ketamin	Übliche Darreichungsformen und Dosierungen: – Durchstechflaschen 200 mg/20 ml – Durchstechflaschen 500 mg/10 ml Spezialität: Ketalar®	Anästhesie
Ketorolac	Übliche Darreichungsform und Dosierung: – Injektionslösung 30 mg/1 ml Spezialität: Tora-Dol®	Postoperative und akute Schmerzen
Levomepromazin	Übliche Darreichungsformen und Dosierungen: – Tabl. 25 mg – Tabl. 100 mg – Tropfen 40 mg/ml – Injektionslösung 25 mg/1 ml Spezialität: Nozinan®	Psychosen; Erregungszustände; Aggressivität bei geistig Behinderten
Lorazepam	Übliche Darreichungsformen und Dosierungen: – Tabl. 1 mg – Tabl. 2,5 mg – Schmelztabletten – Tabl. 1 mg – Tabl. 2,5 mg – Injektionslösung 2 mg/1 ml Spezialitäten: Temesta®, Tavor® und Generika	Schlafstörungen; Angst- und Spannungszustände; Prämedikation vor diagnostischen oder operativen Eingriffen

6 Die Injektion i.m. ist für das deutsche Produkt Tavor® zugelassen, wird im Compendium für die Temesta®-Ampullen jedoch nicht genannt. Allerdings ist dieser Applikationsweg gemäß Fichier d'administration des médicaments injectables, RefMed, CHUV 2013, auch für Temesta®-Ampullen zulässig.

		Applikationswege und/oder besondere Dosierungen	
	Off-Label-Use	Zugelassene Indikationen	Off-Label-Use
	Dyspnoe	s. c., i. v. p. o.	epidural, intrathekal
	Adjuvante Behandlung: refraktärer Schmerz neurogener Schmerz Toleranz, Hyperalgesie	i. m., i. v.	s. c., p. o.
		i. m., i. v.	s. c.
	Übelkeit und Erbrechen Schluckauf Schnappatmung Angst (als Mittel zweiter Wahl) Juckreiz	p. o., i. m.	s. c., i. v.
	Bei Dyspnoe als adjuvante Behandlung Bei Übelkeit als adjuvante Behandlung	p. o., i. v., (i. m.)[6]	s. c.

Wirkstoff	Übliche galenische Formen	Anwendung
		Zugelassene Indikationen
Metamizol	Übliche Darreichungsformen und Dosierungen: – Tabl. 500 mg – Tropfen 0,5 g/ml – Supp. 1 g – Injektionslösung 1 g/2 ml – Injektionslösung 2,5 g/5 ml Spezialitäten: Novalgin®, Minalgin®	Starke Schmerzen; Nieren- oder Gallenkolik; posttraumatische oder postoperative Schmerzen
Methadon	oral Übliche Darreichungsformen und Dosierungen: – Tabl. 5 mg – Lösung 10 mg/ml Spezialitäten: Ketalgin® und Generika	Mittelstarke bis starke akute und prolongierte Schmerzen, Adjuvans bei Heroin-Entzugsbehandlung
	parenteral Übliche Darreichungsform und Dosierung: – Injektionslösung 10 mg/1 ml Spezialitäten: Ketalgin® und Generika	Mittelstarke bis starke akute und prolongierte Schmerzen, postoperative Schmerzen
Methylphenidat	Übliche Darreichungsformen und Dosierungen: – Tabl. 10 mg – Long-Acting-Kapseln 10 mg – Long-Acting-Kapseln 20 mg – Long-Acting-Kapseln 30 mg – Long-Acting-Kapseln 40 mg – Retardtabl. 20 mg Spezialitäten: Ritalin® und Generika	Aufmerksamkeitsdefizit-Hyperaktivitätsstörung (ADHS) bei Kindern ab 6 Jahren und Jugendlichen bis 18 Jahren; Narkolepsie
Metoclopramid	Übliche Darreichungsformen und Dosierungen: – Tabl. 10 mg – Tropfen 4 mg/ml – Sirup 10 mg/10 ml – Supp. 20 mg – Injektionslösung 10 mg/2 ml – Infusionslösung 50 mg/10 ml Spezialitäten: Primperan®, Paspertin®	Übelkeit und Erbrechen nach Operationen; gastroösophagealer Reflux; gastrische Stase nach Operationen; Gastroparese beim Diabetiker; Störungen der Magen-Darm-Motilität mit dyspeptischen Manifestationen
Metronidazol	Übliche Darreichungsformen und Dosierungen: – Tabl. 250 mg – Tabl. 500 mg – Ovula 500 mg – Creme 20 mg/1 g – Gel 7,5 mg/g – Infusionslösung 500 mg/100 ml Spezialitäten: Flagyl® und Generika	Amöbenruhr; hepatische Amöbiasis; Trichomoniasis; Gardnerella-Vaginitis; Lambliasis; Anaerobier-Infektionen

		Applikationswege und/oder besondere Dosierungen	
	Off-Label-Use	Zugelassene Indikationen	Off-Label-Use
		p. o., rektal, i. m., i. v.	s. c.
		p. o.	Mundspülung
		s. c., i. m., i. v.	
	* Depression * Opioidinduzierte Sedierung	p. o.	
	* Übelkeit und Erbrechen Gastroparese Schluckauf	p. o., rektal, i. m., i. v.	s. c. Dosis über 60 mg/Tag
	Übel riechende Nekrosen	p. o., vaginal, i. v.	topisch auf Wunden

Wirkstoff	Übliche galenische Formen	Anwendung
		Zugelassene Indikationen
Midazolam	Übliche Darreichungsformen und Dosierungen: – Tabl. 7,5 mg – Tabl. 15 mg – Injektionslösung 5 mg/1 ml – Injektionslösung 2 mg/2 ml – Injektionslösung 5 mg/5 ml – Injektionslösung 15 mg/3 ml – Injektionslösung 50 mg/10 ml Spezialitäten: Dormicum® und Generika	Sedierung vor Eingriffen; Prämedikation vor Narkosen; Langzeitsedierung (Intensivpflege); Narkoseeinleitung und -aufrechterhaltung (Erwachsene)
Mirtazapin	Übliche Darreichungsformen und Dosierungen: – Tabl. und Schmelztabletten 15 mg – Tabl. und Schmelztabletten 30 mg – Tabl. 45 mg Spezialitäten: Remeron® und Generika	Unipolare depressive Episoden
Morphin	oral Übliche Darreichungsformen und Dosierungen: – Tropfen: 10 mg/ml (1 %), 20 mg/ml (2 %) – Tabl.: 10 mg, 20 mg – Retardkapseln: 20, 30, 50, 60, 100, 120, 200 mg – Retardtabl.: 10, 30, 60, 100, 200 mg – Retardsuspension: 20, 30, 60, 100, 200 mg Spezialitäten: Sevredol®, Morphin HCl Streuli®, Sintetica® usw. sowie Generika	Akute und prolongierte mittelstarke bis starke Schmerzen
	parenteral Injektionslösung – 5 mg/0,5 ml – 1 mg/ml, 2 mg/ml, 10 mg/ml, 20 mg/ml, 100 mg/ml – 100 mg/2 ml – 200 mg/4 ml – 5 mg/5 ml – 2 mg/10 ml, 4 mg/10 ml, 5 mg/10ml, 100 mg/10 ml, 200 mg/10 ml, 500 mg/10 ml – 40 mg/20 ml – 100 mg/100 ml	

7 http://www.palliative.ch/fileadmin/user_upload/palliative/fachwelt/E_Standards/E_12_4_bigorio_2005_Sedation_fr._pdf.pdf

8 Die epidurale und intrathekale Verabreichung von Morphin ist nur für Morphin-HCl-Injektionslösungen registriert (z.B. Morphin HCl Sintetica, Morphin HCl Amino, Morphin HCl «Bichsel» oder Morphini hydrochloridum Streuli).

		Applikationswege und/oder besondere Dosierungen	
	Off-Label-Use	Zugelassene Indikationen	Off-Label-Use
	Refraktäre Symptome, die eine palliative Sedierung erfordern (cf. Bigorio 2005[7]) * Epileptischer Anfall	p. o., i. m., i. v., rektal	s. c. intranasal (beim epileptischen Anfall)
	Angststörungen Schlafstörungen	p. o.	
	* Dyspnoe Anmerkung: formell nicht indiziert zur Angstlösung und Sedierung	p. o. s. c., i. v., i. m., epidural, intrathekal[8]	topisch* (auch auf Schleimhäute) als Gel oder Gurgelmittel

Wirkstoff	Übliche galenische Formen	Anwendung
		Zugelassene Indikationen
	andere rektal: Supp. 10, 20, 30 mg Gel: Ad-hoc-Zubereitung in der Apotheke	
Octreotid	Übliche Darreichungsformen und Dosierungen: – Injektionslösung 0,05 mg/ml, – Injektionslösung 0,1 mg/ml – Injektionslösung 0,5 mg/ml – Durchstechflasche 1 mg/5 ml – Depot-Injektionsform mit verzögerter Wirkung (LAR): 10, 20, 30 mg Spezialitäten: Sandostatin® und Generika	Akromegalie; Tumoren des gastroenteropankreatischen Systems mit Hormonsekretion; Vorbeugung der Komplikationen nach Pankreasoperation; Adjuvans bei gastroösophagealer Varizenblutung
Ondansetron	Übliche Darreichungsformen und Dosierungen: – Tabl. 4 mg – Tabl. 8 mg – Schmelztabletten 4 mg – Schmelztabletten 8 mg – Sirup 4 mg/5 ml – Injektionslösung 4 mg/2 ml – Injektionslösung 8 mg/4 ml Spezialitäten: Zofran® und Generika	Übelkeit und Erbrechen, welche durch Chemotherapeutika oder Strahlentherapie bei Erwachsenen und Kindern über 6 Monaten hervorgerufen werden
Omeprazol	Übliche Darreichungsformen und Dosierungen: – Tabl. 10 mg, 20 mg, 40 mg – Kapseln: 10 mg, 20 mg, 40 mg – Magensaftresistente Schmelztabletten 20 mg, 40 mg – Orale Suspension 10 mg – Injektionslösung 40 mg Spezialitäten: Antramups® und Generika	p. o.: Ulcus duodeni, Ulcus ventriculi, Refluxösophagitis und Zollinger-Ellison-Syndrom, Rückfallprophylaxe des Ulcus duodeni bei therapieresistentem Helicobacter pylori und des Ulcus ventriculi, bei peptischem Ulcus oder bei symptomatischem gastroösophagealem Reflux
		i. v.: Ulcus duodeni, Ulcus ventriculi, Refluxösophagitis und Zollinger-Ellison-Syndrom, wenn eine orale Medikation nicht möglich ist
Paroxetin	Übliche Darreichungsformen und Dosierungen: – Tabl. 20 mg – Tabl. 40 mg – Suspension 20mg/10ml Spezialitäten: Deroxat® und Generika	Depressionen; soziale Phobien; Panikstörungen mit oder ohne Agoraphobie; generalisierte Angststörungen; Zwangsstörungen; posttraumatische Belastungsstörungen

		Applikationswege und/oder besondere Dosierungen	
	Off-Label-Use	Zugelassene Indikationen	Off-Label-Use
	* Darmverschluss * Gastrointestinale Fistel Refraktäre Diarrhoe	s.c., i.v. i.m. (Depotform LAR)	Daueranwendung
	– Übelkeit, die nicht in Zusammenhang mit Operationen, Chemotherapie oder Strahlentherapie steht – Juckreiz	p.o., direkt intravenös, i.v.	s.c.
		p.o.	
		i.v.	s.c. Vorsichtsmaßnahme: Die Injektionslösung muss allein verabreicht werden.
	– Husten – Juckreiz	p.o.	

Wirkstoff	Übliche galenische Formen	Anwendung
		Zugelassene Indikationen
Natrium-picosulfat	Übliche Darreichungsformen und Dosierungen: – Kapseln 2,5 mg – Tabl. 5 mg – Tropfen 7,5 mg/ml – Pulver (cave! Kombination mehrerer laxativ wirkender Substanzen): 10 mg Spezialität: Dulcolax®, Laxasan®, Laxoberon® und Picoprep® (Mischpräparat)	Verstopfung
Sucralfat	Übliche Darreichungsformen und Dosierungen: – Tabl. 1 g – Suspension 1 g/5 ml Spezialität: Ulcogant®	Ulcus ventriculi et duodeni; Rezidivprophylaxe bei Ulcus duodeni; Refluxösophagitis; Stressulkusprophylaxe (Suspension)
Scopolamin	Spezialität: Transcop® (transdermal 1,5 mg; ausländisches Produkt)	Scopolamin als transdermales Pflaster ist in der Schweiz nicht registriert (Unlicensed Use) In Italien registrierte Indikation: Reisekrankheit
Trazodon	Übliche Darreichungsformen und Dosierungen: – Tabl. 50 mg – Tabl. 100 mg – Retardtabl. 150 mg Spezialität: Trittico®	Depressionen mit oder ohne Angststörung
Venlafaxin	Übliche Darreichungsformen und Dosierungen: – Tabl. 25 mg – Tabl. 37,5 mg – Tabl. 50 mg – Tabl. 75 mg – Retardtabl. 37,5 mg – Retardtabl. 75 mg – Tabl. 150 mg Spezialitäten: Efexor ER® (Retardform) und Generika (Retard- und schnell wirksame Formen)	Depressive Episoden; generalisierte Angststörungen; soziale Phobien; Panikstörungen mit oder ohne Agoraphobie

		Applikationswege und/oder besondere Dosierungen	
	Off-Label-Use	Zugelassene Indikationen	Off-Label-Use
		p.o.	* Dosis über 10 mg/Tag
	Mukositis	p.o.	topisch (Mundschleimhaut)
	* Terminale Rasselatmung		
	Schlafstörungen		
	* Neurogene Schmerzen	p.o.	

Anhang 7: Mischbarkeit diverser Medikamente für s. c. Applikation, für Infusionen oder Spritzenpumpen

Abb. A-6 wurde von Dr. med. Daniel Büche, Kantonsspital St. Gallen, für den klinikinternen Gebrauch entworfen. Wir danken ihm für die freundliche Bewilligung zum Abdruck.

Weitere Medikamente, die s.c. verabreicht werden können, finden sich in **Tab. A-2**.

Tabelle A-2: Weitere Medikamente, die s. c. verabreicht werden können.

Ampullen, in der Schweiz erhältlich
> Diclofenac, Metamizol (Novalgin®), Tramadol, Granisetron (Kytril®), Ondansetron (Zofran®), Lorazepam, Phenobarbital, Promazin
Ampullen, in der Schweiz nicht erhältlich
> Clodronat, Naproxen, Oxycodon
Cave: Verdünnt werden müssen
> Ranitidin in 100 ml NaCl > Kalium-Chlorid bis zu 40 mmol/d
Heparin: Mit **keinem** Medikament mischen.

Abbildung A-6: Mischbarkeit diverser Medikamente für s. c. Applikation, für Infusionen oder Spritzenpumpen.

	Clonazepam	Dexamethadon	Fentanyl	Haloperidol	Hyoscine butyl-bromid	Kalium	Ketamin	Levomeproma-zine	Heparin	Methadon	Metoclapromid	Midazolon	Morphin	Octreotid	Phenitoin	Ranitin	Atropin	Dihydrocodein	Furosenid	Bupivacain	Catapressan
Clonazepam		wK	?	wK	wK		wK	wK	N	Ks	wK	wK	wK	?	?	?	?	?	?	?	?
Dexamethason	wK		Kg		wK		wKs	wKs	N	Kg	wKs	wK	wKg	?	?	?	K	wK	K	?	?
Fentanyl	?	Kg		Ka	Kg		wKs	sKg		?	Kg	Ka	Ks	Ks	N	?	Kg	?	?	K	
Haloperidol	wK	wK	Ka		Ka		wKs	Ka	N	Kg	wKs	wK	wKg	Ka	?	?	?	wK	?	?	
Hyoscine butylbromid	wK	wK	K	Ka			wK	wKs	N	Kg	wK	wKs	wK	wKs	?	Ks	?	?	?	?	
Kalium										K			P			K					
Ketamin	wK	wKs	wKs	wKs	wK			wKs		?	wKs	wKs	wKs	?	?	?	?	?	?	K	
Levomepromazin	wK	wKs	sKg	Ka	wKs		wKs			Kg	wKs	wKs	wKg	wKs	?	?	K	wK	?	?	
Heparin	N	N		N	N					N	N	N	N	N		N	N	N		N	
Methadon	Ks	Kg	?	Kg	Kg		?	Kg			Kg	Ka	?	?	N	?	Kg	?	?	?	
Metoclopramid	wK	wKs	Kg	wKs	wK	K	wKs	wKs	N	Kg		wKs	wKg	Ka	?	?	?	?	N	?	
Midazolam	wK	wK	Ka	wK	wKs		wKs	wKs	N	Ka	wKs		wKg	wKs	?	wK	?	wK	N	?	
Morphin	wK	wKg	Ks	wKg	wK	P	wKs	wKg	N	?	wKg	wKg		Ka	N	Kw	Kg	?	?	K	K
Octreotid	?	?	Ks	Ka	wKs		?	wKs	N	?	Ka	wKs	wKg		?	?	?	?	?	?	
Phenytoin	?	?	N	?	?		?	?		N	?	?	N	?		?	?	?	?	?	
Ranitidin	?	?	?	?	Ks	K	?	?	N	?	?	wK	wK	?	?		?	?	?	?	
Atropin	?	K	Kg	?	?		?	K	N	Kg	?	?	Kg	?	?	?		?	?	?	
Dihydrocodein	?	wK	?	wK	?		?	wK	N	?	?	wK	?	?	?	?	?		?	?	
Furosemid	?	K	?	?	?		?	?		?	N	N	?	?	?	?	?	?		?	
Bupivacain	?	?	K	?	?		K	?	N	?	?	?	K	?	?	?	?	?	?		
Catapressan		?											K								

K = kompatibel (w: mischbar in H2O; g: mischbar in Glukose; s: mischbar in NaCl; a: mischbar in allen drei)
N = nicht kompatibel **?** = keine Daten **P** = partiell (über Dreiwegehahn) kompatibel

Dr. med. Daniel Büche, Kantonsspital St. Gallen, hat diese Tabelle für den klinikinternen Gebrauch entworfen. Der Herausgeber dankt ihm für die Abdruckbewilligung in diesem Buch.

Anhang 8: Darf ich Medikamente teilen, zermörsern oder über Magensonde verabreichen?

Teilen von Tabletten

- Der Gebrauch eines Tablettenteilers wird empfohlen.
- Dragées sollten nicht geteilt werden.

Zermörsern von Tabletten

Diese Prozedur kann sich bei Schluckstörungen oder bei Sondenernährung als hilfreich oder notwendig erweisen. Beachte:

- Zermörsern erst unmittelbar vor Gebrauch.
- Medikamente zum Zermörsern nicht mischen; nur eines auf einmal.

Medikamentenverabreichung via Magensonde

Eine solche wird in Betracht gezogen, wenn andere Verabreichungsformen (sublingual, rektal, transdermal, parenteral) nicht infrage kommen. Die Verabreichung der Medikamente sollte getrennt von der Sondenernährung erfolgen.

Wenn immer möglich: flüssige Galeniken wählen.

Die Lage des Sondenendes muss bekannt sein (Magen oder Duodenum/Jejunum?).

Listen teilbarer Medikamente

Diese Thematik wird vom Schweizerischen Verein der Amts- und Spitalapotheker diskutiert mit dem Ziel, eine Konsensliste zu redigieren.

Verschiedene Spitalapotheken haben solche mehr oder weniger umfangreichen Listen erarbeitet. Empfohlen werden zum Beispiel:

- Apotheke des Unispitals Basel:
  https://www.unispital-basel.ch/fileadmin/unispitalbaselch/Bereiche/Querschnittsfunktionen/Spital-Pharmazie/Zermoerserbarkeit_Tabletten.pdf.
  Die Seite wird mit freundlicher Genehmigung der Autorenschaft (D. Bornand, C. Meier) zitiert und empfohlen.

- Apotheke des Kantonsspitals Aarau:
  https://www.ksa.ch/public/kliniken/spitalapotheke/pdf/teilbarkeitundzermoerserbarkeit.pdf.
  Die Seite wird mit freundlicher Genehmigung der Autorenschaft (C. Zaugg) zitiert und empfohlen. Die Adresse wird im Rahmen der Erneuerung des Netzauftritts wahrscheinlich im ersten Halbjahr 2015 verändert werden. Sie kann dann unter apotheke.info@ksa.ch angefragt werden.

Anhang 9: Betreuungsplan

Als Beispiel wird hier das Muster des Betreuungsplans (**Abb. A-7**) abgebildet, wie er im Kanton Solothurn entwickelt und implementiert wurde. Wir danken für die freundliche Bewilligung des Abdrucks.

Erläuterungen

Zweck

Der Betreuungsplan ist ein Hilfsmittel zur konkreten Umsetzung der Zielformulierungen der Nationalen Leitlinien Palliative Care. Er eignet sich als Arbeitsinstrument und Hilfsmittel für die Konsensfindung mit dem Patienten und zwischen den Professionen, welche an der Patientenbetreuung beteiligt sind.

Der einmal ausgefüllte Plan wird zur Nahtstelle sowohl zwischen den Professionen, aber auch zwischen ambulanter und stationärer Betreuung, indem er aufzeigt, welche Betreuung mit dem Patienten abgemacht und durchgeführt wurde resp. welche Betreuung für bestimmte Situationen geplant ist.

Anwendung

Der Betreuungsplan begleitet den Patienten durch die Institutionen und das Betreuungssetting. Eine aktuelle Version liegt in gedruckter Form beim Patienten. Wenn möglich, wird er elektronisch gespeichert.

Der Betreuungsplan basiert auf Konsens und gilt sowohl für die Pflege wie auch für die Ärzte im Kanton Solothurn als Standard. Der urteilsfähige Patient hat die Datenhoheit, indem er bestimmt, wer Einsicht in den Betreuungsplan nehmen darf. Er kann seine Entscheidungen jederzeit widerrufen oder verändern!

Abbildung A-7: Betreuungsplan Palliative Care. Problemliste mit Maßnahmenplan (in Absprache mit dem Arzt).

Herr ☐ Frau ☐ Geburtsdatum: ______

Name: ______ Vorname: ______

Strasse: ______

PLZ: ______ Ort: ______

Neue AHV Nummer: ______

Krankenkasse: ______

Versicherungsklasse: ______

Telefon Privat: ______

Mobil Nr. ______

E-Mail: ______

Patientenverfügung vorhanden:

Ja ☐ Nein ☐ Zum Ausfüllen abgegeben ☐

Bemerkungen: ______

Betreuender Spitalarzt: ______

Hausarzt (HA): ______

Adresse HA: ______

Mobilnummer HA: ______

E-Mail HA: ______

Vertretung HA gemäss persönlicher Absprache: ______

Benachrichtigung nachts bei Todesfall (Name): ______

Wichtige Adressen mit Telefon und E-Mail

Bezugspersonen: ______

Vertretungsberechtigte Person: ______

Spitex: ______

Seelsorge: ______

Freiwillige/Nachtwache: ____________________

Weitere: ____________________

Spitaleinweisung: ____________________

Falls Spitaleinweisung, wo?: ____________________

Verantwortlicher Spitalarzt: ____________________

Ziele, Wünsche, Hoffnungen des Patienten: ____________________
(evtl. mit Prioritäten versehen)

Hauptdiagnosen: ____________________

Allergien/Unverträglichkeiten: ____________________

Maßnahmenplan bei:

Angst, Depression, seelische Schmerzen ____________________

Atemnot, Husten, Rasselatmung ____________________

Ernährung/Ernährungsberatung/Flüssigkeitszufuhr (Durst, trockene Schleimhäute)

____

(PEG, Magensonde, parenterale Ernährung) ____________________

Hautverhältnisse: Juckreiz, Wunden, Dekubitus ____________________

Müdigkeit/Schwäche ____________________

Schmerz ____________________

Schlafstörungen ____________________

Unruhe, Verwirrtheit, Bewusstlosigkeit ____________________

Verdauungsprobleme (Obstipation, Übelkeit, Erbrechen, Durchfall, etc.) ____________________

Weitere Probleme (z. B. Aszites, epileptischer Anfall, Ödeme, Fieber etc.) ____________________

Die aktuelle Medikation ist überprüft worden, nicht unbedingt notwendige Medikamente wurden abgesetzt.

Ja ☐ Nein ☐

Es braucht:		Unter folgenden Bedingungen:
Antibiotika	Nein ☐ Ja ☐	______________
Bluttransfusion	Nein ☐ Ja ☐	______________
Blutentnahme	Nein ☐ Ja ☐	______________
Chemotherapie	Nein ☐ Ja ☐	______________
Künst. Beatmung	Nein ☐ Ja ☐	______________
Infusion (Fluid)	Nein ☐ Ja ☐	______________
Reanimation/IPS	Nein ☐ Ja ☐	______________

Erfasst von:	**am:**	**Mit dem Patienten besprochen:**	**Mit den Angehörigen besprochen:**
Teil Arzt: ______________ Unterschrift Teil Pflegefachperson: ______________ Unterschrift		Ja ☐ Nein ☐ ______________ Unterschrift Patient/ Bezugsperson	Ja ☐ Nein ☐
Geändert von: ______________ Unterschrift	**am:**	**Mit dem Patienten besprochen:** Ja ☐ Nein ☐ ______________ Unterschrift Patient/ Bezugsperson	**Mit den Angehörigen besprochen:** Ja ☐ Nein ☐

Erläuterung zu einzelnen Abschnitten im Formular

- Personalien des Patienten: Durch die korrekte Erfassung der Personalien und Kommunikationsinstrumente (Tel., Mail etc.) soll die Erreichbarkeit des Patienten für alle Beteiligten ersichtlich sein.
- Betreuender Arzt: Der betreuende Arzt behandelt den Patienten und kennt seine Krankengeschichte. Im Spital ist es der Spitalarzt und daheim meistens der Hausarzt. In diesem Abschnitt wird zudem die Erreichbarkeit des Arztes bzw. seines Stellvertreters verbindlich geregelt.
- Wichtige Adressen: Die für den Patienten wichtigen Bezugs- und Betreuungspersonen werden aufgeführt. Unter «Vertretungsberechtigte Person» wird jene Person festgehalten, welche die Interessen des Patienten vertritt, falls dieser seine Urteilfähigkeit verlieren sollte. In derart schwierigen Lebenssituationen ist es äußerst hilfreich, wenn diese Frage vorausschauend mit dem noch urteilsfähigen Patienten geklärt werden konnte.
- Maßnahmenpläne: siehe oben unter Symptommanagement.
- Medikation und medizinische Handlungen: Der Medikamentenplan wird regelmäßig überwacht und angepasst. Fragen wie Reanimation, künstliche Beatmung, Transfusion etc. werden vorausschauend vom Betreuerteam unter Einbezug des Patienten behandelt.

Grundsätze, an denen sich der Betreuungsplan orientiert

Der Betreuungsplan dient der vorausschauenden Umsetzung der *«vier S»* in Palliative Care:

- **Symptommanagement:** Durch die Erfassung der vorhandenen und vermutlich sich einstellenden Beschwerden des Patienten wird ein Behandlungs- und Betreuungskonzept entwickelt, welches in interprofessioneller Zusammenarbeit erarbeitet wird. Diese Maßnahmen schließen alle sinnvollen Optionen, d.h. rein medizinische und pflegerische Handlungen wie auch z.B. Physiotherapie, Ergotherapie oder Musiktherapie, ein. Ziel der Maßnahmen soll sein, dass dem Patienten ein hohes Maß an Autonomie und Lebensqualität gewährleistet wird.
- **Selbstbestimmung:** Der Betreuungsplan nimmt Bezug auf eine allenfalls vorhandene Patientenverfügung und thematisiert Ziele, Wünsche und Hoffnungen des Patienten. Nicht selten wird in einer kurativ orientierten Medizin bei komplex kranken Patienten die Frage nach den Erwartungen des Patienten nicht oder nur rudimentär abgefragt. Mit dem Gespräch über Ziele, und Hoffnungen und mit der Ermutigung, eine Patientenverfügung zu verfassen, erhält der Patient den Anstoß, sich über seine letzte Lebensphase Gedanken zu machen und seine Anliegen zu formulieren.

- **Sicherheit:** Veränderte Arbeitsmodelle und die Reorganisation des Notfallwesens erschweren nicht selten die Erreichbarkeit des betreuenden Haus- oder Spezialarztes. Damit steigt das Risiko, dass Patienten in Notfallsituationen unnötig hospitalisiert werden und dabei der Wille des Patienten missachtet wird. Palliative Betreuung kann nur erfolgreich umgesetzt werden, wenn diese Betreuung über 24 Stunden sichergestellt und im Betreuungsplan festgehalten wird.
- **Support:** Palliative Care ist ein Versorgungskonzept der letzten Lebensphase, das sich radikal an den Betroffenen orientiert. Betroffen ist nicht nur der Patient, sondern in einem hohem Maß auch seine Umgebung, sein Umfeld mit seinen Angehörigen und Beziehungspersonen. Die Unterstützung aller involvierten Personen unter Einschluss des professionellen Betreuerteams und das Erfassen und Beurteilen der jeweiligen Grenzen der Belastbarkeit verdient in diesem Kontext höchste Priorität.

Literatur

http://www.palliative-so.ch/betreuungsplan.html. konsultiert am 6.8.2014
www.goldstandardsframework.org.uk

Service

Publikationen und Bezugsquellen

Schmerzerfassungsinstrumente

- **DOLOMETER® VAS** – Visuelle Analogskala
  Bestellung s. Publikationen der Krebsliga
- **Schmerztagebuch**
  Bestellung s. Publikationen der Krebsliga
- **Gesichterskala nach Bieri:** Krebsliga Schweiz, info@schmerz.ch
- **ECPA** – Schmerzerfassungsinstrument zur Verhaltensbeobachtung bei kognitiv beeinträchtigten Menschen: Download auf www.krebsliga.ch/palliativecare

Gesichterskala nach Bieri: Produktionsrechte bei Bristol-Myers Squibb SA, Baar, www.bms.ch.

Publikationen der Krebsliga

- **Krebs trifft auch die Nächsten** – Ein Ratgeber für Angehörige und Freunde
- **Wenn auch die Seele leidet;** Krebs trifft den ganzen Menschen – Ein Ratgeber, der auf die psychischen Folgen einer Krebserkrankung eingeht
- **Schmerzen bei Krebs und ihre Behandlung** – Ein Ratgeber mit Informationen und Erklärungen zu krebsbedingten Schmerzen und deren Behandlung
- **Rundum müde** – Ein Ratgeber mit vielen Anregungen für den Umgang mit krebsbedingter Müdigkeit
- **Chronisch krank – was leisten die Sozialversicherungen?** – Ein Leitfaden der Krebs-, Lungen- und Rheumaliga Schweiz und der Schweizerischen Diabetes-Gesellschaft, der auf Sozialversicherungsfragen die richtigen Antworten gibt
- **Zwischen Arbeitsplatz und Pflegeaufgabe** – Ein Kurzratgeber zur Vereinbarkeit von Pflege und Beruf
- **Krebs – was leisten Sozialversicherungen?** – Eine Information für Betroffene und Angehörige
- **Ernährungsprobleme bei Krebs**

- **Krebs – wenn die Hoffnung auf Heilung schwindet**
- **Selbstbestimmt bis zuletzt** – Eine Wegleitung zum Erstellen einer Patientenverfügung
- **Patientenverfügung der Krebsliga**
  Fr. 15.– oder kostenloser Download auf www.krebsliga.ch/patientenverfuegung
- **Wenn Eltern an Krebs erkranken – Mit Kindern darüber reden**

Auf www.krebsliga.ch/broschueren finden Sie diese und weitere bei der Krebsliga erhältliche Broschüren zum Wichtigsten über Krebsarten, Therapien, Krankheitsfolgen und das Leben mit Krebs. Die meisten Publikationen sind kostenlos und stehen auch als Download zur Verfügung.

Bestellmöglichkeiten

- Kantonale Krebsliga
- Telefon 0844 85 00 00
- shop@krebsliga.ch
- www.krebsliga.ch/broschueren

Publikationen von palliative ch

- **«Palliative Care Directory Schweiz»**
  Verzeichnis der spezialisierten Institutionen
  Verfasser: Dr. med. Steffen Eychmüller; Version: 25.2.2014
  Download auf www.palliative.ch > Fachportal > Grundlagendokumente
- **«Fachzeitschrift palliative ch»**
  Zeitschrift der Schweizerischen Gesellschaft für palliative Medizin, Pflege und Begleitung und erscheint unter deren Verantwortung. Sie erscheint dreisprachig (deutsch, französisch, italienisch) mit einer Auflage von 2858. Insgesamt lesen vierteljährlich gegen 4000 Leser «palliative ch». Sie wendet sich an Fachleute aus Medizin, Pflege und psychosozialer Begleitung sowie an weitere an Palliative Care interessierte Personen in der Schweiz und im benachbarten Ausland.
  Inserate und Redaktion: Christian Ruch (christian.ruch@palliative.ch)
- **Broschüre «Palliative Betreuung aus Verantwortung für schwer kranke Menschen ... Eine Information für Patientinnen und Patienten, ihre Familien und Angehörigen sowie für Fachleute und Freiwillige aus dem Gesundheitswesen»**
- **Best Practice Empfehlungen Bigorio**
  Download auf www.palliative.ch > Fachportal > Arbeitsgruppen/Standards > Best Practice

Nationale Strategie Palliative Care

Nationale Strategie Palliative Care 2013–2015
Mit der «Nationalen Strategie Palliative Care» setzen sich Bund und Kantone das Hauptziel, Palliative Care gemeinsam mit den wichtigsten Akteuren im Gesundheitswesen und in anderen Bereichen zu verankern. Schwerkranke und sterbende Menschen in der Schweiz erhalten damit ihren Bedürfnissen angepasste Palliative Care und ihre Lebensqualität wird verbessert.

Der «Dialog Nationale Gesundheitspolitik», die gemeinsame Plattform von Bund und Kantonen, hat am 25. Oktober 2012 die «Nationale Strategie Palliative Care 2013–2015» verabschiedet. Damit wurde die «Nationale Strategie Palliative Care 2010–2012» um 3 Jahre verlängert. In den Handlungsfeldern Versorgung und Finanzierung, Bildung und Forschung, Sensibilisierung und Freiwilligenarbeit werden bzw. wurden Grundlagen geschaffen und Maßnahmen umgesetzt, um das Hauptziel der Strategie zu erreichen.

Publikationen
Bundesamt für Gesundheit BAG und Schweizerische Konferenz der kantonalen Gesundheitsdirektorinnen und -direktoren GDK, Bern
- «Nationale Strategie Palliative Care 2010–2012» (2009)
- «Nationale Strategie Palliative Care 2013–2015. Bilanz 2010–2012 und Handlungsbedarf» (2012)
- «Nationale Leitlinien Palliative Care» (2011)
- «Indikationskriterien für spezialisierte Palliative Care» (2011)
- «Finanzierung der Palliative-Care-Leistungen der Grundversorgung und der spezialisierten Palliative Care (ambulante Pflege und Langzeitpflege)» (2013)

Bundesamt für Gesundheit BAG, palliative ch und Schweizerische Konferenz der kantonalen Gesundheitsdirektorinnen und -direktoren GDK, Bern
- «Versorgungsstrukturen für spezialisierte Palliative Care in der Schweiz» (2012)

Bundesamt für Gesundheit BAG und Bundesamt für Berufsbildung und Technologie BBT
- Nationales Bildungskonzept «Palliative Care und Bildung: Strategisches Grundlagenpapier (Empfehlungen)» (2012)

Curaviva Schweiz und Bundesamt für Gesundheit BAG, Bern
- «Menschen am Lebensende begleiten. Palliative Care in Alters- und Pflegeinstitutionen» (2013)

Bestellmöglichkeiten
- Download unter www.bag.admin.ch/palliativecare > Publikationen & Links
- Bezug als Broschüre (kostenlos) unter www.bundespublikationen.admin.ch

Ethische Richtlinien

Die Zentrale Ethikkommission der Schweizerischen Akademie der Medizinischen Wissenschaften antizipiert und diskutiert ethische Probleme der Medizin. Als Hilfestellung für die medizinische Praxis oder die biomedizinische Forschung formuliert sie Richtlinien und Empfehlungen. Diese werden in der Regel in die Standesordnung der FMH aufgenommen und dadurch für FMH-Mitglieder verbindlich. Die Richtlinien werden in regelmäßigen Abständen überprüft und revidiert.

Aktuell gültige Richtlinien sind unter anderem:
- Palliative Care
- Betreuung von Patientinnen und Patienten am Lebensende
- Behandlung und Betreuung von älteren pflegebedürftigen Menschen
- Patientenverfügungen.

Sie finden alle Richtlinien auf www.samw.ch

European Association for Palliative Care (EAPC)

Die Europäische Gesellschaft für Palliativ Care (EAPC) publiziert seit ihrer Gründung 1988 wichtige Grundlagendokumente, die auch für die Schweiz wegweisend sind. Hier sind die wichtigsten Dokumente aufgelistet. Diese können unter den jeweiligen Themen abgerufen werden auf www.eapcnet.eu.

Klinik
- Use of opioid analgesics in the treatment of cancer pain: evidence-based recommendations from the EAPC (2012). (Opioid Analgetika für Tumorschmerzen: evidenz-basierte Empfehlungen von der EAPC)
- Outcome Measurement in Palliative Care: The Essentials (2011). (Ergebnis-Messung in der Palliative Care)
- EAPC recommended framework for the use of sedation in palliative care (2009). (Sedierung in der Palliativmedizin – Leitlinie für den Einsatz sedierender Maßnahmen in der Palliativversorgung)

Specific groups
- Palliative Care in Long-term Care Settings for Older People: findings from an EAPC Taskforce, (2013). (Palliative Care in der Langzeitpflege für ältere Menschen – Resultate der EAPC-Arbeitsgruppe)

- White paper on palliative care in dementia – recommendations from the EAPC (2013). (Weißpapier zu Palliative Care für Demenzerkrankung)
- EAPC White Paper on improving support for family carers in palliative care (2010). (EAPC-Weißpapier zur verbesserten Unterstützung von pflegenden Angehörigen)
- Palliative Care for infants, children and young people: the facts (2009). (Palliative Care für Kleinkinder, Kinder und Jugendliche: die Fakten)
- Consensus norms for palliative care of people with intellectual disabilities: an EAPC White Paper (Publikation 2014)
- Guidelines for the care of people with neurological disease (Publikation 2014)

Policy

- Prague Charter: Palliative Care – a human right (2012) (Palliative Care als Menschenrecht: Die Prager Charta)

Organisation

- Toolkit for the development of palliative care in the community (2014). (Arbeitsinstrument zur Entwicklung von Palliative Care in der Gemeinde)
- EAPC atlas of palliative care in Europe (2013) (Palliative Care Atlas von Europa)
- White Paper on standards and norms for hospice and palliative care in Europe (2009). (Standards und Richtlinien für Hospiz- und Palliativversorgung in Europa: Weißbuch zu Empfehlungen der Europäischen Gesellschaft für Palliative Care, EAPC)

Ausbildung

- Core competencies for palliative care social work in Europe: an EAPC White Paper (2014). (Kernkompetenzen für Sozialarbeit in der Palliative Care: ein EAPC-Weißbuch)
- Recommendations of the European Association for Palliative Care for the development of undergraduate curricula in palliative medicine at European medical schools (2013). (Empfehlungen der EAPC für die Erarbeitung des Curriculums für Palliative Care im medizinischen Studium in Europa)
- Core competencies in palliative care: an EAPC White Paper on palliative care education (2012). (Kernkompetenzen in Palliative Care: EAPC-Weißbuch zu Palliative-Care-Fortbildung)

- Guidance on postgraduate education for psychologists involved in palliative care (2011). (Leitlinie für weiterführendes Studium für Psychologen in der Palliative Care)
- Recommendations of the EAPC for the development of postgraduate curricula leading to certification in palliative medecine (2009). (EAPC-Empfehlungen für die Erarbeitung des Curriculums für ein Zertifikat in der Palliativen Medizin)
- A guide for the development of palliative nurse education in Europe (2004). (Leitlinie für die Weiterbildung von Pflegenden in der Palliativpflege in Europa) (Aktualisierung vorgesehen 2015)

WHO
Im Mai 2014 adoptierte die Weltgesundheitsversammlung (WHA) die Empfehlungen der WHO für eine Verankerung von Palliative Care in den nationalen Gesundheitssystemen: die *World Health Organisation Palliative Care Resolution* (2014). World Health Organization Palliative Care Resolution (oder http://apps.who.int/gb/ebwha/pdf_files/EB134/B134_R7-en.pdf).

Die Kooperationspartner

Die Krebsliga – Gemeinsam gegen Krebs

Die Krebsliga vereint die Dachorganisation Krebsliga Schweiz sowie 19 kantonale und regionale Krebsligen. Mit ihren Angeboten und Initiativen ist sie das Kompetenzzentrum der Schweiz für die Begleitung und Interessensvertretung von Menschen und Angehörigen, die von Krebs betroffen sind. Sie wirkt als Plattform und Drehscheibe während des gesamten Patientenpfads und ist auch für Fachpersonen eine kompetente Ansprechpartnerin.

Die dezentralen Krebsligen sind die Anlaufstellen für Betroffene und Nahestehende vor Ort und bieten eine breite Palette an Dienstleistungen.

Die Krebsliga Schweiz mit Sitz in Bern unterstützt die Ligen durch Wissenstransfers, Serviceleistungen, Angebotsentwicklungen und Vernetzungstätigkeit auf nationaler Ebene. Zudem fördert die Dachorganisation die Krebsforschung, informiert über Früherkennungsmaßnahmen, führt nationale Programme der Krebsprävention durch und entwickelt Weiterbildungen für verschiedene Berufsgruppen wie Pflegende, Ärzte und Ärztinnen, Psychologinnen und Psychologen, seelsorgerisch Tätige und weitere. Ihr Krebsinformationsdienst bietet ergänzend zu den örtlichen Krebsligen Beratung und Unterstützung und erarbeitet Informations- und Ratgeberbroschüren.

Hilfe und Zuwendung in allen Phasen der Krankheit und im Sterben

Die Krebsliga orientiert sich bei ihrer Tätigkeit an den Grundsätzen der «Nationalen Strategie gegen Krebs 2014–2017» (www.oncosuisse.ch). Sie stellt von Krebs betroffene Menschen in den Mittelpunkt ihrer Arbeit und macht sich stark dafür, dass bei der medizinischen Behandlung Entscheidungen getroffen werden, die sich am Patienten orientieren und erwiesenermaßen wirksam sind. Sie engagiert sich für die Verbesserung von Qualität und Chancengleichheit. Die Koordination von Aktivitäten und die Zusammenarbeit auf allen Ebenen und zwischen allen involvierten Akteuren ist ihr dabei ein Anliegen.

Ihrer Vision folgend setzt sich die Krebsliga ein für eine Welt, in der weniger Menschen an Krebs erkranken, weniger Menschen an den Folgen von Krebs leiden und sterben, mehr Menschen von Krebs geheilt werden und Betroffene und ihre Angehörigen in allen Phasen der Krankheit und im Sterben Zuwendung und Hilfe erfahren.

Fachpersonen im Fokus

- Auf www.krebsliga.ch finden Fachpersonen einen eigenen Bereich mit Informationen zu Weiterbildungen, z. B. Psychoonkologie und Kommunikationstraining, sowie zu Fachtagungen.
- Die Bibliothek der Krebsliga Schweiz ist die größte Fachbibliothek ihrer Art in der Schweiz. Ihr Angebot umfasst rund 3000 Bücher, Videos und Zeitschriften zu Krebs. Der Bibliotheksbestand wird laufend erweitert und ist online ausleihbar: www.krebsliga.ch/bibliothek.

Betroffene und Angehörige im Fokus

Auch im Bereich der Palliative Care bietet die Krebsliga zahlreiche Dienstleistungen, Informationen und Internet-Plattformen an, die sowohl der Unterstützung im Umgang mit der Erkrankung als auch der Beratung und Begleitung im Bereich der seelischen und sozialen Belastungen dienen. Die nachfolgende Auflistung umfasst nur einen Teil der umfangreichen Angebotspalette.

Angebote der kantonalen und regionalen Krebsligen

- Psychosoziale Beratung/Begleitung/Information für Betroffene und Nächste
- Unterstützung bei der Erstellung einer Patientenverfügung
- finanzielle Unterstützung
- Gesprächsgruppen/Selbsthilfegruppen
- Kurse

- Seminare zur onkologischen Rehabilitation
- Prävention

Als Drehscheibe zum Thema Krebs kennen die Ligen die relevanten Entlastungs- und Unterstützungsangebote im Kanton und bieten oder vermitteln auch Dienstleistungen wie
- ambulante oder spitalexterne Onkologie- und Palliative-Care-Pflegedienste
- psychoonkologische und weitere spezifische Fachberatung
- Fahrdienst
- Stomaberatung
- Unterstützung für Nacht- und Sitzwachen.

Die Adressen der kantonalen Krebsligen finden Sie auf www.krebsliga.ch sowie auf S. 445.

Angebote der Krebsliga Schweiz
- **Krebstelefon 0800 11 88 11**: Montag bis Freitag, 9–19 Uhr
- **Skype**: krebstelefon.ch, Montag bis Freitag, 11–16 Uhr
- **Helpline**: helpline@krebsliga.ch
- **Cancerline**: www.krebsliga.ch/cancerline. Der Chat zu Krebs: Montag bis Freitag, 11–16 Uhr
- **Krebsforum**: www.krebsforum.ch. Von den Fachberaterinnen des Krebstelefons moderiertes Internetforum mit regelmäßigen Online-Expertensprechstunden
- **Informations- und Ratgeberbroschüren** (s. S. 433): www.krebsliga.ch/broschueren
- **Kurzinformationen zu Krebsarten** – auch in Migrationssprachen: www.krebsliga.ch/migranten
- **Rauchstopp-Linie 0848 000 181,** Montag bis Freitag, 11–19 Uhr
- **Wegweiser**: Verzeichnis psychosozialer Angebote: www.krebsliga.ch/wegweiser
- **Kinder- und Jugendseiten:** www.krebsliga.ch/teens
- **Facebook-Community**: www.facebook.com/krebsliga

Adresse
Krebsliga Schweiz
Effingerstrasse 40, Postfach, 3001 Bern, Tel. 031 389 91 00,
Fax 031 389 91 60, info@krebsliga.ch, www.krebsliga.ch

palliativ ch, Schweizerische Gesellschaft für Palliative Medizin, Pflege und Begleitung

Die Ziele der Fachgesellschaft palliative ch

Im Jahr 1988 wurde palliative ch, die Schweizerische Gesellschaft für Palliative Medizin, Pflege und Begleitung, gegründet. Heute zählt sie bereits gegen 2400 Mitglieder – und das mit steigender Tendenz.

palliative ch ist eine multiprofessionelle Fachgesellschaft, deren Mitglieder sich aus allen Berufsgruppen, die am Krankenbett tätig sind, rekrutieren: Das sind Pflegende, Ärztinnen und Ärzte, Seelsorger und Seelsorgerinnen, Freiwillige und weitere Berufsgruppen. Natürlich können auch Institutionen palliative ch als Mitglied beitreten.

Palliative Care hat in den vergangenen Jahren stark an Bedeutung auch in der Schweiz gewonnen und wird – insbesondere durch die stetig wachsende Lebenserwartung – weiter zunehmen. Um dieser Entwicklung Rechnung zu tragen, hat sich die Dachgesellschaft zum Ziel gesetzt,

- die Verbreitung der Palliative Care in der Schweiz weiter zu fördern
- den Zugang betroffener Menschen und ihrer Angehörigen zu Palliative Care zu verbessern und
- die Qualität von palliativer Medizin, Pflege und Begleitung professionell zu fördern und zu sichern.

Die Leitideen

- hochstehende themenspezifische Weiterbildungen
- eine eigene Fachzeitschrift
- eine aktive Medienanalyse
- Berichte über die Entwicklung der Akzeptanz von Palliative Care in Fachwelt und Öffentlichkeit
- ein nationales Webportal zum Thema Palliative Care für Fachleute und Laien.

Weil Aus- und Weiterbildung eine unabdingbare Grundvoraussetzung für eine erfolgreiche Etablierung der Palliative Care in der schweizerischen Medizin und Pflege darstellen,

- engagiert sich die Fachgesellschaft in der **Bildungslandschaft**. Im Besonderen
- definiert sie die Kernkompetenzen der verschiedenen Berufsgruppen und der Bildungsniveaus im Bereich Palliative Care
- setzt sie sich für eine möglichst einheitliche, strukturierte und finanzierbare Aus- und Fortbildung im Bereich Palliative Care ein.

Eine kontinuierliche Qualitätssicherung gehört zu den Kernzielen von palliative ch. Deshalb zeigt die Fachgesellschaft ein besonders starkes Engagement bei

- der Entwicklung von Qualitätssicherungsinstrumenten und Qualitätsprüfungen – Empfehlungen zu best practice – den schweizerischen Gegebenheiten angepasst
- der Förderung von strukturierter Bildung und Forschung, Patient Empowerment und ungehindertem Zugang zu Leistungen der Palliative Care
- der realistischen Abgeltung palliativmedizinischer Leistungen.

Eine professionelle Kommunikation soll die Idee der Palliative Care unterstützen. Deshalb sorgt palliative ch für

- laufende Infos zu Definitionen/Begriffen, Versorgungsangeboten und Veranstaltungen im eigenen Webportal
- kostenfreie Informationsbroschüren
- Infos über regionale Versorgungs- und Informationsangebote der Sektionen.

palliative ch bringt sich in die gesundheitspolitische Diskussion ein, indem

- Mitglieder aktiv in Gremien, Arbeitsgruppen, an Projekten und Vernehmlassungen teilnehmen
- palliative ch eigene Arbeitsgruppen bildet, die Stellungnahmen für externe Entscheidungsträger (regional, national) erarbeiten
- palliative ch angemessenes Lobbying für ihre Interessen betreibt.

Die Vernetzung mit Partnerorganisationen ist palliative ch ein großes Anliegen. Im Austausch und Dialog mit diesen pflegt die Fachgesellschaft das Prinzip der Offenheit und einen konstruktiven Diskussionsstil.

Adresse
palliative ch, Geschäftsstelle
Bubenbergplatz 11, 3011 Bern
Tel. 044 240 16 21, Fax 044 242 95 35
info@palliative.ch, www.palliative.ch

Adressen

Palliative-Care-Organisationen im Internet

- **www.palliative.ch**
  Schweizerische Gesellschaft für Palliative Medizin, Pflege und Begleitung
- **www.eapcnet.eu**
  European Association for Palliative Care

- **www.palliative.org**
  Palliative-Care-Programm in Edmonton, Alberta (verschiedene Assessment-Tools)
- **www.dgpalliativmedizin.de**
  Deutsche Gesellschaft für Palliativmedizin
- **www.palliativ.at**
  Österreichische Palliativgesellschaft
- **www.sicp.it**
  Società Italiana di Cure Palliative
- **www.sfap.org**
  Société Française d'Accompagnement et de Soins Palliatifs

Sektionen von palliative ch, Schweizerische Gesellschaft für Palliative Medizin, Pflege und Begleitung

Kanton Aargau
palliative aargau
Stritengässli 10, 5001 Aarau
Tel. 079 133 18 82
info@palliative-aargau.ch, www.palliative-aargau.ch

Kantone Appenzell Inner- und Ausserrhoden, Glarus, St. Gallen und Thurgau und Fürstentum Liechtenstein
palliative ostschweiz
Flurhofstrasse 7, 9000 St. Gallen
Tel. 071 245 80 80
info@palliative-ostschweiz.ch, www.palliative-ostschweiz.ch

Kantone Basel Landschaft und Basel Stadt
palliative bs+bl
Wahlenstrasse 56, 4242 Laufen
Tel. 061 761 33 46
info@palliative-bs-bl.ch, www.palliative-bs-bl.ch

Kanton Bern
palliative bern
Marktgasse 55, Postfach 184, 3013 Bern 7
Tel. 031 313 24 11
info@palliativebern.ch, www.palliativebern.ch

Kantone Jura und Neuenburg
palliative bejune
Secrétariat
Rte de Chaindon 16, 2732 Reconvilier
Tel. 032 482 74 93
info@palliativebejune.ch, www.palliativebejune.ch

Kanton Freiburg
Palliative Fribourg/Freiburg
Emmanuel Michielan
Secrétaire général l'AFIPA-VFA
Route St-Nicolas-de-Flüe 2, 1700 Fribourg
Tel. 026 915 03 43
info@palliative-fr.ch, www.palliative-fr.ch/fr/accueil.html

Kanton Genf
palliative genève
c/o Ligue genevoise contre le cancer
11, rue Leschot, 1205 Genève
Tel. 022 322 13 33
contact@palliativegeneve.ch, www.palliativegeneve.ch

Kanton Graubünden
palliative gr
Geschäftsstelle
Masanserstrasse 14, 7000 Chur
Tel. 081 250 77 47
info@palliative-gr.ch, www.palliative-gr.ch

Kantone Luzern, Nidwalden, Obwalden, Schwyz, Uri und Zug
palliative zentralschweiz
c/o Palliativ Luzern
Meyerstrasse 20, 6002 Luzern
Tel. +41 (0)41 228 59 80
info@palliative-zentralschweiz.ch, www.palliative-zentralschweiz.ch

Kantone Schaffhausen und Zürich
palliative zh+sh
Arterstrasse 28, 8032 Zürich
Tel. 044 240 16 20
info@pallnetz.ch, www.pallnetz.ch

Kanton Solothurn
palliative so
Wahlenstrasse 56, 4242 Laufen
Tel. 061 761 33 46
info@palliative-so.ch, www.palliative-so.ch

Kanton Tessin
palliative ti
Via San Leonardo 9, 6599 Robasacco
Tel. 091 840 10 56
info@palliative-ti.ch, www.palliative-ti.ch

Kanton Waadt
palliative vaud
Secrétariat palliative vaud
Case postale 175, 1066 Epalinges
Tel. 021 316 42 57
www.soins-palliatifs-vaud.ch

Kanton Wallis
palliative vs
c/o Pro Senectute
Rue de la Porte Neuve 20, 1950 Sion
info@palliative-vs.ch, www.palliative-vs.ch/

Kantonale und regionale Krebsligen Januar 2015

Krebsliga Aargau
Milchgasse 41, 5000 Aarau
Tel. 062 834 75 75, Fax 062 834 75 76
admin@krebsliga-aargau.ch, www.krebsliga-aargau.ch

Krebsliga beider Basel
Mittlere Strasse 35, 4056 Basel
Tel. 061 319 99 88, Fax 061 319 99 89
info@klbb.ch, www.klbb.ch

Bernische Krebsliga
Ligue bernoise contre le cancer
Marktgasse 55, Postfach 184, 3000 Bern 7
Tel. 031 313 24 24, Fax 031 313 24 20
info@bernischekrebsliga.ch, www.bernischekrebsliga.ch

Ligue fribourgeoise contre le cancer
Krebsliga Freiburg
Route St-Nicolas-de-Flüe 2, Case postale 96, 1705 Fribourg
Tel. 026 426 02 90, Fax 026 426 02 88
info@liguecancer-fr.ch, www.liguecancer-fr.ch

Ligue genevoise contre le cancer
11, rue Leschot, 1205 Genève
Tel. 022 322 13 33, Fax 022 322 13 39
ligue.cancer@mediane.ch, www.lgc.ch

Krebsliga Graubünden
Ottoplatz 1, Postfach 368, 7001 Chur
Tel. 081 252 50 90, Fax 081 253 76 08
info@krebsliga-gr.ch, www.krebsliga-gr.ch

Ligue jurassienne contre le cancer
Rue des Moulins 12, 2800 Delémont
Tel. 032 422 20 30, Fax 032 422 26 10
ligue.ju.cancer@bluewin.ch, www.liguecancer-ju.ch

Ligue neuchâteloise contre le cancer
Faubourg du Lac 17, Case postale, 2001 Neuchâtel
Tel. 032 721 23 25
LNCC@ne.ch, www.liguecancer-ne.ch

Krebsliga Ostschweiz
SG, AR, AI, GL
Flurhofstrasse 7, 9000 St. Gallen
Tel. 071 242 70 00, Fax 071 242 70 30
info@krebsliga-ostschweiz.ch, www.krebsliga-ostschweiz.ch

Krebsliga Schaffhausen
Rheinstrasse 17, 8200 Schaffhausen
Tel. 052 741 45 45, Fax 052 741 45 57
info@krebsliga-sh.ch, www.krebsliga-sh.ch

Krebsliga Solothurn
Hauptbahnhofstrasse 12, 4500 Solothurn
Tel. 032 628 68 10, Fax 032 628 68 11
info@krebsliga-so.ch, www.krebsliga-so.ch

Thurgauische Krebsliga
Bahnhofstrasse 5, 8570 Weinfelden
Tel. 071 626 70 00, Fax 071 626 70 01
info@tgkl.ch, www.tgkl.ch

Lega ticinese contro il cancro
Piazza Nosetto 3, 6500 Bellinzona
Tel. 091 820 64 20, Fax 091 820 64 60
info@legacancro-ti.ch, www.legacancro-ti.ch

Ligue vaudoise contre le cancer
Place Pépinet 1, 1003 Lausanne
Tel. 021 623 11 11, Fax 021 623 11 10
info@lvc.ch, www.lvc.ch

Ligue valaisanne contre le cancer
Krebsliga Wallis
Siège central:
Rue de la Dixence 19, 1950 Sion
Tel. 027 322 99 74, Fax 027 322 99 75
info@lvcc.ch, www.lvcc.ch

Beratungsbüro:
Spitalzentrum Oberwallis
Überlandstrasse 14, 3900 Brig
Tel. 027 604 35 41, Mobil 079 644 80 18
info@krebsliga-wallis.ch, www.krebsliga-wallis.ch

Krebsliga Zentralschweiz
LU, OW, NW, SZ, UR
Löwenstrasse 3, 6004 Luzern
Tel. 041 210 25 50, Fax 041 210 26 50
info@krebsliga.info, www.krebsliga.info

Krebsliga Zug
Alpenstrasse 14, 6300 Zug
Tel. 041 720 20 45, Fax 041 720 20 46
info@krebsliga-zug.ch, www.krebsliga-zug.ch

Krebsliga Zürich
Freiestrasse 71, 8032 Zürich
Tel. 044 388 55 00, Fax 044 388 55 11
info@krebsligazuerich.ch, www.krebsligazuerich.ch

Krebshilfe Liechtenstein
Im Malarsch 4, FL-9494 Schaan
Tel. 00423 233 18 45, Fax 00423 233 18 55
admin@krebshilfe.li, www.krebshilfe.li

Weitere Organisationen

Allgemeine Unterstützung
Pro Juventute
Stiftung
Thurgauerstrasse 39, 8050 Zürich
Tel. 044 256 77 77, Fax 044 256 77 78
info@projuventute.ch, www.projuventute.ch
Beratung und Hilfe sowohl für Eltern und Familien als auch für Kinder und Jugendliche. Telefon für Kinder und Jugendliche: 147
Die Beratungs- und Unterstützungsangebote sowie die Adressen der regionalen Vereine finden Sie auf der Website.

Pro Senectute Schweiz
Geschäfts- und Fachstelle
Lavaterstrasse 60, Postfach, 8027 Zürich
Tel. 044 283 89 89, Fax 044 283 89 80
info@pro-senectute.ch, www.pro-senectute.ch

Die Angebote und Dienstleistungen sowie die Adressen der Organisationen vor Ort finden Sie auf der Website.

Krankheitsspezifische Organisationen
pro palliative care
Koalition zur Förderung der Palliative Care in der Schweiz.

Unter dem Namen **pro palliative care** wurde am 19.3.2009 die Koalition zur Förderung der Palliative Care in der Schweiz gegründet. Sie versteht sich als Interessengemeinschaft von Organisationen, die die Ziele des **Bieler Manifestes** unterstützen. Das Bieler Manifest wurde anlässlich der ersten Nationalen Consensus-Tagung Palliative Care vom 4. Dezember 2008 verabschiedet.

Die Koalition **pro palliative care** will die Umsetzung der Nationalen Strategie Palliative Care von Bund und Kantonen unterstützen und ergänzen. Sie informiert die Bevölkerung durch organisationseigene Kanäle und gemeinsame Aktionen. Mitglieder der Koalition sind größere und kleinere Organisationen aus dem gesundheits- und fachpolitischen Bereich sowie die beiden Landeskirchen (siehe Mitgliederliste). Das Sekretariat befindet sich in der Geschäftsstelle von palliative ch, wo weitere Informationen erhältlich sind oder ein Beitrittsgesuch eingereicht werden kann.

Es gibt unzählige Organisationen und Vereinigungen, die sich für Menschen mit einer spezifischen, oft sehr seltenen Krankheit einsetzen. Die nachfolgende Aufzählung ist weder vollständig noch repräsentativ und beschränkt sich auf Betroffenen-Organisationen, die Mitglied der Gesundheitsligenkonferenz GELIKO oder von pro palliative care sind.

Mitglieder von pro palliative care: Die vollständige Liste der Mitglieder finden Sie auf www.palliative.ch > Fachportal > Arbeitsgruppen/Standards > Qualität > Pro Palliative Care

Amyotrophe Lateralsklerose (ALS)
Strehlgasse 8, 8600 Dübendorf
Tel. 044 887 17 20
info@als-schweiz.ch, www.als-schweiz.ch

Krebsliga Schweiz
Effingerstrasse 40, 3001 Bern
Tel. 031 389 91 00, Fax 031 389 91 60
info@krebsliga.ch, www.krebsliga.ch

Schweizerische Alzheimervereinigung
Rue des Pêcheurs 8 E, 1400 Yverdon-les-Bains
Tel. 024 426 20 00, Fax 024 426 21 67
info@alz.ch, www.alz.ch
Alzheimer-Telefon 024 426 06 06

Mitglieder der Gesundheitsligen-Konferenz GELIKO: Die vollständige Liste der GELIKO-Mitglieder finden Sie auf www.geliko.ch.

Aids-Hilfe Schweiz
Konradstrasse 20, Postfach 1118, 8031 Zürich
Tel. 044 447 11 11, Fax 044 447 11 12
aids@aids.ch, www.aids.ch

Lungenliga Schweiz
Chutzenstrasse 10, 3007 Bern
Tel. 031 378 20 50, Fax 031 378 20 51
info@lung.ch, www.lungenliga.ch

Rheumaliga Schweiz
Josefstrasse 92, 8005 Zürich
Tel. 044 487 40 00, Fax 044 487 40 19
info@rheumaliga.ch, www.rheumaliga.ch

Schweizerische Diabetes-Gesellschaft
Rütistrasse 3A, 5400 Baden
Tel. 056 200 17 90, Fax 056 200 17 95
sekretariat@diabetesgesellschaft.ch, www.diabetesgesellschaft.ch

Schweizerische Gesellschaft für Cystische Fibrose
Altenbergstrasse 29, Postfach 686, 3000 Bern 8
Tel. 031 313 88 45, Fax 031 313 88 99
info@cfch.ch, www.cfch.ch

Schweizerische Herzstiftung
Schwarztorstrasse 18, Postfach 368, 3000 Bern 14
Tel. 031 388 80 80, Fax 031 388 80 88
info@swissheart.ch, www.swissheart.ch

Schweizerische Muskelgesellschaft
Kanzleistrasse 80, 8004 Zürich
Tel. 044 245 80 30, Fax 044 245 80 31
info@muskelgesellschaft.ch, www.muskelgesellschaft.ch

Spitex, Spitalexterne Onkologiepflege, Kinderspitex

Spitex Verband Schweiz
Sulgenauweg 38, Postfach 1074, 3000 Bern 23
Tel. 031 381 22 81, Fax 031 381 22 28
admin@spitex.ch, www.spitex.ch
Auf der Website finden Sie die Adressen der Spitex-Kantonal- und -Ortsverbände.

Spitalexterne Onkologiepflege SEOP: Die Adressen der zuständigen SEOP erhalten Sie bei den kantonalen und regionalen Krebsligen, s. Adressen S. 445–448.

Verband Kinder-Spitex Schweiz
Kontakt: kispex Zürich
Schaffhauserstrasse 85, 8057 Zürich
Tel. 0842 400 200
verband@kinder-spitex.ch, www.kinder-spitex.ch

Auf der Website finden Sie die Adressen der kantonalen und regionalen Kinder-Spitex Organisationen. Die Adressen erhalten Sie auch von den Sektionen von palliative ch und den kantonalen und regionalen Krebsligen (s. S. 445–448).

Association Spitex privée Suisse ASPS
Uferweg 15, 3000 Bern 13
Tel. 031 370 76 73, Fax 031 370 76 77
info@spitexpriveesuisse.ch, www.spitexpriveesuisse.ch

Auf der Website finden Sie die Adressen der privaten Spitex-Organisationen vor Ort. Auch die Sektionen von palliative ch und die kantonalen und regionalen Krebsligen kennen das Angebot in Ihrem Kanton.

Spezialisierte Palliative Care

Die Versorgungseinrichtungen der spezialisierten Palliative Care sind im Palliative Care Directory Schweiz von palliative ch aufgeführt:

«Palliative Care Directory Schweiz»
Verzeichnis der spezialisierten Institutionen
Version: 25.2.2014
Download auf www.palliative.ch > Fachportal > Grundlagendokumente

Freiwillige Begleitangebote für Erwachsene und Kinder

Es gibt sehr viele kantonale und lokale Angebote. Fragen Sie die zuständige kantonale oder regionale Krebsliga (Adressen auf www.krebsliga.ch und S. 445–448) oder die entsprechende Sektion von palliative.ch (Adressen auf www.palliative.ch und S. 443). Diese Organisationen kennen das Angebot und unterstützen Sie gerne, wenn es darum geht, die Betreuung von Betroffenen zu Hause sicherzustellen.

Pro Pallium, die Schweizer Palliativstiftung für Kinder und junge Erwachsene, entlastet, begleitet und vernetzt Familien mit lebenslimitiert erkrankten Kindern: www.pro-pallium.ch.

Anbieter von Patientenverfügungen

Krebsliga
Sowohl das Krebstelefon der Krebsliga Schweiz als auch die kantonalen und regionalen Krebsligen (Adressen S. 445–448) bieten Beratung zum Ausfüllen einer Patientenverfügung an. Die Patientenverfügung der Krebsliga kann für Fr. 15.– bestellt oder kostenlos heruntergeladen werden: www.krebsliga.ch/patientenverfuegung

Krebsliga Schweiz
Effingerstrasse 40, Postfach, 3001 Bern
Tel. 031 389 91 00, Fax 031 389 91 60
info@krebsliga.ch, www.krebsliga.ch

In der Schweiz gibt es zahlreiche weitere Anbieter von Patientenverfügungen und Vorsorgeaufträgen – wir listen hier nur eine kleine Auswahl auf. Nationale oder suprakantonale Organisationen bieten unterschiedliche Vorlagen und Beratungsformen an. Informationen können über die Websites eingeholt werden.

Caritas
Adligenswilerstrasse 15, Postfach, 6002 Luzern
Tel. 041 419 22 22, Fax 041 419 24 24
info@caritas.ch, www.caritas.ch

Dialog Ethik
Schaffhauserstrasse 418, 8050 Zürich
Tel. 044 252 42 01, Fax 044 252 42 13
info@dialog-ethik.ch, www.dialog-ethik.ch

GGG Voluntas
Leimenstrasse 76, 4051 Basel
Tel. 061 225 55 25, Fax 061 225 55 29
info@ggg-voluntas.ch, www.ggg-voluntas.ch

Pro Senectute Schweiz
Lavaterstrasse 60, Postfach, 8027 Zürich
Tel. 044 283 89 89, Fax 044 283 89 80
info@pro-senectute.ch, www.pro-senectute.ch

Schweizerische Stiftung SPO Patientenschutz
Häringstrasse 20, 8001 Zürich
Tel. 044 252 54 22, Fax 044 252 54 43
zh@spo.ch, www.spo.ch

Verbindung Schweizer Ärztinnen und Ärzte FMH
Elfenstrasse 18, 3006 Bern
Tel. 031 359 11 11, Fax 031 359 11 12
info@fmh.ch, www.fmh.ch

Auf der Website von **Curaviva** finden Sie eine kurze Beschreibung von 37 in der deutschsprachigen Schweiz erhältlichen Patientenverfügungen: www.curaviva.ch > Fachinformation > Themendossiers > Erwachsenenschutzrecht > Zusatzinformationen > Übersicht Patientenverfügungen in der Deutschschweiz

Interkulturelle Übersetzungsdienste

Interkulturelles Dolmetschen bezeichnet die mündliche Übertragung (in der Regel Konsekutivdolmetschen) des Gesprochenen von einer Sprache in die andere, unter Berücksichtigung des sozialen und kulturellen Hintergrunds der Gesprächsteilnehmenden. Es findet in einer Trialogsituation – einem «Dialog zu Dritt» – statt. Dabei kann die/der interkulturell Dolmetschende physisch vor Ort sein oder via Telefon zugeschaltet werden.

Nationaler Telefondolmetschdienst
Der Nationale Telefondolmetschdienst stellt innerhalb weniger Minuten professionelle Dolmetscher/innen zur Verfügung. Rund um die Uhr, 365 Tage im Jahr.

Die Hauptsprachen sind Albanisch, Arabisch, Bosnisch/Kroatisch/Serbisch, Italienisch, Kurdisch (Badiny, Kurmanci, Sorany), Portugiesisch, Russisch, Somalisch, Spanisch, Tamilisch, Tigrinya und Türkisch. Bei Bedarf sind weitere Sprachen möglich.

AOZ Medios
Zypressenstrasse 60, 8040 Zürich
Tel. 0842 442 442, Fax 044 415 66 91
0842-442-442@aoz.ch, www.0842-442-442.ch

Interpret
Schweizerische Interessengemeinschaft für interkulturelles Dolmetschen und Vermitteln. Auf der Website von Interpret finden Sie die regionalen Vermittlungsstellen für Dolmetscheinsätze vor Ort. In der Datenbank kann auch direkt nach einer/einem Dolmetschenden gesucht werden.

Interpret
Kompetenzzentrum für interkulturelles Dolmetschen
Monbijoustrasse 61, 3007 Bern
Tel. 031 351 38 28, Fax 031 351 38 27
coordination@inter-pret.ch, www.inter-pret.ch

migesplus.ch
Gesundheitsinformationen in Migrationssprachen. Webseite mit vielen mehrsprachigen Informationen zu unterschiedlichsten Gesundheitsfragen zum Download oder zum Bestellen.

migesplus.ch unterstützt Fachpersonen und Institutionen, um Migrantinnen und Migranten den Zugang zu Gesundheitsinformationen und -angeboten zu erleichtern. Damit trägt migesplus.ch dazu bei, Zugangsbarrieren abzubauen und die gesundheitliche Situation von Migrantinnen und Migranten zu verbessern. migesplus.ch ist ein Projekt im Rahmen des Nationalen Programms Migration und Gesundheit des Bundesamtes für Gesundheit.

Schweizerisches Rotes Kreuz
migesplus.ch
Werkstrasse 18, 3084 Wabern
Tel. 031 960 75 24, Fax 031 960 75 60
info@migesplus.ch, www.migesplus.ch

Selbsthilfeorganisationen und -gruppen

Zu zahlreichen Krankheiten gibt es Selbsthilfeorganisationen und -gruppen – sowohl für Betroffene als auch für Angehörige. Auf der Webseite der Selbsthilfe Schweiz finden Sie Selbsthilfegruppen und Austausch suchende Personen sowie eine ausführliche Liste: www.selbsthilfeschweiz.ch.

Über Selbsthilfegruppen für Krebsbetroffene und Angehörige informieren auch die kantonalen und regionalen Krebsligen (Adressen S. 445–448).

Autorinnen und Autoren

PD Dr. Johanna Anneser
Ärztin für Neurologie, Palliativmedizin
Palliativmedizinischer Dienst
Klinikum rechts der Isar
Technische Universität München
D-81675 München

PD Dr. med. Eva Bergsträsser
Leitende Ärztin
Pädiatrische Palliative Care und Onkologie
Universitäts-Kinderspital
8032 Zürich
eva.bergstraesser@kispi.uzh.ch

Dr. med. Christian Bernet
Directeur, Médecin-chef
Equipe Mobile en Soins Palliatifs BEJUNE
2300 La Chaux-de-Fonds
christian.bernet@emsp-bejune.ch

Dr. med. David Blum
Oberarzt onkologische Palliativmedizin
Onkologie, DIM
Kantonsspital
9005 St. Gallen
david.blum@kssg.ch

Prof. Dr. med. Gian Domenico Borasio
Lehrstuhl für Palliativmedizin Universität Lausanne
Chef du Service de Soins Palliatifs
Service de Soins Palliatifs
Centre Hospitalier Universitaire Vaudois
1011 Lausanne
borasio@chuv.ch

Dr. med. Daniel Büche, MSc
Leitender Arzt
Palliativzentrum
Kantonsspital
9007 St. Gallen
daniel.bueche@kssg.ch

Barbara Bucher, MAS in Palliative Care
Sozialarbeiterin FH, Psychoonkologische Beraterin
Kantonsspital Graubünden
7000 Chur
barbara.bucher@ksgr.ch

Dr. med. Christoph Cina
Allgemeine Innere Medizin FMH
MediZentrum Messen
3254 Messen
ccina@hin.ch

Dr. med. Stephan Eberhard
Chefarzt Medizin
Berner Klinik Montana
3963 Crans-Montana
stephan.eberhard@bernerklinik.ch

Dr. med. Steffen Eychmüller
Ärztlicher Leiter Universitäres Zentrum für Palliative Care
Inselspital
3010 Bern
steffen.eychmueller@insel.ch

Nina Forkel, Physiotherapeutin
Leiterin Therapien
Berner Klinik Montana
3963 Crans-Montana
nina.forkel@bernerklinik.ch

Michaela Forster, MAS in Palliative Care
Pflegefachfrau
Koordinatorin Akademie, Forschungsmitarbeiterin
Kantonsspital St.Gallen
9007 St. Gallen
michaela.forster@kssg.ch

Dr. med. Claudia Gamondi, MSc
Direttore medico
Servizio di cure palliative IOSI/EOC
Ospedale San Giovanni
6500 Bellinzona
claudia.gamondi@eoc.ch

Dr. Heidrun Golla
Ärztin für Neurologie, Palliativmedizin
Zentrum für Palliativmedizin
Klinikum der Universität zu Köln
D-50924 Köln

Dr. med. Heike Gudat
Leitende Ärztin
Hospiz im Park, Klinik für Palliative Care
4144 Arlesheim
heike.gudat@hospizimpark.ch

Dr. med. Manfred Kaufmann
Pneumologie FMH
Lungenpraxis Stadtgarten
4500 Solothurn
manfred.kaufmann@hin.ch

Dr. med. Roland Kunz
Chefarzt Geriatrie und
Kompetenzzentrum Palliative Care
Spital Affoltern
8910 Affoltern a. A.
roland.kunz@spitalaffoltern.ch

Luisella Manzambi, DAS
Infermiera coordinatrice e consulente in cure palliative
Hospice Ticino
6900 Lugano
luisella.manzambi@hospice.ch

PD Dr. med. Claudia Mazzocato, MER
Médecin chef
Service de soins palliatifs
Centre Hospitalier Universitaire Vaudois
1011 Lausanne
claudia.mazzocato@chuv.ch

Maya Monteverde, MAS in Palliative Care
Infermiera
Unità di Cure Palliative IOSI/EOC
Ospedale San Giovanni
6500 Bellinzona
maya.monteverde@eoc.ch

Margrit Müller
Pflegeexpertin MAS
Kantonspital St. Gallen
9007 St.Gallen
margrit.mueller@kssg.ch

Dr. med. Hans Neuenschwander
già Primario di Cure Palliative IOSI/EOC
Via Trevano 62
6900 Lugano
hneuen@ticino.com

Dr. med. Stefan Obrist
Ärztlicher Leiter
Kompetenzzentrum Palliative Care
UniversitätsSpital Zürich
8091 Zürich
stefan.obrist@usz.ch

PD Dr. med. Sophie Pautex
Médecin adjoint/Responsable d'unité
unité de soins palliatifs communautaire
Hôpitaux Universitaires de Genève
1227 Carouge
sophie.pautex@hcuge.ch

Susan Porchet
Musiktherapeutin/Erwachsenenbildnerin
Alte Winterthurerstrasse 49
8309 Nürensdorf
smunro@sunrise.ch

Dr. med. Gérard Pralong
Médecin chef
Hôpital de Lavaux
1096 Cully
gerard.pralong@hopitaldelavaux.ch

Dr. med. Daniel Rauch
Stv. Chefarzt Onkologie, Palliative Care
Onkologiezentrum Thun-Berner Oberland STSAG
3600 Thun
daniel.rauch@spitalstsag.ch

Dr. med. Michael Saraga
Médecin associé
Service de psychiatrie de Liasion
Policlinique Médicale Universitaire
1011 Lausanne
michael.saraga@chuv.ch

Theophil Spoerri
Pfarrer, pensioniert
Seelsorger
Universitätsspital Basel
4021 Basel
ben-jizchak@bluewin.ch

Prof. Dr. med. Friedrich Stiefel
Chef de service
Service de psychiatrie de Liaison
Centre hospitalier universitaire vaudois
1011 Lausanne
frederic.stiefel@chuv.ch

PD. Dr. med. Florian Strasser
Leitender Arzt Onkologische Palliativmedizin
Onkologie, DIM und Palliativzentrum, DIMD
Kantonsspital
9005 St.Gallen
florian.strasser@kssg.ch

Dr. med. Karine Vantieghem
Médecin chef
Unité de soins palliatifs
Ensemble hospitalier de la Côte VD
1170 Aubonne
karine.vantieghem@ehc.vd.ch

Prof. Dr. Raymond Voltz
Arzt für Neurologie, Palliativmedizin
Zentrum für Palliativmedizin
Klinikum der Universität zu Köln
D-50924 Köln

Dr. med. Andreas Weber
Leiter Palliative Care Team/ambulant-stationäres Konsiliarteam
Spital Wetzikon/Gesundheitsversorgung Zürcher Oberland
8620 Wetzikon
andreas.weber@medix.ch

Dr. med. Catherine Weber
Médecin adjoint
Unité de soins palliatifs communautaire
Hôpitaux Universitaires de Genève
1227 Carouge
catherine.weber@hcuge.ch

Sachregister

N

O

P

W

X

Z

Anzeigen